临床医疗护理常规（2019 年版）

骨科诊疗常规

邱贵兴　主　编

北京医师协会　组织编写

中国健康传媒集团

中国医药科技出版社

内 容 提 要

　　本书是临床骨科日常工作的指导用书，根据原卫生部《医师定期考核管理办法》的要求，由北京医师协会组织全市骨科专家、学科带头人及中青年业务骨干共同编写而成，介绍了骨科日常工作的基本理论、知识和技能。体例清晰、明确，内容具有基础性、专业性、指导性及可操作性等特点，既是骨科应知应会的基本理论、知识和技能的指导用书，也是北京市骨科领域定期考核业务水平的唯一指定用书。本书适合广大执业医师、在校师生参考学习。

图书在版编目（CIP）数据

　　骨科诊疗常规／邱贵兴主编 . —北京：中国医药科技出版社，2021. 8
　　（临床医疗护理常规：2019 年版）
　　ISBN 978 - 7 - 5214 - 2668 - 7

　　Ⅰ.①骨…　Ⅱ.①邱…　Ⅲ.①骨损伤 - 诊疗　Ⅳ.①R683

　　中国版本图书馆 CIP 数据核字（2021）第 157814 号

美术编辑　陈君杞
版式设计　南博文化

出版　**中国健康传媒集团**｜中国医药科技出版社
地址　北京市海淀区文慧园北路甲 22 号
邮编　100082
电话　发行：010 - 62227427　邮购：010 - 62236938
网址　www. cmstp. com
规格　787 × 1092 mm ¹⁄₁₆
印张　27
字数　654 千字
版次　2021 年 8 月第 1 版
印次　2021 年 8 月第 1 次印刷
印刷　三河市万龙印装有限公司
经销　全国各地新华书店
书号　ISBN 978 - 7 - 5214 - 2668 - 7
定价　**129. 00 元**

获取新书信息、投稿、为图书纠错，请扫码联系我们。

《临床医疗护理常规（2019年版）》
编委会

《骨科诊疗常规》
编委会

主　　编　邱贵兴

副 主 编（以姓氏笔画为序）

　　　　王满宜　刘忠军　姜保国　郭　卫

编　　者（以姓氏笔画为序）

　　　　丁立祥（首都医科大学附属北京世纪坛医院）

　　　　于振山（首都医科大学附属北京潞河医院）

　　　　马华松（中国人民解放军战略支援部队特色医学中心）

　　　　王　岩（中国人民解放军总医院）

　　　　王圣林（北京大学第三医院）

　　　　王诗军（北京大学第一医院）

　　　　王满宜（北京积水潭医院）

　　　　方志伟（北京大学肿瘤医院）

　　　　石　斌（中国人民解放军总医院）

　　　　田　文（北京积水潭医院）

　　　　田　伟（北京积水潭医院）

　　　　田光磊（北京积水潭医院）

　　　　曲铁兵（北京康复研究中心北京博爱医院）

　　　　朱立国（中国中医科学院北京望京医院）

　　　　伍　骥（中国人民解放军空军特色医学中心）

　　　　任龙喜（北京市垂杨柳医院）

　　　　刘克敏（中国康复研究中心北京博爱医院）

　　　　刘忠军（北京大学第三医院）

　　　　刘蜀彬（中国人民解放军总医院第五医学中心）

　　　　阮狄克（中国人民解放军总医院第六医学中心）

　　　　孙天胜（中国人民解放军总医院第七医学中心）

　　　　孙垂国（北京大学第三医院）

李　超（中国人民解放军总医院第六医学中心）

李子荣（中日友好医院）

李淳德（北京大学第一医院）

杨　波（中国医学科学院北京协和医院）

吴闻文（中国人民解放军总医院第四医学中心）

邱贵兴（中国医学科学院北京协和医院）

沈惠良（首都医科大学宣武医院）

张军卫（中国康复研究中心北京博爱医院）

张学军（首都医科大学附属北京儿童医院）

陈山林（北京积水潭医院）

陈仲强（北京大学第三医院）

金　今（中国医学科学院北京协和医院）

赵　宇（中国医学科学院北京协和医院）

赵尔弘（首都医科大学附属北京同仁医院）

赵俊会（北京积水潭医院）

胡　琪（北京积水潭医院）

侯　宇（首都医科大学附属北京世纪坛医院）

侯树勋（中国人民解放军总医院第四医学中心）

侯黎升（中国人民解放军总医院第六医学中心）

姜保国（北京大学人民医院）

洪　毅（中国康复研究中心北京博爱医院）

敖英芳（北京大学运动医学研究所）

翁习生（中国医学科学院北京协和医院）

高　远（中国医学科学院北京协和医院）

高　鹏（中国医学科学院北京协和医院）

郭　卫（北京大学人民医院）

郭　阳（北京积水潭医院）

唐佩福（中国人民解放军总医院）

姬洪全（北京大学第三医院）

彭宝淦（中国人民解放军总医院第三医学中心）

薛庆云（北京医院）

Preface 序言

为适应现代医疗卫生事业的发展需要，及时更新医学知识，北京医师协会 2018 年 10 月决定对北京市《临床医疗护理常规（2012 年版）》的内容进行补充修订。北京医师协会与北京地区 52 个专科医师分会组织医学专家和业务骨干，以现代医学理论为指导，致力于促进北京地区医疗质量与患者安全的持续改进和提高。经过有关专科医师分会和专家的共同努力，修编后的《临床医疗护理常规（2019 年版）》内容更加丰富，相关知识、技能更加先进，更能满足北京地区临床一线医师的需求。作为北京市各级各类医疗机构医务人员日常医疗护理工作规范，各类专科医师应知应会的基本知识与技能，北京市执业医师定期考核唯一指定用书，《临床医疗护理常规（2019 年版）》必将有效地帮助医疗机构提高工作质量，规范医疗行为，维护医务人员合法权益，推动北京地区临床医疗护理工作的持续改进和提高，为实现健康中国的宏伟目标做出积极的贡献。

在此，也向积极参与《临床医疗护理常规（2019 年版）》修编工作的各位专家和业务骨干表示衷心地感谢。

郭积勇

2019 年 12 月

《临床医疗护理常规（2019年版）》
修编说明

  2012年3月北京医师协会受北京市原卫生局委托，组织北京地区35个专科医师分会的医学专家和业务骨干，以现代医学理论为指导，结合北京地区临床实践经验，对《临床医疗护理常规（2002年版）》进行了认真修编，推出了《临床医疗护理常规（2012年版）》。

  《临床医疗护理常规（2012年版）》是按照北京医师协会已经成立的各专科医师分会所涉及的医疗专业类别进行编写的。推出7年来，对提高各级各类医疗机构医疗质量，规范医护人员医疗行为，保障医务人员及患者安全方面发挥了重要作用。

  随着我国医疗卫生事业的快速发展，涌现出许多新的医疗技术手段，北京医师协会的专科医师分会也由2012年的35个发展到目前的59个。为了更好地规范医疗服务行为，适应现代医疗卫生工作的需要，借鉴、吸收国内外先进经验，紧跟医学发展步伐，自2018年10月开始，北京医师协会组织专科医师分会对《临床医疗护理常规（2012年版）》有关内容进行补充修编，现共计推出33个专科的《临床医疗护理常规（2019年版）》。《临床医疗护理常规（2019年版）》凝聚着有关专家和业务骨干的心血，是北京地区临床医疗护理工作的一份宝贵财富。

  尚需说明：

  1. 关于《临床医疗护理常规（2019年版）》的修编，内科医师分会、康复医学科医师分会、泌尿外科医师分会、烧伤科医师分会、耳鼻咽喉科医师分会认为本专科技术变化不大，未进行修编。原《儿科诊疗常规》分为《儿内科诊疗常规》和《儿外科诊疗常规》两册。由于北京医师协会近期成立了重症专科医师分会和疼痛专科医师分会，故本次修订增加了《重症医学科诊疗常规》和《疼痛科诊疗常规》。全科医学医师分会提前对《全科医学科诊疗常规》进行了修订，已于2018年7月出版。老年专科医师分会于2017年成立后即出版了本专科的《老年医学诊疗常规》。

  2. 为进一步完善北京市医师定期考核工作，保证医师定期考核工作取得实效，修编后的《临床医疗护理常规（2019年版）》旨在积极配合专科医师制度的建设，各专科分册独立程度高、专业性强，为各专科医师提供了应知应会的基本知识和技能。《临床医疗护理常规（2019年版）》将成为各专科执业临床医师定期考核业务水平测试的重要内容。

  3.《临床医疗护理常规（2019年版）》的修编仍然是一项基础性工作，目的在于为各级医护人员在临床医疗护理工作中提供应参照的基本程序和方法，以利于临床路径工作的开展，促进医学进展的学术探讨和技术改进。

  4. 本次修编仍不含中医专业。

北京医师协会

2019年10月

Foreword 前 言

  近十年来骨科各个专科领域都有了飞速发展和巨大变化,加速康复外科理念逐渐深入人心。这些新理念、新技术、新器材的不断发展和完善,极大地推动了骨科领域的全面进步。为了与时俱进,北京医师协会骨科专科医师分会组织数十位专家学者参与修订了本书。

  本书作为规范广大骨科医生科学、合理诊疗行为的指导性书籍,在及时汲取学科发展所带来的新内容,保持其先进性的同时,仍要着重于骨科疾病最基本的诊疗常识和诊疗规范的描述。面对常见疾病的处理,要突出基本理论、基本知识、基本技能,强调规范化诊疗以规避相关的医疗风险,使阅读本书的读者获得更大的收益。

  本书共十篇三十章,涵盖了骨科绝大多数常见疾病的概念、诊断和治疗方法。根据各专科的发展,删减了一些过时的陈旧观点,适时增加了一些已经成为业内新常规的规范性内容,特别是对近年来飞速发展的微创脊柱外科、微创关节外科、运动医学等专科,以及恶性骨肿瘤新辅助化疗及靶向治疗等新方法、新进展,进行了较大幅度的修订;此外,还加入了目前已被广泛认可并应用于临床实践的加速康复的相关内容。

  由于编写时间仓促,再加上编写水平所限,书中难免存在疏漏或不足之处,敬请广大读者批评指正!期待本书能够为规范广大骨科医生的临床工作提供有价值的帮助。

编 者
2021 年 3 月

Contents 目 录

第二篇　创伤篇　/　056

第三篇　脊柱脊髓篇　/　083

第八篇　骨与关节感染及结核篇　/　324

第一篇　基础篇

第一章　骨科物理检查

第一节　骨科临床检查

骨科临床检查是在一般医学理学检查的基础上，结合运动系统的特点所进行的更具体或特殊的物理检查。

【检查原则】

1. 前提　在检查患者之前应详细采集病史。

2. 顺序　按望、触、动、量的顺序进行，必要时进行叩诊和听诊。一般先查健侧，后查患侧；先远离患处，后达患处；应两侧对比并配合全身检查。

3. 显露范围　包括患处局部以及相关部位，必要时显露全身。进行静态与动态检查。对于女患者，必要时应当有女性工作人员陪伴。

4. 主动与被动检查　开始让患者自主活动，然后再由医生作进一步检查，这样有利于了解疼痛的情况与功能障碍，同时可以避免因不当活动导致患者不配合或加重损伤。

5. 归纳分析、初步诊断　通过归纳分析理学检查结果，得出初步诊断，并有针对性地制订出辅助检查方案，再综合辅助检查结果而进行最后诊断。

【基本方法】

1. 望诊　观察动、静姿态以及患处外观（包括皮肤颜色、肿胀、完整性）、对称性和活动度。

2. 触诊　通过触摸、按压或叩击，了解病变的部位、范围与性质。

3. 动诊　以两侧对比的方法检查关节活动和肌肉张力等情况；同时应注意其他异常，如痉挛、挛缩、弹响等。主动活动受限而被动活动存在时，可能为神经麻痹或肌腱断裂等；主动和被动活动均受限时，则可能为关节内或关节内外同时病损，如纤维性或骨性强直等。

4. 量诊　包括肢体或躯干的长度、周径、运动幅度、肌力测量或感觉障碍范围测定。量诊的常用骨性标志有：肩峰，肱骨外上髁，桡骨茎突，中指指端，髂前上棘，大粗隆，髌骨上、下极，内、外踝等。此外，还有腰背部表面解剖标志（图1－1）。测量运动幅度时可借助量角器等工具或目测估计。通常以关节的休息位（中立位）为0来确定各个方向的活动度。肌力分级与感觉分级如表1－1所示。

表1－1　肌力测定的分级

级别	运动
5	抗引力抗最大阻力时有完全运动幅度
4	抗引力抗中度阻力时有完全运动幅度
3+	抗引力抗最小阻力时有完全运动幅度

级别	运动
3	抗引力时有完全运动幅度
3⁻	抗引力时只有部分运动幅度
2⁺	抗引力时只有运动的起始动作
2	不在抗引力下有完全运动幅度
2⁻	不在抗引力下只有运动的起始动作
1	有轻度肌收缩，但不产生关节运动
0	无可触及的肌收缩

感觉功能障碍亦可用6级法区分其程度：

S "0" 级：完全无感觉；

S "1" 级：深痛感觉；

S "2" 级：有痛觉及部分触觉；

S "3" 级：痛觉和触觉完全；

S "4" 级：痛、触觉完全，且有两点区别觉，但距离较大；

S "5" 级：感觉完全正常。

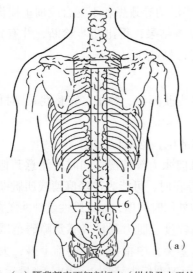

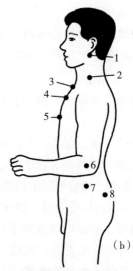

（a）腰背部表面解剖标志（纵线及水平线）

 A.正中线：各棘突连线。为棘上韧带、棘间韧带所在部位；

 B.椎板间线：距棘突1.5cm处之纵线，相当于腰肌、椎板、小关节及椎弓根部位；

 C.骶棘肌外缘线：距正中线3～6cm，相当于骶棘肌外缘、横突尖部。

 1.两侧肩胛骨上角连线（T2水平）；2.两侧肩胛冈连线（T3水平）；3.两侧肩胛骨下角连线（T7水平）；4.肩胛骨下角与髂骨嵴连线中点（T12水平）；5.两侧髂骨嵴最高点连线（L4水平）；6.两侧髂后上棘间连线（S1-S2棘突间隙水平）

（b）腰背部表面解剖标志（前后线）

 1.乳突下一横指（C1横突水平）；2.环状软骨（C6横突水平）；3.胸骨颈切迹（T2水平）；4.胸骨角（T4水平）；5.胸骨体与剑突连接处（T9水平）；6.下肋缘（L2水平）；7.髂嵴（L4水平）；8.髂后上棘（相当于骶髂关节上部）。

图1-1　腰背部表面解剖标志

5. 叩诊与听诊 叩诊如前所述。听诊包括骨关节活动时的响声（如弹响、骨擦音等）、骨传导试验（音叉震动骨传导音对比）、血流杂音（如心脏杂音、血管瘤、动静脉瘘等）。

6. 神经系统检查法 详见本章第三节。

第二节　骨科各部位检查法

一、上肢

（一）肩关节

【望诊】

双肩对比，观察肩部与肩胛骨的高度和外形。

【触诊】

除注意疼痛与肿块外，还要检查有无畸形、骨擦感、关节稳定（包括盂肱关节、肩锁关节和胸锁关节）、肩三角（肩胛喙突端、肩峰、肱骨大结节）的位置关系等。

【动诊】

正常情况下肩关节运动是一种联合运动，但当某一关节僵直时，其他关节常能代偿，因而要注意鉴别。检查肩关节活动，应按六种方式进行（图1-2）。

【量诊】

与上述检查同时进行。当肩关节脱位时，肩峰至肱骨外上髁的距离将缩短。

【特殊试验】

1. Dugas 征 患者能用手摸到对侧肩部，且肘部能够贴到胸壁为阴性；若不能为阳性，表明肩关节有脱位。

2. Speeds 征和 Yergason 征 即肱二头肌长腱阻抗试验。前者为前臂旋后，前屈肩90°，伸肘位，阻抗位屈肘，出现肩痛为阳性；后者为屈肘90°，阻抗屈肘时肩痛为阳性，提示肱二头肌腱鞘炎。

3. Impingement 征 即前屈上举征。医生以手下压患侧肩胛骨并于中立位前举、上举，肩袖的大结节附着点撞击肩峰的前缘，肩痛为阳性，见于撞击综合征。

4. 前屈内旋试验 将患肩前屈90°，屈肘90°用力内旋肩，使肩袖病变撞击喙肩韧带，产生肩痛为阳性，见于撞击综合征。

5. Apprehension 试验 即惧痛试验。患肢放在外展外旋（投掷）位，医生推肱骨头向前与前关节囊相压撞，后者有病变时剧痛，突感无力，不能活动，提示肩关节前方不稳。

6. 肩关节稳定试验 弯腰垂臂位或仰卧位，被动向前方推压肱骨头或向后推肱骨头或向下牵拉肱骨头，可试出肩前方不稳、后方不稳或下方不稳。

7. 痛弧 冈上肌腱有病损时，在肩外展60°~120°范围内有疼痛，因为在此范围内肌腱与肩峰下面摩擦、撞击，此范围以外则无疼痛。常用于肩周炎的鉴别。

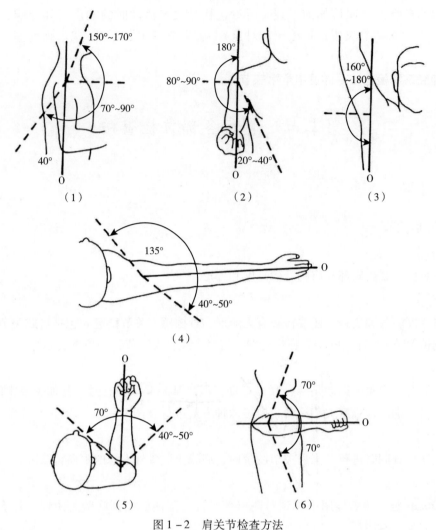

图 1－2 肩关节检查方法

（1）前屈与后伸；（2）内收与外展；（3）上举；（4）水平位内收与外展
（5）内旋与外旋；（6）水平位旋前与旋后

（二）肘关节

【望诊】

观察肘后三角（由鹰嘴突、肱骨内上髁和肱骨外上髁组成）的解剖关系，即当屈肘至90°时，三点成等边三角形；当完全伸直时，三点成一直线。还有上臂与前臂的轴线关系，即当前臂伸直于完全旋前位时，上臂与前臂成一直线；当旋后伸直时，则形成 10°～15° 外翻角，称为提携角。此外，应注意观察桡骨头的形状与位置。

【触诊】

对于软组织较丰厚或肘关节肿胀的患者，可通过触摸来了解肘后三角的位置关系。当屈肘 90° 时，旋转前臂，可在肱骨外上髁下方触及桡骨头的活动。

【动诊】

肘关节活动的检查包括屈伸和旋转（图 1－3）。

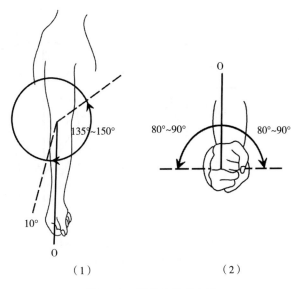

（1）　　　　　　　　　　　　（2）

图 1-3　肘关节检查方法

（1）前屈与后伸；（2）内旋与外旋

【量诊】

与动诊同时进行，包括上述动作幅度的测量与外翻角（提携角）的测量。

【特殊试验】

1. Mills 试验　即前臂伸肌牵拉试验。肘关节伸直，前臂旋前，手握拳掌屈，此时伸腕肌，伸指总肌紧张，若引起肱骨外上髁处疼痛者为阳性，提示患有网球肘。

2. Cozen 试验　即前臂伸肌张力试验。检查者托住患者上肢，一手用力按手背，患臂伸直，前臂旋前、握拳，并用力背伸腕关节以对抗检查者手背的压力，产生肱骨外上髁痛者为阳性，提示患有网球肘。此法比上法更进一步使伸肌紧张，轻症者也能查出来。

（三）腕关节

【望诊】

包括观察鼻烟窝（拇长伸肌腱、拇短伸肌腱与拇长展肌之间的凹陷），尺骨茎突和桡骨茎突以及尺偏或桡偏的情况。如舟状骨病损可致鼻烟窝消失；腕三角纤维软骨病损可使下尺桡关节松动，尺骨茎突向背侧半脱位。正常腕关节功能位为 20°～25°背伸和15°尺偏。

【触诊】

检查桡骨茎突、尺骨茎突、鼻烟窝有无触压痛及下尺桡关节的稳定性。

【动诊】

检查伸屈、侧偏运动（图 1-4）。也可用力对合手法比较两腕的活动度（图 1-5）。

【量诊】

桡骨茎突比尺骨茎突低 1.5cm，其连线与第三掌骨垂直的轴线呈 10°～15°角。桡骨纵轴与第一掌骨纵轴平行，因而形成了正常的腕尺偏。

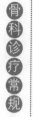
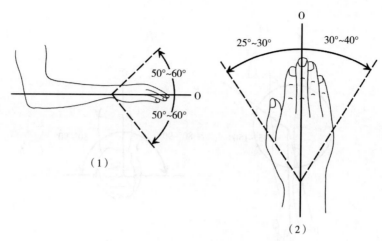

图1-4　腕关节伸屈、侧偏运动检查
（1）屈伸范围；（2）侧偏范围

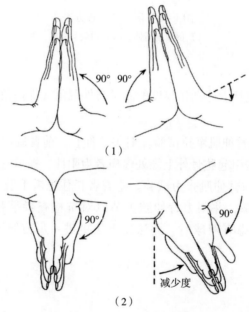

图1-5　腕关节的功能检查
（1）强力背屈；（2）强力掌屈

【特殊检查】

1. Finkelstein 征　即握拳尺偏试验。使患者手先屈拇指并握拳，检查者将患者已握拳的手向尺侧倾斜，若桡骨茎突处出现剧痛，是为阳性，表示患有桡骨茎突部狭窄性腱鞘炎（De Quervain 病）。

2. 腕关节尺侧挤压试验　腕关节中立位，使之被动向尺侧偏并挤压，下尺桡关节疼痛为阳性。多见于腕三角软骨损伤或尺骨茎突骨折。

（四）手部

【望诊】

观察整个手的外形，有无肿胀、萎缩以及各种畸形。手的休息位如握笔姿势，越向小指，指尖越指向手掌中心，拇指末端指腹触及示指末节的桡侧。握拳时，手背的各掌指关节面组成弧形，最高点为第三掌指关节，如弧形消失或变形，则可能有腕骨或掌骨的病损。

【触诊】

检查有无压痛及轴向叩击痛。

【动诊】

应分别检查拇指及其他各指，其动作包括屈、伸、外展、内收及对掌（图1-6）。

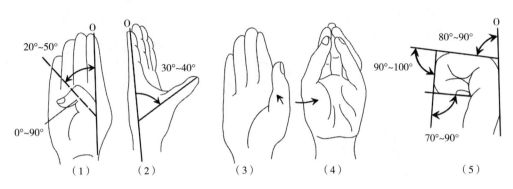

图1-6　手的功能检查

（1）拇屈伸；（2）腕掌关节活动；（3）拇内收；（4）拇对掌；（5）指间与掌指关节屈伸

【量诊】

根据需要测量各指长度以及测试手指的捏力、钩力、夹力和握力，在测量各关节活动度时，应限制上下关节的运动，以避免出现假象，同时各个小关节应逐一检查以免遗漏。

二、下肢

（一）髋关节

【望诊】

首先检查站立姿势和步态，再从前、后和侧方双侧对比观察有无肿胀、肌萎缩和畸形，观察下肢长度以及大粗隆高度、臀沟、膝和足的位置。

【触诊】

检查压痛、叩痛（直接和间接）以及肿胀和肌痉挛。

【动诊】

检查屈、伸、外展、内收、外旋、内旋情况（图1-7）。在检查外展、内收、外旋和内旋时，应保持骨盆稳定，以消除腰椎的代偿活动。

【量诊】

除了测量下肢的长度和周径外，还有以下特殊的髋关节测量方法，包括 Shoemaker 髂转线、Nélaton 髂坐线和 Bryant 三角（图1-8），两侧对比。

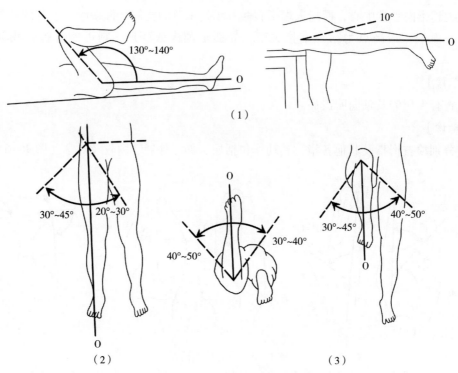

（1）

（2）　　　　　　　　　　　　　　　　　（3）

图 1 - 7　髋关节功能检查

（1）髋关节屈伸；（2）髋关节内收与外展；（3）髋关节内旋与外旋

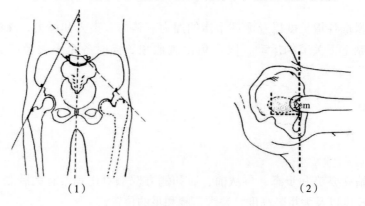

（1）　　　　　　　　　　　　　　　　　（2）

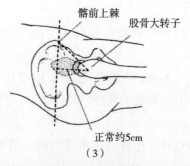

髂前上棘

股骨大转子

正常约5cm

（3）

图 1 - 8　各种测定法

（1）Shoemaker 髂转线测定法右侧正常，左侧不正常；（2）Nélaton 髂坐线测定法；

（3）对比法：股骨大转子与髂前上棘间的水平距离（Bryant 三角）

【特殊试验】

1. Patrick 试验　也称"4"字试验或髋外展外旋试验。主要检查髋关节的旋转是否受限（图1-9）。

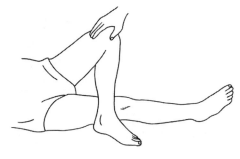

图1-9　"4"字试验

2. Thomas 征　也称髋屈曲畸形试验。是通过消除腰前凸而使髋屈曲畸形表现出来（图1-10）。

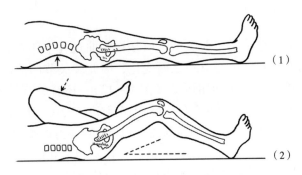

图1-10　Thomas 试验

（1）试验前，腰椎有代偿性前凸，因此患髋可伸直；（2）把健髋屈曲后，腰椎代偿性
前凸被纠正，患髋的屈曲畸形就出现，虚线的角度即患髋屈曲畸形的角度

3. Yount 征　同上操作，如 Thomas 征阳性时，将患髋外展到一定角度时屈曲畸形消失，可以直伸，即为 Yount 阳性，说明有髂胫束挛缩。

4. Trendelenburg 征　也称单腿站立试验。正常人单腿站立时，对侧的臀褶或髂嵴均上提即为阴性，如臀褶或髂嵴下降即为阳性。阳性见于髋关节脱位、股骨颈骨折、臀中肌麻痹。

5. Allis 征　仰卧，双髋与膝及踝屈曲并列于床上，观察双膝的高低差，从床头侧可对比两大腿的长度或从床尾可观察小腿的长度差。

6. Ober 试验　如右侧卧位，右髋、膝充分屈曲。左膝屈成直角并使髋完全伸直位内收大腿。正常时左膝可触到床面。如不能内收或内收时引起腰椎向左侧凸（向上凸）即为阳性，提示为髂胫束挛缩。

（二）膝关节

【望诊】

观察有无肿胀、股四头肌萎缩、膝内翻或膝外翻以及伸屈畸形等。

【触诊】

检查肿胀、压痛、肿块等。常用的检查方法为浮髌试验（图 1 - 11），当膝关节内有中等量以上的积液时可呈阳性。

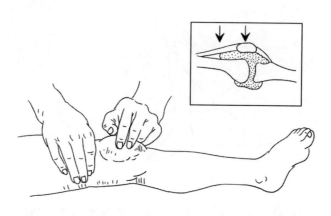

图 1 - 11　浮髌试验

【动诊】

严格地说，膝关节不单纯是屈曲关节，而是在屈曲过程中伴有旋转活动，并向后移动，故在股骨髁内的即刻旋转中心也随之而变化，因此膝关节的活动有着复杂的动力变化。但临床上活动度检查主要是伸屈运动（图 1 - 12），还有关节稳定性的检查，包括：①侧方应力试验：先将膝置于完全伸直位，然后屈至 30°位，分别作膝的被动外翻和内翻检查，若超出正常外翻或内翻范围，则为阳性。例如外翻应力试验阳性者，则称内侧直向不稳定，反之则称外侧直向不稳定。②抽屉试验：在旋转中立位、外旋 15°和内旋 30°三个体位上分别进行检查，将检查结果与侧方应力试验结果综合分析。在膝关节中立位时，前或后抽屉试验阳性者，则称前或后直向不稳定。若将膝置于屈曲 15°位进行试验，则可增加本试验的阳性率，有利于判断前交叉韧带的前内束或后外束损伤，称 Lachman 试验。③轴移试验：本试验主要是用来检查患膝有无一种突然错动的主观感觉。此感觉常出现于步行中，当患膝屈至 30°位时，既疼痛，又感极不安全。检查时，屈膝 30°，膝可前后错动并有疼痛者，即为阳性。这主要是由胫骨外髁突然向前错位，而股骨外髁同时滑向胫骨外髁的后坡所致。在伸膝过程中，又可出现股骨外髁突然复位的体征。④旋转试验：将膝分别置于 90°、45°和 0°位，作内、外旋活动，与健侧对比。如一侧旋转范围增加，并不意味旋转不稳定，而只表明某组织韧带的断裂或松弛。

此外，如疑有半月板损伤，可作下列检查：①过伸试验：遇有破裂，或游离软骨片卡于关节内，伸膝时将引起剧痛。②过屈试验：特别是后角破裂，膝关节过屈将引起剧痛。③研磨试验：患者俯卧、膝屈至 90°，在加压的情况下，研磨（即旋转）膝关节，破裂的半月板可引起疼痛。④回旋挤压试验（McMurray 征）：患者仰卧，检查者一手按住患膝，另一手握住踝部，将膝完全屈曲，足踝抵住臀部，然后将小腿极度外旋外展或内旋内收，在保持这应力位下，逐渐伸直（图 1 - 13）。在伸直过程中，如能听到或感到"咔嗒"声，即为半月板破裂，按响声和疼痛出现的部位，可推断破裂的位置。

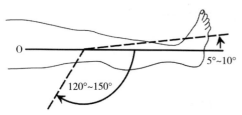

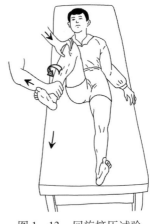

图 1-12　膝关节的功能检查与健侧对比　　　　图 1-13　回旋挤压试验

【量诊】

检查膝关节的伸屈度数以及周径（可在髌骨上极缘、髌骨中部和髌骨下极缘进行测量）。

（三）**踝关节和足**

【望诊】

首先观察步态，再检查内、外踝下方，足背，跟腱两侧有无肿胀，以及皮肤情况和各种畸形，如胼胝、平足、马蹄内翻足、高弓足、仰趾外翻足、踇外翻、槌状趾、爪形趾等。

【触诊】

除了压痛等一般检查外，还应检查足背动脉的搏动，以了解足和下肢的血液循环状态。

【动诊】

包括背伸、跖屈、内翻、外翻检查（图 1-14，图 1-15）。

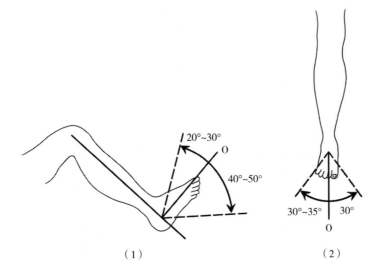

（1）　　　　　　　　　　　　　（2）

图 1-14　踝关节的功能检查

（1）踝关节背伸与跖屈；（2）踝关节内、外翻

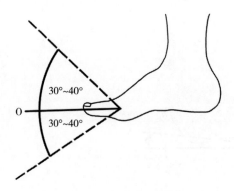

图 1 – 15　足的功能检查

【量诊】

主要测量内外踝间距、足长度，两侧对比。

三、脊柱及骨盆

【望诊】

站立位从正面、后面和侧面观察躯干的皮肤情况、脊柱的生理弧度（颈椎前凸、胸椎后凸、腰椎前凸、骶椎后凸）、对称性（双肩、骨盆、中垂线）、各种畸形以及肌肉痉挛等。

【触诊】

逐节触摸、按压或叩击棘突、椎旁（横突、软组织等）、骶髂关节，观察有无包块、压痛、深压痛、痉挛等。

【动诊】

主要检查颈椎和腰椎的活动度，包括前屈、后伸、侧屈和旋转（图 1 – 16）。

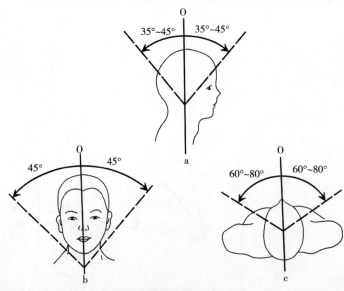

（1）颈椎的功能活动度检查

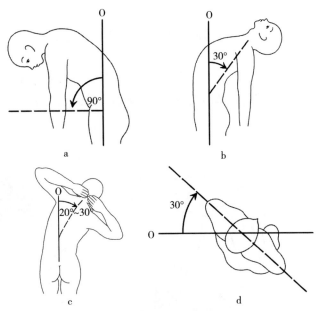

（2）腰椎的功能活动度检查

图 1-16　功能检查

（1）颈椎的功能检查　a. 前屈与后伸；b. 左、右侧屈；c. 旋转

（2）腰椎的功能检查　a. 前屈；b. 后伸；c. 侧屈；d. 旋转

【量诊】

测量颈部长度（头部中立位，颏至胸骨颈静脉切迹的距离）；测量胸椎长度（C7 至 T12 棘突之间的距离），动态观察时前屈比后伸增加 4～6cm；测量 C7～S1 距离，正常前屈时长度可增加 15cm。

【特殊试验】

1. 弯腰试验　患者双臂伸直对掌自然下垂、低头弯腰，检查者从患者头侧切线位观察背部，如有脊柱侧凸畸形则出现阳性，即一侧隆起（剃刀背）。

2. 髋关节过伸试验　俯卧，检查者一手压住骶部，一手将病侧膝关节屈至 90°，握住踝部，向上提起，使髋过伸，此时骶髂关节也出现扭动，如出现疼痛则为阳性，提示存在髋关节或骶髂关节病变（图 1-17）。

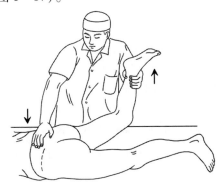

图 1-17　髋关节过伸试验

3. 拾物试验 对于儿童，在地上放一玩具，嘱其去拣拾。如骶棘肌有痉挛，则出现阳性，即患儿不是弯腰去拾，而是屈髋、屈膝、直背，小心翼翼，一手撑在膝上作为支持，蹲下去拣（图 1-18）。

4. 骶髂关节斜扳试验 仰卧，充分屈曲患侧髋、膝，检查者一手按住患侧肩部，一手按住患侧膝的外侧，向健侧推去，如出现疼痛则为阳性，表示骶髂关节有病变（图 1-19）。

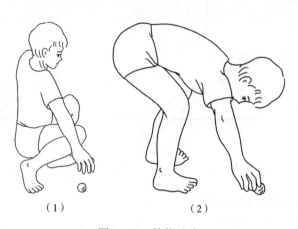

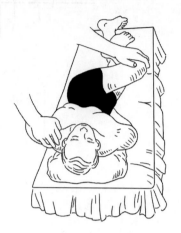

图 1-18 拾物试验
（1）阳性；（2）正常

图 1-19 骶髂关节斜扳试验

5. 骶髂关节扭转试验（**Gaenslen 征**） 仰卧，患者双手抱住健侧髋、膝，使之屈曲，患侧大腿垂于床缘外，检查者一手按住健膝，一手压患膝，使大腿后伸扭转骶髂关节，骶髂关节痛者为阳性（图 1-20）。

6. 骨盆分离或挤压试验 患者仰卧，检查者双手将两侧髂棘用力向外下方挤压，称骨盆分离试验。反之，双手将两髂骨翼向中心相对挤压，称为骨盆挤压试验。能诱发疼痛者为阳性，提示骨盆环骨折。

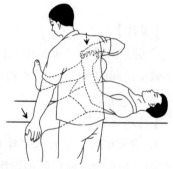

图 1-20 骶髂关节扭转试验

第三节　与骨科有关的神经系统检查

一、周围神经的检查

（一）一般方法

1. 患肢检查 注意有无伤口及其位置、范围、深度、周围软组织状况；有无感染；有无肿块等，以及有无合并损伤（如骨折、脱位）。如伤口已经愈合或没有伤口，只需观察瘢痕情况、血运以及功能状况。此外，肢体姿势也能反映出不同的周围神经损伤，如桡神经损伤可出现垂腕；尺神经损伤可出现爪形指；正中神经损伤可出现"猿手"畸形；腓总神经损伤可出现足下垂。

2. 运动功能检查 肌力分级如前所述。

3. 感觉功能检查 一般检查痛觉和触觉，应双侧对比。实体觉与浅触觉为精细感觉，痛觉与深触觉为粗感觉，神经修复后，粗感觉的恢复较早也较好。感觉功能障碍亦可用6级法区分其程度，如前所述。

4. 反射　可由于神经或肌肉受损而引起腱反射减退或消失。

5. 营养改变　周围神经损伤后，其支配区域可出现皮肤温度低、无汗、萎缩、指甲起嵴并呈爪状弯曲，也易出现外伤性慢性溃疡、冻伤等。无汗或少汗区一般与感觉消失的范围相符合。

6. 神经干叩击试验（Tinel 征）　神经损伤后或损伤神经修复后，在相应平面轻叩神经，其分布区会出现放射痛和过电感，这是神经轴突再生较髓鞘再生快，神经轴突外露，被叩击时出现的过敏现象。这一体征对神经损伤的诊断和神经再生的进程有较大的判断意义。随着再生过程的不断进展，可在远侧相应部位叩击诱发此过敏现象。

（二）上肢神经检查法

1. 桡神经　主要有四个部位易发生损伤，即：①桡骨茎突处损伤，引起第一、二掌骨背侧之间的皮肤感觉消失；②肘部分支以下损伤，引起拇指掌指关节和指间关节以及其他四指的掌指关节不能伸直，拇指不能外展，前臂旋后障碍，但无垂腕畸形；③肱骨干中1/3 处损伤，除①②表现外尚可发生垂腕，并有肱桡肌瘫痪；④腋部损伤，除①②③表现外尚有肱三头肌瘫痪。

2. 正中神经　损伤多发生于肘部和腕部，主要表现为损伤后不能用拇指和示指捡起一根细针。感觉分布为第一至三指和第四指桡侧掌面皮肤和相应手掌皮肤。对于新鲜损伤，以测试拇短展肌的功能为主，如果肘窝以上损伤，这表现为示指缺乏屈曲功能；对于陈旧损伤，则表现为大鱼际肌萎缩，如果肘窝以上损伤，则示指丧失屈曲功能、指萎缩、指甲弯曲。

3. 尺神经　其损伤后主要影响手的精细活动功能并可出现第四和第五手指的手掌和背面的尺侧感觉障碍。新鲜损伤表现为失去拇内收肌的收缩来夹物于伸直位的拇指与示指之间，只能借助拇指的屈曲来夹物，即 Forment 征阳性。陈旧损伤表现为爪形手、骨间肌和拇内收肌萎缩。

4. 腱反射　包括肱二头肌腱反射和肱三头肌腱反射，应双侧对比。

（三）下肢神经检查法

1. 坐骨神经　可通过直腿抬高试验和加强试验来检查，一般抬高在60°以内出现坐骨神经痛就为阳性，此时缓慢降低患肢高度至放射痛消失时再被动背伸患肢踝关节以牵拉坐骨神经，如又出现放射痛为加强试验阳性（图1-21）。此外，还可通过检查坐骨神经支配区域的感觉、肌力以及反射异常来诊断坐骨神经的损伤。检查时双侧对比也很重要。

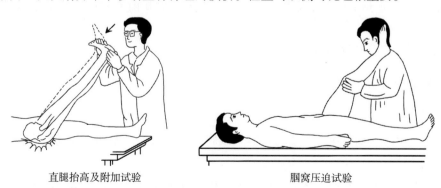

直腿抬高及附加试验　　　　　　　　　腘窝压迫试验

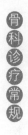

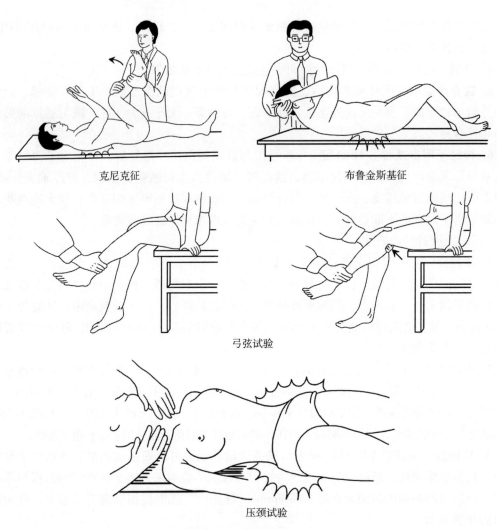

克尼克征　　　　　　　　　　　　布鲁金斯基征

弓弦试验

压颈试验

图 1-21　下肢神经检查

2. 腓总神经　损伤后主要表现为足下垂和内翻畸形，小腿外侧和足背皮肤感觉减退或消失。

3. 胫神经　损伤后主要表现为足趾背伸、踝关节不能跖屈，以及足底皮肤感觉减退或消失。

4. 股神经　损伤后主要表现为股四头肌力下降和大腿前方皮肤感觉减退或消失。股神经牵拉试验阳性。

5. 腱反射　包括膝反射和踝反射，应双侧对比。

二、脊髓损伤检查法

【望诊】
观察呼吸状况（如自主呼吸能力、胸式或腹式呼吸情况）及四肢运动能力。

【触诊】
检查躯干和肢体的触觉、痛觉、温觉等；检查有无尿潴留、肛门括约肌张力。此外还应检查脊柱以推断脊髓损伤的情况。

【动诊】

检查肢体肌力、肌张力、腱反射、提睾反射和腹壁反射等以了解损伤水平。此外，异常反射如球海绵体反射阳性可提示脊髓休克期已结束。

【量诊】

在上述检查的同时记录下感觉平面的位置（图1-22）、程度以及肌力等级。

三、特殊检查

（一）两点分辨试验

用两脚规针尖测定皮肤对两点间最小距离的分辨能力。全身各部位的差异较大，以手指最为灵敏，检查时应两侧对比，若距离增大提示该皮肤区有感觉减退。

（二）Hoffmann 征

患者手及手臂肌肉放松，检查者用示、中指持夹患者中指使背伸，并用拇指弹刮其中指指甲，若引起拇指屈曲对掌反应者为阳性，提示患者有上神经元损害。部分正常人可双侧阳性。

（三）Babinski 征

患者平卧，下肢肌肉放松，用棉花签棒自患者足底跟部开始划向足底面外缘到趾根部，若出现𧿹趾背伸，其余趾分开为阳性。阴性者𧿹趾及其余趾屈曲。阳性者表示锥体束有损害。

（四）Oppenheim 征

检查者用拇、示指从侧面分压患者胫骨两侧，自上向下推移，有𧿹趾背伸反应者为阳性。

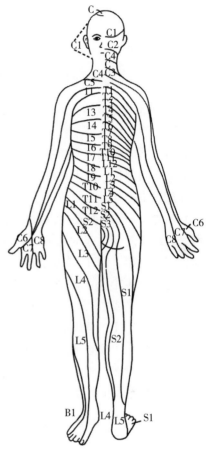

图 1-22　人体皮肤感觉区的脊髓节段分布

（五）Schaefer 征

检查者用手指用力捏患者跟腱，出现𧿹趾背伸者为阳性。

（六）Gordon 征

检查者用手挤压患者腓肠肌，出现𧿹趾背伸反应者为阳性。

（七）Chaddock 征

检查者用棉签棒在患者外踝下方沿脚背外缘向下划至𧿹趾根部，出现𧿹趾背伸者为阳性。

以上（四）至（七）项检查阳性均表示上神经元损害。

（八）阵挛

阵挛包括髌阵挛和踝阵挛。前者为患者平卧，肌肉放松，检查者用手持髌骨向下推动，出现股四头肌节律性收缩；后者为检查者一手扶患者膝关节使呈半屈位，一手持患者足部，用力使踝关节背伸，出现足节律性伸屈活动。如阳性均表示肌张力高，提示上神经元损害。

第二章　骨科影像学检查

第一节　骨科 X 线检查

一、X 线检查在骨科诊断中的应用

骨科 X 线常规检查是最基本传统的检查方法。骨组织是人体的硬组织，含钙量多，密度高，X 线不易透过。骨与周围软组织、松质骨与皮质骨的明显对比，构成了 X 线检查诊断骨科疾病的基础。X 线检查能对大部分骨关节损伤和疾病作出诊断，不仅可以了解骨与关节疾病的部位、范围、性质、程度及与周围软组织的关系，为治疗提供参考，还可以在治疗过程中指导骨折脱位的手法整复、牵引、固定和观察治疗效果、病变的发展以及预后的判断等。X 线检查还可以观察骨骼的生长发育和某些营养和代谢性疾病对骨骼的影响。但是，细致的变化或密度接近的结构、肌腱和韧带等软组织 X 线片显影不佳，需要辅助特殊检查、造影、CT 扫描或核磁扫描等。平片显示骨皮质、骨小梁的细节方面和显示病灶空间定位整体轮廓方面优于 CT 和 MRI，所以对骨折的显示最好。但 X 线片必须有骨结构遭到破坏消失或中断时才能发现病变，所以有时早期诊断有困难。如急性化脓性骨髓炎、早期股骨头坏死、类风湿关节炎早期病变等。由于 X 线检查对骨与关节疾病的诊治作用很大，所以骨科医师必须熟练掌握 X 线检查的理论知识和 X 线片的阅读方法。X 线检查分为常规检查、特殊检查、造影检查三部分。常规检查包括透视和普通摄影，是 X 线诊断中应用最广和最基本的方法；随之发展的特殊检查和造影检查，使得 X 线检查方法日臻完善。

二、常用检查方法

1. 常规检查

（1）透视　用于观察四肢骨折、复位或软组织异物的定位。优点在于简便、经济、可多角度和动态观察，不仅可提供诊断意见，也可在透视下进行治疗。缺点在于荧光影像不够清晰，细微病变和较厚部位难以清楚显示，不能对比和保留记录，对患者和医生都有辐射损伤。目前，由于 X 线设备的提高，透视已不作为常规检查。

（2）常规 X 线片　X 线片几乎用于所有的骨与关节疾病。此项检查为局部检查，应根据患者的症状和体征决定检查部位、范围和投射要求。对骨关节摄片检查要求做到以下几点：①投照前应去除患者的体表异物（如饰物、膏药、敷料等）；②投照位置要求标准，一般要求正、侧位，必要时辅以斜位、切线位或轴位等。③投照长骨时要求包括长骨的一端，投照脊椎各段时要包括上或下相邻的 1～2 个椎体以便诊断时定位。对一侧病变有疑问时可拍对侧片参考。同时，X 线片可以保存，用以诊断、对比、观察疗效和随访。

2. 特殊摄影检查　是指在常规摄片的基础上，再应用某一种特殊装置使某一器官或组织显示出一般摄影不能显现或显示不清的图像。

（1）体层摄影：也称为断层或分层摄影，目的是能够显示出某一薄层的断面像，而将

此薄层以上或以下部分都变为模糊像，以便提高此层的显像能力。在骨、关节疾病主要用于观察早期炎症、肿瘤的骨质破坏、深部骨折、病灶死骨、手术后变化等。由于近年来CT的应用，基本已代替体层摄影。

（2）放大摄影：利用高性能X线机增大胶片和投射部位的距离做几何学放大，主要用于肢体的X线检查，用于观察细微的骨小梁、皮质等结构改变。由于近年来CT的应用，基本已代替放大摄影。

（3）计算机X线摄影（CR）：作为代替普通X线胶片成像的新技术，具有与普通X线片所含信息量相同而清晰度更高的成像质量。此外，CR有曝光量较少和宽度较大等有利因素，其成像效果优于传统X线片。更重要的是CR在读取影像时有类似CT的窗技术，如骨关节平片利用窗技术可获得观察骨和软组织不同的图像。根据诊断需要，在读取影像时可充分发挥数字化信息的作用。

3. 造影检查 包括血管造影、关节造影、脊髓造影以及窦道和瘘管造影。血管造影用于血管疾患的诊断、骨肿瘤的显示、骨肿瘤良恶性的鉴别、肿瘤介入治疗等。关节造影用于了解四肢大关节的关节软骨、软骨板或韧带及关节结构的情况。多采用双重对比造影，用于诊断膝关节半月板损伤。但MRI可以清楚、全面和无创地显示关节结构，可取代关节造影。

三、X线片的阅读

阅读和分析X线片需要一定的技能，应遵循以下原则。

1. X线片质量的评价 首先根据临床所见判断拍摄部位、位置、影像清晰度和对比度是否达到要求。好的X线片黑白对比应清晰，骨小梁、软组织的纹理要清晰。还要排除X线片上有无手印、污渍等污染。

2. 根据密度对比 一般根据气体、脂肪、肌肉、骨骼和异物五种不同密度进行比较和分析。如膝关节积液，则髌下脂肪垫阴影消失；肢体组织显示有气体则可能为开放性损伤、手术后、皮下气肿或气性坏疽等。

3. 骨骼的形态及大小比例 读片要有系统性并按一定顺序进行，如由外向内、由上向下、由软组织到骨关节等。依次检查每一骨和关节的改变。应掌握骨骼的正常形态的轮廓、排列和大小以利于区分异常变化。有时应考虑年龄等因素，必要时与健侧对比。

4. 骨结构 对于骨关节结构的改变应注意密度的改变、溶骨与成骨的改变。如有病变还需注意病变的部位、数量等。骨膜在X线下不显影，恶性肿瘤可先有骨膜阴影，雅司病、青枝骨折或疲劳骨折后会出现阴影。骨皮质是致密骨呈透亮白色，骨干中部厚两端较薄，表面光滑，但肌肉韧带附着处可有局限隆起或凹陷，是解剖上的骨沟或骨嵴。骨松质位于长管状骨的内层或两端、扁平骨（如椎体、髂骨、跟骨）等部位。

5. 关节及关节周围软组织 关节面透明软骨不显影，骨关节周围软组织显影不明显，但可以通过关节间隙判断软骨及关节腔的情况，通过软组织影判断关节囊是否肿胀等。

6. 特殊部位及患者 对于儿童X线片的阅读应注意骨骺出现的年龄及次序等，对于脊柱X线片的阅读正位片要注意椎体的形态、椎弓根的厚度、椎弓根的距离以及有无侧弯等，还要注意两侧软组织阴影。侧位片应注意排列弧度、椎体有无变形、椎间隙高度、椎体有无滑脱、椎体骨密度等。斜位片上可见到小关节和关节对合情况，小关节面致密或不整齐，可能是小关节有创伤性关节炎或小关节综合征。腰椎动力位X线片可发现有无失稳等情况。

第二节　骨与关节X线投照要求

临床医生应根据骨与关节疾病填好X线申请单，包括检查部位等，X线投照范围必须包括骨与关节周围的软组织，四肢长骨一端的病变必须包括邻近的关节。X线投照体位有常规位置和特殊位置两种。

一、X线检查常规位置

1. 正位　分前后正位和后前正位，常规采用前后位。
2. 侧位　与正位照片结合起来可获得被检查部位的完整影像。
3. 斜位　侧位片上重叠阴影太多无法清晰显示时，可拍摄斜位片。多用于脊柱和手足。为显示椎间孔、椎板或椎弓根峡部等病变，脊柱X线检查应行斜位相检查。骶髂关节在斜位片上可以较骨盆正位片更清楚地显示骶髂关节间隙。其他骨关节如肩胛骨关节盂、腕舟状骨、腕大多角骨、胫腓骨上关节等。

二、X线检查特殊位置

1. 轴位　常规X线检查正侧位不能检查病变的全部时可加照轴位片，如髌骨、跟骨、肩胛骨喙突、尺骨鹰嘴、腕关节、跖趾关节和颅底等正侧位常常看不清病变，轴位片上可以显示病变。
2. 切线位　用于轮廓成弧形弯曲的部位或骨表面肿物，如头部、面部和肋骨等。
3. 双侧对比X线片　在人体两侧对称的骨关节中，如果病变的征象较轻微而诊断困难或疑为发育异常时，有时需要健侧对比方能作出诊断，如儿童髋关节疾病、肩锁关节半脱位、踝关节韧带松弛等。
4. 开口位　颈部寰枢椎正位被牙齿和下颌重叠，无法看清，开口位可以看到寰枢椎脱位、齿状突骨折、齿状突发育畸形等病变。
5. 脊柱动力位片　颈椎和腰椎的动力位片是让患者过度伸展和屈曲位照侧位片，以显示运动状况下病变处的情况。多用于了解脊柱有无不稳、椎间盘有无退变等情况。对于脊柱侧凸的患者还有正位悬吊像、支点弯曲像和左右侧屈正位像来判定侧弯的柔韧性，去旋转像用于清楚显示椎体结构。
6. 断层摄影检查　利用X线焦距的不同，使病变分层显示以减少组织的重叠，可以观察到病变中心的情况，如肿瘤、椎体爆裂骨折、先天性脊柱侧弯椎体畸形等。

第三节　计算机体层显像

计算机体层显像（CT）是20世纪70年代发展起来的诊断工具。基本原理是X线穿射人体经部分吸收后被检测器所接收，检测器接收射线的强弱取决于人体横断面的组织密度，骨组织吸收较多的X线，检测器将测得一个比较微弱的信号，CT值高、呈白色；相反，脂肪组织、空气则吸收较少的X线，将检测到一个比较强的信号，CT值低、呈黑色。

所测得的不同强度信号经过计算机处理后显示出图像。CT 由原始的一代发展到第四代以及螺旋 CT 机。1989 年螺旋 CT 机的问世标志着 CT 领域的再次革新。扫描速度快、冠状或矢状面重建的空间分辨率高；可行血管造影，不需要重复扫描而患者受辐射剂量减少，可行三维重建、薄层图像重建等。可立体角度呈现骨骼与邻近结构的解剖关系，对于了解病变和制定手术计划很有帮助，如先天性脊柱侧弯等的三维重建。高分辨力 CT 能够从躯干的横断面图像观察脊柱、骨盆及四肢关节较复杂的解剖部位和病变，有分辨软组织的能力，不受骨骼、内脏遮盖的影响，应用价值较 X 线高。但 CT 也有一定的自限性，可出现假阳性和假阴性。如在 CT 上不易区分椎间盘膨出或突出。CT 在骨科可以应用于以下情况。

1. 对一些普通 X 线投照不易充分暴露的解剖部位的检查 诸如骨盆、骶骨、髋关节、肩胛骨、肩关节、胸骨、胸锁关节、脊椎（特别是上颈椎、颈胸段、胸椎等）、颞颌关节、跗骨、颅骨及颅底诸骨，以及腕部诸骨等，在普通 X 线检查时常投照困难，不易清晰暴露，而在 CT 上则可清晰见到。因而，当疑有这些部位病变时，CT 应是首选或不可缺少的补充检查。

2. 脊柱创伤 对脊柱创伤的患者，通过 CT 检查可明确脊椎骨折的类型，发现普通 X 线片上未被发现的骨折，观察骨折片是否已嵌入椎管，骨折对脊髓的影响，有无血肿以及血肿的部位、范围等。对颈椎，特别是颈 1、颈 2 的骨折，以及椎弓、椎板的骨折，也往往只有在 CT 上才能被见到。

3. 骨盆、髋关节及骶骨创伤 CT 可检查出普通 X 线难以发现的一些骨折，特别是并发于髋脱位的髋臼前、后缘撕脱骨折，股骨头的隐匿性骨折，以及关节内骨软骨性游离体等。对盆骨、骶骨的骨折，CT 亦比普通 X 线片显示得清楚。CT 上还可观察到创伤后血肿情况，通过强化检查可观察到是否合并有血管损伤，以及哪支血管受损。

4. 胸锁关节脱位 普通 X 线片较难判断胸锁关节的脱位，但 CT 凭着锁骨与胸骨的关系，可明确诊断出锁骨是否有前或后方脱位，以及有无合并小的撕脱骨折等。

5. 其他特殊部位的创伤 CT 对一些特殊部位的创伤，如髌骨的骨折、脱位或半脱位，胫骨平台骨折，钩骨钩的骨折，跟、跗骨骨折，以及跖跗关节脱位等，均能清晰显示，优于普通 X 线检查。

6. 骨髓炎 急性骨髓炎时，CT 可早期检测出软组织的肿胀、肌间脂肪间隔的消失，皮下脂肪浑浊以及干骺端骨质的轻度虫蚀样破坏，因而有利于急性骨髓炎的早期诊断，并可观察到炎症在髓腔内的蔓延范围。偶尔还可见到骨内和（或）软组织内有气体积聚或出现气 - 液平面。在慢性骨髓炎中，CT 对发现死骨亦较普通 X 线敏感。

7. 骨关节结核 CT 可发现骨关节结核时的早期骨破坏，有无寒性脓肿及其范围，是否有死骨存在等，其敏感性超过普通 X 线检查。对关节结核，CT 可早期发现骨膜的肿胀和积液，以及骨质的侵蚀。但在脊柱结核中，为观察椎间隙是否变窄，应作冠状面的重建，在横断扫描中无法判断。

8. 椎管狭窄 对颈椎综合征和腰背痛患者，普通 X 线检查常难发现其病因，CT 应列为此类患者的优选检查方法。它可以比较可靠地发现骨性椎管及侧隐窝、椎间孔是否狭窄，有无黄韧带的肥厚，椎间盘有无膨出或脱出，椎间盘脱出的方向及与神经根、鞘囊的关系，神经根有无移位、水肿或肿瘤，椎间盘有无变性、坏死或液化等。

9. 骨肿瘤 普通 X 线检查对骨肿瘤的诊断已积累了较丰富的经验，CT 可作为补充的诊断手段。CT 的优点在于：①发现早期和轻微的骨质破坏；②发现轻微的骨膜反应；③可比较清楚地看到肿瘤在骨髓内及软组织内的蔓延范围，有利于外科医师确定手术范围；④CT 上可判断出肿瘤与邻近结构间的关系，特别是肿瘤与周围神经血管束的关系，为手术设计提供重要信息。

CT 对检测骨转移瘤，特别是颅骨、脊柱、胸骨、肩胛骨、盆骨、骶骨等处的早期骨转移，要比普通 X 线检查敏感得多。

10. 评价软组织病变 普通 X 线检查由于密度分辨率较差，对软组织病变的诊断能力有限。CT 则有较高的密度分辨率，软组织中的皮肤、皮下脂肪层、肌肉结构，血管及肌束之间的脂肪间隔皆清晰可见，因而可明确诊断出软组织的炎症性或肿瘤性病变。

此外，根据对病变的 CT 值测量，可判明系脂肪性、囊性抑或实性肿瘤。通过强化扫描，可对血管瘤做出定性诊断。

第四节　磁共振成像

磁共振成像（MRI）是目前检查软组织的最佳手段，在骨科领域用途广泛，尤其在脊柱、脊髓检查方面。MRI 信号的强弱一方面与组织类型有关，另一方面与所采用的成像序列有密切关系。因为 MRI 能反映疾病的病理生理基础，较 CT 更具有开拓性。T1 加权像是指短 TE（回波时间，一般 <30ms）、短 TR（重复时间，一般 <700ms），主要表现组织解剖结构。T2 加权像是指长 TE（一般 >60ms）、长 TR（一般 >1500ms），主要表现组织本身的特点。质子密度是指短 TE（<30ms）、长 TR（>1500ms）。CT 反映的是组织密度，而 MRI 反映的是组织信号。信号一般分高信号、中信号、低信号和无信号。皮质骨属于无信号（黑色），脂肪组织在 T1 加权像呈高信号（白色），水及含水液体在 T2 加权像呈高信号（白色）。

一、磁共振的特点

（一）MRI 的优点

（1）无辐射、无放射性、无损伤性。但较大磁场所产生的生物效应就不能忽视，如静磁场引起眩晕、头痛等。

（2）突破了仅以解剖学为基础的局限性，从分子水平提供诊断信息。

（3）可行横断、冠状和矢状面直接成像，尤其利于脊柱、关节等部位的观察。可行多参数成像，有利于立体观察病变。

（4）空间分辨率或反差分辨率高，尤其是对软组织较 CT 有更强的分辨率，可直接显示软组织、肌肉、韧带、肌腱等结构。能反映炎症灶、肿瘤周围被侵犯的情况。可显示脊髓结构的信号特征，对骨髓病变及侵犯骨髓的病变具有高度敏感性。对于中枢神经系统疾患和关节内病变优于 CT。

（5）成像敏感性强，能检出 X 线片看不到的疲劳性骨折、股骨头缺血性坏死等。

（6）通过不同序列，可获得脂肪抑制技术，无须造影即可获得类似的脊髓造影，即磁共振液体（水）成像技术。

（二）MRI 的不足与禁忌

（1）因钙在 MRI 影像上无信号，故 MRI 不能直接显示皮质骨病变。钙化（骨化）的观察不如 CT 清楚。

（2）空间分辨力不如 CT 或超声检查。

（3）MRI 信号强度的改变对骨疾病定性诊断的特异性较差，常需结合其他影像学手段提供的信息。

（4）凡体内带有金属异物，如起搏器、人工心瓣膜、血管夹等为 MRI 禁忌。

（5）危重患者、不自主活动患者和有幽闭恐惧症患者不宜行此检查。

二、磁共振检查在骨科领域的应用

（一）脊柱疾病

MRI 用于检查人体脊柱，特别是对脊髓神经组织、椎间盘等所提供的影像资料优于其他检查方法，可用于脊柱骨与软组织肿瘤、椎管内肿瘤、椎间盘病变、脊柱脊髓损伤、脊柱感染、脊髓空洞等。T1 加权像适用于评价髓内病变、脊髓囊肿、骨破坏病变，T2 像则适用于评价骨质增生、椎间盘退行性病变与急性脊髓损伤。

1. 退行性病变 MRI 是唯一可以做脊柱的直接矢状与冠状面成像的检查方法，对极为广泛的脊柱退行性变的诊断，特别是判断对脊髓和脊神经的影响很有价值。退行性脊椎病变包括椎间盘病变、椎管狭窄、小关节病、韧带增生及脊柱失稳。椎间盘的白色信号表示含水分充足之髓核，而周边的低信号则为纤维环。传统的 T2 影像仍是评价椎间盘内部结构最好的选择。当正常椎间盘开始呈退行性变时，椎间盘所含的水分即会逐渐减少，T2 影像上椎间盘的高信号部分开始减少，表示椎间盘开始脱水。当椎间盘变形时，即可表现出膨出型、突出型、脱出型或游离型改变。MRI 可明确显示脱出的椎间盘与硬膜囊、脊髓、椎间孔及脊神经的关系。矢状位有影像则可显示脱出的椎间盘或碎块挤压硬膜囊、脊髓的状况，以及碎片在椎管内游离的状况。椎管狭窄则表现为椎管竹节状狭窄，同时腰椎脑脊液内所含的马尾神经也呈发束状，但磁共振的影像可能会强化其狭窄的程度，所以应用横断面评估椎管狭窄。严重的椎管狭窄，狭窄水平之下的脑脊液失去搏动性，因而在 T1 像上，狭窄以上椎管内的脑脊液信号比下方低。长期、严重的脊髓压迫可致局部脊髓水肿、软化，于 T2 像上出现斑片状高信号。小关节的退变则表现为 T2 像上有滑液存在于小关节中。

2. 脊髓病变 脊髓空洞症、软组织纤维瘤、脊膜膨出、脂肪瘤、囊型星形细胞瘤、室管膜瘤与脊髓转移瘤等均可在 T1 像上检出。MRI 还有助于鉴别髓内或髓外病变。

3. 脊柱外伤 MRI 是脊柱脊髓外伤的重要检查手段，尤其是能显示脊髓本身的创伤、椎管与椎旁软组织的改变。通过 T1 像与 T2 像比较可以分析创伤是新鲜性还是陈旧性，还可以通过脂肪抑制像分析脊柱骨折。MRI 血管造影也可诊断椎动脉损伤，但对骨折的敏感性和特异性较 CT 检查差。

4. 脊柱感染性疾病 如化脓性脊髓炎、脊柱结核与椎间盘炎。脊柱化脓性感染在 T1 像为低信号、T2 像为高信号。MRI 冠状位常常可看到椎旁软组织有无脓肿影。对于化脓性脊柱炎和椎间盘炎 MRI 可以早期诊断。

5. 脊柱肿瘤 大多数原发骨肿瘤不以 MRI 作为首选检查手段。根据 MRI 成像原理，各种肿瘤组织成分将显示各自的信号特征。但 MRI 对判断肿瘤侵犯的范围、发现骨髓水肿及早期浸润、发现原发与转移性病变的多发性等方面具有独特的优越性。MRI 可显示多血管性肿瘤的血管分布、显示肿瘤对软组织的侵犯、关节结构的受累等。

骨肿瘤诊断中，使用对比剂（目前主要是 Gd – DTPA）有助于鉴别肿瘤与非肿瘤性疾病，更准确地显示肿瘤的范围，但同样对于骨肿瘤的定性诊断价值不大。

（二）关节病变

1. 髋关节疾病 MRI 能早期发现股骨头缺血性坏死、关节唇的撕裂、骨关节病与肿瘤。目前只有 MRI 能对股骨头坏死作出早期诊断，在脂肪发生坏死时即有阳性所见。

2. 膝关节 大多数膝关节半月板损伤（包括盘状半月板）、交叉韧带的损伤 MRI 诊断率均较高，半月板损伤可见半月板表面高信号线性影像（撕裂）或纵形影像（断裂）。

3. 肩关节疾病 肩关节疾病常以软组织病变为主。MRI 能准确显示肩袖撕裂的部位，还能显示其他相关组织的病理改变。此外对于相对小的关节盂、关节囊、二头肌腱病变等均能显示异常改变。

4. 骨与关节感染 可早期发现感染，T2 像显示高信号。

（三）骨与软组织肿瘤

对于不能应用 X 线等诊断的骨或软组织肿瘤，MRI 可以帮助诊断，特别是对于骨髓的病变特别敏感。

（四）磁共振造影技术

磁共振造影技术又称磁共振增强技术。脊柱化脓性感染、脊柱结核等 MRI 增强后均显示有改变，有助于鉴别诊断。

（五）磁共振液体成像技术

磁共振液体成像技术包括磁共振胆管成像（MRCP）、磁共振椎管成像（MRM），但分辨率差、无法动态观察。MRM 以腰段最佳，显示良好的对比和空间分辨率。

（六）磁共振弥散加权成像技术

磁共振弥散加权序列（DWI）在中枢神经系统中应用较多，比如脑血管疾患、脑实质病患等，但随着研究的深入以及该技术的普及，脊柱退变疾病、脊柱结核、脊柱骨转移瘤以及脊髓和周围神经损伤等越来越多的骨科疾病的诊治可以依靠 DWI 成像进行更精准的诊断。

（七）磁共振弥散张量成像技术

磁共振弥散张量序列（DTI）已经广泛应用于周围神经系统，可作为判断周围神经损伤后修复的方法。DTI 可以获取脊髓组织的各向异性特征，反映脊髓组织的病理学损伤特性。与传统 MRI 相比，DTI 可更有效地发现脊髓神经的损伤，相关研究也很好地与重症患者的神经功能损伤程度相关联。

第五节　放射性核素检查

放射性核素检查是将能被骨质浓聚的放射性核素或标记化合物引入体内，然后从体外在 γ 照相或扫描图上显像，因此可显示骨骼的形态，血液或代谢情况，并定出病变的部位。凡影响骨代谢、骨生长和吸收正常平衡的过程，均导致不正常的骨显像。因此，在骨与关节疾病的早期诊断上具有重要价值。但它的分辨率及特异性不很高，应综合临床检查、X 线片等资料作出更全面的诊断。目前，它有被 CT、MRI 代替的趋势，但其对于各种骨肿瘤尤其是对骨转移瘤有早期诊断价值。显像剂进入骨骼后，骨骼有病变时，只要有血供代谢和成骨旺盛或低下，即可在病变处表现为影像异常。溶骨区呈现冷区，显像剂减少。骨质修复，新骨形成则出现热区，显像剂沉积增多。应双侧对比，或与周围上下骨骼对比，观察有无异常。

首选的适应证有：恶性骨肿瘤。用以判断病变的边界和跳跃瘤灶及有无其他肿瘤的骨转移，确定治疗方案；临床疑为骨髓炎，而 X 线片正常者，观察植骨区的血供及成骨活性；股骨头的血供状况。

作为辅助诊断手段有以下情况：各种骨代谢病及关节疾患的诊断；应力性骨折；骨折是否为病理性；放疗的照射野测定；估计骨肿瘤治疗的疗效。

利用放射性核素^{99m}锝（^{99m}Tc - MDP）做全身骨扫描检查（ECT）。可较 X 线片早 3 ~ 6 个月发现骨转移瘤。此外，对股骨头缺血性坏死、骨化性肌炎、良恶性肿瘤的诊断有帮助。正电子发射体层显像（PET）是 20 世纪 90 年代发展起来的新一代核素显像技术，其对心肌活力的检测、肿瘤的探测和肿瘤良恶性的鉴别有重要的临床价值。

放射性核素扫描分动态显像和静态显像，静态显像又分局部和全身显像。动态显像常用三时相或四时相技术，同时也可获得静态显像资料。

影响骨骼中的放射性核素聚集的因素主要有：①局部骨骼供血量。供血丰富时，放射性物质增加，该处骨的显像增强。②骨骼生长活跃或新生骨形成时，局部放射性核素增加。

放射性核素检查的临床应用有以下几个方面。

1. 鉴别肿瘤的良恶性　恶性肿瘤血供充分，并早期侵及周围软组织，放射性核素骨扫描可见肿瘤部血供丰富及病变部位核素浓聚。

2. 骨转移瘤　可早期发现转移灶。

3. 隐性骨损伤　如应力性骨折、鉴别新鲜损伤或陈旧损伤。

4. 移植骨成活的判断　可较 X 线检查更早获得成活信息，

5. 骨坏死　如股骨头缺血坏死；儿童 Legg - Calvé - Perthes 病。

6. 骨和软组织炎症　早期敏感方法，通常 2 天即可见热区。

7. 关节疾病　类风湿关节炎、骨性关节炎或滑膜炎均可见到改变。

8. 人工关节　判断人工关节有无松动和感染。

第六节　B 超检查

医用超声波诊断系统，基本上是利用其本身能量的特性。由于人体不同组织具有不同的声阻抗，当入射的超声波进入相邻的两种组织或器官时就会出现声阻抗差，当超声波通过这两种组织的交界面上时就会发生反射和折射，在两种组织之间形成了声学界面，不同组织又表现出不同的回声，因而反映出身体组织的内部情形，提供诊断上的情报。超声波由于具有实时的特性，可使检查者在做检查的时候做动态检查，可以检测出某些肌腱、韧带、关节软骨及骨的病变，逐渐成为诊断骨科疾患的重要辅助手段。

B 超是一种无创的检查方法，可测定血流、检查血管，可在 B 超引导下行肿瘤活检或介入治疗。

1. 骨折　X 线片对儿童的青枝骨折及骨骺损伤以及一些变异解剖结构等可造成误诊和漏诊，而且短期内过多地摄片还可造成放射损伤。由于软组织、血肿、骨痂及骨之间的声阻抗差使它们之间形成明显的声学界面，因此超声在骨折及其愈合过程中的临床应用正日益受到重视和开发。正常骨皮质为连续光滑的强回声带，形态与探头侧骨轮廓一致，发生骨折时此回声中断，上下不连续的强回声线即为远近骨折段。实时 B 超可迅速转换探头位置或角度，可探查出形状不规则骨骼或移位不明显、X 线难于确定的骨折，能对骨折进行安全动态监测，同时观察周围韧带、血管等组织。B 超也可用于小儿骨折的诊断，可以观察到骨骺的形态及干骺端与骨骺间的关系，判断骨骺有无损伤及损伤的程度。由于 B 超还可方便地动态观察骨折愈合过程显像 X 线难以显示的纤维骨痂，且所示骨性骨痂的范围和量均较 X 线显著，可以用来监测骨折愈合过程。

2. 骨肿瘤　超声声像图可显示骨质破坏、骨膜和骨旁软组织病变的情况，为肿瘤的诊断提供了依据。诊断的准确率较高，它与 X 线、CT 检查等一样可以成为诊断骨肿瘤的有效方法之一。而 B 超检查还能从任意方向和任意角度观察肿瘤与周围组织的关系，从而获取病变的全方位信息，这一点要优于 X 线和 CT 扫描。在 B 超的引导、监视下可从多方位穿刺活检，其诊断准确率要明显高于借助其他影像资料进行定位活检。

3. 脊椎退行性变　使用先进的超声仪可在仰卧位空腹进行检查，观察椎间盘突出的部位、范围、形态及大小，超声可以对正常及突出、退变的椎间盘清晰显示其突出程度、形态、方向及与神经根的关系，同时和 CT、MRI 对比分析结果大部分一致。还可应用 B 超监视经皮腰椎间盘切除术，可以显示突出的椎间盘、椎管和椎前大血管及手术器械在椎间隙内轴位断面上的位置，从而保护椎前的大血管和椎管内的硬膜囊，避免神经根损伤。

4. 关节疾病　超声可以诊断关节积液。表现为在髌上间隙、股骨远端前方和股四头肌后方见到液性暗区。关节积液结合临床可以诊断相应的关节炎性疾病，B 超定位穿刺出脓液即可确诊。滑膜增厚时，则有不规则实体回声突入暗区内。B 超可以诊断 X 线显示不清的小于 6 个月的婴幼儿先天性髋关节脱位，B 超可显示此时期髋关节的解剖结构。超声可以诊断膝关节半月板损伤，根据声像图上半月板区内出现异常回声，如等信号状回声结构、线状强回声结构、液性暗区或水平位低回声等即可诊断。合并半月板囊肿时还可见到囊肿图像。此外对于腘窝囊肿、侧副韧带损伤、肩袖撕裂等超声均能给予诊断。

5. 血管疾病　利用多普勒等超声可以诊断颈动脉、椎动脉以及四肢血管的病变。可诊断动脉损伤、动脉硬化性闭塞症、动脉瘤、深静脉血栓、动静脉瘘等疾病。

6. 感染　B 超对急性骨髓炎的早期诊断比 X 线出现骨内破坏病变早 7 ~ 10 天，在急性骨髓炎症状出现后 24 小时即可探测出局部软组织炎性水肿、骨膜下血肿、骨髓腔内及周围软组织内积脓，疼痛严重部位是骨膜下积脓多的部位，探头沿骨干纵行扫描可准确探明病变的部位和范围。慢性骨髓炎的声像图表现为骨皮质回声带呈不规则浓密强回声，表现凹凸不平，骨瘘孔处骨皮质局限性回声中断或缺损，骨髓腔显示不清，并可在骨膜下或骨周脓肿期进行定性诊断，有助于与单纯软组织脓肿和蜂窝织炎鉴别。同时，超声对类风湿关节炎的诊断有极高的敏感性。B 超诊断化脓性关节炎常见关节积液伴滑膜肿胀增厚，典型表现为一层有回声的膜围绕着液体，可进行关节积液和脓肿的定位以指导穿刺。

第七节　脊髓造影

脊髓造影（CTM）又称椎管造影，是将造影剂注入蛛网膜下隙，借以检查椎管内病变的一种影像技术。随着造影剂的不断改进和影像技术的发展，脊髓造影检查的诊断价值更为提高。脊髓造影术可以帮助明确椎管内病变，如脊髓内、外的压迫，以及脊柱解剖结构的损伤和病变所形成的神经压迫（椎间盘、骨赘、骨折片、肿瘤等）。同时可以帮助确定病变的节段水平和范围。在诊断不清时可以行脊髓造影帮助鉴别诊断。尤其是 CT 扫描时，为了增强脊髓与占位性病变相互之间的对比度，将水溶性造影剂注入蛛网膜下隙后，在CT 扫描的断层上可清晰显示硬膜囊内外的结构。此外，采用高质量水溶性造影剂的脊髓造影还可以帮助研究椎管动态条件下形态和容量的变化，此为核磁共振不具备的优点。但此技术为侵袭性检查，不宜列为常规检查项目。由于核磁共振的快速发展，基本能够代替脊髓造影检查，应为首选。若患者有做核磁共振禁忌证则可选择脊髓造影代替之。全身情况差、穿刺局部皮肤有炎症和碘剂过敏者应列为造影禁忌证，此外，某些无手术指征或不宜手术的病例不宜选择。另外，对于穿刺造影术后应该注意：①有无迟发性碘过敏反应；②有无局部不适；③有无发热；④有无头晕等神经症反应；如果出现上述反应，应该及时密切观察病情，找到原因，对因或对症治疗。

目前常用的造影剂为水溶性碘剂，分离子型和非离子型造影剂两类。非离子型水溶性碘造影剂没有离子型的高渗透性及离子带电荷的缺点，从而大大降低了其对神经的毒性，是理想的脊髓造影剂。非离子型水溶性碘造影剂的比重接近脑脊液，其黏稠度与人体血液基本相似，注入蛛网膜下隙后很快与脑脊液混匀，分布均匀，硬膜囊和神经根袖都可获得良好的充盈，提高了诊断的正确率。不良反应极小而且轻微。脊髓造影能清楚显示椎间盘突出、椎管狭窄及椎管内占位病变，以及脊髓本身的一些畸形。脊髓造影可分为颈椎椎管造影、胸椎椎管造影及腰椎椎管造影。

颈椎椎管造影有两种途径：腰椎穿刺椎管造影和小脑延髓池穿刺造影。前者为上行性造影，后者为下行性造影。前者易操作、安全，但造影剂在蛛网膜下隙行程长，容易弥散，集中于颈椎显影有时效果不佳。后者难度稍大、有一定的危险，但造影效果比较好。

胸椎管和腰椎管造影一般选择 L4～L5 或 L3～L4 棘突间隙作为穿刺点。注入造影剂后应拍摄仰卧和俯卧的前后位、水平侧位和左右 45°斜位片。必要时拍摄立位。有些患者只有在某些体位下才能诱发出症状，此时，可以利用脊髓造影动态观察的优点在能够诱发出症状的体位下拍摄 X 线片。脊髓造影的征象在不同患者可以有不同的表现，椎管狭窄的患者：正位可见造影剂呈节段性中断或狭窄，如表现为"宝葫芦"状或"蜂腰"状改变。仰卧水平侧位片可清楚显示病变部位硬膜囊背侧充盈缺损或凹陷，其变化程度与病变相一致。神经根管或侧隐窝狭窄可见造影剂于神经根袖下方梗阻，致使神经根袖呈锯齿状；或神经根自硬膜囊发出后即完全受阻即呈"截断状"。造影可以帮助手术方法的选择。如造影显示狭窄主要在椎间盘、小关节平面，而棘突下仍然有较多的造影剂积存（"蜂腰"状表现），CT 仅显示侧隐窝狭窄、黄韧带肥厚，则需要做黄韧带及其附着处部分椎板切除及侧隐窝减压，保留棘突及部分椎板作为稳定结构。如果显示全椎管狭窄，CT 显示椎板及小关节有明显肥厚，则需做广泛椎板切除减压、内固定。椎间盘突出患者则显示相应节段水平的硬膜充盈缺损，神经根袖消失或变形，有少数患者呈不全梗阻状态。中央型椎间盘突出患者在脊髓造影正位像椎间隙水平造影剂呈沙漏型、面幕型或折断样缺损；侧位像椎间隙水平造影剂柱前缘内陷，其深度超过2mm。椎间盘后外侧突出时，在正位及斜位像上，可见造影剂有单侧压迹，伴神经根袖偏斜、抬高或截断。但应该指出，某些患者仅能在侧位造影片上观察到硬膜囊腹侧圆滑的压迹，不能盲目作出诊断，应结合临床考虑。脊髓纵裂是一种少见的畸形，系椎管在生长过程中闭合不良所致的发育障碍，表现为在椎管中有骨性或膜性间隔，将脊髓或马尾分成左右两半，脊髓造影可见脊髓正中有线状低密度影像。髓内肿瘤脊髓造影表现为脊髓呈对称性或不对称性梭形膨大，蛛网膜下隙狭窄并向侧方移位。当椎管完全梗阻时，断端呈正中杯口样压迫。髓外肿瘤、脊柱结核及脊柱外伤骨折等均可显示脊髓受压。

第八节　关节镜检查

自1918年日本 Kenji Takagi 首先应用关节镜观察膝关节以来，关节镜外科已成为关节疾患的重要检查及治疗手段。涉及的关节除膝关节，目前已应用于肩、肘、腕、手、髋、踝、足及脊柱等各个关节。关节镜检查是在不切开关节、保持关节原有功能及解剖的情况下，进行动态的观察及针对性极强的检查方法。

一、膝关节镜检查

关节镜可动态下观察关节生理、病理状态，明确诊断，还可在关节镜下进行各种手术。关节镜有直视镜头及多种角度的斜面镜。以10°、25°、30°和70°镜最常用。照明系统为冷光源。麻醉全麻和硬膜外麻醉均可，局部麻醉下亦可手术，但限制了止血带的应用。麻醉状态下应再次检查患者，以免遗漏平时未知的阳性体征。止血带的使用可根据医生习惯而定。手术成功的前提条件就是要有精确的入口定位，如入口不当可引起关节面的磨损、手术器械的断裂及观察视野的受限和手术困难。

（一）诊断性关节镜入路

首先划出髌骨与髌腱之标志，摸到内外侧关节线。标出内、外髁轮廓之后缘，内、外侧副韧带及髌骨轮廓。

入水口：通常选用髌骨内上。该口也可以插入关节镜及器械。

1. 诊断性关节镜标准入口

（1）前外入口　外侧关节线上1cm，髌腱外侧0.5cm处。关节镜可视范围广，除后交叉韧带及外侧半月板前角外都可视及。

（2）前内入口　内侧关节线上1cm，髌腱内侧0.5cm处。该口常放入器械、探针等。也可用关节镜看外侧半月板的全都。

（3）后内入口　股骨后内髁，胫骨后内缘之间的小三角形凹陷区，于屈膝90°摸到。位于后内关节线上1cm，股骨髁之后内缘与胫骨后内缘之间。可视内侧半月板后角及后交叉韧带。

（4）外上入口　位于髌骨外方2.5cm处，用于观察髌骨关节面的动力变化。

2. 随意选的辅助入口

（1）后外侧入口　为腓骨后面延伸与股骨干后缘延线相交处。在髂胫束后缘、股二头肌前缘、后外关节线上2cm。

（2）髌中内外侧入口　位于髌骨中横线两侧之内外缘。便于观察外侧、内侧结构及进入辅助器械。

（3）辅助性内外侧入口　于标准前内、前外入口的内外侧各2.5cm，分别于内外侧副韧带的前缘，先插一腰穿针，镜下看到针再作切口，可放器械，完成三点式半月板切除手术。

（4）髌腱正中入口　于髌下极1cm，髌腱中央。从该口可进入后关节囊。

（二）关节镜的检查顺序

应先从髌上囊开始，在伸膝与半屈曲位检查。观察内、外侧滑膜皱襞有无异常，滑膜绒毛状态及血管分布，有无关节游离体。关节由伸至屈观察髌股关节面是否光滑，关节面互相吻合情况，有无半脱位。直视股骨髁及髁的两侧面关节滑膜状态。屈膝60°，膝外翻位检查关节内侧间隙，看到内侧半月板上面，用探针挑起半月板，可检查半月板之胫骨面及胫骨平台。屈膝45°~90°时，在髁间窝看到前交叉韧带之光泽及其血管走行，用探针钩前交叉韧带可试其张力。判断是否有损伤。关节镜穿过窝内脂肪块向后，可见内侧半月板后角及后交叉韧带。膝关节镜退回髁间前窝，膝逐渐伸直，再屈曲50°内翻观察外侧半月板上面及探测胫骨面，在外侧间隙处可见腘肌腱。

（三）检查的指征

1. 关节炎的诊断　对于经常肿痛、不能确诊的膝关节病变，或虽已诊断，但希望了解病变的程度。主要观察髌上囊滑膜绒毛状态。不同的疾病可以有不同的滑膜改变。如类风湿关节炎的绒毛长、指状突起。骨性关节炎的绒毛数量多、弥漫、毛短等。应术中取标本送病理检查。

2. 膝关节内紊乱的诊断　检查关节内有无游离体、病理的滑膜皱襞、半月板有无损伤、软骨和骨的退行性改变。半月板检查应注意形状、色泽及光滑度，有无松动、边缘游离及破裂等。

（四）关节镜手术

关节镜除具有检查作用外，还可用于手术治疗。适用于半月板部分或全部切除、半月板缝合术、膝关节游离体摘除术、髌内侧滑膜皱襞松解或切除术、粘连带松解、关节软骨修复术、关节滑膜切除、关节内异物取出术、交叉韧带重建术、关节内肿瘤切除术、骨软骨移植术等。

二、肩关节镜检查

自1931年Burnan报告肩关节镜以来，肩关节镜诊断与手术技术快速发展。

（一）肩关节镜诊断的指征

1. 肩关节病　可清楚地看到滑膜、关节面、软骨的变化及关节侵蚀的情况。

2. 脱位或半脱位　明确脱位的方向、关节内的病理状况。可以检查盂唇有无分离等。

3. 游离体　可见于类风湿关节炎、骨关节炎等疾病。

4. 肱二头肌腱破裂　在慢性撞击综合征患者中，肌腱破裂可镜下诊断。

5. 肩袖损伤等肩关节不稳定　镜下可以看到肩袖外形不规则，有破裂的肌腱瓣，局部纤维化或有出血等。

（二）肩关节镜入路

1. 后方入路　以肩峰后外侧顶点作为标志，向下、向内各 1cm 作为入点。对准喙突穿刺。

2. 前方入路　位于喙突及肩峰前外缘之间，在后方关节镜的监视下，从前方刺入关节内的针恰位于肱二头肌长头、肱骨头和关节盂形成的三角地带内。

3. 上方入路　位于锁骨上窝，即锁骨后缘和肩峰内缘之外侧。

（三）肩关节镜的检查顺序

先找到明显的标志——肱二头肌腱，肱骨头，前盂唇，前关节囊上、中、下盂肱韧带及肩胛下肌及隐窝。改变方向，向上看到肩袖，关节盂表面、后盂唇，最后看到上、下隐窝，小圆肌的下面和后关节囊。

第九节　椎间盘造影和神经根封闭

随着精准医疗的提出，骨科疾病的诊断追求更准确的方法，骨科疾病的治疗也开始向微创化发展。在脊柱疾病的诊断中，椎间盘造影和神经根封闭发挥着不可或缺的作用，且对于通过 CT、MRI 等无创影像学检查而无法明确责任节段的患者以及无法进行 CT、MRI 检查的患者来说，接受椎间盘造影和神经根封闭检查变得尤为重要。

一、椎间盘造影

（一）检查方法

患者俯卧于脊柱专用俯卧位垫，腹部悬空，保持脊柱于旋转中立位。调整 C 型臂 X 线机使责任节段椎间盘于正位及侧位透视均位于影像中央，且上下终板平行。在 X 线透视引导下局部麻醉，从患侧棘突旁开 8～12cm 穿刺针穿入椎间盘内，穿刺针与冠状面夹角约呈 30°，与水平面夹角根据安全距离的不同呈 30°～45°，穿刺针刺入椎间盘后外侧纤维环内，直达椎间盘髓核中央或纤维环的内层与髓核交界处，回抽无脑脊液，注射造影剂碘海醇，每个节段的间盘内总注射剂量不超过 5ml。

（二）观察方法

在进行检查前，确保患者平稳的精神状态，其是椎间盘造影的前提条件。观察患者出现与平时相同或类似的腰腿痛，即椎间盘造影术所谓的复制痛。造影过程中观察造影剂分布并记录造影剂剂量，检查前后均应填写疼痛评分以量化疼痛；检查结束后记录复制痛的持续、消失具体时间。有条件的机构及有必要的患者可在造影后 30 分钟内至 CT 室复查造影节段 CT 薄层扫描。

（三）临床意义

盘源性腰痛一般由髓核退变、后方纤维环撕裂，以及继而发生的一些椎间盘内改变而引发，占慢性腰痛的 26%～42%。椎间盘造影术为椎间盘诱发造影，是目前临床上诊断腰椎间盘源性腰背痛、椎间盘内破裂最重要的手段之一，近年来广泛应用于腰背痛来源鉴别、破裂纤维环定位及腰椎融合方案选择。核磁共振成像（MRI）检查提示高信号区

（HIZ）可以作为筛查的一个方法，而椎间盘造影可以提供解剖及诊断方面的信息，因此诱发性椎间盘造影目前仍然是诊断的金标准。根据 2011 年发表于《Pain Med》的共识，判定腰椎间盘造影术阳性并明确诊断盘源性腰痛必须满足以下标准：①产生与平时一致的疼痛，甚至达到疼痛复制；②疼痛视觉模拟评分（VAS）≥6/10；③造影后有明确的形态学异常表现（通常为 3 级以上）；④注射压力/容量是判断腰椎间盘造影结果的独立指标；⑤有 1 个以上的阴性对照邻近椎间盘。所有不满足以上条件的均考虑为阴性结果。

二、神经根封闭

神经根封闭，又称神经根阻滞术，主要应用于椎间盘突出症等原因所致神经根压迫、椎管狭窄性疼痛疾病的诊断，在 C 型臂 X 线引导下准确地把药液注入神经鞘内达到阻断疼痛恶性循环、抗炎症的目的，同时又是一个重要的治疗性诊断方法。

（一）检查方法

患者俯卧于脊柱专用俯卧位垫，腹部悬空，保持脊柱于旋转中立位。C 型臂 X 线机引导下初步定位责任节段并标记，常规消毒铺巾，利多卡因局部麻醉后，根据穿刺的目标间隙不同而选择不同的穿刺点（L3/4 在脊柱中线旁开 8～9cm，L4/5 在脊柱中线旁开 10～11cm，L5/S1 在脊柱中线旁开 10～12cm），与水平面呈 30°～45°入穿刺针，针尖位于椎弓根下外侧，当穿刺针在正位片针尖位于椎弓根下方约 0.5cm，不超过椎弓根内缘，侧位片位于椎弓根下方、椎间孔后 1/3 时，如触及神经根患者会出现放射痛，若吻合，在透视下向神经根鞘膜内缓慢推入碘海醇 2ml，确保沿神经根散布且神经症状加重后，再注入复合溶液（此时抽取 1ml 利多卡因与 1ml 复方倍他米松注射液）行封闭术检查，透视下可见造影剂密度降低，拔除穿刺针。

（二）观察方法

在进行检查前，确保患者平稳的精神状态。封闭结束后，嘱患者下床活动，连续记录患者临床症状变化，判断方法及责任节段认定。如封闭术后 30 分钟，患者自诉症状未缓解或者小部分缓解，则判定该神经根不是主要责任节段。对剩余神经根逐个按该方法进行封闭记录患者临床症状变化，直至判断出主要责任节段。

（三）临床意义

选择性神经根封闭检查是一种在脊椎外科常用的治疗技术，在脊柱疾患的诊治中具有重要作用，这种技术具有神经根定位准确、操作简单、创伤小、花费少的优点。选择性神经根封闭检查可对不典型椎间盘突出症病例进行诊断性治疗，从而起到在手术前明确诊断、精确定位责任椎间盘的作用，为进行微创手术治疗提供条件以及进一步的诊断依据。Huston 等人近些年提出选择性神经根封闭术的适应证有以下几点：①非典型的神经根性疼痛；②影像学表现与临床表现不一致；③肌电图结果与 MRI 结果不一致；④不规则神经根，如变异性神经根；⑤腰椎术后失败综合征伴有肢体疼痛；⑥移行椎（腰椎骶化或骶椎腰化）。

第十节 诱发电位检查

利用一定形态的脉冲电流刺激神经干，在该神经的相应中枢部位、支配区或神经干上记录所诱发的动作电位。临床常用的检查项目有：感觉神经动作电位（SNAP）、肌肉动作电位（MAP）及体感诱发电位（SEP）等。运动诱发电位（MEP）是近年开展的一项新技术，对诊断脑与脊髓传出通道（即运动神经通道）的损伤和疾病有一定意义。

各电位的观察指标有波形、波幅、潜伏期和传导速度等。传导速度较稳定，是最常用的观察指标。其计算方法是将两刺激点所诱发出电位的潜伏期差除两点间的距离，即传导速度＝距离/时间。上肢神经传导速度快于下肢，近端快于远端。SEP 主要观察潜伏期，以第一个负相波峰计算潜伏期。

【临床意义】

1. 神经损伤的诊断　当神经完全损伤时，诱发电位一般表现为一条直线或有少许干扰波。但应注意：①SNAP 诱发较难，并非所有 SNAP 阴性均为完全损伤，应结合临床检查判断。②极少数完全损伤仍可诱发出 MAP，应予鉴别。

神经部分损伤时，诱发电位可出现程度不同的波形改变、振幅降低、潜伏期延长或传导速度减慢，可据此判断有无神经损伤及损伤轻重。SNAP 的幅度小，对损伤的敏感性大于 MAP 与 SEP，故诊断价值较大。出现神经卡压时，分段测定诱发电位对判断有无神经损伤及其定位有较大意义。近体端神经损伤（如臂丛损伤）时，在测定 SEP 的同时测定损伤以远的 SNAP，可确定有无根性节前撕脱，表现为能记录到 SNAP，但记录不到 SEP。

2. 神经再生及预后的估价

（1）一般认为，神经干动作电位出现最早，诱发肌电位的出现比神经干动作电位迟数周，但早于临床功能恢复。适当的神经外松解术有助于诱发 SNAP。此外，电位的恢复时间与神经再生质量及预后有关。电位出现早，说明神经再生良好，预示预后良好。神经缝合术后 3 个月可测 SEP 者预后良好。由此可见，临床功能无恢复或恢复不完善时，可通过对诱发电位的观察，判断神经再生的质量和预后。

（2）诱发电位结果与临床疗效分级基本呈平行关系，电生理恢复率（即患侧值占健侧值的百分比）随疗效分级降低而降低，对评定疗效有参考意义。

（3）与功能恢复一样，诱发电位也不能恢复至正常水平。根据我们的观察，临床疗效优良者，波幅恢复为健侧的 65% 左右，传导速度恢复为健侧的 80% 左右，术后数十年仍恢复不完全。

3. 对神经损伤治疗的指导意义

（1）可以了解早期神经再生的质量，便于及早采取必要的处理，以争取时间，提高疗效。

（2）当 SNAP 可测出，而 SEP 测不出时，可确定为根性节前撕脱伤，有助于确定治疗方案。

（3）部分损伤时神经保持其连续性，但有神经瘤形成时，如损伤远段能记录到神经动作电位，或运动神经传导速度达 36mm/s 以上，自行恢复率可达 90% 不需做神经瘤切除吻合，但常须做神经松解术。

（4）在脊髓探查或脊柱侧弯矫正术中，应用 SEP 进行手术监护，对防止脊髓损伤并发症有肯定价值。

（5）当临床难以判断是否需手术探查重新吻合时，诱发电位检查有参考意义。再手术探查的指征是：①神经缝合术后 3～4 个月测不到 SEP；②术后 10 个月以上只能测到

MAP，且不能排除假象，或只能测到明显不正常的 SEP，而测不到 MAP 和 SNAP；③术后1 年以上测不到 SNAP，而 SEP 潜伏期延长达 4ms 以上。

第十一节　关节穿刺及其他穿刺活检

关节穿刺不仅可作为疾病的诊断措施，还可对疾病进行治疗。穿刺出的关节液作下列检查可有助于疾病的诊断。

关节液结晶：①尿酸盐结晶：见于尿酸盐引起的痛风。②焦磷酸钙结晶：见于软骨石灰沉着病。③滑石粉结晶：见于滑石粉引起的慢性关节炎。④类固醇结晶：见于类固醇制剂引起的急性滑膜炎。⑤胆固醇结晶：见于结核性，类风湿关节炎。

关节液葡萄糖测定：关节液葡萄糖最好与空腹血糖同时测定，非炎症关节炎时两者糖差约 0.56mmol/L，炎症性关节炎时两者糖差为 >1mmol/L，或关节液糖明显减少为 <2.24mmol/L。

关节液透明度：正常关节液清晰透明，炎症性关节病变时呈不同程度的浑浊，甚至呈脓样；非炎症性病变可清晰或微浑。

关节液颜色：正常关节液呈淡黄色或草黄色，见于穿刺损伤或血友病的病理出血，如血友病、色素性绒毛结节性滑膜炎等，关节液呈红色。结核性关节炎，急性痛风性关节炎或红斑狼疮病，关节液呈乳白色。化脓性关节炎、慢性类风湿关节炎、痛风，关节液呈绿色。

关节液有核细胞计数：正常（0.2～0.6）×10⁹L，各种关节炎时可见有核细胞数增加。

关节液的细胞分类：正常情况下关节穿刺液可有少量散在的细胞，主要是单核细胞、淋巴细胞及少量中性粒细胞，偶见散在的滑膜细胞。

显微镜下类风湿关节炎、痛风及化脓性关节炎等可见类风湿细胞；SLE 等可见红斑狼疮细胞；Reiter 综合征等可见组织细胞。骨关节炎可见多核软骨细胞。

各种炎症时关节液黏稠度下降。

关节液蛋白测定：各种炎症，如化脓性、痛风性以及类风湿关节炎黏蛋白定性阳性，黏蛋白定性 ＋＋＋以下为异常。炎症性关节炎总蛋白多为 20～30g/L，类风湿关节炎或结晶性滑膜炎总蛋白多为 40～70g/L。

【其他的穿刺活检方法】

经皮穿刺活组织病理诊断可用于肿瘤等疾病的确诊，通常在 B 超、X 线透视、CT 等导向下，将穿刺针穿入病变部位，取活组织作病理诊断，肿瘤患者的标本还可进行化疗药物敏感试验，根据药敏结果指导化疗药物的选择，但对肿瘤患者活检切口要和后续的终极治疗统一考虑。

骨质疏松的骨活检：可观察骨代谢及骨量的微细改变。骨活检的常用部位为髂前上棘后方及下方各 2cm 处，此处可同时得到两层皮质骨及其中间的小梁骨。

闭合活检（经皮穿刺）包括抽吸及取芯两种方法。前者适合于细胞成分丰富的肿瘤，如骨髓肿瘤和转移瘤。后者较有利于实质性肿瘤，尤其是含纤维、骨或软骨的肿瘤。闭合活检的优点是：①采用局部麻醉，操作简便、安全、迅速。②最小程度地损伤肿瘤及周围组织，减少扩散及污染。③部分骨肿瘤，术前需做化疗（如骨肉瘤），因此，术前明确诊断可决定进一步的治疗方案。同时，化疗前已有病理报告，化疗后的病理组织检查可以判断化疗的效果，即使因肿瘤的化疗效果好而大部分肿瘤组织坏死也不至于影响最终的诊断。④特殊部位的肿瘤，对放、化疗敏感的，闭合活检可免去一次手术。闭合活检的缺点：①切取组织太少，诊断的难度更大；②不能在直视下进行，特殊部位、特殊肿瘤需在CT引导下进行，否则假阴性率高；③有出血倾向的患者，有可能导致大出血，尤其是特殊部位；④部分坚硬的肿瘤（骨皮质部位的肿瘤或含大量骨质的肿瘤），穿刺有困难。

术者在做闭合活检时应注意下列几点：①像大手术前一样准备患者；②多发病变应选择危险性小、容易取得标本的部位进行；③穿刺点皮肤及深部组织必须健康；④避开大的血管神经，体位可取仰卧位、侧卧位或俯卧位。

第三章 围手术期有关问题

第一节 术前检查

骨科手术按时间要求的迫切性不同，可分为急诊手术、限期手术和择期手术。三种手术术前准备基本相同，但急诊手术因伤势较重，加之伤口污染、损伤严重可能继续出血等，通常需要较短时间内完成必要的术前准备，而后二者可以从容不迫做完必要检查，待条件适宜，再行手术。急诊手术因其紧迫的特殊性，以下单独列出。

（一）急诊手术术前准备

一般骨科急诊创伤患者多为复合伤，因此需要有一组人员参加抢救，通常由基本外科医生牵头，负责急诊患者快速有效地处理，然后骨科医生可按下列三个步骤处理，即首诊检查、再次检查及有效处置。

1. 首诊检查 主要是保护生命体征，一般遵循 ABC 原则。

（1）保持气道通畅（A） 在交通事故中，可预防性死亡的最常见原因为气道梗阻。急诊首诊医生应首先检查患者呼吸道是否通畅，排除任何气道梗阻因素。

（2）呼吸支持（B） 对患者气道通气功能进行评价，危及生命的急症有张力性气胸、巨大血胸、反常呼吸及误吸等。张力性气胸可通过严重的气胸体征及胸膜腔正压引起的纵隔偏移、静脉回流减少而诊断，此时应立即行胸膜腔穿刺减轻症状。这需要在 X 线检查之前进行。反常性呼吸（连枷胸）表现为患者虽能自主通气，但患者有持续的发绀和呼吸困难，可通过观察胸壁的反常运动而诊断，需要通气支持治疗。对于呕吐物、血块、脱落牙齿，需要及时清除，处理的措施有患者颜面部向前托起，经鼻腔或口腔的气管插管和气管切开等。气管切开一般用于紧急情况，不能作为一种常规方法。另外，在急性窒息患者还可行环甲膜穿刺，但注意一般不适用于 12 岁以下儿童。

（3）循环功能支持（C） 检查患者的生命体征，即刻进行循环功能的评价和支持是必需的。控制外出血，加压包扎，抬高患肢，帮助减少静脉出血，增加静脉回心血量，而传统的头低位帮助不大。

（4）功能判定 对清醒患者，进行快速规范的神经系统检查是必要的。对不清醒患者，按照 Glasgow 评分（GCS），根据患者瞳孔对光反射、肢体活动和痛觉刺激反应来评判患者病情和预后。

2. 再次检查

（1）病史 病史应包括外伤发生的时间、地点、损伤机制、患者伤后情况、治疗经过、转送过程及患者既往史，如患者神志不清，应询问转送人员和家属。为便于记忆，可按照"AMPLE"顺序进行：A：过敏史（allergies）；M：药物（medications）；P：过去患病（past illness）；L：进食时间（last meal）；E：外伤发生情况（events of accident）。

（2）详细的体格检查 体格检查应小心、全面，从头到脚依次进行。首先是神志情况，主要根据 Glasgow 评分（GCS）；仔细检查头面部，注意检查可能隐藏在头发内的损伤；对于高位截瘫患者，要注意区分头外伤和颈髓损伤，常规 X 线检查是必需的，颈部在明确损伤前一定要固定；血胸、气胸是可预防性死亡的常见原因，注意要监测血压和肺通气功能，详细检查胸部，仔细查看胸部 X 线；腹部损伤也是可预防性死亡的常见原因，仔细检查腹部体征和监测生命指征变化，必要时行腹腔穿刺和灌洗术。四肢外伤一般比较明显，但要注意多发伤和合并血管、神经损伤的可能性。

（3）对任何可疑骨折行 X 线检查　对所有多发伤患者，在初次检查后，都应行胸片、颈椎侧位和骨盆像，如怀疑脊柱骨折，应行正侧位及颈椎张口位像，必要时进一步 CT 检查。对意识有障碍的头部外伤患者，常规行头颅 CT 检查。

3. 有效处置　在多发伤患者的诊治中，可能会包括许多专家参与的多次手术和操作。应该综合患者全身病情，适时讨论手术时机、类型和手术操作范围。

（二）常规手术术前准备

1. 术前一般准备

（1）了解患者一般情况，包括患者的心理状况；发现并治疗潜在感染灶。

（2）了解活动情况，即患者术前活动能力的评定。

（3）指导患者床上练习大、小便。

（4）术前晚灌肠，术前 6~8 小时应禁食、水。

（5）术后功能锻炼器械的学习与使用。由于骨科手术后患者大多需要配合康复锻炼，因此术前应指导患者学习使用。

（6）预防应用抗生素；一般于麻醉后、皮肤切开前静脉应用广谱抗生素。

2. 必要的其他多系统术前检查及重要脏器功能评估

（1）血、尿及生化常规检查，明确血红蛋白/红细胞容积，尿常规分析，肝肾功能等。

（2）出凝血时间检查。

（3）查血型，交叉配血试验。

（4）常规心电图检查，如高龄或既往心血管病变，需行超声心动图检查；或根据专科会诊意见行相关特殊检查。

（5）胸片检查。

（6）根据需要进行肺功能/血气分析检查。

3. 患者全身准备及必要的术前会诊

（1）了解患者思想准备情况，征得患者及家属对手术的理解，并由患者及家属签署手术知情同意书。

（2）麻醉前准备，如术前 2 周最好戒烟，练习卧位深呼吸、咳痰，如术前应用抗凝药物，则应在术前一定时间停用，必要时复查凝血功能。如出血在 500~600ml，可考虑准备吸引－收集－过滤－回输装置；根据患者具体情况可考虑术前预存自体血，以减少术后异体输血。

（3）有骨科之外疾病如高血压、糖尿病的患者，应控制血压及血糖接近或达到正常水平，必要时请相应科室会诊。

4. 明确诊断和手术指征　术者必须全面掌握病史、临床表现和影像化验检查资料，将资料归纳分析后，得出明确诊断，提出充分的手术指征，排除禁忌证。

5. 手术方法的选择与设计　结合患者具体情况及手术者的经验、客观物质条件和文献经验教训选择合理手术方案，如牵涉到胸腹或盆腔脏器时，可联合专科会诊。术前要设计好手术途径、体位、麻醉方式和所需器械。

6. 手术部位的皮肤准备　术前备皮，保证手术部位皮肤血供良好，切口尽量避开窦道、溃疡处，四肢手术剪指（趾）甲，术前沐浴更衣，如皮肤条件差，做好植皮或转移皮瓣的准备。

第二节　术中准备

1. 超净手术室（层流）　骨科的人工关节和一些脊柱外科大手术要求严格的无菌技术，需要超净手术室。

2. 严格无菌技术　骨科手术对无菌技术要求更高，刷手、穿手术衣、戴手套均应正规操作。

3. 准备手术部位　包括安放患者手术体位，四肢手术视具体情况需绑扎止血带，手术部位皮肤灭菌范围更为广泛，铺无菌巾既要求将手术部位以外皮肤严格隔离，又要求在变更体位时不被污染。

4. 注意保护切口　切皮前再次乙醇消毒，贴护肤膜或套用无菌棉织套。

5. 严格掌握操作技术，把创伤降到最低　切口要整齐，操作要细致、轻巧，对重要部位多做锐性剥离，擦拭伤口要轻柔，使组织创伤减少到最低限度，尽量缩短手术时间，减少无效动作。

6. 熟练骨科技术操作　如骨膜剥离技术、肌腱固定技术、植骨术、骨折内固定技术等，熟练掌握各种骨科手术器械和设备的使用。

7. 防止术中并发症的发生　术中需对重要血管、神经或周围重要脏器加以识别，予以保护，防止损伤，正确使用内固定器械，对术中可能要发生的意外情况做好应对的心理准备，术毕清点器械敷料，避免遗物存留。

第三节　术后处理

（一）术后程序

（1）完成手术，根据手术情况，患者返回病房或 ICU。

（2）患者一般情况。

（3）患者活动方式/体位。

（4）重要生命指征。

（5）1~4 小时翻身、咳嗽、鼓励深呼吸。

（6）术后引流管的护理和引流液的观察与记录。

（7）术后多数患者需要留置尿管，应加以保护，减少或防止泌尿系统感染的发生。

（8）术后镇痛情况。

（9）镇静安眠药物。

（10）术后复查血红蛋白/血细胞比容。

（11）饮食方式。

（12）多种维生素和维生素 C 的补充。

（13）抗凝情况。

（14）严密监测生命体征，如血压低于 90/60mmHg、心率大于 100 次/分或体温 >38.0℃，要引起警惕。

（15）及时更换伤口敷料，根据引流量及时拔除引流管（条）。

（16）四肢手术后及包扎石膏的患者，应抬高患肢，严密观察指（趾）部血运情况，观察有无感觉运动障碍。

（17）术后 X 线复查。

（18）指导功能锻炼。

（19）如有需要，建议患者申请社会服务救助。

（二）预防性应用抗生素

应参照卫生健康行政管理机构的使用规范进行，开放性骨折和其他许多骨科手术都要求预防应用抗生素，如超过 2 小时的开放性骨折、植入假体手术或修复神经、肌腱的患者。预防性抗生素应用期限视具体手术情况而定，一般应用 24 小时，少数可延长到 48 小时，翻修术等术中情况复杂或怀疑有感染的患者根据具体情况选择合适的抗生素种类和应用时间。应用前一定要明确患者的过敏史。

（三）止痛、镇静和催眠药物的应用

基本上所有骨科急症患者都会有疼痛和焦虑，使患者情绪尽快稳定下来非常重要。用药应根据患者体表面积、既往药物应用剂量和病情来决定。

1. 理想的止痛、镇静药物　用量应使患者保持规律的昼夜作息制度，即白天清醒无痛，夜间安然入眠。日间因可以分散注意力，轻度的疼痛不适可以忍受，而夜间不同，失眠可导致患者虚弱。可考虑在患者入院后应用非成瘾性止痛剂。

2. 止痛剂　应用前应了解患者疼痛的严重程度。最有效的止痛方法是使用由患者控制的胃肠外途径阿片类止痛剂。胃肠外应用止痛剂，可在避免毒性作用同时保持血液中最低有效浓度。吗啡和度冷丁是最常用的药物。

3. 麻醉剂　这些药物有共同的副作用，持续应用 4 周后会产生成瘾性。药物作用和副作用都有个体差异，要通过实验性应用药物尽快找出适合患者的最有效药物。注意：对于慢性疼痛病史的患者，麻醉剂不能有效控制疼痛，一般要联合应用止痛剂。药物的副作用包括抑制呼吸和咳嗽反射，降低膀胱的敏感性和结肠活动，恶心、呕吐等，要及早采取措施干预。

4. 镇静催眠药物　对于过度焦虑患者，镇静药联合止痛剂往往有效。如患者正在接受功能锻炼，要在当天避免使用肌松剂。

（四）预防血栓和栓塞

老年人和卧床超过 1 天者都应采取预防措施，包括抬高患肢，鼓励患者做肌肉收缩功能锻炼改善循环，有条件时可应用弹力绷带和弹力袜，或使用足底静脉泵。高危患者包括：既往有血栓病史，既往下肢手术史或慢性静脉曲张病史，口服避孕药，肿瘤或骨盆、股骨骨折，吸烟，下肢行关节置换后等。对这些患者应常规预防性治疗。腰麻或硬膜外麻醉可能会减少 DVT 发生的概率。对于高危患者术前应行多普勒超声检查。

对于骨科大手术如人工全膝和全髋关节置换患者，应按照《预防骨科大手术深静脉血栓形成指南》进行预防。

（五）尿潴留

创伤或术后尿潴留并不少见，如果膀胱已经扩张，需要有数天的时间才能恢复至正常的敏感性，因此如果患者需要导尿的话，应使用细尿管，5ml 气囊，留置尿管接引流袋。尿管应根据患者排尿恢复情况拔除。

（六）便秘

尽量采取有效的措施，保证患者大便习惯不受影响。饮食习惯改变和止痛剂应用常会引起便秘。如果患者正常进食后仍有便秘，可口服通便灵或麻仁润肠丸，必要时可用开塞露塞肛或灌肠。矿物油也会有所帮助，但会造成维生素吸收障碍。

（七）皮肤

注意避免压疮的发生。术后或创伤患者不能经常改变体位的，必须定时翻身。皮肤检查对截瘫或四肢瘫或合并脑部复合伤患者是必需的。如骨科情况不允许经常搬动体位，可用特殊气垫床或旋转床，以防压疮。

（八）功能锻炼

术后功能锻炼方式应制定详细计划并酌情调整。这不仅可有效恢复良好的功能，也有助于预防血栓的发生，并可改善心肺功能。规律翻身、帮助咳嗽排痰、深呼吸和四肢功能锻炼对早期功能恢复非常重要。

第四章　常用治疗技术

第一节　骨牵引

一、定义

骨牵引是指直接固定到骨骼上施行的牵引。

二、适应证

（1）骨干骨折或关节脱位复位后不能稳定需保持对位者。

（2）骨折脱位需要持续牵引方能复位者。

（3）需要矫正和预防因肌肉挛缩所致的关节畸形。

三、禁忌证

穿针部位有炎症又无法避开者，不应用骨牵引。

四、器材

穿刺针和牵引弓及其他牵引装置。穿刺针有克氏针和斯氏针之分。克氏针细，光滑，容易穿过骨质，软组织损伤和感染的概率相对较低，但如牵引弓选用不当，会造成扭曲或旋转，对骨质疏松患者有切割作用，应选用张力性牵引弓与之相匹配；斯氏针相对较粗，分为光滑和带螺纹两种，不需张力性牵引弓便可保持稳定性。

五、穿针原则

（1）术前征得患者同意，签手术知情同意书。

（2）熟悉穿针部位的神经血管走行。应该在重要结构的一侧穿针，这样可以较好地控制入点，避免损伤这些结构。比如在尺骨鹰嘴，总是在内侧进针防止尺神经损伤。

（3）皮肤准备　注意防止感染，遵循无菌操作原则，通常使用碘伏、乙醇消毒皮肤。

（4）麻醉　应用1%利多卡因局部浸润麻醉皮肤、皮下，接着穿入骨膜下，注入足量麻药，如果在穿刺过程中感到疼痛，可加用麻醉剂。穿入一半后，估计出针部位，麻醉对侧。完全将骨膜阻滞是困难的，尤其对于穿刺针要穿过两块骨者，对骨间的骨膜麻醉多是不可能的，要事先告知患者，提前告诉患者可能会有疼痛，一旦穿刺完成，疼痛就会很快消失。

（5）皮肤切口　穿针前，应用15#小圆刀片预先做一小切口。如果让针直接穿过皮肤，紧张的皮肤贴在针上容易感染。在针眼处应用安息香碘酊增加皮肤和金属之间的黏附性，可减少针道感染的发生率，另外每日应对针孔周围行乙醇消毒。

（6）尽量使用手摇钻而不是动力钻　虽然动力钻速度快，但术前准备费时，而且速度快，产热容易在针插入时造成骨坏死。在钻孔时，手臂一定不能晃动，否则会造成患者疼痛加剧。

（7）穿刺针最好位于干骺端　斯氏针一般不用于厚的皮质骨。对于青少年，注意要防止骺板损伤，否则会造成骨骼生长停滞。比如在胫骨结节处，小于14岁的女孩和小于16岁的男孩，骨骺板呈开放状态，如在此穿针，容易损伤骺板。因此对这类年轻患者多用股骨远端牵引。理想的穿针是只穿过皮肤、皮下和骨骼，避开肌肉和肌腱。

（8）不要破坏骨折血肿　尽量不要将穿刺针通过骨折的血肿，否则就等于人为的变骨折闭合为开放状态。

（9）不要穿入关节　不要将穿刺针穿入关节内，否则可能会造成化脓性关节炎的发生。在股骨远端牵引时，牵引穿刺针不要穿入髌上囊。

（10）其他　如在穿刺过程中针不要弯曲；选择合适的牵引弓；夹紧穿刺针防止产生折弯、滑动和旋转，造成金属腐蚀和骨切割；牵引的力线与骨折端近端的纵轴一致；牵引重量在上肢为体重的1/12，下肢为体重的1/9～1/7；在牵引的1～2周内经常测量肢体的长度或X线检查，及时调整牵引重量，争取在1～2周内调整好。

六、常用部位骨牵引

（1）胫骨结节　胫骨结节向后一横指，在其平面下部，由外向内穿针。
（2）跟骨　外踝顶点下2cm，再向后2cm或内踝顶点下3cm，由内向外穿针。
（3）股骨下端　髌骨上缘2cm或内收肌结节上2横指处，由内向外穿针。
（4）尺骨鹰嘴　由鹰嘴尖端向远端1.5横指处，由内向外穿针。
（5）指骨　指骨远节基底远侧。
（6）颅骨　双侧外耳道经顶部的连线与两眉弓外缘向枕部画线的交点。

七、常用的骨牵引

1. 颅骨牵引（图4-1）

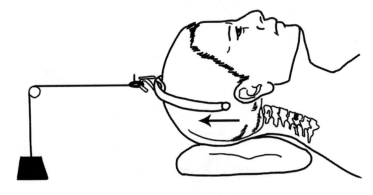

图4-1　颅骨牵引

2. 尺骨鹰嘴牵引（图 4 - 2）

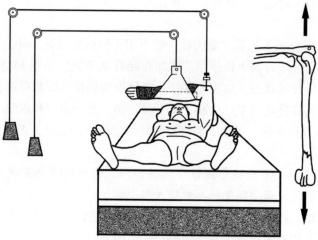

图 4 - 2　尺骨鹰嘴牵引

3. 胫骨结节牵引（图 4 - 3）

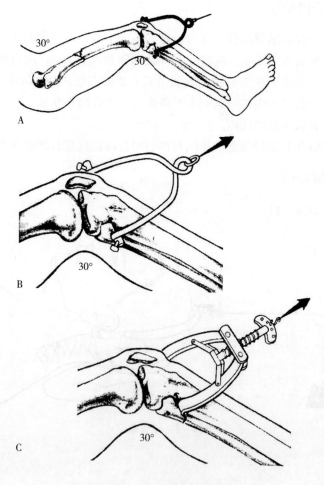

图 4 - 3　胫骨结节牵引

4. Thomas 架与 Pearson 附架前架结合牵引（图 4 – 4）

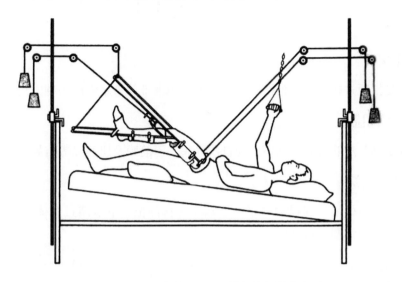

图 4 – 4　Thomas 架与 Pearson 附架前架结合牵引

5. 跟骨牵引（Russel 牵引）（图 4 – 5）

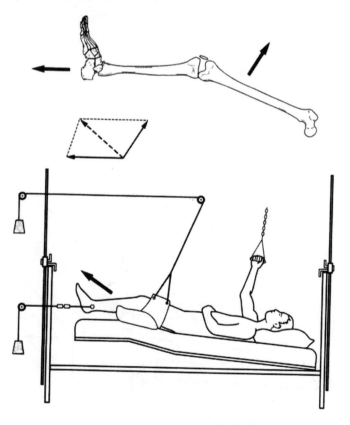

图 4 – 5　跟骨牵引（Russel 牵引）

第二节　皮牵引

一、定义

皮牵引是指通过在皮肤上粘贴胶布或尼龙搭扣绑带等来牵引的一种方法。

二、牵引机制

将外固定物与皮肤之间的摩擦力通过浅筋膜、深筋膜及肌间隔等传导到骨骼上。

三、牵引方法

胶布宽度为肢体最细周径的一半，上端在骨折部位，下端超过肢体远端10cm。亦有特制的尼龙搭扣泡沫塑料带牵引。

四、注意事项

（1）适用于儿童、老人或作为一种最初的、暂时的治疗手段。

（2）仔细检查牵引处皮肤，去除污物。

（3）保护骨突起部位，避免粘贴或压迫骨突起。

（4）最大牵引重量一般为5kg，具体因人而异。

（5）抬高患肢，防止水肿。

（6）每天检查肢体长度，调整牵引力度。

（7）皮肤损伤、炎症及对胶布过敏者不宜用皮牵引。

（8）老年、神志不清者忌用头带牵引。

五、常用皮牵引

1. 上肢皮牵引（图4-6）

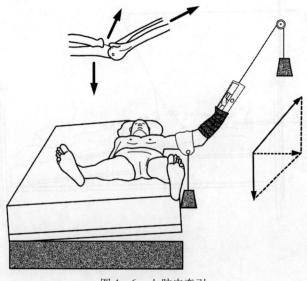

图4-6　上肢皮牵引

2. 下肢皮牵引（图 4 – 7）

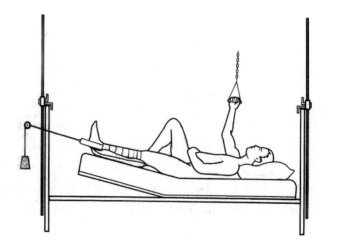

图 4 – 7　下肢皮牵引

3. 枕颌带牵引（图 4 – 8）

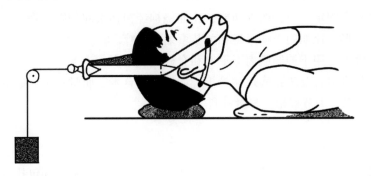

图 4 – 8　枕颌带牵引

4. 骨盆带牵引（图 4 – 9）

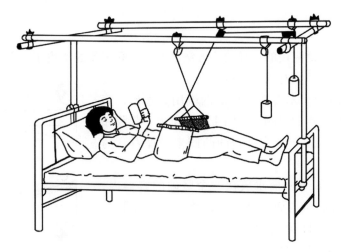

图 4 – 9　骨盆带牵引

第三节 石膏固定

一、定义

熟石膏撒在绷带上做成石膏绷带，温水浸泡后聚合，放出热量。反应如下：$(CaSO_4)2H_2O+3H_2O\longleftrightarrow 2(CaSO_4+2H_2O)$ + 热量。热量产生的多少与石膏用量和水温有关。石膏分子之间的交锁形成决定了石膏固定的强度和硬度，在石膏聚合过程中如果活动将影响交锁的过程，可使石膏固定力量减少77%。石膏聚合过程发生在石膏乳脂状期，开始变得有点弹性，逐渐变干、变亮。石膏干化的过程和环境的温度、湿度及通风程度有关。厚的石膏干化过程更长些，随着干化过程的进行，石膏逐渐变硬。

二、适应证

（1）用于骨折、脱位、韧带损伤和关节感染性疾病，用来缓解疼痛，促进愈合。

（2）用于稳定脊柱和下肢骨折，早期活动。

（3）用来稳定固定关节，改善功能，比如桡神经损伤引起的腕下垂等。

（4）矫正畸形。比如用于畸形足和关节挛缩的治疗。

（5）预防畸形，用于神经肌肉不平衡和脊柱侧凸患者。

（6）术后促进愈合及防止病理性骨折，如神经吻合术、肌腱移植、韧带修复、关节融合固定术、截骨术、关节移植、显微外科等术后。

三、禁忌证

（1）全身情况差，尤其心肺功能不全的高龄患者，不可在胸腹部包扎石膏绷带。

（2）孕妇、进行性腹水者忌作胸腹部石膏。

（3）有直接妨碍病情观察的特殊情况时。

四、原则

尽管石膏作为广泛应用的一种治疗方法已经有100多年的历史了，但不能把它看作是万能的。石膏固定的原则有以下两点。

1. 三点固定原则 术者在肢体的两端用力塑形，第三个点则位于石膏定点的对侧，如图4-10所示。骨膜和其他软组织一般要求位于石膏夹板的凸侧来增加石膏的稳定性。

2. 水压原则 如果一桶水放在一个坚硬的容器内，容器可克服水自身的重力而保持水的高度不变。在胫骨骨折时，如果石膏强度足够的话，那么在复位固定后，利用水压原则，长度就不会丢失。

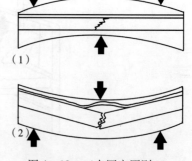

图4-10 三点固定原则
（1）正确固定；（2）错误固定

五、注意事项

（1）内置薄层内衬，保护骨突起部位。

（2）水温适宜，以 25~30℃ 最佳。

（3）待气泡完全停止排逸再排水，手握石膏绷带两端向中间挤，减少石膏丢失。

（4）石膏绷带贴着肢体向前推缠，边缠边抹，松紧适宜。

（5）100°~90°方法：如果欲将关节固定于90°屈曲位，则绑缠石膏时应屈曲100°，塑形前将其恢复至90°。

（6）石膏厚度根据石膏绷带质量和性能而定，应掌握厚薄适宜。

（7）石膏固定应包括邻近上下关节，避免过长或过短；如胫骨骨折后石膏固定，应包括踝关节（图4–11）。

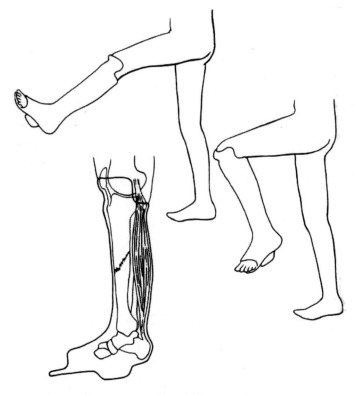

图4–11　胫骨骨折后石膏固定

（8）留出肢体末端观察血液循环。

（9）一般固定关节于功能位，如髋人字石膏固定（图4–12），个别骨折为了防止复位后再移位，需要将关节固定于非功能位，但在2周左右初步愈合后，需要及早改为功能位固定。

（10）石膏固定完毕，需在石膏上注明骨折情况和固定日期。

（11）交待患者注意事项，患肢抬高，锻炼未固定的关节、肌肉功能。如出现肢体肿胀、疼痛、麻木或感觉异常，及时随诊。

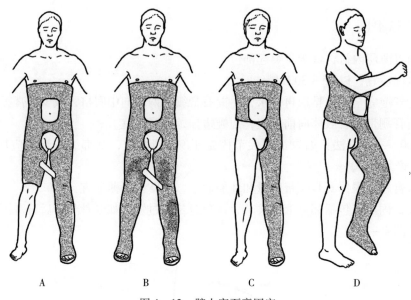

A   B   C   D

图 4 – 12　髋人字石膏固定

第四节　夹板固定

一、脊柱急诊用夹板

（1）脊柱骨折时，应仰卧于硬板床上（图 4 – 13）。搬运患者时应有 3～4 人，一人托住头及肩胛部，一人托住腰及臀部，另一人托住双下肢，同时行动，把患者搬到担架上。为防止脊柱屈曲及扭转，最好用硬担架，如用帆布软担架搬运时，应采取俯卧位（颈椎损伤者例外）。对于颈椎损伤患者，颈部两旁需要放置两块沙袋，用毛巾或毛毯包绕，然后用系带经过前额将沙袋固定在背侧木板上。这样，头、颈和木板在活动时就构成一个整体。也可选择合适型号的颈托。

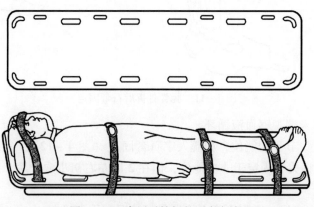

图 4 – 13　常用后挡板的固定方式

（2）要警惕神经源性休克发生的可能性，一旦发生，应立即抬高木板的下端，以改善静脉回流。

（3）如果证实有颈椎骨折，通常需要牵引。牵引的方向取决于损伤的情况。如果没有脱位，一般采用中立位或轻度后伸位牵引。

二、上肢夹板

1. 患肢饰物的处理 首先取下患肢的戒指，否则会影响 X 线质量，而且一旦肢体肿胀，戒指就很难去掉并可导致继发手指损伤。

2. "8" 字绷带/夹板 ①主要用于锁骨骨折；②应用：通常采用普通绷带或石膏绷带经两侧肩关节、腋下和颈背侧作"8"缠绕即可，也可使用由专业厂家生产的"8"字锁骨绑带（图 4-14）。③注意：在腋窝处放置衬垫，防止皮肤出汗溃烂。"8"字绑带不要太紧，防止腋窝或锁骨下动脉受压。2 周后鼓励患者肩关节活动预防肩关节僵直。

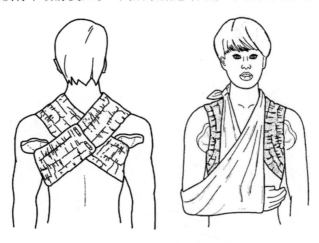

图 4-14 "8"字锁骨绑带

3. 韦尔波（Velpeau）绷带和悬吊－包裹绷带 ①应用于肩关节脱位、肱骨近端骨折和肱骨骨折；②韦尔波绷带见图 4-15，悬吊－包裹绷带见图 4-16；每种类型的绷带都可用一薄层石膏覆盖，防止绷带松开。③注意：在腋窝和上肢与胸壁之间放置衬垫，防止皮肤出汗、溃烂。注意腕和手指功能锻炼，防止僵直。

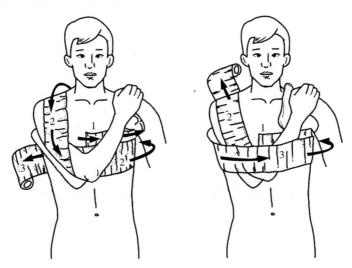

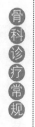

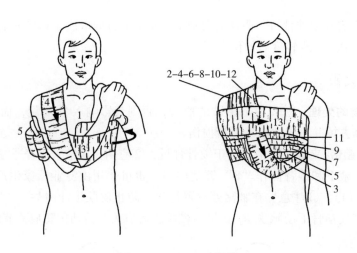

图 4 - 15　Velpeau 绷带

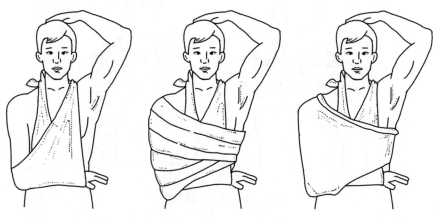

图 4 - 16　悬吊 - 包裹绷带

4. 充气夹板　可在急诊情况下固定远端肢体。充气夹板不应单次长时间使用，否则会造成皮肤出汗溃烂。

三、下肢夹板

1. 托马斯（Thomas）夹板　①用于股骨干骨折和少数的膝关节损伤，骨牵引等。②理想的托马斯夹板是用一个比大腿近端周径稍大的环形或半环形夹板。夹板上端至坐骨结节，下端至踝关节上方作对抗牵引（图 4 - 17）。③注意：固定不要超过 2 小时，防止踝关节处系带造成皮肤缺血坏死。

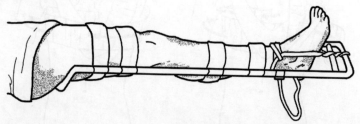

图 4 - 17　托马斯夹板

2. 琼斯（Jones）压力夹板 ①用于急性膝关节损伤和急性踝关节损伤。②首先要将患肢从脚趾到腹股沟处缠绕棉花，接着加用一层弹性绷带。在患肢的后方，内外侧放置适当长度的石膏夹板，将踝关节固定在中立位，内、外侧夹板将膝关节固定在需要屈曲的角度。注意不要将石膏夹板重叠。③注意：不要将系带系的太紧，否则会引起静脉回流障碍，引起肢体肿胀和循环问题。

3. 短腿或改良的琼斯压力夹板 ①用于踝关节和足的急性创伤，如：踝关节扭伤、跟骨骨折和其他足部外伤。②与琼斯压力夹板应用方法基本相同，长度不超过胫骨结节。③注意事项同琼斯压力夹板。

四、其他急诊夹板

1. 临时代用夹板 可作为一种暂时的固定措施。原则上是准确地固定损伤部位的上下两个关节。可应用枕袋夹板、硬纸板、杂志或木板于四肢固定（图4-18）。

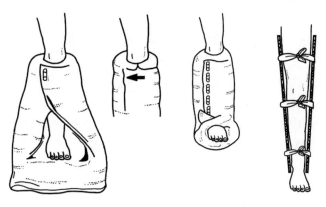

图4-18 临时代用夹板

2. 注意事项 要避免引起循环血供受阻，保护骨突起。闭合性骨折在固定前要先复位，恢复力线；开放性骨折，也应恢复大体力线，无菌条件下检查伤口并包扎后再固定。对有骨端外露的，用盐水纱布覆盖后再固定。

第五节 支具治疗

一、支具治疗作用

（1）防治畸形。
（2）制动。
（3）稳定关节。
（4）有利于功能锻炼。

二、常用支具

1. 上肢常用支具
（1）腕托 稳定腕关节。在腕托基础上附加弹性装置，使手指或腕关节被动伸直，可用于伸肌瘫痪患者的功能锻炼。

（2）对掌支具　制动拇指于对掌位。

2. 下肢常用支具

（1）长腿支具或护膝装置　稳定膝关节，防止畸形。

（2）踝足支具　稳定踝关节，防止畸形。

（3）病理鞋　矫正足部畸形，稳定踝关节，补偿下肢短缩。

3. 脊柱常用支具

（1）颈椎支具　常用塑料围领或头颅环装置，用于颈椎骨折脱位、颈椎不稳或颈椎术后固定。

（2）胸腰椎支具（Boston 支具）　常用硬塑料制作，用于脊柱侧弯矫形或脊柱术后维持脊柱稳定性。

（3）颈 – 胸 – 腰支具（Milwaukee 支具）。

第六节　外固定架技术

一、定义

将骨折的远近端用骨针或钉穿过，在皮肤外将穿过骨折两端的骨针固定在外固定架上，从而达到使骨折复位和固定的目的，即外固定架技术。

二、作用

（1）能保持骨折端的良好对位。

（2）可牵开骨折两端以延长肢体。

（3）可利用加压技术，促进骨折愈合。

（4）可以纠正早期的成角畸形与旋转畸形。

三、适应证

（1）开放性骨折及开放性骨折患者的转送，方便伤口处理。

（2）治疗骨折不连。

（3）肢体延长术。

（4）多段骨折。

（5）不稳定的粉碎骨折。

（6）关节融合术。

四、种类

（1）单边式半针外固定架。

（2）双边式骨外固定架。

（3）四边式骨外固定架。

（4）半环、全环与三角式骨外固定架。

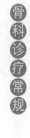

五、使用方法

（1）熟悉解剖，避免损伤重要血管与神经。

（2）严格无菌操作，针口处应用酒精敷料包扎。

（3）慎选穿针的粗细及穿针部位，不能离骨折端太近或太远。

（4）穿针在局部麻醉下进行，穿针时宜使用慢速钻进针。

（5）应每天检查外固定架连接部位有无松动以及针眼处有无感染。

（6）根据骨折情况，指导患者早期进行功能锻炼。

第七节　内固定技术

内固定技术在骨科应用广泛，主要应用于治疗各种四肢、骨盆骨折及脊柱疾患的前后路内固定。

一、骨折常用内固定物的种类及适应证

1. 螺钉

（1）种类　包括：①普通螺钉；②加压螺钉；③锁定螺钉；④生物可吸收螺钉。亦可分为：自攻螺钉、非自攻螺钉、皮质骨螺钉、松质骨螺钉、空心螺钉和踝螺钉。

（2）适应证　常与接骨板联合应用，固定各种骨折，少数情况下，单独应用就能达到稳定骨折的目的，获得满意的效果，如内踝撕脱骨折、肱骨内髁骨折等。

2. 接骨板

（1）种类　①普通接骨板，种类较多，多为钴铬合金制成；②加压接骨板；③锁定钢板。亦可分为：动力加压钢板、限制接触型钢板、点接触钢板、环形钢板、重建钢板、角钢板、滑动螺钉钢板、LISS 钢板、非锁定钢板和锁定钢板。

（2）适应证　根据骨折的部位、程度、形态等不同情况，选择合适的接骨板进行固定。骨折线两端应分别以 2~4 枚螺钉固定，且应离开粉碎性的骨折线，螺钉必须穿过两侧的骨皮质。

3. 髓内针

（1）种类　①"V"形与梅花形髓内针；②带锁髓内针；③弹性髓内针；④加压髓内针。

（2）适应证　应用于治疗各种长管状骨的新鲜骨折、骨折延迟愈合、不愈合、畸形愈合，以及病理性骨折，另外也适用于良性骨肿瘤切除术后须行大块植骨的患者。

4. 不锈钢丝　
主要用于治疗髌骨、尺骨鹰嘴、股骨大转子等骨折，行钢丝张力带内固定，还可用于捆绑粉碎性骨折。

5. 骨圆针　
选择各种粗细不同的骨圆针，用于治疗各种掌骨和指骨骨折以及不适宜用螺钉固定的骨碎片，粗的骨圆针可用于骨牵引。

二、脊柱内固定器械

1. 脊柱前路内固定器械及适应证

（1）种类　前路内固定物包括各种前路钢板、椎体螺钉、椎间融合器、人工椎体等。

（2）适应证　适用于治疗脊柱骨折前方减压术后、椎体肿瘤切除术后、前路椎间盘切除术后、前方植骨不稳定以及脊柱畸形矫形等的内固定。

2. 脊柱后路内固定器械及适应证

（1）种类　种类繁多，主要有：椎弓根螺钉、椎弓根及椎板钩、侧块螺钉等以及各种撑开、加压系统。

（2）适应证　主要用于脊柱畸形的矫正、脊柱结核、脊柱肿瘤、脊柱骨折以及脊柱不稳定的内固定治疗。

第八节　关节穿刺及引流

一、定义

关节穿刺及引流是一项有创检查和治疗的方法。在局部麻醉下进行，需根据需要准备不同型号的穿刺针、套管针及注射器，在严格无菌操作下进行。

二、适应证

（1）四肢关节积液、积脓需行关节腔穿刺抽液检查或引流，或注射药物进行治疗。
（2）需行关节腔造影术以了解关节软骨或骨端的变化。

三、各关节穿刺部位及方法

1. 肩关节穿刺术　患肢轻度外展外旋，肘关节屈曲位，于肱骨小结节与喙突之间垂直刺入关节腔。也可以从喙突尖下外侧三角肌前缘，向后外方向刺入关节腔。

2. 肘关节穿刺术　肘关节屈曲90°，紧依桡骨小头近侧，于其后外方向前下进针。也可在尺骨鹰嘴顶端和肱骨外上髁之间向内前方刺入。还可经尺骨鹰嘴上方，经肱三头肌腱向前下方刺入关节腔。

3. 腕关节穿刺术　经尺骨茎突侧面下方，垂直向内下进针，也可在桡侧进行，但需注意避免损伤桡动脉。

4. 髋关节穿刺术　在髂前上棘与耻骨结节连线的中点，腹股沟韧带下2cm，股动脉的外侧垂直进针，也可取下肢内旋位，从股骨大转子上缘平行，经股骨颈向内上方刺入。

5. 膝关节穿刺术　髌骨四周无重要血管和神经，均可穿刺，标准穿刺点在髌骨外上方及髌骨内外侧下方，可通过此三点做穿刺及经套管针安置引流冲洗管。

6. 踝关节穿刺术　紧贴内外踝尖部，向内上方进针，经踝部与相邻的距骨之间刺入关节腔。

四、操作注意事项

（1）应边进针，边回抽，如抽到新鲜血液，应退针少许，改换穿刺方向再进针。
（2）对抽出的关节液作肉眼观察，各种镜下及细菌培养检查。
（3）关节腔有明显积液者，应尽量抽尽积液，局部加压包扎，适当予以固定。
（4）关节腔内注射激素不应超过3次。

第九节　局部注射疗法

局部注射疗法即我们常用的局部封闭疗法，有消炎止痛作用。

一、适应证

（1）肩周炎。

（2）网球肘。

（3）L_3 横突肥大综合征。

（4）其他部位的筋膜炎。

（5）腱鞘炎。

（6）棘间韧带炎。

（7）各关节韧带的急慢性损伤。

二、使用药物的方法

德宝松（缓释激素）1ml＋2％利多卡因2ml，严格无菌条件下局部注射，注射部位及进针深度非常重要，要准确地将药物注射到炎症部位。

三、注意事项

（1）注射后24小时内局部避免洗浴。

（2）每一部位连续注射或一个疗程不应超过3次。

（3）严重糖尿病患者应严格控制适应证，以免引起感染。

（4）注射局部皮肤有炎症时禁止注射。

（5）注射过程中避免损伤周围的血管、神经等重要组织结构。

第二篇　创伤篇

第五章　骨科创伤

第一节　创伤与急救的基本问题

一、多发骨与关节损伤

【概述】

人体分为 24 个部位：头面、胸、骨盆、脊柱各为一个部位，其他如肩（包括锁骨及肩胛骨）、肱骨干、肘、尺桡骨干、腕手部、髋、股骨干、膝、胫腓骨干及踝足部皆为双侧，每一侧各作为一个独立的部位。具备上述两个部位或以上的骨折与脱位者，称为多发骨与关节损伤。在同一部位内的多处骨折脱位，如多根肋骨骨折或耻骨、坐骨骨折等，不计在内；由同一机制造成的损伤，如踝关节骨折合并腓骨近段骨折等按单一损伤计算。

【临床特点】

（1）创伤后周身反应严重。

（2）创伤后病情复杂，漏诊率高。

（3）休克发生率、开放骨折发生率、合并损伤以及脂肪栓塞发生率均较单处骨折高。

（4）创伤处理的顺序易发生矛盾。

【伤因类型及特点】

1. 压砸伤　多因在劳动中致伤。损伤部位以下肢多见；其次为脊柱骨折、肋骨骨折和骨盆骨折。

2. 交通伤　由于车辆发生交通事故致伤。此类患者多数伤势严重，休克发生率最高。损伤部位以下肢最多，其中多数为股骨干或胫腓骨骨折；其次为头颅、胸及骨盆。

3. 坠落伤　由高处坠落致伤。多发生在高空作业的工人。由于多数先为足踝部着地，地面的反作用力向上传导，造成典型的足踝－下肢－脊柱－颅脑损伤。

4. 机器伤　肢体被卷入运转中机器的滚轴、齿轮中，最易造成多发骨关节损伤。损伤部位多在上肢，软组织损伤甚为严重，开放骨折、神经和血管损伤的发生率均最高，且多合并较严重的皮肤撕脱伤。

5. 生活伤　多见于老年人。

【分类】

（1）按骨折部位分为：①躯干骨折加肢体骨折，如脊柱或骨盆骨折加肢体的骨折。②同一肢体的多发骨折，包括骨干骨折及关节损伤。③不同肢体的多发骨折。

（2）按有无颅脑或胸腹内脏伤分为：①单纯多发骨与关节损伤，不伴有颅脑或胸腹内脏损伤。②多发骨折并多发损伤，即伴有颅脑或胸腹内脏损伤。

【并发症与合并损伤】

多发骨关节损伤的主要并发症有休克和脂肪栓塞。合并损伤中最常见的是脑、脊髓和肺部损伤，其次为周围神经损伤、泌尿系统损伤、血管损伤和腹腔内脏损伤。

【诊断标准】

多发骨与关节损伤的检查方法、步骤应与多发伤相同。

1. 对危重患者的初步观察 观察其神志、面色、呼吸、外出血、伤肢姿势、衣服撕裂和污染程度等明显体征，对需要进行急救措施提供重要依据。不能只注意开放伤而忽略其他有价值的创伤征象。

2. 紧急情况下的重点检查 紧急情况下，全面细致的体格检查既无时间也无必要，但在急救开始或伤情稳定后，当明显外伤有初步诊断和处理后，必须迅速进行一次有重点的系统检查，以免漏诊和误诊。创伤医生可按以下方法检查：①按 A~F 检查：A（airway，呼吸道）、B（breathing，呼吸）、C（cardiac，心脏）、D（disability，功能丧失）、E（exposure，显露）、F（fracture，骨折）。②CRASH PLAN 字母顺序检查：C（cardiac，心脏）、R（respiration，呼吸）、A（abdomen，腹部）、H（head，头部）、P（pelvis，骨盆）、L（limbs，四肢）、A（arteries，周围血管）、N（nerve，周围神经）。

重危患者需急诊进行血常规、血型、血气分析等检验，以保证输血及输液的顺利进行。在最短的时间内，在不转动、不移动及不改变位置的条件下，摄 X 线片；超声检查同时应用于发现胸腹腔的自由液体聚集，并可以发现脏器（如肝、脾、肾）损害和大血管破裂。

3. 病情稳定后的系统检查 经过早期的重点检查，明确外伤多已确诊，但不明显的隐蔽损伤仍有漏诊可能，因此在病情稳定后或伤后数日内，再进行一次系统而全面的检查，以纠正诊断和治疗上的错误。

4. 创伤严重程度的判断（院内评分） 伤员到达医院确立诊断后，根据其损伤诊断（即解剖指标）评定患者伤情的评分方案称为院内评分。目前通用的评分方案中以 AIS – ISS 应用最广，TRISS 和 ASCOT 最为新颖。

（1）AIS – ISS AIS 评分使用国际疾病分类 9 – 临床医学（ICD9 – CM）的诊断名称，并将面部单列，使全身分成 6 个部位。在计算 ISS 分值时则从 6 个部位中选出了 3 个最重者，再用 Baker 法计算出 ISS 分值。例如，某伤员诊断为：①左 4~7 肋骨骨折；②左血胸；③肝破裂；④左股骨干粉碎骨折；⑤左手挫裂伤。取胸、腹、四肢 3 个部位，其 AIS 分别为 3、4、3，ISS 为 $3^2 + 4^2 + 3^2 = 34$。如用 1988 年 Civil 等的精简伤情表即可迅速查出 AIS 分值，算出患者的 ISS 评分。文献表明，对单一部位可用 AIS，多部位多发伤必须用 ISS。ISS < 16，为轻伤；ISS > 16，为重伤；ISS > 25，为严重伤。

（2）TRISS 法 Bull 指出，除 ISS 外，年龄也是一个预后决定因素，并且提出不同年龄组半数死亡（LD_{50}）ISS 分值：15~44 岁，LD_{50} 的 ISS 为 40；45~60 岁，LD_{50} 的 ISS 为 29；>60 岁，LD_{50} 的 ISS 为 20。针对上述缺陷，Champion（1984 年）用北美 80 个创伤中心的 2.4 万例创伤病例资料，进行严重创伤结局研究（MTOS），应用 TS、ISS 和年龄 3 项计算出严重创伤者生存概率（PS），并以此做当代严重创伤救治质量的准绳。PS > 0.5 的伤员如已死亡，应查明其死因；PS < 0.5 而实际存活者，则应总结其救治经验。这种兼用生理指标（TS）、解剖指标（ISS）和年龄，以 MTOS 为准绳的伤员生存概率计算方法称为

TRISS 法。

多发损伤患者处理的基本原则是：①伤情评价与急救同时进行；②全面的体格检查、诊断检查；③危及生命时应及时手术干预。

多发骨与关节损伤的处理分为四个阶段：①急性期/急救期（伤后 1 ~ 3 小时）；②一期/稳定期（伤后 1 ~ 72 小时）；③二期/再生期（伤后 3 ~ 8 天）；④三期/恢复期（伤后 6 ~ 8 天）。

1. 急性期的骨折稳定　在急性期，首要的是器官腔的减压（如张力性气胸、心包填塞等）；其次为控制出血（胸腔、腹腔、骨盆）。

2. 一期的骨折治疗　出血控制后，早期应重新评价患者一般状况，依据特殊标准以确定进一步手术治疗是否对患者有潜在危险，并迅速选择骨折的固定方法。血流动力学持续稳定后，可以手术治疗次要损伤。这一时期的手术又叫延迟一期手术或第一日手术。在此期，决定骨折的治疗顺序以及是否同时处理其他特殊损伤非常重要，因此需要慎重考虑以下四个重要问题：①在总的治疗方案中，特定的骨折或创伤的治疗次序是什么；②是否可以一期进行多学科同时治疗（骨科、神经外科、口腔外科等）；③可否同时处理上下肢骨折；④手术过程的注意事项（体位、特殊消毒单、不同肢体的同时铺单、止血带的应用等）。

在此期，第一项决定应是对修复重建与截肢的选择。如果修复重建方案可行，必须首先治疗合并血管损伤或骨筋膜室综合征的骨折，其次是开放关节内和骨干骨折，然后是闭合骨折的固定。

（1）截肢与保肢　截肢与否必须依据软组织损害范围和创伤综合严重程度，为了提供可靠的资料，准确地评价软组织损害非常重要，通常寻找客观的判断依据很困难，合并损伤的严重程度有时很难用数字表达出来。伤残肢体评分着眼于绝对和相对指征，同时考虑到合并损伤及综合损伤严重程度。

Hannover 骨折分级目前已成为指导治疗的有价值的工具。在多发损伤患者，如果得分超过 15 分，可以考虑截肢手术。

（2）合并血管损伤的骨折　合并血管损伤的骨折患者的预后取决于其缺血时间和再灌注失调程度。缺氧使多发损伤患者加重病情，迅速诊断与治疗血管损伤可以降低这些损害。首要处理的应是动脉损伤的重建，如果立即修补有困难，可采用临时分流术替代。

（3）合并骨筋膜间室综合征的骨折　在单发损伤中，间室压力高于 20mmHg 为异常，超过这一数值，应立即筋膜切开减压；在多发损伤的患者，上面提及的界限不一定有效，因为广泛缺氧时低于此值就可以产生不可逆变化。高危患者（尤其是伴有复合足损伤或胫骨近/远端粉碎骨折）应严密监护防止骨筋膜综合征的发生。如果采取保守治疗，有条件的情况下应持续监测间室内压。

（4）合并开放软组织损伤的骨折　所有的开放骨折都应在一期治疗，治疗措施包括广泛清创、血管探查和骨折的稳定。过去，多数学者常用外固定器治疗合并严重软组织损害的骨折。目前，则认为即使在治疗Ⅲb 和Ⅲc 开放骨折时采用非扩髓髓内针系统或经皮下钢板风险也很小。软组织损伤的治疗必须充分地覆盖骨外露和植入物。开放关节内骨折早期治疗包括清创、微创接骨稳定关节面及关节外固定。关节至骨干的内固定推迟至二期。

（5）合并闭合软组织损伤的骨折　多发闭合骨折治疗顺序为：①胫骨；②股骨；③骨盆；④脊柱；⑤上肢。处理同侧和对侧联合骨折时可根据具体情况选择方案。

（6）不稳定骨盆骨折　确实的骨盆环固定应作为第一日手术进行，并根据患者综合病情决定固定方法。复杂骨盆损伤经常伴发严重骨盆内或骨盆外（骨盆外大血管、尿道、肛门括约肌）损伤，这些损伤中应着重治疗腹腔内脏器或腹腔外软组织。

3. 二期的骨折治疗　二期又叫再生期。血流动力学和呼吸的稳定是任何附加手术的前提，然而，为防止器官功能恶化，必须在这一期进行评价血肿、广泛清创坏死软组织和清除感染灶。手术治疗（包括重建手术）通常在第一周末开始，例如：伤口的二期闭合，软组织重建，颌面部损伤的治疗，上肢（尤其是前臂）骨折接骨及复杂关节重建等。

（1）广泛软组织缺损　在72~96小时内必须覆盖软组织缺损，软组织重建术由伤口修复的时间而定，因而又叫二期观察手术（伤后48小时）。局部皮瓣（如推移皮瓣或旋转皮瓣）是用于治疗小面积软组织缺损的经典方法；肌皮瓣和筋膜皮瓣常用于覆盖中等面积的缺损，方法简单、疗效可靠。

（2）上肢接骨术（前臂骨折）　如果在一期时患者病情不稳定，前臂骨折应推迟至二期，这是获得稳定接骨的最佳时机。

（3）复杂关节重建　复杂关节重建的原则是：关节面的解剖复位，关节部分到骨干的力线一致。如果单纯存在这些损伤，正常情况下入院后不久即可处理，但是对于多发损伤患者，这些耗费时间的手术应推迟到患者病情稳定、软组织消肿后进行。术前准备包括断层 X 线、螺旋 CT 等检查及去除外固定器。

4. 三期的骨折治疗　在此期，多发损伤患者其预后已经明朗，一些患者因其器官功能障碍进展和单/多器官衰竭（MOF）而不能接受手术治疗；其他患者的恢复已经开始，可以进行重建手术，例如大量骨缺损的骨移植、截肢伤口的闭合及二期被推迟的手术。在此期，患者一般已脱离危险，已拔气管插管，并且血流动力学已获稳定。患者应停用镇静药，可给予小剂量的止痛药。在医院应有计划开始肢体康复训练，并且持续到完全康复，回归社会。

二、骨筋膜室综合征

【概述】

骨筋膜室综合征是指骨筋膜间室内压力增高导致间室内肌肉和神经急性缺血坏死而产生的一系列症状和体征。

【诊断标准】

主要依据临床表现，被动牵拉痛是早期比较可靠的体征之一，此外麻木、肌肉瘫痪、苍白以及脉搏消失都是明确的诊断标准。有条件可行骨筋膜间室内压力测量，舒张压与筋膜室内压力之差在 10~30mmHg 之间应急诊行切开减张。

【治疗原则】

（1）怀疑有本征发生，应放松外敷料及石膏，患肢置于心脏水平位置。

（2）一旦确诊，应立即行骨筋膜室切开减张术，彻底打开所有压力增高的间室。早期彻底减张是防止肌肉和神经发生缺血坏死的唯一有效方法。术后伤口不应缝合，患肢予以抬高消肿治疗。待肿胀消退后闭合伤口。

（3）对伴随全身症状，如休克、酸中毒、高钾血症、肾衰竭等予以相应处理。

（4）必要时行截肢术。

三、脂肪栓塞综合征

脂肪栓塞综合征是创伤（如骨折）后脂肪滴进入血液并在肺、脑等部位造成机械性阻塞、栓塞及其毒性作用引起一系列呼吸、循环的病理改变。

【治疗原则】

（1）呼吸支持治疗　这是脂肪栓塞综合征最基本的治疗措施。

（2）吸氧，进行呼吸、脉搏、血气分析监测。

（3）尽早对骨折进行切开复位内固定术可以降低本征的发病率，但在本征发生时宜用石膏或外固定架稳定骨折。

（4）记出入量，保持水、电解质及酸碱平衡。补液应保持适度的负平衡。

（5）症状加重，血氧分压持续在 60mmHg 以下者，应及时行气管切开或气管插管，用人工呼吸机维持呼吸。

（6）应用激素可以降低机体应激反应从而减轻水肿，降低毛细血管渗透性、减轻游离脂肪酸的毒性作用。

（7）使用乙醇、肝素、高渗糖、利尿剂、低分子右旋糖酐等药物可降低游离脂肪酸的毒性，减轻肺间质水肿，加强心肌收缩，改善微循环等。

四、大面积皮肤撕脱伤

【概述】

皮肤撕脱伤是由于车轮或机器传动带等产生的外力作用致皮肤和皮下组织从深筋膜深面或浅面强行撕脱，同时伴有不同程度的软组织碾挫损伤。

手及上肢皮肤撕脱伤多发生在工人操作机器不慎，手指或全手乃至上肢被卷入滚轴机中碾压撕脱所致；常见于造纸、橡胶、制版等工业的工伤事故。由于压力较大，机器转动速度极快，受伤者又企图猛力抽手，使手部皮肤受到严重挤压、碾挫和深部组织完全分离。下肢的大面积皮肤撕脱伤，绝大多数都是车轮碾扎损伤，如交通事故中的汽车轮碾压伤。头皮撕脱伤也有时发生，主要是由于发辫绞入转动的机器中牵扯所致。

【分类】

撕脱伤分为开放性和闭合性两种。依据损伤后不同的特点分为片状撕脱伤、套状撕脱伤和潜行剥脱伤三种类型。将伤后及时来就诊的患者称为新鲜撕脱伤；伤后48小时以后来诊，撕脱皮瓣已发生坏死者称陈旧性撕脱伤。新鲜撕脱伤根据其损伤程度与形式分为完全性、不完全性和潜行撕脱三种类型。完全性是指撕脱皮肤和皮下组织与身体完全分离，形成大片软组织缺损；不完全性是指皮肤撕脱后形成有蒂与身体相连的皮瓣；潜行撕脱伤可有伤口也可无伤口，但深筋膜与肌层间已形成潜在的腔隙。临床上的实际情况则更加复杂，常有不同类型的撕脱伤并存，而成为混合型。

（1）片状撕脱伤　常见的下肢汽车碾扎伤多为此型，其特点为大面积的皮肤连带皮下组织自深筋膜上呈大片状撕脱，肌肉、肌腱等深部组织可保持完整，或合并有不同程度碾挫伤，有时合并有骨折。这种撕脱皮肤正常的供应皮肤的营养血管，多有广泛的断裂，损伤区皮肤活力多因血运障碍而丧失，因此如将皮肤直接缝合原位，往往因血运丧失而逐渐坏死，导致早期治疗失败。

（2）套状撕脱伤　如上肢被卷入高速转动的机器中绞伤，其皮肤连带皮下组织自损伤肢体近端向远端呈"脱套袖"样撕脱，深部组织多有损伤。此种套状撕脱之皮肤受到严重挤压、碾挫，与深层组织完全分离。撕脱的层次，在前臂、腕部、手指及手背部多在深筋膜以上分离。有时也常可造成肌腱腱膜的撕脱，而致肌腱裸露。在手掌部，由于皮下结构紧密，有坚韧的掌腱膜保护，且存在纵行纤维束与掌深筋膜紧密相连，故有时掌部皮肤可免于撕脱。但暴力巨大时，手掌皮肤常从掌腱膜的浅层被撕脱，而不致损伤下方的血管神经束。而在更严重的撕脱时，则可连掌腱膜全部撕脱，从而造成腱膜下的血管神经束的撕裂。

（3）潜行剥脱伤　临床特点是皮肤伤口小，或完全没有伤口（闭合性），皮肤外表仍保持完整，但皮肤自皮下与深肌膜之间有广泛潜行剥脱分离，有时可使整个肢体一圈都完全剥脱分离。这种潜行剥脱的皮肤，如范围广阔，皮肤活力可因皮下血管广泛断裂血运多受到影响，不加处理或处理不当，损伤区皮肤也可逐渐发生坏死。另外，闭合性潜行剥脱伤，由于皮肤表面仍保持完整，常易被忽略，造成漏诊延误治疗。

【诊断标准】

1. 皮肤撕脱伤的诊断　根据肢体损伤的原因及临床检查，诊断一般不难。只是闭合性潜行剥脱伤由于皮肤有时仍保持完整，常易被忽略，需注意防止漏诊。以下情况应高度怀疑有潜行撕脱伤：①肢体肿胀明显；②局部波动感/捻发音；③皮肤可以攥、捏、提，有松动感；④推动表面皮肤有明显的与深部组织分离滑动感；⑤皮肤苍白或发紫；⑥皮肤充血反应变快或变慢；⑦皮肤感觉减退。

大面积皮肤撕脱伤是严重而复杂的损伤，常合并创伤性休克和深部组织的损伤。由于损伤面积大，出血多，有的来诊时即出现休克。有的在手术中或手术后出现休克。创伤失血性休克率可高达43.5%。因此，对这类患者要充分估计失血量，凡是大面积皮肤撕脱伤的患者来诊时就应立即做好输血输液的工作，预防休克的发生。在合并损伤中，颅脑损伤及昏迷者也较常见，骨与关节损伤者可占65.2%，肢体离断者也不少见，血管、神经伤的检查也不能遗漏。总之，对大面积皮肤撕脱伤的患者不仅要注意皮肤损伤的检查，还要注意骨与关节、肌肉、血管与神经、全身与局部的检查，只有全面的检查才能确定全面的诊断和治疗方案。

2. 撕脱皮肤的血液循环判断　撕脱皮肤血液循环的判断对于皮肤撕脱伤的治疗方法选择至关重要，但常有困难，在急诊清创时需切除丧失血运与活力的撕脱皮肤，在切除皮肤时常犯的错误是害怕切除皮肤太多，而将丧失血运的皮肤切除不够或缝合原位，希望撕脱缺血皮肤能侥幸成活，实践证明这种想法和做法是错误的，常导致皮肤坏死、创面感染，造成极坏的后果，带来更大的麻烦。只有彻底切除撕脱缺血部分皮肤及一切失活组织，才能有效地防止感染。皮肤切除的准确范围，需根据损伤皮肤血液循环活力情况而定，而对其活力判断有困难时，宁可多切除一点，而不要遗留有丧失活力的皮肤。

【治疗原则】

（1）抢救生命　在处理大面积皮肤撕脱伤之前，首先要做好生命的抢救工作，积极预防和治疗创伤失血性休克，颅脑损伤应优先处理，待生命体征平稳后，再处理局部的皮肤撕脱，否则可能危及生命。

（2）彻底清创　大面积皮肤撕脱伤若能及时正确地处理，多能获得较好的功能恢复。但是，到目前为止，仍有不少病例由于早期处理不当造成皮肤坏死、感染，这不仅使治疗困难，而且给患者带来痛苦，造成更多的功能丧失与病残。造成失败的主要原因有：早期处理错误地将已经失去血运的撕脱皮肤又缝合原处，结果因撕脱皮肤血运不能重建，致使皮肤逐渐坏死而使治疗失败；清创不彻底，创面上仍残留丧失活力的组织及污染异物，虽经清创植皮，但由于失活组织坏死、液化及感染，致使植皮失败。因此，彻底清创是预防感染，使创面顺利愈合的基础与关键。

皮肤撕脱伤的治疗大约经历了：①撕脱皮瓣原位缝合；②撕脱皮肤全部切除丢弃，另取断层皮片移植；③撕脱皮肤全部切除，用鼓式切皮机取皮回植，不足部分另取皮片移植；④在判断皮肤血液循环的基础上保留有血运的皮瓣，切除无血运的皮瓣，反取皮后回植，不足之处再另取皮移植。现分述如下：

（3）植皮

①原位缝合：20世纪30年代以前，国外处理大面积皮肤撕脱伤采用原位缝合撕脱皮瓣，结果造成大面积的皮肤坏死感染。

②撕脱组织全部切除植皮：撕脱皮瓣原位缝合常发生坏死，缺乏比较准确的血运判断方法，且有继发坏死的可能。20世纪30年代以后，许多作者主张彻底切除撕脱皮瓣立即植皮，即使保留撕脱皮瓣，也宁少勿多，尽可能多切除一些，或仅在蒂部保留5cm宽的皮肤。目前仍多主张积极彻底切除撕脱皮瓣反取皮回植。

③保留有血运的撕脱皮瓣切除无血运部分植皮：在判断撕脱皮瓣血运的基础上争取保留更多有血运的组织是皮肤撕脱伤治疗发展的必然方向。

④吻合血管的撕脱皮瓣回植和皮瓣移植：采用吻合血管的方法再植撕脱的皮瓣只适合于组织挫伤不严重，血管损伤不重的少数病例。

对于功能部位的撕脱伤和撕脱部位有骨关节外露，而撕脱皮瓣又无血运者，则只能采用各种皮瓣移植，如果患者受伤时全身情况不允许，也可采用延期游离皮瓣移植。

大面积皮肤撕脱伤的损伤范围广，并发症多，且多合并其他损伤，住院及康复时间长，因此，肢体功能的恢复甚为重要，应根据创面愈合情况和其他损伤的恢复情况，尽早开始肢体关节的功能锻炼，促进机体的康复。

第二节　开放性骨折

经皮肤或黏膜创口与外界相通的骨折称为开放性骨折。

【诊断标准】

（1）伤口内见到骨折端或伤口内流出含有脂肪滴的血液。

（2）附近存在较深伤口的骨折应按开放性骨折治疗。有时需要在手术中方能确诊。

（3）观察肢体血循环状况，必要时行多普勒超声、血管造影检查或行手术探查。

【治疗原则】

（1）将压迫肢体血供的骨折和脱位复位。用消毒敷料加压包扎伤口并适当固定骨折。

（2）尽早应用广谱抗生素。

（3）行清创术　损伤大、污染重、坏死组织多、伤后距手术时间长的创面需在24～72小时内反复彻底清创。

（4）复位并稳定骨折端　骨折固定方式取决于患者的全身情况、局部损伤程度和部位、骨折类型、医院的条件以及医师的经验。

（5）对于损伤大、污染重、坏死组织多、伤后距手术时间长的创面应在反复彻底清创后，于3～5天内使用植皮、局部转移皮瓣或游离皮瓣的方法行延迟一期或二期闭合伤口。

（6）为达到骨折愈合的目的，可能需要多次植骨术。

（7）康复锻炼。

开放性骨折常伴有血管、神经和软组织的损伤或丢失，可能需要相当长时间的多次手术以恢复肢体的功能。

第三节　骨折延迟愈合、不愈合及畸形愈合

1. 骨折延迟愈合　某一部位的某种类型骨折在平均愈合期内没有愈合，但又没有明确的不愈合表现，便被认为是迟延愈合。

延迟愈合的临床表现有：局部可有肿胀、压痛，轴向叩击痛以及可能伴有的活动障碍。

放射学表现：X线平片或CT扫描显示骨折端无明确的骨性连接，骨折端周围骨痂稀少甚至无骨痂生长。

2. 骨折不愈合　骨折仍然存在，而且连续的影像学检查提示愈合已经停止，便可诊断为骨折不愈合。

对骨折不愈合的诊断有时很困难，而等待下去会影响患者的及时治疗，这时如果医生认为骨折没有愈合的可能，便可作出不愈合的诊断。

造成骨折不愈合的因素很多，如：患者营养不良，合并系统性疾病，吸烟，服用影响骨折愈合的药物，开放骨折，软组织损伤严重的骨折，粉碎或多段骨折，骨折部位感染，不恰当的固定或制动等。

不愈合的临床表现：局部肿胀、压痛，轴向叩击痛，畸形以及可能伴有的反常活动。

放射学表现：连续的X线平片或CT扫描显示骨折间隙明确存在且无愈合进展。根据X线表现可将不愈合分为：肥大型不愈合；萎缩型不愈合；缺血型不愈合。

骨折不愈合的治疗很困难，总的原则如下：对于肥大型，根据情况可植骨或不植骨，主要是通过牢固的固定使其愈合。对于萎缩型，则需清理骨折端，创造出新的骨面，扩通髓腔，植骨及牢固固定。对于缺血型，要清理可能存在的死骨，自体骨植骨，牢固固定，如果清除死骨后缺损大，可考虑采用一期截骨骨延长术，或待愈合后二期截骨骨延长。

3. 骨折畸形愈合　畸形愈合是指骨折在非解剖位置上发生愈合。畸形主要表现为成角、旋转、短缩及移位。畸形愈合多发生在保守治疗中。

畸形愈合的治疗原则主要以其对功能的影响而定。如果畸形程度轻，对功能影响不大，则可不必治疗；如果畸形严重影响功能，则需进行手术矫正，手术以最大限度恢复功能为目的。

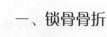

第四节 上肢损伤

一、锁骨骨折

锁骨骨折是常见骨折，约占全身骨折的5%。多见于青壮年与儿童，偶见于新生儿产伤。

【诊断标准】

有外伤史，局部疼痛明显，肩部活动受限。体检局部肿胀，压痛。骨折有移位时可触及骨折端及骨擦感。拍摄锁骨正位X线片可以明确诊断。

【治疗原则】

1. 中1/3骨折

（1）儿童骨折或无移位骨折，用"8"字绷带或锁骨带固定3~4周开始功能锻炼。

（2）有移位时，用"8"字绷带或锁骨带固定4~6周。

（3）手术指证：①有血管神经损伤需进行探查手术；②开放骨折；③多发骨折，尤其同一肢体多发骨折时可适当选择手术；④骨折不愈合；⑤年轻女性为美容考虑，可适当选择手术。手术方法为髓内针固定、钢板螺钉固定或外固定架固定。

2. 外侧1/3骨折

（1）无移位或移位很小者，可用颈腕吊带保护3~4周。

（2）锁骨远端骨折移位明显时，复位制动困难，可选择手术治疗。

（3）锁骨远端关节内骨折，早期诊断困难。若晚期出现肩锁关节退行性改变，关节疼痛，可以进行肩锁关节融合术或锁骨远端切除术。

3. 内侧1/3骨折 内侧骨折合并严重的血管神经损伤时需手术处理，否则用吊带制动4周即可。

二、肩胛骨骨折

（一）肩胛骨体部、肩峰、肩胛冈骨折

【诊断标准】

肩胛骨体部骨折多发生在直接暴力后，局部疼痛，肩关节活动受限，常合并胸部损伤，容易造成漏诊，CT检查有助于诊断。

【治疗原则】

常采用保守治疗，颈腕吊带制动3~4周后开始功能锻炼。

（二）肩胛盂、肩胛颈及喙突骨折

【诊断标准】

肩关节疼痛，活动受限，需行X线检查，CT检查有助于明确诊断，以及判断骨折移位程度。

【治疗原则】

无移位或轻微移位者可以保守治疗，颈腕吊带制动。移位较大者需手术治疗。

三、肱骨近端骨折

肱骨近端骨折是指肱骨头、解剖颈、外科颈以及大小结节骨折。

【诊断标准】

（1）局部压痛、肿胀、活动受限，肩部、上臂甚至胸壁广泛淤血斑。

（2）局部压痛，外科颈骨折甚至可触及骨擦感。

（3）应仔细检查肢体远端动脉搏动及手指感觉、运动。检查上臂外上方的皮肤感觉，但注意感觉正常不能排除腋神经损伤的可能。

（4）需拍摄肩关节正、侧位 X 线片，尽量投照腋位或改良腋位片，投照困难时可行 CT 检查。

【治疗原则】

1. 无或仅轻微移位骨折　可保守治疗，颈腕吊带制动，必要时结合胸壁制动。

2. 解剖颈骨折　罕见，坏死率高。对于年轻患者，可考虑切开复位内固定；对于老年患者，可采用人工关节置换术。

3. 外科颈骨折　常见，可闭合复位颈腕吊带制动。若闭合复位不成功，常为软组织嵌入，可切开复位克氏针或螺钉固定（螺钉仅能在骨骺基本闭合者使用）。青壮年多为粉碎骨折，若骨折移位明显或不稳定，可切开复位内固定。老年患者，骨干多在胸大肌牵拉下向内侧移位，可闭合复位，稳定者颈腕吊带制动，不稳定者可经皮穿针固定或切开复位内固定。手术后可早期功能锻炼。

4. 大结节移位超过 0.3 ~ 0.5cm　可手术治疗，包含大结节的三部分骨折有一定坏死率，保守治疗效果差，应切开复位内固定；对于老年骨质疏松患者可考虑人工关节置换。四部分骨折坏死率高，对于年轻患者，可考虑切开复位内固定；对于老年患者，可用人工关节置换术。

5. 两部分小结节骨折　少见，诊断较困难，必要时结合 CT。当小结节移位大于 0.5cm 时，即考虑手术治疗，治疗原则同 4。

6. 肱骨头劈裂塌陷骨折面积 >40%　坏死率较高，对于年轻患者，可考虑切开复位内固定；对于老年患者，可采用人工关节置换术。

7. 外展嵌插型四部分骨折　可采用切开复位内固定。

肱骨近端骨折总的治疗原则包括：复位移位的骨折端，恢复正常解剖位置，恢复肩袖功能，保护肱骨头血运，争取早期功能锻炼。切开复位内固定时尽量减少软组织暴露和剥离。对于老年复杂的肱骨近端骨折，可一期采用人工关节置换术，以利功能恢复。

四、肩关节前脱位

【诊断标准】

（1）患肢轻度外展，常以健手拖患肢前臂。

（2）患肩明显方肩畸形。

（3）局部疼痛、肿胀可不明显。

（4）Dugas（杜加斯）征阳性，患侧手搭于健肩时，患侧肘关节不能紧贴胸壁；或患肘紧贴胸壁时，患侧手掌不能搭于健肩，为前脱位后内旋受限所致。

（5）常合并腋神经损伤。应仔细检查上臂外上方的皮肤感觉，但应注意感觉无异常，不能完全除外腋神经损伤。对于老年患者，由于血管弹性差，肩关节前脱位时可造成腋动静脉的损伤，血栓形成或血管破裂，后果严重，应仔细检查上肢远端动脉搏动及血运。

（6）肩胛骨正位、侧位（切线位）及腋位 X 线片很容易诊断，注意是否合并盂缘骨折。

【治疗原则】

（1）新鲜损伤　首选闭合复位，可在麻醉（颈丛或全麻，不建议使用血肿内麻醉）下进行，常用的方法有 Hippocrates 法及 Kocher 法，复位操作要轻柔，避免造成外科颈骨折，复位后将患肢固定于内收、内旋、屈肘 90°位 3 周。

（2）陈旧脱位　一般在 3 周以上的脱位为陈旧脱位。对于年轻患者，可在麻醉下试行闭合复位，避免暴力操作，不成功即切开复位。对于脱位时间很长的患者，要全面了解患者的功能情况，以及其对功能的要求，以便再决定是否手术治疗，以及采用何种方式的手术。

五、肱骨干骨折

肱骨干骨折较为多见，其移位特点是骨折位于三角肌止点以上时，近位骨折端向前、向内移位，远位骨折端向上、向外移位。骨折位于三角肌止点以下时，近位骨折端向前、向外移位，远位骨折端向上移位。肱骨下段骨折时，其远位骨折端移位的方向随着前臂和肘关节而异，常使骨折端内旋。

【诊断标准】

（1）局部有肿胀、短缩畸形、压痛、反常活动及骨擦音等。

（2）肱骨干中 1/3 骨折有时损伤桡神经，出现垂腕、拇指不能外展以及手背桡侧皮肤感觉麻木区。晚期有时可因骨痂的包裹压迫而引起桡神经麻痹。下 1/3 骨折易发生不连接。

（3）肱骨正侧位 X 线片很容易诊断。

【治疗原则】

（1）不全骨折或骨折无移位者，以石膏固定 3 周，前臂悬吊，练习活动。

（2）大多数有移位的肱骨干骨折，可用手法复位和石膏固定治疗。接近上 1/3 骨折时，要有超肩关节固定；接近下 1/3 骨折者，要有超肘关节固定，屈肘 90°，前臂中立位，悬吊胸前。

（3）如果骨折手法复位不能达功能复位，或同一肢体多发骨折及关节损伤，以及合并有血管神经损伤，应做切开复位内固定。一般选用交锁髓内针固定或加压钢板固定。

（4）绝对适应证

①保守治疗无法达到或维持功能复位的。

②合并其他部位损伤，如同侧前臂骨折、肘关节骨折、肩关节骨折，伤肢需早期活动的。

③多段骨折或粉碎骨折（AO 分型：B3、C1、C2、C3）。

④骨折不愈合。

⑤合并有其他系统特殊疾病无法坚持保守治疗者。

⑥经过 2～3 个月保守治疗已出现骨折延迟愈合现象，开始有废用性骨质疏松的（如继续坚持保守治疗，严重的废用性骨质疏松可导致失去切开复位内固定治疗的机会或增加其风险）。

⑦病理性骨折。

（5）相对适应证

①从事某些职业对肢体外形有特殊要求，不接受功能复位而需要解剖复位的。

②因工作或学习需要不能坚持较长时间石膏、夹板或支具牵引固定的。

六、肱骨髁间骨折

【诊断标准】

外伤后肘部肿胀、疼痛，检查时常可见皮下有瘀斑和压痛。肘关节三角关系发生改变，并可触及骨擦音。应同时注意有无合并上肢神经、血管损伤。肘部正/侧位 X 线片可显示骨折移位情况及损伤分型，CT 扫描则可进一步明确骨折线走行及骨折粉碎程度。

【治疗原则】

1. 石膏或夹板固定　仅适宜于 Riseborough and Radin 分型的 I 型损伤，一般需制动 4～6 周，期间应密切随访，一旦发生移位则应尽快进行切开复位内固定治疗损伤。

2. 切开复位内固定　对 II、III、IV 型损伤，均应采取切开复位内固定治疗，以争取尽早开始肘关节功能锻炼，争取获得最佳恢复，减少肘部残疾程度。为方便手术中暴露及术后功能康复训练，可采用经尺骨鹰嘴截骨术。

3. 全肘关节置换术　对年龄超过 60 岁的老年患者，骨折粉碎（Riseborough and Radin 分型的III、IV型损伤）且存在骨质疏松者，或骨折不愈合患者，均可采取全肘关节置换术。

七、肱骨髁上骨折

【诊断标准】

（1）多为摔倒间接暴力致伤。伤后肘关节肿胀、疼痛、活动受限。移位明显者，肘向后方突出。髁上部位明显压痛，有时可及骨擦音及假关节活动。肘后三角关系正常，严重肿胀时，三角关系不清。

（2）肘关节正、侧位 X 线片，可显示骨折的类型及移位的程度。

（3）应常规检查有无肱动脉损伤以及早期缺血挛缩的体征，并应详细检查有无合并神经损伤。合并神经损伤发生率依次为桡神经、正中神经和尺神经。

【治疗原则】

（1）无移位骨折，可用上臂石膏托屈肘 90°位固定 3 周。

（2）移位伸展型骨折，可在臂丛或全麻后整复固定。

（3）对肢体肿胀明显，难以行闭合复位时，可先行尺骨鹰嘴骨牵引，待肿胀消退后再行闭合复位石膏固定，或继续行牵引治疗。

（4）骨折不稳定，复位后难以维持复位时，可在闭合复位后，经皮行克氏针穿针固定，并以石膏托保护。3 周后去除克氏针开始练习肘关节活动。

（5）出现以下情况时可考虑采取切开复位内固定：闭合复位不成功，III型损伤骨折不稳定，骨折端刺入到肌肉或皮肤、皮下组织影响复位时，开放性骨折，合并血管损伤。

八、肱骨小头骨折

【诊断标准】

肱骨小头骨折骨折线大都位于肘关节内肱骨远端桡侧部位。如果肱骨小头的前侧一半骨折，称为肱骨半小头骨折，为肱骨小头骨折的常见类型。

肱骨小头骨折临床表现为患者肘部疼痛、肿胀、活动受限。肘关节正侧位 X 线片检查为诊断肱骨小头骨折的必要检查。CT 检查对无移位的肱骨小头骨折的确诊和骨折移位粉碎情况的分析有帮助。

【治疗原则】

1. 保守治疗 对于移位较小或无移位的肱骨小头骨折且肘关节无屈曲障碍，可应用保守治疗，肘关节应固定在屈肘位 3～6 周。

2. 手术治疗 如患者无手术禁忌证，作为关节内骨折，切开复位内固定术对骨折的复位和关节的早期活动有益；对于无法复位固定的粉碎骨折，可慎重选择骨片切除术。

九、肱骨髁骨折

（一）肱骨外髁骨折

【诊断标准】

1. 症状和体征 局部可出现肿胀、压痛，可触及肱骨外髁相对于肱骨干和内髁的异常活动；常出现骨擦音。

2. 放射学表现 应常规检查肘关节正侧位 X 线片。骨折线常呈斜形，由小头－滑车间沟或滑车外侧缘斜向髁上嵴。根据骨折类型不同，可出现尺骨相对于肱骨干的外侧移位。伸肌附着点的牵拉可使骨块发生移位。

【治疗原则】

1. 保守治疗 无移位或轻微移位（不超过 1mm）者可保守治疗，制动 2～4 周至骨折愈合。

2. 手术治疗 如患者无手术禁忌证，作为关节内骨折，切开复位内固定术对骨折的复位和关节的早期活动有益。手术应尽量做到解剖复位加强内固定。

（二）肱骨内髁骨折

【诊断标准】

症状和体征：局部有肿胀、压痛和异常活动。伸肘使前臂屈肌力量增加，可造成骨块移位。有时可出现尺神经损伤的症状。合并 LCL 损伤者可出现外侧触痛和肿胀。应常规检查肘关节正侧位 X 线片明确骨折线位置和骨折块移位情况，必要时应行 CT 检查确诊。

【治疗原则】

1. 非手术治疗 无移位者可行肘关节制动 2～4 周。应定期复查 X 线片，以确定骨折未发生继发移位。

2. 手术治疗 如患者无手术禁忌证，作为关节内骨折，切开复位内固定术对骨折的复位和关节的早期活动有益。手术应尽量做到解剖复位加强内固定。

（三）肱骨外上髁骨折

临床上非常少见，在成人是否是一个单独存在的骨折仍存争议。外髁的骨化中心较小，在 12 岁左右出现。一旦骨化中心与主要骨骼融合，撕脱骨折更为少见。肘关节正侧位拍片应为常规检查手段。治疗原则类似于无移位的肱骨外髁骨折，包括对肘部进行制动，直至疼痛消失，然后开始功能活动。

（四）肱骨内上髁骨折

【诊断标准】

（1）临床表现　肱骨内上髁局部肿胀甚至皮下淤血，有触痛和骨擦音是其特点；腕、肘关节主动屈曲即前臂旋前时可诱发或疼痛加重。应仔细检查尺神经功能。

（2）应常规检查肘关节正侧位 X 线片明确骨折块大小和移位情况，

（3）对于青少年患者，应将正常的骨化中心与内上髁骨折进行鉴别，拍摄健侧肘部 X 线片有助于诊断。

（4）骨折合并肘后脱位时，一定要除外关节内是否嵌夹有骨折块；如果在关节间隙水平发现骨折块，则必须排除是否有关节内嵌顿的可能。

【治疗原则】

（1）非手术治疗为肱骨内上髁骨折常用的治疗手段。可将患肢制动于屈肘、屈腕、前臂旋前位 7～10 天即可。如果骨折块嵌顿于关节内，手法复位应尽早进行：可在伸肘、伸腕、伸指、前臂旋后位，使肘关节强力外翻，利用屈肌群的牵拉将骨折块从关节间隙拉出，然后用手指向后上方推挤减少内上髁移位，以 X 线片证实骨折复位满意后，制动肘关节 1～3 周。

（2）对于骨折块移位大，特别是骨折块嵌入肘关节内的肱骨内上髁骨折，应行手术切开复位内固定治疗。对于合并其他肘关节损伤或患者对骨折复位要求较高时，也可行手术治疗。包括：切开复位内固定术或骨折块切除术。

十、尺骨鹰嘴骨折

【诊断标准】

（1）通常有明确的外伤史。

（2）肘关节后侧肿胀，可伴有皮擦伤、皮肤瘀斑或开放性伤口，肘关节因疼痛活动受限。局部触诊可能触及骨折端间隙或鹰嘴近端骨折块的异常活动及骨擦感。

（3）通过肘关节正侧位 X 线片多可明确骨折形态。

（4）注意是否同时合并神经血管损伤，尤其是尺神经损伤，以及是否合并同侧上肢其他骨骼损伤。

【治疗原则】

（1）对屈肘 90° 仍无移位的鹰嘴骨折，可用石膏托固定于屈肘 90° 位 3～4 周，之后逐步开始功能锻炼，不宜用小夹板固定。如为早期活动肘关节，也可选择内固定治疗。

（2）对有移位的鹰嘴骨折，应行切开复位内固定治疗，恢复关节面的解剖形态。比较简单的骨折可选择以克氏针或螺钉结合张力带钢丝固定；粉碎骨折可选择以塑形良好的或解剖型接骨板及螺钉固定。选择切除鹰嘴碎骨块时应慎重考虑，骨块切除后应将肱三头肌止点可靠地重建在尺骨近端上。对于影响肘关节稳定性的大块尺骨冠状突骨折也应进行内固定。

（3）外固定架很少用于鹰嘴骨折的治疗，应严格掌握适应证。

（4）对因存在手术禁忌证而无法接受手术的患者也可以考虑单纯石膏固定治疗，但日后大多出现肘关节功能障碍。

十一、肘关节脱位

（一）肘关节后脱位

【诊断标准】

1. 外伤史　初次创伤性脱位多有明确外伤史，如跌倒时手掌撑地。

2. 体征　肘关节多处于半伸直位，肘后饱满，肘前可触摸到肱骨下端，肘后三角关系紊乱。主动及被动关节活动丧失。

3. 肘部正侧位 X 线平片　可确定脱位方向、移位程度及有无骨折，特别应注意尺骨冠状突及肱骨内上髁有无骨折。

【治疗原则】

（1）及时就诊者施行闭合复位，大多可成功。

（2）复位后处理，用长臂石膏后托或支具将肘关节置于功能位制动 1 ~ 2 周，去除固定后开始练习肘关节屈伸活动，避免强力粗暴的活动。

（二）肘关节侧方脱位

肘关节侧方脱位分为内侧脱位和外侧脱位。外侧脱位是肘外翻应力所致，内侧脱位是肘内翻应力致伤。此时，与脱位方向相对侧的韧带及关节囊损伤严重，而脱位侧的软组织损伤反应较轻。

新鲜损伤闭合复位较易获得成功。由术者一人即可完成。用双手握住肘关节，以双拇指和其他手指使肱骨下端和尺桡骨上端向相对方向移动即可完成复位。制动 1 ~ 2 周后开始练习活动，预后良好，陈旧损伤则多需手术切开复位。

十二、前臂双骨折

【诊断标准】

（1）疼痛，肿胀，骨折移位时前臂畸形，出现反常活动，前臂旋转和手活动受限。

（2）在 X 线片上，骨折线通常为横形或短斜形，在高能量损伤后，骨折常为粉碎或多段，并伴有较重的软组织损伤。拍 X 线片时要包括肘关节和腕关节，以排除或发现合并的关节内骨折或脱位。

【治疗原则】

前臂双骨折治疗的关键是恢复前臂的旋转功能。前臂的旋前和旋后活动都达到50°或以上，患者才能适应绝大多数日常生活。

（1）对于无移位者，可以用长臂管形石膏固定 8 ~ 10 周，骨折愈合后拆除石膏进行功能锻炼。固定石膏期间要定期复查，前臂消肿后要更换石膏以免骨折移位。发现骨折明显移位时需要手术治疗。

（2）有移位者应手术切开复位，接骨板固定。尺骨干相对较直，有时可以用髓内针固定。若固定牢固，术后不需要外固定。麻醉恢复后，即可进行肘、腕和手的功能锻炼。

十三、前臂单根骨折

【诊断标准】

（1）骨折局部疼痛，肿胀，功能障碍，若合并上、下尺桡关节脱位，则可触及脱位的桡骨头或尺骨头。

（2）由于邻近骨骼的支撑，前臂单骨骨折不会出现重叠移位，除非合并关节脱位。单骨骨折移位明显时常合并上或下尺桡关节脱位。单纯桡骨干骨折极少见，骨折线通常为横形或斜形。单纯尺骨干骨折比较常见，通常是由于前臂受到直接打击造成的，一般移位很小。

【治疗原则】

1. 无移位的桡骨骨折　无移位的桡骨干骨折极少见，通常行长臂石膏制动 8～10 周，前臂旋后程度取决于骨折端是位于旋前圆肌止点以上还是其以下。桡骨上 1/3 骨折，应把前臂固定在旋后位；中下 1/3 骨折时，应把前臂固定在中立位或轻度旋后位。石膏制动后骨折仍有可能发生移位，起初的几周内应定期拍 X 线片复查，直到骨折愈合才能去除石膏。

2. 无移位的尺骨骨折　先用长臂石膏固定，前臂疼痛和肿胀消退后，可换为前臂的功能支具固定，它允许肘和腕关节的活动。外固定至少要维持 8 周，直到临床上骨折局部无压痛，X 线片发现有连续的骨痂通过骨折端。

3. 有移位的单骨骨折　单骨移位骨折闭合复位比较困难，复位失败者应考虑切开复位内固定。桡骨骨折应尽可能达到解剖复位，尤其是恢复桡骨弓的弧度，因为它对前臂旋转功能的恢复至关重要。桡骨骨折通常选用接骨板螺丝钉内固定，因为桡骨远端髓腔宽大，髓内针难于控制骨折端旋转。尺骨相对较直，可选用接骨板或髓内针固定。前臂单骨骨折内固定后有可能发生迟延愈合或不愈合，原始治疗时如存在骨折粉碎或明显骨缺损，可采用一期自体骨移植促进骨愈合。

十四、孟氏骨折

【诊断标准】

1. 临床表现　肘部肿胀、畸形、疼痛，并可出现骨擦音，通常可触到突出的桡骨头，对神经功能的检查很重要，尤其对于桡神经，因为孟氏骨折常会造成神经的损伤。

2. 影像学　应拍摄肘关节包括近端前臂的正侧位片，通常骨折线为短斜型。侧位上桡骨头脱位显示得更明显。

【治疗原则】

1. 第Ⅰ、Ⅱ、Ⅲ型的治疗　采用闭合复位。复位后以长臂石膏管型固定。肘关节屈曲 90°，前臂置于旋后位。外固定一般需要 8～10 周。复位失败者，需行切开复位与内固定。

2. Ⅳ型的治疗　切开复位内固定。术后一般采用长臂石膏托外固定。若术中固定牢固，则 5~7 天后即可拆除石膏，进行功能锻炼，若怀疑手术固定的牢固性，或桡骨头复位后的稳定性，可将外固定延长至手术后 6 周。连续在 2 周、4 周和 6 周时拍 X 线片，若在折端已出现连续性骨痂，则可拆除石膏，进行功能锻炼。

十五、盖氏骨折

【诊断标准】

1. 临床表现 移位不明显的骨折仅有疼痛、肿胀和压痛。如移位明显桡骨将出现短缩和成角，下尺桡关节压痛，尺骨头膨出。多为闭合性骨折，开放骨折时多为桡骨近折端穿破皮肤所致，伤口小。神经血管损伤罕见。

2. 影像学 通常骨折部位在桡骨中下 1/3 交界处，为横形或短斜形。如桡骨骨折移位显著，下尺桡关节将完全脱位。前后位 X 线片上，桡骨表现为短缩，远侧尺桡骨间距减少，桡骨向尺骨靠拢。侧位 X 线片上，桡骨通常向掌侧成角，尺骨头向背侧突出。

【治疗原则】

（1）牵引下复位并不困难，但维持复位的位置实属不易。因此闭合复位的成功率甚低，其治疗结果极不理想。

（2）为了获得良好的前臂旋转功能；避免下尺桡关节的紊乱，桡骨骨折必须解剖复位。因此，切开复位内固定几乎是惟一的选择。手术采用 Henry 切口，使用足够长度和强度的钢板固定桡骨骨折，钢板置于桡骨掌面。术后应以短臂石膏前后托或"U"形石膏固定前臂及腕于中立位 3~4 周，以便下尺桡关节周围损伤的组织愈合，避免晚期下尺桡关节不稳定。石膏去除后，积极进行功能锻炼。

十六、桡骨远端骨折

（一）Colles **骨折**

【诊断标准】

（1）多有外伤史。

（2）腕部肿胀、疼痛。骨折移位明显者呈"餐叉状"畸形。合并有神经、血管、肌腱等损伤者，还伴有相应的其他症状。

（3）X 线片显示：桡骨远端骨折。骨折块向背侧、桡侧移位，掌倾角呈负角，尺偏角减小，骨折块旋转、压缩，关节面分离、塌陷、脱位，桡骨短缩等多种改变。

【治疗原则】

（1）无移位骨折短臂石膏托或支具固定 3~4 周。

（2）移位骨折可先行手法复位，纠正畸形，前臂石膏固定 4~6 周。定期复查，并鼓励患者积极行功能锻炼。

（3）某些骨折移位大，损伤严重，手法复位有困难或复位后发生再移位。可根据情况采用闭合复位经皮穿针内固定、切开复位内固定、外固定架固定等方法。

（二）Smith **骨折**

多见于手臂伸出，前臂旋后，腕背伸位受伤或腕掌屈姿势时受伤。

【诊断标准】

（1）外伤史。

（2）腕部肿胀、疼痛。骨折端向掌侧移位，呈"工兵铲"状。有些患者伴有血管、神经、肌腱损伤的症状。

（3）X线片显示除骨折移位、短缩、分离、旋转、压缩等改变外，有时还伴有腕关节脱位或半脱位。

【治疗原则】

（1）无移位骨折短臂石膏托或支具固定3~4周。

（2）移位骨折可先行手法复位，纠正畸形，前臂石膏固定4~6周。定期复查，并鼓励患者积极行功能锻炼。

（3）损伤重、移位大，伴有脱位或半脱位者，手法复位不稳定，应考虑手术治疗。

（三）Barton 骨折

为桡骨远端掌、背侧缘通关节骨折，骨折远端常与腕骨一同向掌、背侧脱位或半脱位。诊断标准、治疗原则同 Smith 骨折。对伴有脱位或半脱位的患者，如手法复位失败，应考虑手术治疗。

第五节　下肢损伤

一、股骨颈骨折

【诊断标准】

1. 临床表现　髋部疼痛，活动髋关节时明显加重。髋关节主、被动活动受限。患肢外旋、短缩，髋关节屈曲、内收。髋部前方压痛。大粗隆上移，叩痛阳性。下肢轴向叩痛阳性。

2. X线表现　股骨颈部分或全部连续性中断，移位的股骨颈骨折常发生股骨头后倾。当X线片未发现明显骨折而患者症状、体征均阳性时，当嘱患者卧床两周，2~3周后再次摄片以明确诊断。另外股骨颈骨折合并同侧股骨干骨折有一定的漏诊率，应予注意。放射性核素扫描或磁共振成像对无移位骨折或隐性骨折的诊断有帮助。

【治疗原则】

1. 新鲜的股骨颈骨折的治疗原则　①解剖复位；②牢固内固定。

2. 无移位型（Garden Ⅰ、Ⅱ型）　对于无移位或嵌插型骨折可采取保守牵引治疗或手术治疗。由于无移位骨折虽然对位关系正常，但稳定性较差。而嵌插型骨折骨折端嵌入松质骨内其稳定性也不可靠。牵引治疗中有8%~20%发生再移位。因此，目前主张如无手术禁忌证，对于无移位股骨颈骨折也应考虑手术治疗。

3. 移位型（Garden Ⅲ、Ⅳ型）　无手术禁忌证者均应采取手术治疗。

二、股骨粗隆间骨折

【诊断标准】

1. 症状　同股骨颈骨折。

2. 体征　患肢外旋及短缩更为显著，常伴皮下淤血。

3. X 线　正侧位 X 线片即可明确诊断。伤侧的髋关节内旋位片有助于骨折的进一步分型。

【治疗原则】

1. 粗隆间骨折　治疗的目的在于牢固固定，尽早活动患肢，防止骨折合并症发生。

2. 稳定型骨折　可考虑保守牵引治疗。由于保守治疗过程较长，牵引下需卧床 8～12 周，故骨折合并症发生率较高。因此，如无手术禁忌证则应积极考虑手术治疗。

三、股骨粗隆下骨折

【诊断标准】

（1）患肢疼痛，明显短缩，外旋畸形。

（2）X 线可明确诊断及分型。严重粉碎性骨折，应行对侧股骨全长 X 线片，有助于确定股骨的长度。

【治疗原则】

1. 治疗目的　股骨粗隆下骨折发生后，在肌肉牵拉下，股骨干发生短缩、外旋，骨折近端向前、外展外旋方向移位。治疗的目的是要纠正上述畸形，恢复内收肌张力。

2. 保守治疗　屈膝屈髋各 90°位下骨牵引治疗。由于牵引治疗只可纠正短缩畸形，对于其他畸形难以奏效。另外 90°/90°体位在成人非常不易维持，所以保守治疗患者卧床时间长，有较高的骨折不愈合率。畸形愈合发生率高。目前认为对于股骨粗隆下骨折应首选手术治疗。

3. 手术治疗

（1）钢板螺钉　DHS、DCS、Rechard 钉等。

（2）髓内钉　Enden 针、Zickel 钉、Gamma 钉、Bussell – Taylor 重建钉、Interten 钉等。由于股骨粗隆下生理应力分布不均衡，应用钢板螺钉固定时，钢板断裂发生率较高，故主张尽量选用髓内固定。

4. 术后处理　术后 48 小时允许患者离床扶拐活动，对于稳定型骨折并获牢固固定者可嘱 10～15kg 部分负重。对于不稳定型骨折应在 X 线示有连续骨痂出现后部分负重。

四、髋关节脱位

（一）髋关节后脱位

【诊断标准】

1. 临床表现　有明确的外伤史，尤其是髋关节在屈曲或屈曲内收位发生车祸时。髋痛、主动活动丧失，被动活动时疼痛加剧。髋关节处于屈曲、内收、内旋畸形，下肢缩短。股骨头上移、大粗隆位于 Nelaton 线后上方。当合并髋臼后壁骨折时，股骨头可卡在骨折处而使下肢外观不典型。

2. 影像学检查　摄双髋关节 X 线正位、患髋髂骨斜位及闭孔斜位，可确诊髋关节后脱位，同时可发现或除外髋臼、股骨头及相邻部位的骨折。

【治疗原则】

（1）髋关节脱位应尽早复位，以利于髋关节周围软组织修复和预防股骨头缺血坏死。

如在麻醉后不能复位或整复后不能维持股骨头与髋臼的正常同心圆位置，常表明有软骨块或软组织嵌顿，应切开复位。

（2）复位后处理　复位后立即摄 X 线片证实，有时可发现由于复位造成的骨折或术前未发现的骨折。复位后，应行皮肤牵引 2 周，间断行关节外展及半屈曲活动，利于营养关节软骨。在关节活动恢复并无不适时，开始逐渐负重。

（二）髋关节前脱位

【诊断标准】

（1）有明显外伤史，特别是髋外展位时。

（2）当脱位至髋臼上方（髂前上棘或耻骨型）时，患肢较健侧长，髋处于外旋位畸形。在髂前上棘或腹股沟处可触摸到股骨头。当脱位至髋臼下方（闭孔或会阴型）时，髋处于外展外旋及不同程度的屈曲。在闭孔处可触摸到饱满。大粗隆均在 Nelaton 线前方。

（3）髋部 X 线平片可确诊。

【治疗原则】

（1）对于单纯性前脱位应当尽快闭合手法复位，复位要迅速及时，力争在 12～24 小时完成。切开复位仅在复杂性前脱位病例如合并关节内骨折、手法复位反复失败或已形成陈旧性髋关节前脱位时才采用。

（2）复位后处理：皮肤牵引 3～4 周，应避免患肢外展引起再脱位。患肢牵引下可轻微活动以利于营养软骨，去掉牵引后扶拐离床逐渐负重行走，大约在伤后 12 周逐步恢复至正常。

五、股骨干骨折

【诊断标准】

1. 临床表现　股骨干骨折临床诊断容易，表现为股部疼痛畸形肿胀和大腿短缩。因为多数骨折是由于高能量损伤引起，合并其他损伤常见，所以全面体检非常重要。骨科诊断要全面体检整个肢体，观察骨盆和髋部是否有压痛，骨盆或髋部骨折可以有局部的淤血和肿胀。

2. 影像学检查　摄股骨干 X 线片一定包括髋关节和膝关节，以免漏诊股骨颈骨折和髋关节脱位。应仔细阅读 X 线片，确定骨折的类型、骨的质量、骨缺损情况、骨折粉碎情况、软组织积气及骨折所致的短缩程度。

【治疗原则】

1. 急救处理　处理低血容量性休克的治疗，观察有无脂肪栓塞综合征（FES）和急性呼吸窘迫综合征（ARDS）的发生并做相应的治疗。

2. 非手术治疗

（1）2 周岁以内幼儿行悬吊牵引治疗。

（2）2～10 岁儿童行皮牵引治疗。

（3）有手术禁忌证的患者，行胫骨结节或股骨髁上牵引，把患肢放置于 Brown 架或 Thomas 架，牵引重量为体重的 1/8～1/7，牵引期间不断复查调整牵引重量。

3. 手术治疗　10 岁以上的股骨干骨折都有很明显的手术指征，闭合或切开复位进行内固定有利于早期功能锻炼，减少住院时间。根据患者情况、骨折类型和医疗条件选择不同的内固定方法，髓内针为首选方法，常用的内固定方法有以下几种。

（1）股骨上 1/3 骨折　内固定方法有普通髓内针和带锁髓内针、角钢板、DHS、DCS。

（2）股骨中 1/3 骨折　普通髓内针和带锁髓内针、宽钢板。

（3）股骨下 1/3 骨折　带锁髓内针、DCS、90 角钢板。

（4）严重开放的股骨干骨折　可选用外固定架治疗。

六、股骨远端骨折

【诊断标准】

（1）骨折后造成局部明显疼痛、肿胀、畸形及功能受限。

（2）股骨远端骨折常合并全身其他部位损伤。

（3）约 20% 合并有膝关节韧带损伤，急诊很难及时、正确诊断。

（4）检查时应特别注意神经、血管损伤。

【治疗原则】

1. 保守治疗　骨折无移位或骨折类型为嵌插骨折时，可以采用保守治疗方法，包括石膏固定及牵引。

2. 手术治疗

（1）手术适应证　移位的股骨髁间骨折；开放骨折；合并血管损伤；合并同侧肢体骨折或膝关节韧带损伤。

（2）手术治疗原则　软组织操作轻柔，使用间接复位技术，尽可能保护骨折块的血液供应。关节面解剖复位，恢复肢体的力线、长度和旋转。稳定内固定，如果血运破坏或粉碎骨折应植骨。患者及肢体早期、主动功能锻炼。

（3）手术方法　松质骨螺钉或空心钉；角钢板；DCS；髁钢板；逆行带锁髓内针；外固定架；LISS 钢板等。

（4）合并症　感染，不愈合，畸形愈合，固定失效，膝关节僵直。

七、髌骨骨折

【诊断标准】

1. 临床表现　膝关节软组织肿胀、髌前皮下淤血明显；髌骨压痛、异常活动、能触摸到骨折凹陷区；不能主动伸膝。高能量损伤可导致多发损伤，还应检查同侧肢体相邻部位的损伤。

2. X 线平片投照位置　膝关节正位、侧位、斜位。若怀疑为纵行骨折宜补摄髌骨切线位。X 线表现：横形骨折；粉碎骨折；纵形骨折及边缘骨折。应与副髌骨相鉴别，后者多位于髌骨外上角，且多为双侧性。

【治疗原则】

1. 非手术治疗　以伸膝位长腿石膏前后托和各种抱膝固定装置制动 3～4 周。固定期间可练习股四头肌收缩，去除固定后开始练习膝屈伸活动。适合无移位、移位（前后，远近）少于 4mm，对于年老、不宜手术患者，移位程度还可放宽至 1cm。

2. 手术治疗

（1）切开复位内固定术　常用的内固定方式为：①克氏针加张力带内固定；②克氏针加松质骨拉力螺钉内固定；③钢丝固定；④松质骨拉力螺钉内固定；⑤形状记忆骑缝钉内固定；⑥抓髌器内固定；⑦Cable－pin 固定。固定牢固者术后 24～48 小时可以开始练习膝屈伸活动。

（2）切开复位缝合固定术　以钢丝或粗丝线行环形缝合。再修补缝合两侧的扩张部及髌前腱膜。以长腿石膏前后托制动 4～6 周。固定期间可练习股四头肌收缩，切除固定后开始练习膝屈伸活动。

（3）髌骨部分切除术　适合于髌骨上、下极粉碎骨折。切除粉碎部分，将髌韧带或股四头肌腱与保留的髌骨缝合固定。以长腿石膏前后托制动 4～6 周。固定期间可练习股四头肌收缩，去除固定后开始练习膝屈伸活动。

（4）髌骨切除术　将明显影响伸膝装置，因此应慎重采用。

八、膝关节韧带损伤

【诊断标准】

1. 临床表现

（1）疼痛。

（2）肿胀。

（3）瘀斑和渗出区。

（4）损伤后行走能力，稳定感，有无交锁。

2. 检查

（1）膝伸直位、外翻与内翻侧向应力试验阳性。

（2）Lachman 试验阳性。

（3）前抽屉试验阳性。

（4）后抽屉试验阳性。

3. 影像学

（1）膝关节前后位、侧位 X 线片及髌骨轴位 X 线片。

（2）MRI 检查有重要参考价值。

（3）关节造影也是确定诊断的重要手段之一。

（4）关节镜检查，可确定诊断并进行治疗。

【治疗原则】

1. Ⅰ度损伤　对症治疗，早期休息，局部冷敷，弹力绷带包扎。

2. Ⅱ度损伤　患肢屈膝 30～40°，石膏或支具固定 6 周。

3. Ⅲ度损伤　常需手术治疗，应根据每个患者具体情况如年龄、日常活动能力和要求、合并损伤等情况选择。由于Ⅲ度损伤往往是复合伤，常需要几种手术配合应用才能解决旋转不稳定所引起的症状，常用手术如下。

（1）前交叉韧带损伤

①胫骨起点部位的撕脱骨折或断裂者最为常见，如胫骨止点撕脱骨折无移位，可石膏固定 6 周。如有移位，应在关节镜下或手术修补固定，术后石膏固定 6～8 周。

②陈旧性前交叉韧带损伤引起不稳定，膝关节周围的所有肌腱韧带，包括半膜肌、半腱肌、髂胫束、髌韧带，都可作为前交叉韧带修复替代物，但目前多数学者推荐采用关节镜下或切开关节，其两端都带骨片的髌韧带中 1/3，作前交叉韧带替代术（BPB 手术），术后石膏固定 6 周，或采用同种异体 BPB 替代术或人工韧带替代术。

（2）后交叉韧带损伤

①急性新鲜损伤：与前交叉韧带损伤处理相似，有移位损伤即行手术修补。

②陈旧性损伤：伴不稳定者需要治疗，治疗方法存在很大争论。但对年轻、活动要求高的患者仍主张采用韧带替代修补术，常用方法有半腱肌、半月板重建替代术，腓肠肌内侧头移位术，近年来又推荐髌韧带游离替代修补、同种异体髌韧带修补或人工韧带修补。

（3）内侧副韧带损伤

①青壮年Ⅲ度内侧副韧带损伤：应做修补术，术后不负重锻炼 6 个月。

②内侧副韧带损伤：往往是前内复合结构损伤一部分（三联症），对青壮年新鲜损伤患者，应做手术修补，内侧半月板边缘撕裂可做缝合修补，粉碎破裂可切除。前交叉韧带撕裂也应修补。

③内侧副韧带陈旧性损伤：可造成持久的内侧不稳定，或者是前内侧旋转不稳定的一个因素。对持续有症状患者可采用内侧结构止点移位术。

（4）前内旋转不稳定患者　可采用鹅足成形术，即将鹅足止点前移和上移，固定到髌韧带侧方和胫骨上端，以加强膝前内侧而增强内旋稳定性。

（5）单纯外侧副韧带损伤　少见，往往是外侧间隙损伤的一部分。当外侧间隙不稳定而出现严重症状时应手术探查，并对相应的断裂结构缝合修补。在探查中应注意腓总神经有无损伤，注意髂胫束、外侧副韧带、弓状韧带和肌腱等结构的完整性。

对陈旧性外侧旋转不稳定，胫骨外髁有异常内旋及前移不稳定，可施行 Ellison 手术，即将部分髂胫束筋膜条索经外侧副韧带深面，缝合到胫骨上端软组织，以增加前外侧张力。

九、膝关节半月板损伤

【诊断标准】

1. 外伤史　多为运动损伤或日常生活中的扭伤。

2. 症状　患膝疼痛、间断性肿胀、典型者有关节交锁史。

3. 体征　股四头肌萎缩、关节间隙局限固定压痛、麦氏征（Mc Murray）阳性。

4. 辅助检查　X 线平片，膝关节造影，MRI。

5. 明确诊断　关节镜检查。

【治疗原则】

1. 手术治疗

（1）有条件者尽量行关节镜下手术，不要作切开手术。

（2）绝大多数的半月板损伤需要做部分切除术，少数位于滑膜边缘型的新鲜损伤可行缝合术。

（3）尽可能多地保留健康、稳定的半月板组织，尽量不作全切除术。

2. 术后处理

（1）加压包扎、抬高患肢、冷敷。

（2）股四头肌功能锻炼。

（3）单纯的半月板部分切除者可早期负重及膝关节屈伸活动。

（4）半月板缝合者需制动4～6周。

十、胫骨髁骨折

【诊断标准】

（1）结合外伤史、压痛部位和X线检查基本可以诊断。

（2）对Ⅲ型骨折通常须CT检查以免漏诊。

（3）CT对术前手术计划有重要的指导意义。

（4）除骨折的诊断外，应对软组织损伤给予重视，如腘动脉、腓总神经、交叉韧带、半月板等结构。同时要排除合并骨筋膜室综合征。必须评估是否存在韧带损伤。

【治疗原则】

（1）胫骨髁骨折是关节内骨折，对有移位、新鲜的骨折需手术解剖复位内固定，术后早期功能锻炼。采用的手术方法，可根据医师的经验、所具备的器械和骨折的分型采用不同的方法。例如，关节镜下内固定手术、单纯钢板内固定、有限内固定加外固定等。

（2）部分患者存在关节面塌陷的情况则须自体骨、异体骨或人工骨移植。

（3）对陈旧（超过3周）骨折的手术治疗极为困难，往往遗留后遗症。例如皮肤坏死、神经血管损伤、内固定失败、复位不良、膝关节功能障碍等。

十一、胫、腓骨骨干骨折

【诊断标准】

（1）由于小腿距离地面的位置较近，在日常生活和工作中是最常见的骨折之一。胫骨全长的前内侧面仅位于皮下而无肌肉组织保护，骨折易形成开放性，污染常较严重。小腿肌肉主要分布在后外侧，骨折后因肌力的不平衡而易产生成角、短缩和旋转畸形。胫骨血供不如其他有较多肌肉组织包绕的骨骼那样丰富，骨折后易发生不愈合、感染等。因膝、踝关节是运动轴近于冠状面铰链式关节，所以小腿骨折后如有旋转畸形愈合则功能代偿较困难。

（2）临床检查特别注意软组织受伤情况，检查足背、胫后动脉和腓总神经是否有损伤，选择适当的固定方法。应严密监视骨筋膜室综合征的发生，同时应该仔细评估膝关节韧带的损伤。

【治疗原则】

1. 闭合复位，石膏、支具等制动固定 适用于低能量造成的移位小的简单骨折，常用长腿、短腿或U形石膏外固定。

2. 闭合复位带锁髓内针内固定 适用于闭合有移位的胫腓骨骨折，非感染性骨折不愈合，病理性骨折，部分开放骨折（Gustilo Ⅰ、Ⅱ）等，有对骨及周围软组织进一步损伤小、骨折愈合有较多骨痂（Ⅲ期愈合）、中央内夹板式固定符合生物力学要求等的特点。

术后邻近关节活动和部分负重（10～15kg）即可开始。

3. 切开复位钢板螺钉内固定 胫骨远近干骺端及涉及膝、踝关节内有移位的骨折，纠正畸形愈合及治疗不愈合等可用此法。根据软组织的条件钢板可放置在胫骨前内或前外侧。

4. 外固定架固定 适用于开放骨折，骨折后骨缺损或维持肢体长度，肢体延长等。

十二、踝关节骨折

【诊断标准】

（1）依靠体检和 X 线表现。

（2）骨折和韧带损伤的临床表现相似，疼痛、肿胀、畸形、功能障碍。

（3）正、侧位 X 线片是必需的，有时需加照踝穴位（小腿内旋20°，踝关节正位）。结合体检，必要时需照小腿全长片、应力像、健侧片。

（4）CT 有时是必要的，MRI 对诊断软组织损伤有帮助。

【治疗原则】

（1）踝关节韧带损伤应根据程度行石膏或弹力绷带固定4～6周，据内外侧损伤置于外翻、内翻位。影响复位的断端嵌顿应手术治疗。

（2）骨折脱位大多可闭合复位，石膏固定。复位应根据创伤机制。证实复位后，以小腿 U 形或前后石膏托固定于复位位置6周。可于3周后更换功能位石膏。可适当延长固定时间。有些骨折可行牵引治疗。

（3）闭合复位失败，不稳定骨折（如旋前－外旋3°、4°骨折等），胫骨远端关节面移位部分超过1/3，骨折块或软组织嵌顿等，应手术治疗。以内固定为主，包括钢板、螺钉、张力带、可吸收材料等，必要时，需用下胫腓螺钉。术后根据固定坚强程度决定是否结合外固定。

十三、跟腱断裂

【诊断标准】

（1）患者在损伤发生时，随着一声明显的响声，即感觉行走困难，跖屈无力。

（2）检查时，经常可看到并摸到肌腱缺损形成的凹陷。

（3）检查 Thompson 征或腓肠肌挤压实验。

（4）影像检查包括侧位 X 线片，超声波检查。MRI 对软组织断裂很敏感。

【治疗原则】

1. 保守治疗 保守治疗的基础是可通过足的跖屈使跟腱的断端有足够的对合。可用于由于年龄或其他内科原因无法手术的患者，易发生再断裂。可跖屈位石膏固定8～10周。

2. 手术治疗 可采用端端吻合。手术方式分为微创或切开手术。其中微创手术可有效防止创面粘连及切口相关并发症。辫式缝合通常在污染或感染情况下应用，单丝缝合。强度差可用跖肌腱加强。可吸收缝线缝合腱鞘。严格跖屈位石膏管形固定3周，中立位固定3周，防背伸支具保护下负重6周。

3. 陈旧损伤　跟腱损伤可能由于腓骨肌或屈趾肌的跖屈而被忽略，成为陈旧损伤。手术修补由于近断端滑动很难进行，端端吻合也因肌肉挛缩而无法进行。常采用 Bosworth法，用近断端中 1/3 腱腹反复穿插连接断端，随后，长腿石膏屈膝 30°，跖屈 20° 固定 6 ~ 8 周。

十四、距骨骨折

【诊断标准】

（1）轻度移位骨折仅有踝部前方肿痛，易漏诊。

（2）距骨颈 Ⅱ 型、Ⅲ 型、Ⅳ 型骨折常易见，跟骨前移及内翻，或内踝后方隆起等畸形。

（3）距骨体 Ⅱ 型、Ⅲ 型骨折时，踝关节内外侧肿胀，压痛明显。

（4）CT 检查对确定骨折类型和关节面的受累情况有帮助。

【治疗原则】

（1）无位移骨折及距骨头骨折常用小腿石膏前后托固定 8 ~ 10 周，去石膏后不负重练习关节活动 4 周。

（2）距骨颈 Ⅱ 型骨折首选闭合手法或撬拨复位，再用石膏或克氏针或空心钉固定。闭合复位失败，应像距骨颈 Ⅲ 型、Ⅳ 型骨折一样，及时切开复位，可吸收钉或埋入式螺钉内固定，术后是否石膏外固定由医师根据术中情况决定。

（3）距骨体 Ⅰ 型骨折的治疗同无位移骨折。涉及关节面者亦可切开复位螺钉固定。Ⅱ型骨折的治疗同距骨颈 Ⅲ 型、Ⅳ 型骨折。Ⅲ 型骨折可根据骨折粉碎程度，选择切开复位内固定、关节融合术、人工全距骨全踝关节置换术或 Blairs 手术等。

十五、足部骨折

【诊断标准】

（1）大部分足部诸骨位于皮下，骨折后局部肿胀、压痛、畸形明显。

（2）拍摄足部正、侧斜位片及特殊位置平片是必要的，常因足部各骨形态特殊、拍片重叠及籽骨、跗骨的出现而致漏诊及误诊。

（3）体检时注意软组织损伤情况及是否有足筋膜间室综合征的出现。

【治疗原则】

1. 跖骨骨折　多数骨折可以通过非手术方法得到满意的疗效。其中第一跖骨由于比较粗大，很难骨折，一旦发生骨折则更应积极处理，以尽快最好地恢复足的负重功能。在跖骨头骨折时，通常是完全关节内骨折，跖骨头无关节囊附着，向跖侧及外侧成角，手术可以应用细克氏针固定。对于第 5 跖骨基底骨折（Jones 骨折），根据具体损伤类型，可以采用加压包扎、石膏固定或挂拐治疗，若发生不愈合可以应用切开复位螺钉内固定治疗。

2. 跗骨骨折与跖跗关节脱位　由于跟骨及距骨较为特殊另作他述，本处仅指楔骨、足舟状骨及骰骨。多数这些骨的骨折可以采用非手术疗法，但对于大的骨折移位应予手术复位内固定。对于跖跗关节脱位应先试行手法复位，若复位失败或极其不稳定可以应用克氏针或螺钉固定。

十六、跟骨骨折

【诊断标准】

（1）临床表现　跟骨骨折一般有明确的外伤史，临床表现为足跟部疼痛、肿胀、皮下瘀斑、足跟增宽、足弓塌陷以及足内外翻活动受限等。

（2）X线检查　应包括踝关节正侧位片、跟骨侧位及轴位片，有条件的应进行跟骨CT扫描，以利诊断、分型与治疗。

（3）同时应注意检查除外其他部位尤其是脊柱压缩骨折的发生。

【治疗原则】

（1）对于关节外骨折，多数可以给予保守治疗，包括棉垫包扎、石膏固定、患肢制动及抬高。对于明显移位的跟骨结节骨折应予手术切开复位螺钉固定术。

（2）关节内骨折的治疗较为复杂，预后亦不稳定，应视患者、当地医疗条件以及医师经验决定恰当的治疗方法。有条件的对于明显移位的关节内骨折应予撬拨复位或切开复位内固定。跟骨手术较易出现软组织问题、感染及腓肠神经损伤，跟骨结节角并不是判断手术是否成功的关键。

（3）陈旧跟骨骨折多伴有疼痛，对其治疗应查明病因，根据具体情况对症处理，或手术治疗，严重的距下关节炎可以给予距下关节或三关节融合术。

第三篇 脊柱脊髓篇

第六章 脊柱脊髓损伤

第一节 脊柱损伤概述

一、主要致伤原因

1. 车祸 高速行驶的车辆肇事时易发生脊柱损伤，其中以颈椎损伤最多见，如"挥鞭型"颈椎损伤。

2. 高处坠落 从脚手架或高大建筑物上跌落。

3. 下落重物直接打击 常见于矿井塌方或房屋倒塌时。

二、致伤外力种类

大致可分为屈曲外力、伸展外力、侧屈外力、垂直压缩外力、纵向牵拉外力、旋转外力、水平剪切外力。

不同的外力可致相应的损伤类型，临床更多见的是几种致伤外力的联合作用，造成复合型损伤，如"屈曲-旋转-压缩"脊柱损伤。

三、脊柱的稳定性

了解损伤后的脊柱是否保持稳定性，是选择治疗手段的依据。Denis 提出了"三柱学说"并被广泛接受：前柱包括前纵韧带、椎体和椎间盘的前 2/3；中柱为后纵韧带、椎体和椎间盘的后 1/3；后柱即椎弓及相关韧带。"三柱学说"认为累及中柱的脊柱损伤为不稳定型脊柱损伤。

第二节 颈椎损伤

一、寰枕关节脱位

【概述】

寰枕脱位根据枕骨相对于寰椎的脱位方向，主要分为三类，即前方脱位、后方脱位、纵向脱位，其中以前方脱位最为常见。儿童的发生率是成人的 2 倍，因儿童的枕骨髁较小，且寰枕关节面较平。

【诊断标准】

（1）临床表现 寰枕关节脱位的临床表现差异很大，可以没有任何神经症状和体征，也可以表现为颈部疼痛、颈椎活动受限、低位颅神经麻痹（特别是展神经、迷走神经和舌下神经）、单肢瘫、半身瘫、四肢瘫和呼吸功能衰竭。据 Przybylski 等学者的文献综述统计，18% 的患者没有神经损伤，10% 存在颅神经损伤，34% 表现为单侧肢体功能障碍，38% 为四肢瘫。有学者认为颅椎区创伤引起的神经损害多是血管源性的，而非直接的机械性损伤，是椎基底动脉或其分支（如脊髓前动脉）供血不全所致。

（2）**影像学检查**　寰枕关节脱位靠平片诊断比较困难。大多数伴有完全性脊髓损伤的病例都可见到枕骨髁与寰椎侧块的分离。对于尚存在部分脊髓功能的病例，平片上均无明显异常，寰枕关节的对线尚可，也没有纵向分离，这是因为颈部肌肉痉挛的缘故。大多数寰枕关节脱位的患者都有严重的脑外伤，这使得诊断更加困难。平片诊断寰枕关节脱位的依据包括：严重的椎前软组织肿胀、颅底点与齿突尖的距离大于 5mm 和枕骨髁与寰椎侧块的分离。

【治疗原则】

寰枕关节脱位后由于韧带撕裂会出现非常严重的不稳定，有迟发性神经损伤的危险，现场救治时头颈部制动很重要。纠正脱位的尝试可能会造成进一步损伤，应在 X 线片或透视监测下小心施行。

对呼吸功能衰竭和脊髓损伤进行针对性治疗。

对于寰枕关节不稳定的治疗有外固定和内固定植骨融合两种方法可以选择。儿童的组织愈合能力强，在 Halo - vest 的制动下即可以达到坚强的纤维愈合，不必手术治疗；对成年病例保守治疗效果不好，枕颈内固定植骨融合术才是更好的选择。

二、寰椎骨折

【概述】

寰椎骨折占脊柱骨折的 1% ~ 2%，占颈椎骨折的 2% ~ 13%。Cooper 在 1822 年首次报道了在尸解时发现的寰椎骨折。1920 年 Jefferson 研究分析了以往文献报道过的 42 个病例以及他自己的 4 个病例，发现寰椎骨折可以是爆裂性的，在前后弓可以各有两个断点，整个寰椎断为四块，这种骨折以后被称为 Jefferson 骨折（图 6 - 1）。

【诊断标准】

1. 临床表现

（1）头颈部僵硬和枕下区疼痛，颈椎各方向转动均受限，患者喜欢双手扶头，避免头颈部转动。有时可出现咽后壁血肿，但一般不会引起呼吸困难和吞咽障碍。

（2）脊髓受压较少见，如并发枢椎骨折，颈髓压迫发生率较高。

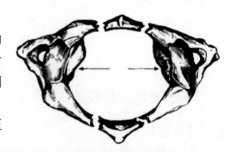

图 6 - 1　Jefferson 骨折

（3）C2 颈神经根受刺激，出现枕大神经分布区域疼痛或感觉障碍。

2. 影像学检查

（1）X 线检查　一般颈部正位片，由于下颌重叠，难于显示寰椎，因此疑有寰椎骨折者应照开口正位、颅底侧位和下颌颅顶位像。开口正位显示枢椎齿突和寰椎两侧块，如齿突居正中，观察两侧块与齿突之间的距离是否相等，在排除头旋转情况下，如齿突侧块之间距加大，表示侧块向外移位，如寰椎侧块的外缘超过枢椎体侧块外缘 3～4mm，则横韧带即有断裂可能，两侧块移位距离之和达到 7mm，则提示横韧带完全断裂，为不稳定性骨折。侧位片可清晰地显示寰椎后弓的骨折，前弓的骨折虽不易辨认，但明显增宽的咽后部软组织阴影（正常小于 5mm）可提示前弓的骨折或其他前部结构的损伤，如齿状突骨折。正位和侧位的断层片可以清楚地显示寰椎前后弓的骨折线，甚至连侧块内侧的被横韧带撕脱下来的游离小骨折片也能显示出来。下颌颅顶位系寰椎的平面正位，自头顶投照可显出寰椎环的骨折部位和侧块移位情况。

（2）CT 能精确显示骨折的部位和形态、移位的方向和程度，即使微小移位的骨折亦能清晰地显示出来。评估的关键在于必须对损伤后的稳定程度作出判断，寰椎骨折的稳定程度主要取决于横韧带和翼状韧带是否完整，寰齿间距和寰椎侧块向外移位的距离常为重要的诊断依据。正常人的寰齿间距为 3mm，如损伤后该间距增大，则提示合并齿状突骨折或横韧带断裂。

【治疗原则】

无论哪种寰椎骨折都应首选保守治疗。对于侧块没有分离的稳定性寰椎骨折，用软围领保护即可。文献报道寰椎骨折保守治疗的效果是很好的，横韧带撕脱骨折的骨性愈合率在 80% 以上。只有极个别的病例因迟发性的寰枢关节不稳定需要手术治疗。如果骨折愈合后确有寰枢关节不稳定，则应做寰枢关节融合术。枕颈融合术只有在寰椎侧块粉碎骨折不良愈合而产生顽固性疼痛时才有必要，对于伴有横韧带断裂或Ⅱ型齿突骨折的后弓骨折没有必要做枕颈融合术。

三、寰椎横韧带损伤

寰椎横韧带是维持寰枢关节稳定的最重要的韧带结构，它的作用是限制寰椎在枢椎上向前滑移。当头颅后部突然遭受暴力寰椎前移，横韧带受齿突切割可能发生断裂。此时齿突仍在原位，以致寰椎后弓与齿突之间压迫脊髓，故伴有脊髓损伤（图 6-2）。

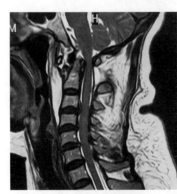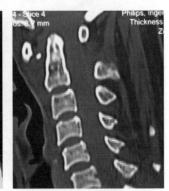

图 6-2 颈椎屈曲损伤导致横韧带断裂、寰枢椎不稳定

【诊断标准】

1. 临床表现 外伤后枕颈部疼痛，肢体感觉及运动障碍等脊髓损伤症状，患者常用

手托头部以减少屈曲。寰椎横韧带断裂后寰椎前脱位，在枢椎齿突与寰椎后弓的钳夹下可能会出现脊髓损伤。由于呼吸肌麻痹，患者可以当场死亡。由于有脊髓损伤的病例多来不及抢救而死于呼吸衰竭，临床上见到的因外伤导致横韧带断裂的病例多没有完全性脊髓损伤。体检则可触及枢椎棘突特别突出和脊髓受压体征即四肢肌张力增高，腱反射亢进，病理反射阳性，浅反射消失和不同程度感觉、运动障碍。

2. 影像学检查　X 线颅底侧位片上测量寰枢前结节后缘与齿突前缘的距离，正常成人寰齿间距（ADI）为 3mm，儿童为 5mm，超过 5mm 为脱位。CT 可见齿突与前结节间距加大，而 CT 三维成像可显示清楚脱位情况。MRI 在寰枢脱位可显示脊髓受压及寰椎脱位程度。

【治疗原则】

Dickman 把寰椎横韧带损伤分为两种类型：Ⅰ型是横韧带实质部分的断裂；Ⅱ型是横韧带由寰椎侧块附着点的撕脱骨折。两种分型有不同的预后，需要不同的处理。

Ⅰ型损伤在支具的保护下是不能愈合的，因为韧带无修复能力。这种损伤应尽早行寰枢关节融合术。Ⅱ型损伤应先行保守治疗，在头环背心固定下Ⅱ型损伤的愈合率是 74%。如果固定了 3~4 个月韧带附着点仍未愈合，仍存在不稳定性，则应手术行寰枢椎固定融合治疗。

四、齿状突骨折

Anderson 根据骨折的部位将齿突骨折分为三型：齿突尖骨折（Ⅰ型）、齿突基底部骨折（Ⅱ型）、涉及枢椎体的齿突骨折（Ⅲ型）。Anderson 的分型方法对治疗方式的选择有指导意义：Ⅰ型骨折是翼状韧带的撕脱骨折，仅需保守治疗；Ⅱ型骨折位于齿突直径最小的部位，愈合比较困难，可以选择保守治疗或手术治疗；Ⅲ型骨折由于骨折的位置很低，骨折面较大，骨松质丰富，易于愈合，所以适合保守治疗。

【诊断标准】

颈椎侧位和开口位 X 线片是首先要做的影像学检查。如果患者确有齿突骨折，将会表现为头颈部剧痛，此时做颈椎屈、伸侧位摄片会很困难。如果就诊时创伤已经发生几个小时了，在颈椎侧位 X 线片上可以见到咽后壁肿胀（图 6-3）

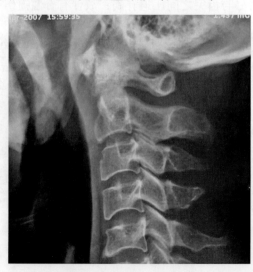

图 6-3　颈椎侧位 X 线片上可见咽后壁肿胀（寰枢椎前方软组织厚度大于 10mm）

如果 X 线片难以确定有无齿突骨折，可以做枢椎 CT，以齿突为中心的冠状和矢状面重建 CT 可以证实平片上的可疑影像。CT 比 X 线影像可以提供更多的信息，但也容易因为成像质量的问题而产生误导，造成误诊。患者如果没有神经损伤就不必做 MRI 检查。在中矢面重建 CT 和 MRI 影像上见到的软骨结合残迹容易被误认为是齿突的骨折线（图 6 - 4）。

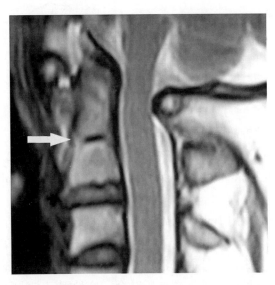

图 6 - 4　MRI 可见颈 2 软骨结合残迹，容易被误认为是齿突的骨折线

【治疗原则】

齿突骨折的治疗包括使用支具固定的保守治疗和借助于内固定的手术治疗。支具可以选择无创的，如颈围领、枕颏胸固定装置，和有创的头环背心。手术有前、后两种入路。前入路用中空螺钉经骨折端固定；后入路采用椎弓根固定术（临时固定、待骨折愈合后拆除内固定或者植骨融合寰枢关节）。前路螺钉或者后路临时固定的非融合技术可以保留寰枢关节的旋转功能；而植骨融合不应作为首选的手术方式。

五、枢椎峡部骨折

枢椎峡部骨折也称 Hangman 骨折、枢椎椎弓骨折，是发生于枢椎椎弓峡部的垂直或斜行的骨折。它可使枢椎椎弓和椎体分离，进而引发枢椎体向前滑移，所以也称为创伤性枢椎滑脱。常由交通事故、跳水伤或坠落伤造成。由于出现骨折移位后椎管是增宽的，所以很少合并神经损伤。有人顾名思义将 Hangman 骨折说成是绞刑骨折，这样的命名从骨折的发生机制上说是不确切的。实施绞刑时受刑者的颈椎经受过伸和轴向牵拉力，可以造成枢椎与其下颈椎的分离。而我们见到的 Hangman 骨折，虽然也由颈椎过伸损伤造成，但是往往合并有垂直压缩力。发生 Hangman 骨折时可能合并有前、后纵韧带和颈 2、3 间盘纤维环的撕裂，可继发颈椎失稳。

Effendi 将该骨折分为三型，并结合其损伤机制提出了治疗方式。Levein 和 Edwards 改进了该分型（图 6 - 5）。

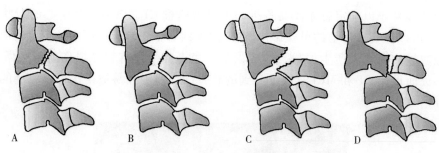

图 6-5　Hangman 骨折分型
A. Ⅰ型；B. Ⅱ型；C. Ⅱa型；D. Ⅲ型

【治疗原则】

绝大多数 Hangman 骨折都可以在支具的固定下得到良好愈合。对于没有移位的骨折（Ⅰ型），推荐用 Philadephia 围领和枕颏胸固定支具治疗。如果颈 2 相对于颈 3 前移 4mm 或有 11°以上的成角（Ⅱ型），仅靠支具保护是不易自然愈合的，Halo-vest 头环背心效果较好。

手术治疗仅仅适于那些用 Halo-vest 不能维持良好复位、骨折陈旧不愈合或合并颈 2、3 关节突关节脱位（Ⅲ型）的病例。如果只有枢椎椎弓骨折分离而没有颈 2、3 椎间关节的损伤，而患者又无法接受外固定治疗，可以选用后路枢椎椎弓根（即椎弓峡部）螺钉固定。使用拉力螺钉可以将骨折端加压对合。这种固定方法更适合骨折接近枢椎下关节突的病例，这样的病例螺钉在骨折的远端有更长的固定长度，固定效果更好。如果枢椎椎弓骨折分离很严重，伴发枢椎体前滑移或成角移位，就需要对颈 2、3 椎间关节施以固定并植骨融合。前路颈 2、3 椎间关节植骨加椎体间钢板螺钉固定是比较可靠的方法。对于颈 2、3 脱位严重的病例，应在使用颅骨牵引将枢椎尽量复位后再做植骨、固定。

六、下颈椎损伤

下颈椎损伤的 Allen 分类发表于 1982 年，根据暴力机制分为：①屈曲压缩损伤；②垂直压缩损伤；③屈曲牵张损伤；④伸展压缩损伤；⑤伸展牵张损伤；⑥侧方屈曲损伤。根据不同的暴力损伤机制，学者们还制定了针对性的治疗策略。

2007 年脊柱创伤学会提出了 SLIC 损伤严重程度评分，它的评分依据 3 个主要特征：①损伤形态学；②神经状态；③椎间盘韧带复合体的完整性。根据不同情况予以不同的分值，最后将 3 部分的分值相加，总分作为选择治疗的依据。骨折形态：无损伤 0 分；压缩型 1 分；爆裂型 2 分；牵张型 3 分；旋转及移位 4 分。神经损伤情况：无损伤 0 分；神经根损伤 1 分；完全损伤 2 分；不完全性损伤 3 分；持续性压迫 +1 分。椎间盘韧带复合体：无损伤 0 分；不确定 1 分；确定断裂 2 分。若总评分≤3，建议保守治疗；若总评分≥5，建议手术治疗；若总评分=4，可结合患者具体情况采取保守或手术治疗。

虽然研究确认 SLIC 评分是安全与有效的，但是其形态学特征存在限制与非特异性。因此 Vaccaro 等 2015 年发表基于 CT 检查的新版 AO Spine 下颈椎损伤分类（图 6-6～图

6 - 9)。参考 AO 胸腰椎损伤的分类基本原则，根据颈椎损伤的形态学将损伤类型分为：A. 张力带完整的颈椎压缩损伤；B. 前或后方张力带结构损伤但不伴颈椎滑移或脱位；C. 任何方向的滑移或脱位（前、后、侧方或者垂直方向移位或脱位）。依据 AO 分类的习惯，按照颈椎损伤节段进行初步形态学标注。上述每一基本型再根据严重程度进行细分（A0 至 A4；B1 至 B3 等），增加细分的标注。同时增加了另外三个新维度：是否合并关节突损伤（F）、神经系统情况（N）及特殊类型的评估（Modifier，例如 M1：后方关节囊韧带复合体损伤但未出现完全断裂；M2：损伤节段的椎间盘突出；合并 DISH 病或强直性脊柱炎为 M3；出现椎动脉损伤为 M4 等）。这些维度也增加到基本类型标注的后方，例如：若没有移位的关节突骨折标为 F1，严重的损伤以此类推，最严重的关节突脱位标注为 F4；神经系统无损伤则标为 N0，损伤严重的以此类推至 N4（完全性脊髓损伤）。

　　AO 分类无疑更为细化和精确定位，有利于规范化患者的诊疗和进行科学研究。

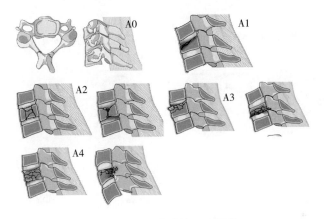

图 6 - 6　AO 分类的 A 型损伤

A0. 无或者轻微的骨损伤；A1. 压缩骨折累及一侧终板；A2. 椎体纵向劈裂骨折；

A3. 爆裂骨折累及一侧终板；A4. 爆裂骨折累及上下终板

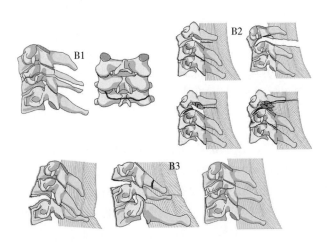

图 6 - 7　AO 分类的 B 型损伤

B1. 单纯骨结构后方张力带损伤；B2. 后方关节囊韧带或骨关节韧带结构的完全断裂或

分离损伤；B3. 前方张力带损伤：骨、椎间盘等前方结构的断裂分离延伸至后方结构

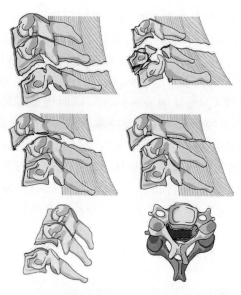

图 6 – 8　AO 分类的 C 型损伤：任何方向的平移损伤

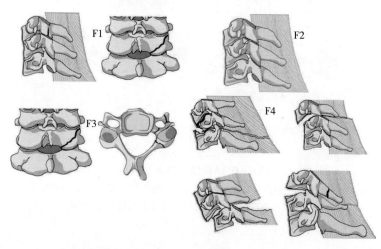

图 6 – 9　AO 分类的 F 型损伤：关节突损伤

F1. 小关节骨折无移位，骨折碎块小于 1cm、小于侧块的 40％；F2. 小关节骨折可能出现
失稳——骨折碎块大于 1cm 或大于侧块的 40％，或小关节骨折有移位；F3. 侧块漂浮——
椎弓根及椎板断裂造成关节突上下部分失联；F4. 病理性半脱位、关节突对顶或脱位

【诊断标准】

1. 临床表现　有外伤史，颈项部疼痛，压缩骨折严重，骨折、脱位或单纯脱位者，于颈部触诊可触及棘突压痛，有时还触及棘间隙增宽。合并脊髓损伤者，按神经学检查确定其损伤平面和损伤程度，此外还应注意有无合并颅脑损伤。

2. 影像学检查　X 线正侧位检查可显示颈椎骨折和（或）脱位程度，前楔形骨折，X线侧位片上，呈上椎板压缩，下椎板不压缩，这是与脊椎肿瘤的区别，后者常是上下椎板都压缩，骨折椎上位椎间隙也可稍窄。MRI 检查可见椎间盘有无突出，压迫脊髓的因素和脊髓本身的改变，对治疗有参考意义。

【治疗原则】

下颈椎损伤的治疗应达到：复位、神经减压与重建脊柱的稳定性。若采用 SLIC 评分，总评分 ≤3 建议保守治疗；若总评分 ≥5 建议手术治疗；若总评分 ＝4，可结合患者具体情况采取保守或手术治疗。

外固定或牵引复位：无移位或者移位不严重的下颈椎骨折可以直接外固定。有移位的骨折或颈椎脱位，需要颅骨牵引复位。合并有脊髓损伤者，牵引复位不应当加重脊髓损伤，特别是不全截瘫，应在牵引复位过程，密切观察上肢和下肢的截瘫平面和截瘫程度的改变。一旦复位，即减轻重量，防止过牵。复位后可以支具固定，也可择机行手术治疗。

如果伴有脊髓损伤，伤后 8 小时之内使用甲基泼尼松冲击疗法，并继续使用脱水、激素及营养神经等药物。

轻度压缩骨折、附件骨折不伴有关节突交锁等稳定骨折，可选择外固定治疗。非手术治疗时，脊髓损伤症状逐渐加重者需要手术；不稳定型损伤多需要手术治疗。骨折脱位经非手术复位失败者，陈旧性骨折脱位伴有不全瘫痪，均具有手术指征；手术的目的在于彻底减压、纠正畸形、恢复椎管的解剖形态及重建颈椎的稳定性。目前手术的入路主要有前路、后路及前后联合三种方式。

第三节　胸腰椎损伤

【概述】

近 90% 脊柱骨折发生在胸椎及腰椎，多数发生在 T11 ～ L2 之间。在青壮年患者中，高能损伤是主要致伤因素，占 65% 以上。老年患者的致伤因素主要为跌倒，约占 60%。15% ～20% 胸腰段骨折脱位患者合并神经功能损伤。中上胸椎骨折虽然仅占脊柱骨折的 9% 左右，但是合并脊髓损伤的发生率高。胸腰椎骨折病例中相邻椎体及不相邻椎体同时骨折的发生率占 6% ～15%，多发创伤病例胸腰椎骨折容易漏诊。

【诊断标准】

1. 临床表现　包括全身及局部表现，低血压及心率变缓可能继发于神经源性休克，血容量不足也可继发休克表现，需要鉴别，早期评估血压了解损伤过程，判断损伤能量及可能并发的脏器损伤。体格检查包括神经学检查及全脊柱触诊，神经学检查包括记录标记感觉平面，下肢肌肉力量评估并动态观察，球海绵体反射便于判断脊髓休克状态及脊髓损伤程度及预后，不可遗漏。脊柱需要前后全面检查，胸腹部的淤血要警惕安全带损伤继发的腹部脏器损伤包括肝脾裂伤（发生率近 45%）；后方需察看软组织损伤情况，包括淤血、气肿及开放损伤等。触摸棘突记录有无台阶、棘突间分离、侧方移位及压痛。

2. 影像诊断

（1）X 线片检查　正位 X 线片可观察椎体序列、椎弓根间距离、棘突间距离。侧位 X 线片可观察椎体序列、椎体形态、棘突间距离，测量椎体高度及后凸角度。

椎体高度丢失率 = 骨折椎前缘高度/[（近端邻椎前缘高度 + 远端邻椎前缘高度）÷2]×100

后缘高度丢失率计算同上。后凸角度测量方法：近端邻椎上终板连线与远端邻椎下终板连线之间的夹角。

（2）CT检查　可以显示椎体爆散程度，骨折块对椎管的侵占程度。后方可以显示椎板骨折、关节突骨折、椎弓根损伤以及棘突骨折等在普通平片上难以确诊的细微损伤。轴位平面上，CT可以用来评估椎体骨折块对椎管的侵占及骨块是否翻转等情况，三维重建CT可以帮助我们观察脊柱的序列情况，从各个平面了解脊柱的结构及损伤情况。

（3）MRI检查　可辅助判断神经损伤程度、椎间盘及后方韧带结构损伤情况，便于判断脊柱损伤程度。MRI检查可以辨别椎间盘损伤、硬膜外血肿、脊髓水肿、软组织损伤、椎体骨挫伤等其他影像学检查不能显示的隐匿损伤。

3. 分型

基于脊柱损伤的病理形态学特点及损伤的外力，三种损伤机制分为：①压缩外力，引起椎体压缩性和爆散性损伤（A型损伤，见图6-10）；②牵张外力，造成椎体骨性结构或连接结构分离（B型损伤，见图6-11）；③旋转外力，引起局部骨性结构（包括椎体、关节突、横突、椎弓等）骨折脱位及连接结构（前后纵韧带、椎间盘、纤维环、小关节囊、后方韧带复合体）撕裂损伤（C型损伤，见图6-12）。根据形态学特点将每一主要类型进一步分为不同的亚型及次亚型。该分类有助于判断骨折的严重程度及预后，并可以指导治疗方式的选择。

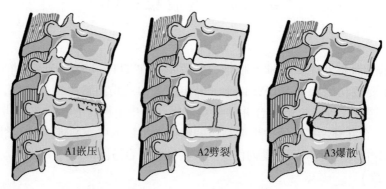

图6-10　AO A型损伤：由压缩和屈曲应力造成，椎体受累，后方结构完整

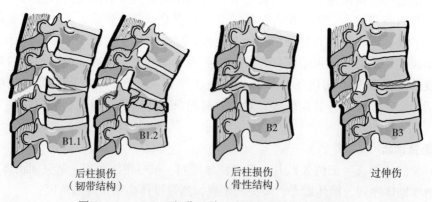

图6-11　AO B型损伤：单一或两个柱的分离性损伤

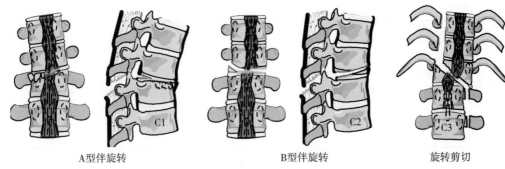

A型伴旋转　　　　　　　　　B型伴旋转　　　　　　　旋转剪切

图6-12　AO C型损伤：双柱损伤伴旋转，所有韧带及间盘损伤

目前的各种分类方法在临床应用时均存在不完美之处，但文献对常见的损伤类型的描述是大体一致的，包括以下类型。

（1）压缩骨折（AO分型：A型）　椎体前中部的楔形骨折，与爆散骨折的区别是不累及椎体后部，重度骨折可累及后方韧带结构，此时应属于B型（AO分型）。

（2）爆散骨折　全部椎体骨折，不累及后方韧带结构则属于A型（AO分型），可累及后方韧带结构则属于B型（AO分型），椎体间无侧方或前后方向的移位，椎体序列维持良好。

（3）屈曲牵张损伤（AO分型：B型）　典型的表现是后方韧带、关节囊、椎间盘或骨结构的裂开，单纯骨结构损伤少见，通常是韧带及骨结构联合损伤，可以发生关节突的脱位或半脱位，可伴有椎体骨折，早期容易漏诊。

（4）骨折脱位（AO分型：C型）　脊柱前后结构联合损伤，表现为前后或冠状位移位、椎体横突骨折、肋骨小头关节脱位等。

4. 临床诊断　应包括脊柱损伤部位、类型（稳定程度）、神经损伤程度（ASIA分级），例如胸椎T12骨折（爆散骨折）A3型（AO分型）、脊髓损伤（ASIA D）。

【治疗原则】

可参考TLICS损伤程度分级，个体化评估（表6-1）。

表6-1　胸腰椎损伤程度评分

评判内容	评判标准	得分
1. 骨折形态		
压缩骨折	后凸角 > 15°	1
	爆散骨折	1
骨折脱位/旋转		3
牵张损伤		4
2. 神经损伤		
无神经损伤		0
神经根损伤		2
脊髓圆锥损伤	不完全损伤	3
	完全损伤	2

评判内容	评判标准	得分
马尾损伤		3
3. 后方韧带复合体损伤		
完整无损		0
可疑损伤		2
明确损伤		3

总分≤3分可选择保守治疗，≥5分选择手术治疗，4分可根据患者情况个体化处理。

胸腰椎骨折后的稳定性是影响治疗方案制定的重要因素。时至今日，Denis 于 20 世纪 80 年代提出的脊柱三柱理论仍被广泛应用于脊柱骨折稳定性的判断。两柱或三柱损伤则为不稳定。按照其理论中柱受累则属于不稳定型骨折。Denis 将不稳定分为第一级应力性不稳定、第二级神经性不稳定及第三级复合型不稳定。应力性不稳定的判断：脊柱的多柱损伤，后方机构损伤，后期可发生后凸畸形；神经性不稳定表现为脊柱骨折合并神经损伤；复合型不稳定则为应力性不稳定型骨折合并神经损伤。屈曲压缩骨折或爆散骨折合并后方韧带复合体损伤则可判断为不稳定型骨折。

1. 保守治疗　保守治疗适于综合判断属于稳定型的胸腰椎骨折。早期卧床 8～12 周，平卧可背部垫枕头于骨折部位通过躯体反屈改善骨折椎体外形，起床站立需佩戴支具缓解疼痛并避免屈曲活动。屈曲压缩骨折后凸角度小于 30°时是稳定型骨折，可选择非手术治疗。后凸角度大于 30°时需要补充核磁共振检查，结合其他影像资料判断后方韧带复合体有损伤时则选择手术治疗。对于普通放射影像及 CT 显示椎体爆散骨折时应补充核磁共振检查，若无神经损害，后方韧带复合体完整可选择保守治疗。

2. 非手术治疗　不伴有神经损伤的稳定的压缩骨折及爆散骨折可采取非手术治疗的方法。

（1）A 型损伤　椎体后凸角度大于 30°，前方椎体高度丢失大于 50%，后方棘突间距离明显增大，核磁共振检查提示韧带损伤，提示局部不稳定，畸形可能进一步加重，这类病例则首选手术治疗；椎体爆散无神经损害表现，后方结构无损伤证据时，按照 Denis 理论两柱损伤应属于不稳定型骨折，可选择手术治疗，但按照 TLICS 分类评分系统尚达不到手术治疗的标准，临床上治疗方案制定可个体化分析决定；椎体爆散骨折骨块侵占椎管但无神经损害表现，治疗方案的制定同上，若椎体爆散骨折合并神经损伤则首选手术治疗，手术应包括椎管探查，复位侵占椎管的骨块，特别是骨块侵占大于 50% 或存在翻转的影像证据时。椎体高度丢失大于 50%，重度爆散椎体骨折可采取骨折节段上下各 2 节段固定，椎体高度丢失小于 50% 可上下各 1 节段安装椎弓根螺钉，骨折节段可置入短的椎弓根螺钉强化固定。椎弓根螺钉置入后通过钉棒连接角度改变或连接棒弧度实现前方撑开后方加压，后方过度撑开可造成平背或愈合过程局部后凸并产生症状。骨折椎体可通过椎弓根通道植入骨诱导及填充材料。置入椎弓根螺钉的方法包括切开及微创两种方式，需要探查椎管时多选择切开的方式。对于椎体爆散缺损或移位至椎管内难以实现间接复位的病例，可通过前外侧手术入路经胸腔（$T_4 \sim T_9$）或胸腹联合（$T_{10} \sim L_1$）或腹膜后（$T_{12} \sim L_5$）显露骨折椎体侧前方，直视下切除部分椎体达到神经减压并重建脊柱前方的支撑结构，与后路手术相比较其步骤复杂，并发症多，手术创伤大，而且术者需要具备丰富的临床经验。对于突入椎管内难以间接复位骨折块也可通过后外侧手术入路进行处理，该术式可通过后方手术入路实现后方椎弓根螺钉的可靠固定，同一切口切除部分椎板关节突至骨折椎体的椎弓根，切除椎弓根内侧部分，通过椎弓根通道刮除部分椎体骨质，并将移位至椎管内的骨折块推压至椎体空腔内，术中可通过超声探查或 CT 显示骨折块的复位情况，此方法可对骨折块实施直接复位，因不能直视硬膜前侧，需要警惕使用器械复位骨折块有可能造成硬膜或脊髓的医源性损伤。

椎体压缩骨折高度丢失小于10%可不需要佩戴支具；高度丢失小于30% ~40%，后凸角度小于20° ~25°可佩戴支具6 ~8 周；胸椎 T_5 以下的骨折可采用胸腰骶骨支具（TLSO），高于 T_5 节段的骨折可采用颈胸支具，并非所有压缩骨折都是稳定型。综上所述，椎体高度丢失大于50%，后凸角度大于30°提示后方韧带损伤的可能性大，增加核磁共振检查是必要的。

（2）B 型损伤　屈曲牵张损伤经过软组织损伤（AO 分型：B1 型）首选后方椎弓根螺钉复位固定手术，椎弓根完整则采取单节段固定，骨折累及椎弓根则需要跨节段固定，合并脱位者需要撑开复位恢复关节突对合关系并加压固定；合并椎体压缩骨折则需要恢复椎体高度再后方加压固定。经过骨性结构的损伤（AO 分型：B2 型损伤）可采取支具固定保守治疗，依从性差的患者也可手术治疗；B3 型损伤较少见，需要通过体位或椎弓根螺钉及连接棒适度撑开闭合前方椎间的分离并固定。

（3）C 型损伤　即骨折脱位，多数合并神经损伤，即使无神经损害，脊柱稳定性已遭破坏，后期会继发神经损害，因此首选手术治疗，多采取后方入路，骨折椎体上下各 2 ~3 节段固定，利用椎弓根钉棒实现复位，骨折部位避免过度撑开，骨折部位可探查椎管，后外侧植骨融合，实现长节段固定，短节段融合。

骨质疏松性骨折的处理：若发生神经损伤、致残性畸形或严重的疼痛时手术治疗应是合理的选择，椎弓根螺钉可应用骨水泥加固，前方神经减压并重建支撑结构，部分矫正畸形后方多节段固定。无神经损害的急性或进行性骨质疏松性压缩骨折出现不能耐受的背部疼痛，不能忍耐制动，药物止痛效果不满意的患者可选择椎体后凸成形术，骨折椎体内注射骨水泥即刻缓解疼痛，预防神经压迫、不稳定、不可接受的畸形及由于畸形或骨折不愈合导致的疼痛。

强直性脊柱骨折（包括强直性脊柱炎及弥漫性骨肥厚症）的评估及处理原则与正常人群胸腰椎骨折不同，脊柱融合强直后发生骨折时骨折端的生物力学特性与长管状骨骨干的骨折类似，处理原则可参考长管状骨骨折内固定原则，不宜应用 TLICS 评分指导治疗。因脊柱融合失去柔韧性骨折端应力集中，即使骨折早期无移位，后期愈合过程中也存在不愈合或骨折端移位的风险，肢体管状骨骨折无移位或手法复位后可采取外固定不负重的非手术方法治疗，但强直性脊柱骨折则难以实现完全免除负重的状态，因此手术治疗是首选。固定方法参考长管状骨骨折内固定原则，骨折两端需要 2 ~3 节段置入椎弓根螺钉固定并安装横向连接加强固定。

第四节　脊髓损伤

脊柱骨折脱位中约14%合并脊髓神经损伤，表现为完全或不完全性四肢瘫痪或截瘫。

为判断每一病例的预后或选择适当的治疗方法，需查明脊髓或神经根的损伤平面、损伤程度、损伤性质和原因。临床分析和X线检查同样重要。

损伤平面的确定可以参照美国脊髓损伤学会（ASIA）1992年制定的方法，通过检查关键点的感觉和关键肌的肌力。

【诊断标准】

1. 脊髓损伤与截瘫的分类

（1）定义　①四肢瘫：为颈段脊髓损伤，引起上下肢及盆腔脏器括约肌功能损害。不包括臂丛及周围神经损伤；②截瘫：胸、腰、骶段脊髓损伤，造成下肢盆腔脏器括约肌功能障碍，不涉及上肢功能。不包括腰骶丛及周围神经损伤；③不完全损伤：神经损伤平面以下包括最低位的骶段保留部分感觉和运动功能及骶部（包括肛门黏膜皮肤连接处和深部肛门）感觉功能。运动功能包括手指肛检时肛门外括约肌自主收缩，按轻重不同分为4级；④完全性损伤：指骶段感觉运动功能完全丧失，包括损伤平面以下感觉运动功能完全丧失。

（2）ASIA损害分级（根据Frankel分级修订）

A. 完全性损害：在骶段（$S_4 \sim S_5$）无任何感觉或运动功能保留。

B. 不完全性损害：在神经平面以下包括骶段（$S_4 \sim S_5$）存在感觉功能，但无运动功能。

C. 不完全性损害：在损伤平面以下存在运动功能，但大部分关键肌肉的肌力小于3级。

D. 不完全性损害：在损伤平面以下存在运动功能，大部分关键肌的肌力大于或等于4级。

E. 正常：感觉和运动功能正常。

2. 临床分类　除上述不完全与完全损伤外，尚有：①中央脊髓综合征：主要发生颈段脊髓，其运动瘫痪上肢重于下肢，以手内肌瘫最重，甚至不能恢复；感觉不同程度受损，骶部感觉未受损；②半脊髓损伤综合征：同侧运动及本体感丧失，对侧痛温觉丧失；③前脊髓综合征：不同程度的运动和混痛觉丧失，而本体感存在；④脊髓圆锥综合征：为脊髓骶段腰神经根损伤；⑤马尾损伤：腰1下缘以下为马尾，故腰2以下损伤为马尾损伤；⑥神经根损伤：见于颈椎及腰椎损伤，仅损伤个别神经根；⑦无放射影像异常的脊髓损伤（SCIWORA）：多见于儿童及老年，青壮年亦可发生。颈椎为此症多见部位，亦可发生于下胸椎损伤后立即或在1~2天内出现四肢瘫或截瘫，但X线上未见到骨折或脱位，MRI可有椎间盘突出、后纵韧带骨化或椎管狭窄；⑧过伸损伤：主要见于颈椎，可为SCIWORA的一种泪滴骨折。其脊髓损伤可为中央型、前脊髓（椎管较宽）型或完全型。

截瘫平面高于脊椎损伤平面的原因有：①脊椎损伤平面以上脊髓缺血性坏死，为损伤至脊髓内动脉系统血栓所致，多见于下胸椎损伤，上行缺血坏死可达数节段；②胸腰段损伤，脊髓因供血障碍或直接损伤，高出脊椎损伤2个节段；③在腰椎横向脱位损伤，如腰3以上向左侧脱位，则腰3以上右侧1至数个神经根可受牵拉损伤。

3. 急性脊髓损伤MRI分型

（1）出血型　脊髓成像中有中心低信号区，周围绕以高信号边缘。

（2）水肿型　脊髓伤区一致高信号，此型预后较好，80%可恢复。

（3）混合型　高低不均信号。

【治疗原则】

1. 急性期

（1）大剂量甲基泼尼松龙　用于严重不全截瘫及全瘫，最好于伤后 8 小时内应用，首次 30mg/kg，静脉滴注 15 分钟，以后 5.4mg/（kg·h）静脉滴注共 23 小时。

（2）脊椎骨折脱位　复位，有压迫者减压。

（3）局部冷疗（硬膜外）　连续 24 小时。

（4）高压氧（HBO）治疗　伤后数小时内进行，6 小时 1 次，共 3 次。

2. 陈旧性脊柱脊髓损伤　可依据压迫方向及程度，行减压和植骨融合内固定术。

第七章　脊柱疾病

第一节　上颈椎疾病

【概述】

上颈椎疾病主要包括寰枢椎脱位及上颈椎先天性畸形。寰枢椎脱位是指由于各种原因如创伤、退变、炎症、先天畸形、肿瘤和手术等造成的寰椎与枢椎骨关节面失去正常的对合关系和稳定性，从而引起临床相应症状。上颈椎先天性畸形主要指的是寰枢椎及其附属结构及与之相连的枕骨及其包含的神经组织等，由于先天发育因素造成的解剖结构异常，有时伴有枕部畸形。主要有颅底凹陷和颅底扁平，枕髁发育不良，寰枕融合，枕骨大孔狭窄，寰椎发育不良，齿突发育异常，颈椎先天性融合，韧带缺损或松弛等。

一、寰枢椎脱位

【诊断标准】

1. 临床表现

（1）枕部及颈部疼痛，颈部活动受限。

（2）上位脊髓受压或损害的表现：四肢肌肉紧张，双手精细动作不能，四肢无力，行走容易跌倒，大小便障碍，四肢肌肉萎缩，严重者出现全身瘫痪，甚至危及生命。

（3）可出现眩晕、耳鸣、视物模糊、胸闷、心悸、血压升高等表现。

（4）合并 Arnold – Chiari 畸形小脑扁桃体疝者，可出现共济失调等小脑损害症状。

（5）体检见颈椎活动受限，斜颈或短颈畸形，枕颈部压痛，四肢肌张力高，肌力减弱，肌萎缩，病理征阳性。

2. 影像学检查　X 线是最基本的检查，可以进行相关数据测量。CT 尤其是矢状位重建或三维重建 CT 可以清晰显示上颈椎各种畸形、寰枢椎骨骼结构变化及脱位程度。MRI则能显示脊髓形态及脊髓受压程度。

【治疗原则】

1. 非手术治疗　牵引或支具外固定。

2. 手术治疗　目的是减压、复位、固定及融合。可以行前路、后路或前后路联合入路手术。

二、上颈椎先天性畸形

【诊断标准】

1. 临床表现　Gund（1964 年）将上颈椎与颅底畸形的临床症状归纳为以下五大类。

（1）小脑症状　眼球震颤，步态不稳，共济失调，拮抗运动，辨距不良等。

（2）脑干和颅神经症状　舌下神经麻痹，辐辏反射障碍，眼肌麻痹，面神经麻痹，三叉神经分布区感觉异常，言语障碍，吞咽困难，饮水呛咳等。

（3）脊髓神经受压症状　运动障碍，锥体束征，上肢感觉障碍，大小便功能障碍。

（4）颈神经症状 枕后神经分布区疼痛或麻木，颈椎活动异常或受限。

（5）颅压升高症状 嗜睡，神志障碍，头晕，头痛，恶心，呕吐，项肌张力增加。

2. 影像学检查 根据临床表现，详细的体检以及影像学检查（X线、CT、CTM、MRI、椎管造影等）可以做出诊断。

【治疗原则】

1. 非手术治疗 无症状者，不需要治疗，但应避免外伤，定期随诊。有局部症状者，可行药物、理疗、制动或外固定等保守治疗。

2. 手术治疗 适用于神经组织受压、有明显神经症状者。目的是减压、固定及融合，有脱位者尽量复位。可以行前路、后路或前后路联合入路手术。

【临床路径】

（1）仔细询问病史。

（2）根据临床表现进行体格检查，注意有无相应神经症状或体征。

（3）综合性辅助检查有助于作出准确诊断。

（4）根据症状性质及程度选择相应保守治疗或手术治疗。

（5）定期随访，必要时采用支具保护（包括手术后早期）。

第二节 颈椎病

【概述】

颈椎病是一种退行性疾病。中老年发病居多，男性多于女性。但近年来年轻患者有增多趋势。一般认为与长期低头、伏案等工作性质或生活习惯有一定联系。按照全国颈椎病专题研讨会（1992年，青岛）上有关专家所达成的共识，颈椎病被定义为：由于颈椎椎间盘退行性改变及继发病理改变（如椎体骨赘形成等）因素累及相邻组织结构（神经根、脊髓、椎动脉及交感神经等）并产生相应临床表现的一类疾病。近年来随着对颈椎病认识的不断深化，一些学者对颈椎病诊断及分型等提出过新的见解，但总体而言，业内对颈椎病的认知未发生根本性改变。

颈椎病根据受累组织结构及临床表现的不同被划分为几种不同类型。目前比较常用的分型主要包括：①神经根型：以神经根受压并出现神经根支配区感觉及运动功能异常（肩背部及上肢疼痛、麻木、无力等）为主要临床表现；②脊髓型：以脊髓受压并出现脊髓功能障碍（肢体无力、动作不灵活、行走不稳及二便异常等）为主要临床表现；③交感神经型：以颈部交感神经受累，出现交感神经功能紊乱为主要临床表现；④椎动脉型：以椎动脉受压累，并由此造成脑基底动脉供血不足为主要临床表现。有时上述两种或两种以上类型的临床表现并存，可被诊断为混合型颈椎病。

一、神经根型颈椎病

【诊断标准】

1. 症状

（1）神经根受压所致症状 ①放射性上肢痛；②手臂麻木；③手臂无力。

（2）颈肩部疼痛或不适症状。

2. 体征 ①颈部僵直，活动受限；②颈部肌肉痉挛，受累节段颈椎棘突压痛；③呈受损神经根支配区分布的感觉减退，手或上肢肌力减弱；④颈椎神经根牵拉试验阳性；⑤Spurling 征阳性。

3. 影像学检查

（1）X 线平片　椎间隙狭窄、椎间孔狭窄、椎间关节失稳；椎体后缘或钩椎关节增生；颈椎生理曲度异常。

（2）CT 或 MRI　椎间盘突出及神经根受压征象；有时可见硬膜囊受压及异常骨化现象。

4. 临床电生理检查

（1）肌电图。

（2）体感或运动诱发电位。

5. 排除其他疾病

（1）周围神经损害。

（2）糖尿病性神经炎。

（3）动脉硬化症。

【治疗原则】

1. 非手术疗法　多数病例可获得疗效，常用方法包括：①卧床休息、理疗、牵引；②药物；③颈部支具固定。

2. 手术疗法

（1）指征　①非手术治疗无效，或疗程过长不能耐受者；②出现明显感觉及运动功能障碍者。

（2）手术方式　①椎间盘切除及植骨融合固定术；②人工椎间盘置换术；③神经根松解术；④经后路微创"钥匙孔"式间盘切除术。

二、脊髓型颈椎病

【诊断标准】

1. 临床表现

（1）中年以上发病较多，但也可见于年轻患者；发病缓慢，逐渐加重。

（2）典型者先出现双下肢无力、步态不稳等症状，可伴上肢麻木、无力及双手不灵活；随病情逐渐加重，可出现不能站立、生活不能自理、大小便障碍甚或失禁。

（3）常见椎体束征，下肢及上肢肌张力增高，四肢生理反射亢进；出现受累水平以下躯干感觉减退平面；Hoffman 征（＋），Babinski 征（＋），髌、踝阵挛（＋）。单侧脊髓受压严重者可表现为 Brown‑Sequard 综合征。

2. 影像学检查

（1）X 线表现　颈椎退变，骨质增生，椎间隙狭窄，颈椎曲度或顺列改变。

（2）MRI 检查　椎间盘突出、韧带肥厚、脊髓受压。脊髓受压严重部位有时可见脊髓内信号改变。

（3）CT（平扫及矢状位重建图像）检查　颈椎骨质增生、后纵韧带或黄韧带骨化、椎管形态改变。

3. 排除其他疾病

（1）运动神经元病。

（2）脊髓炎及椎管内其他病变。

【治疗原则】

1. 手术治疗 手术方式包括：①前路减压及植骨固定术，主要包括经前路间盘切除及植骨融合术（ACDF）及经前路椎体切除及植骨融合术（ACCF）；②前路减压及人工椎间盘置换术（CDR）；③后路椎板成形（椎管扩大）术；④后路椎板减压及固定术。

2. 非手术疗法（同神经根型颈椎病） ①用于症状轻微患者；②应行手术，但因各种原因所限不能耐受手术者。

三、交感型颈椎病

【诊断标准】

1. 症状

（1）有时与椎基底动脉供血不足有关。常见症状包括：①头痛；②头晕；③眼部不适或视力异常；④出汗异常；⑤心慌、恶心或呕吐；⑥猝倒等。

（2）颈肩部疼痛或不适症状。

（3）睡眠或情绪改变，记忆力减退。

2. 体征 颈部活动常受限，有时可伴有类似上运动神经元损害的体征：如膝腱反射活跃，Hoffman 征阳性等；尚无具有诊断意义的特殊体征。

3. 影像学表现

（1）X 线表现 颈椎退变；颈椎生理曲度改变；椎间关节失稳征象常较明显（故颈椎侧位过伸及过屈位片常有重要参考价值）。

（2）CT 及 MRI 可伴有椎间盘突出及硬膜囊受压征象。

4. 其他辅助检查

（1）MRA 可显示椎动脉走行情况。

（2）椎动脉造影。

（3）椎动脉超声检查。

5. 排除其他疾病

（1）耳源性及眼源性眩晕。

（2）神经官能症及颅内病变。

（3）焦虑及抑郁症。

（4）动脉硬化症。

【治疗原则】

1. 非手术治疗 适合于多数患者。常用方法包括：①卧床休息、理疗；②药物；③颈部支具固定；④颈部肌肉锻炼；⑤颈椎管内硬膜外封闭。

2. 手术治疗

（1）指征 ①具有明显发作性眩晕或猝倒症状，非手术治疗无效；②颈椎椎间关节显著失稳且有证据表明其与临床症状发作有关。

（2）手术方式 以颈椎固定及融合为主要目标。

第三节 颈椎椎管狭窄症

【概述】

颈椎椎管狭窄症是指颈椎椎管因各种因素发生颈椎骨性和（或）附属软组织结构异常，导致一处或多处管腔狭窄，进而导致脊髓或神经根受压并出现相应临床症状的疾病。多见于中老年人。

【诊断标准】

1. 临床表现

（1）症状 类似颈椎病症状。可表现为四肢疼痛、麻木，单侧或双侧，可有放射痛。四肢无力，活动不灵，双手不能做精细动作，行走有踩棉感，部分患者可有大小便功能障碍或性功能异常。

（2）体检 颈椎棘突旁有时有压痛，颈部后伸时可因椎管内容物直径变粗而使症状诱发或加剧。四肢及躯干感觉减退，肌力减弱。四肢腱反射活跃或亢进。病理反射如霍夫曼反射或巴氏征等阳性。少数患者体征可不明显。

2. 影像学检查 为了精确诊断，可做下列辅助检查。颈椎 X 线正侧位片，可以直接测量颈椎管矢状径，必要时增照颈椎双斜位及过伸、过屈位片。此外，肌电图、CT、MRI 对诊断都可提供帮助。

3. 诊断与分型 根据病因，本病分为原发性和继发性两种，原发性为发育性颈椎椎管狭窄，继发性多见于退行性及医源性颈椎椎管狭窄。

（1）发育性 发育过程中出现的颈椎椎管矢状径较小。通常，如果椎管矢状径与椎体矢状径的比值即 Pavlov 比值小于 0.75，则为颈椎椎管狭窄。

（2）退行性 椎间盘退变突出，椎体后缘、关节突关节、钩椎关节等骨质增生，黄韧带肥厚，使椎管容积尤其是硬膜囊周围的潜在腔隙减小。有些患者在发育性椎管狭窄的基础上可伴随退行性椎管狭窄。

（3）医源性 系指因手术等原因造成的椎管狭窄。

（4）其他原因所致的椎管狭窄 如强直性脊柱炎、DISH 病等所造成的颈椎椎管狭窄。

【治疗原则】

1. 非手术治疗 神经组织受压程度较轻及临床症状较轻者经非手术治疗后，症状多可缓解。

2. 手术治疗 临床症状较重，尤其是出现明显神经功能障碍者需要进行椎管减压术，根据需要选择前路或后路手术。

【临床路径】

（1）仔细询问病史。

（2）根据临床表现进行体格检查，注意有无相应神经症状及体征。

（3）全面的辅助检查能够帮助做出准确诊断。

（4）根据症状轻重及神经受损情况选择保守或手术治疗。

（5）定期随访，术后早期有时需支具保护。

第四节　颈椎后纵韧带骨化

【概述】

颈椎后纵韧带骨化（OPLL）在东亚的黄种人发病率较高，日本为 2% ~ 3%，虽经近年来大量研究表明其与多种因素及因子有关，但迄今病因仍未阐明。OPLL 的病理改变主要是后纵韧带发生增厚和骨化，有时可与硬脊膜粘连，甚至合并硬膜骨化。OPLL 使颈椎管变窄、容积变小，从而使脊髓或神经根受到不同程度的压迫和损伤，引起相应功能障碍，甚至瘫痪。

【诊断标准】

1. 临床表现

（1）本病好发于中老年，男性多于女性。

（2）早期症状不明显，病情逐渐发展可导致脊髓及神经根受压，出现椎管狭窄的症状和体征。如四肢感觉、运动功能异常，主要表现为双手酸麻胀痛，手指不灵活，四肢无力，上肢及手肌肉萎缩，行走无力，大小便功能障碍等。体检可见四肢肌腱反射亢进，髌阵挛、踝阵挛阳性，病理反射阳性等体征，严重者可丧失生活自理能力，出现四肢痉挛性瘫痪。

2. 影像学检查　主要依据颈椎侧位 X 线片或断层片，以及 CT 确定诊断。MRI 能显示脊髓受压形态及脊髓本身的某些病理改变。

根据 X 线侧位片和（或）CT 矢状位扫描重建图像所提示的后纵韧带骨化学形态特点，可将其分为连续型、间断型、局灶型和混合型等几种常见类型。

3. 鉴别诊断　OPLL 症的感觉障碍可呈传导束型、神经根型或节段型。部分患者可无感觉障碍，需与运动神经元疾病相鉴别。OPLL 症与颈椎病所产生的症状和体征十分相似，仅根据临床表现很难鉴别清楚，影像学检查为主要鉴别手段。另外在诊断中要注意区分 OPLL 与椎体后缘骨赘。

【治疗原则】

（1）无临床症状者一般不需特殊治疗，有轻微症状而无脊髓功能异常者，可给予休息、药物及理疗等对症治疗，并嘱患者注意颈部外伤的预防。

（2）症状严重尤其是出现明显脊髓功能异常者应行手术。手术治疗的目的是解除脊髓压迫及稳定颈椎。手术方式包括单纯前路、后路及前后路联合入路等方式。前后路联合入路手术可依据患者的具体情况一期或分期完成。常用手术方式包括：前路（椎体或骨化块切除）减压及固定术、后路椎管扩大成形术及后路椎板减压与固定术等。

【临床路径】

（1）仔细询问病史。

（2）根据临床表现进行体格检查，注意有无相应神经损害症状。

（3）全面的辅助检查能够帮助做出准确诊断并分型。

（4）根据症状选择相关保守或手术治疗。

（5）定期随访，术后早期有时需支具保护。

第五节　胸椎管狭窄症

【概述】

　　胸椎管狭窄症是由于发育性因素或由椎间盘退变突出、椎体后缘骨赘及小关节增生、韧带骨化等因素导致的胸椎管或神经根管狭窄，所引起的相应的脊髓、神经根受压的症状和体征。

【诊断标准】

　　1. 症状和体征　各种原因导致的胸椎管狭窄症都是表现为胸脊髓或神经根受累的相应的症状和体征，相互间并无显著区别。胸椎黄韧带骨化症（OLF）和后纵韧带骨化症（OPLL）是由于韧带逐渐肥厚、骨化而引起的慢性脊髓压迫性疾病，因而疼痛症状不突出。大多数胸椎管狭窄症患者年龄在 40 岁以上；隐匿起病，逐渐加重；早期仅感觉行走一段距离后，下肢无力、发僵、发沉、不灵活等，休息片刻又可继续行走，称为脊髓源性间歇性跛行，这与腰椎管狭窄症中常见的以疼痛、麻木为主要特征的神经源性间歇性跛行有显著不同。随病情进展，出现踩棉花感、行走困难，躯干及下肢麻木与束带感，大小便困难、尿潴留或失禁，性功能障碍等。临床体检可见以脊髓上运动神经元性损害为主的表现，即躯干、下肢感觉障碍；下肢肌力减弱，肌张力升高；膝、跟腱反射亢进；病理征阳性等。但当病变位于胸腰段时，则可能表现为以下运动神经元性损害为主的征象，即广泛下肢肌肉萎缩，肌张力下降，膝、跟腱反射减弱或消失，病理征不能引出；或者同时存在有脊髓上下运动神经元性损害的特征，如既有肌张力下降，又有病理征阳性等。

　　2. 影像学检查

　　（1）胸椎 X 线片　由于复杂的胸椎结构，仅能发现不到 50% 的 OLF 或 OPLL 病变，但是作为一项基本检查仍能提供许多重要信息。如发现有椎体楔形改变或 Scheuermann 病，则有可能有椎间盘突出；发现特发性弥漫性骨肥厚症（DISH）、强直性脊柱炎、氟骨症，则可能有 OLF；如发现有下颈椎连续性 OPLL，则可能有胸椎 OLF 等。

　　（2）MRI 检查　可清楚显示整个胸椎病变及部位、病因、压迫程度、脊髓损害情况，是确诊胸椎管狭窄症最为有效的辅助检查方法。此外，临床上有 10% 以上的胸椎管狭窄症的病例是在行颈椎或腰椎 MRI 检查时偶然发现了 OLF 或胸椎间盘突出。

　　（3）脊髓造影检查　因其有创性、只能间接反映胸椎病变及脊髓的压迫，在不具备 MRI 设备的医院可以选择此方法。

　　（4）CT 检查　可以清晰显示骨性椎管及骨化韧带的结构，对手术治疗提供有效信息，多用于病变局部重点检查。

【治疗原则】

　　1. 非手术治疗　对临床中发现的 OLF、OPLL、胸椎间盘突出确定无脊髓损害者密切观察，同时避免搬运重物等可引起胸椎外伤的活动。对有神经损害的各种原因所致的胸椎管狭窄症，无有效非手术治疗方法，应尽早手术治疗。

　　2. 手术治疗原则

　　（1）OLF 的手术方法：OLF 及椎管后壁切除减压。

　　（2）胸椎间盘突出的手术方法：经侧前方椎间盘切除、植骨固定。

（3）OPLL 的治疗原则：短节段 OPLL——经侧前方椎体及 OPLL 切除、植骨固定；长节段 OPLL——经后方椎板切除减压。

第六节　腰椎间盘突出症

【概述】

腰椎间盘突出症（LDH）是由于腰椎间盘退行性改变或受外伤等原因，纤维环破裂，髓核突出并刺激或压迫神经根、马尾神经所表现的一种综合征，是引起腰腿痛的常见原因。腰椎间盘突出症的发病率占门诊中腰腿痛患者的约 1/5。

【诊断标准】

1. 临床表现

（1）腰痛和一侧下肢放射痛　这是该病的主要症状。腰痛常发生于腿痛之前，也可二者同时发生；大多有外伤史，也可无明确诱因。疼痛具有以下特点。

①放射痛沿坐骨神经传导，直达小腿外侧、足背或足趾。如为腰 3~腰 4 间隙突出，因腰 4 神经根受压迫，可产生向大腿前方的放射痛。

②一切使脑脊液压力增高的动作，如咳嗽、打喷嚏或排便等，都可加重腰痛和放射痛。

③活动时疼痛加剧，休息后减轻。卧床体位：多数患者采用侧卧位，并屈曲患肢；个别严重病例在各种体位均疼痛，只能屈髋屈膝跪在床上以缓解症状。合并腰椎管狭窄者，常有间歇性跛行。

（2）脊柱偏斜畸形　脊柱偏斜的方向取决于突出髓核与神经根的关系：如突出位于神经根的腋下，躯干一般向患侧弯；如突出位于神经根的肩上，躯干则向对侧弯。

（3）脊柱活动受限　髓核突出，压迫神经根，使腰肌呈保护性紧张，可发生于单侧或双侧。由于腰肌紧张，腰椎生理性前凸消失。脊柱前屈后伸活动受限制，前屈或后伸时可出现向一侧下肢的放射痛。侧弯受限往往只有一侧，据此可与腰椎结核或肿瘤鉴别。

（4）腰部压痛伴放射痛　椎间盘突出部位的患侧棘突旁有局限的压痛点，并伴有向小腿或足部的放射痛，此点对诊断有重要意义。

（5）直腿抬高试验阳性　应注意两侧对比。患侧抬腿受限，并感到向小腿或足的放射痛即为阳性。有时抬高健肢而患侧腿发生麻痛，系因患侧神经受牵拉引起，此点对诊断有较大价值。在直腿抬高到一定高度至产生下肢放射痛时，将下肢稍降低使放射痛消失，此时将踝关节被动背伸，如再次诱发放射痛，则为直腿抬高加强试验阳性（Bragard 征）。

（6）神经系统检查　腰 3~腰 4 突出（腰 4 神经根受压）时，可有膝反射减退或消失，小腿内侧感觉减退。腰 4~腰 5 突出（腰 5 神经根受压）时，小腿前外侧足背感觉减退，趾背伸肌力常有减退。腰 5 骶 1 间突出（骶 1 神经根受压）时，小腿外后及足外侧感觉减退，第 3、4、5 趾肌力减退，跟腱反射减退或消失。神经压迫症状严重者患肢可有肌肉萎缩。如突出较大，或为中央型突出，或纤维环破裂髓核碎片突出至椎管者，可出现较广泛的神经根或马尾神经损害症状，患侧麻木区常较广泛，可包括髓核突出平面以下患侧臀部、股外侧、小腿及足部。中央型突出往往两下肢均有神经损伤症状，但一侧较重；应注意检查鞍区感觉，常有一侧减退，有时两侧减退，常有小便失控，湿裤尿床，大便秘结，性功能障碍，甚至两下肢部分或大部瘫痪。

2. 影像学检查 需拍腰骶椎的正、侧位片，必要时加照左右斜位片。常有躯干偏斜，有时可见椎间隙变窄，椎体边缘唇状增生。X 线征象虽不能作为确诊腰椎间盘突出症的依据，但可借此排除一些疾患，如腰椎结核、骨关节炎、骨折、肿瘤和脊椎滑脱等。重症患者或不典型的病例在诊断有困难时可考虑做脊髓造影、CT 扫描和核磁共振等特殊检查，以明确诊断及突出部位。上述检查无明显异常的患者并不能完全除外腰椎间盘突出症。

3. 诊断 大多数腰椎间盘突出症患者，根据临床症状或体征即可做出正确的诊断。主要的症状和体征是：①腰痛合并"坐骨神经痛"，放射至小腿或足部，直腿抬高试验阳性；②在腰 4 ~ 腰 5 或腰 5 骶 1 棘旁有明显的压痛点，同时有至小腿或足部的放射性痛；③小腿前外或后外侧皮肤感觉减退，伸趾肌力减退，患侧跟腱反射减退或消失。X 线片可排除其他骨性病变。

4. 鉴别诊断

（1）腰椎后关节紊乱 相邻椎体的上下关节突构成腰椎后关节，为滑膜关节，有神经分布。当后关节的上、下关节突的关系不正常时，急性期可因滑膜嵌顿产生疼痛，慢性病例可产生后关节创伤性关节炎，出现腰痛。此种疼痛多发生于棘突旁 1.5cm 处，可有向同侧臀部或大腿后的放射痛，易与腰椎间盘突出症相混。该病的放射痛一般不超过膝关节，且不伴有感觉、肌力减退及反射消失等神经根受损之体征。对鉴别困难的病例，可在病变的小关节突附近注射 2% 普鲁卡因 5ml，如症状消失，则可排除腰椎间盘突出症。

（2）腰椎管狭窄症 间歇性跛行是最突出的症状，患者自诉步行一段距离后，下肢酸困、麻木、无力，必须蹲下休息后方能继续行走。骑自行车可无症状。患者主诉多而体征少也是重要特点。少数患者有根性神经损伤的表现。严重的中央型狭窄可出现大小便失禁，脊髓造影、CT 扫描、核磁共振等特殊检查可进一步确诊。

（3）腰椎结核 早期局限性腰椎结核可刺激邻近的神经根，造成腰痛及下肢放射痛。腰椎结核有结核病的全身反应，腰痛较剧，X 线片上可见椎体或椎间隙的破坏。CT 扫描对 X 线片不能显示的椎体早期局限性结核病灶有独特作用。

（4）椎体转移瘤 疼痛加剧，夜间加重，患者体质衰弱，可查到原发肿瘤。X 线片可见椎体溶骨性破坏，椎弓根侵犯多见。

（5）脊膜瘤及马尾神经瘤 为慢性进行性疾患，无间歇好转或自愈现象，常有大小便失禁。脑脊液蛋白增高，奎氏试验显示梗阻。脊髓造影检查可明确诊断。

【治疗原则】

1. 非手术治疗 严格卧硬板床休息 3 ~ 6 周，辅以理疗和药物及牵引，常可缓解。腰腿痛症状改善或消失后，需要逐步开始腰背部伸肌锻炼。

2. 手术治疗 手术适应证为：①非手术治疗无效或复发，症状较重影响工作和生活者；②神经损伤症状明显、广泛，甚至继续恶化，疑有椎间盘纤维环完全破裂髓核碎片突出至椎管者；③中央型腰椎间盘突出有大小便功能障碍者；④合并明显的腰椎管狭窄症者。

常用的手术方式包括传统的切开椎间盘切除、微创小切口椎间盘切除、显微内窥镜下的椎间盘切除和椎间孔镜下椎间盘切除，应根据患者的病情和手术医生掌握的技巧选择合适的手术方式，决定是否需要内固定和植骨融合。

手术一般只显露一个椎间隙，但如术前诊断为两处髓核突出或一处显露未见异常，可再显露另一间隙。合并腰椎管狭窄者，除做椎间盘髓核摘除术外，应根据椎管狭窄情况做充分的减压。术后 1~2 天下地活动，功能恢复较快，2~3 个月后即可恢复轻工作。术后半年内应避免重体力劳动。

第七节　腰椎滑脱症

【诊断标准】

1. 症状　并非所有的滑脱都有临床症状，除了与脊柱周围结构的代偿能力有关外，还取决于继发损害的程度，如关节突增生、椎管狭窄、马尾及神经根的受压等。腰椎滑脱的主要症状包括以下几个方面。

（1）腰骶疼痛　疼痛涉及到腰骶部，多为钝痛，极少数患者可发生严重的尾骨疼痛。疼痛可在劳累后逐渐出现，或于一次扭伤之后持续存在。站立、弯腰时加重，卧床休息后减轻或消失。

（2）坐骨神经受累　峡部断裂处的纤维结缔组织或增生骨痂可压迫神经根，滑脱时腰5 或骶 1 神经根受牵拉，出现下肢放射痛、麻木；直腿抬高试验多为阳性，Kemp 征阳性。疼痛及麻木症状可出现在两侧，但因腰椎紊乱后的扭曲侧弯可使两侧受损程度不一，而症状表现轻重不等，甚至只在单侧出现症状。

（3）间歇性跛行　若神经受压或合并腰椎管狭窄则常出现间歇性跛行症状。

（4）马尾神经受牵拉或受压迫症状　滑脱严重时，马尾神经受累可出现下肢乏力、鞍区麻木及大小便功能障碍等症状。

2. 体征　腰部检查可见腰椎前凸增加，臀部后凸，也可因神经根受压而出现腰椎变直。腰椎活动受限，前屈时疼痛经常加重。患椎棘突处压痛，可触及上一个棘突前移，而致局部形成台阶感。坐骨神经受损的体征常不肯定，仔细进行神经系统检查，多数患者可出现不同程度的神经根受累体征，如踇趾背伸无力，足背痛觉下降，跟腱反射减弱等。如滑脱严重，可因马尾神经受累而出现膀胱或直肠括约肌障碍。

3. 影像学检查

（1）X 线片表现　X 线表现对于腰椎滑脱的诊断及治疗方案的制定十分重要。凡疑诊本病者均应常规拍摄站立位的前后位、左右斜位、侧位及动力性 X 线片。

前后位片：不易显示峡部病变。通过仔细观察，可能发现在椎弓根阴影下有一密度减低的斜行或水平裂隙，多为双侧，宽度为 1~2mm。明显滑脱的患者，滑脱的椎体因与下位椎体重叠而显示高度减小，椎体倾斜、下缘模糊不清、密度较高，与两侧横突及骶椎阴影相重叠，称为 Brailsford 弓。滑脱腰椎的棘突可向上翘起，也可与下位椎体之棘突相抵触，并偏离中线。

侧位片：能清楚显示椎弓崩裂形态。裂隙于椎弓根后下方，在上关节突与下关节突之间，自后下斜向前下，边缘常有硬化征象。病变一侧者侧位片显示裂隙不完全或不清楚，两侧者显示较清楚。侧位片可显示腰椎滑脱征象，并能测量滑脱分度及分级。

分度判定：国内常用的是 Meyerding 分级，即将下位椎体上缘分为 4 等份，根据椎体相对下位椎体向前滑移的程度分为Ⅰ~Ⅳ度。

Ⅰ：指椎体向前滑动不超过椎体中部矢状径的 1/4 者。

Ⅱ：超过 1/4，但不超过 2/4 者。

Ⅲ：超过 2/4，但不超过 3/4 者。

Ⅳ：超过椎体矢状径的 3/4 者。

Newman 分级判定法：将第一骶椎上缘划分十个等份，之后按同等尺寸再在骶骨前方划分出同样划分。其评判分级是依据上方腰椎椎体前缘所在的位置；例如Ⅰ＝3＋0，Ⅱ＝8＋6，Ⅲ＝10＋10。

斜位片：可清晰显示峡部病变。在椎弓崩裂时，峡部可出现一带状裂隙，称为苏格兰狗颈断裂征或长颈犬征。其前下方常位于骶骨上关节突顶点上数毫米，偶尔可位于顶点的稍前方。

动力性 X 线片：可判断滑移的活动性，对判断有无腰椎不稳价值较高。腰椎不稳的 X 线诊断标准有过伸、过屈位片上向前或向后位移 >3mm 或终板角度变化 >15°，正位片上侧方移位 >3mm；椎间盘楔形变 >5°。过屈时可使峡部分离，有助于诊断。

（2）CT 扫描、MRI 及脊髓造影　CT 对峡部病变的诊断率较高。另外，CT 不仅能够观察椎体和椎间盘的异常，而且可以清楚显示椎体后部小关节结构和软组织异常。腰椎滑脱的 CT 表现主要有：①双边征；②双管征；③椎间盘变形：即出现滑脱水平的纤维环变形，表现为前一椎体后下缘出现对称的软组织影，而下一椎体后下缘无椎间盘组织。④峡部裂隙：出现在椎弓根下缘平面，走行方向不定，边缘呈锯齿状。

三维 CT 或矢状面多幅重建可以明确椎间孔变化及滑脱程度。

核磁共振检查（MRI）可观察腰椎神经根受压情况及各椎间盘退变程度，有助于确定减压和融合范围。椎管造影是一种有创检查，对检出椎管内突出物价值较大。因滑脱中有极少数病例（0～6%）伴发椎间盘突出，故只在神经体征明显、不排除肿瘤或计划在术中行复位者时应用。

4. 诊断腰椎滑脱的标准　主要包括以下几点。

（1）临床症状及体征。

（2）X 线片应包括正、侧及左右斜位，必要时加摄动力位片。

（3）合并有严重神经症状时，CT、MRI 检查椎间盘退变情况以及了解椎管情况。

（4）X 线片清晰、摄影位置正确即可诊断本病，但应注意伴发病。

【治疗原则】

很多腰椎滑脱的患者都是没有症状的，无症状的腰椎滑脱一般不需手术治疗，即使有了症状，多数应先行保守治疗。手术只适用于那些保守治疗无效或有下肢神经根症状者。一般情况下，出现下列病情有手术指征：①持续性腰背痛，经保守治疗不缓解，严重影响患者生活者；②伴持续性神经根压迫症状或椎管狭窄症状者；③严重腰椎滑脱伴有腰骶部畸形者；④X 线片证实滑脱进展者。

1. 非手术治疗　据统计腰椎滑脱患者需手术治疗的仅 10%，疾病自然史表明大多数患者症状不会随时间变化而加重，很少有神经功能的恶化，首选非手术治疗。非手术治疗适用于病史短、症状轻、Ⅰ°以内的滑脱及年龄大、体质差不能耐受手术者，治疗方法包括休息、理疗、腰背肌锻炼、戴腰围或支具、治疗骨质疏松、有氧运动和减轻体重。

2. 手术治疗

（1）神经减压术　减压是解除症状的主要手段，轻度腰椎滑脱是否需神经根减压尚存争议。对于重度滑脱多数作者主张神经减压，以缓解症状。减压范围应当包括黄韧带、椎间盘、增生的关节突、侧隐窝等。神经减压的方法包括全椎板切除、半椎板切除以及节段性开窗。

（2）脊柱融合术　虽然现代手术技术可以提供术后的早期稳定，但长期的稳定性还有赖于坚强的生物性融合。脊柱融合的方法很多，按照植骨的部位可分为：椎间融合、后外侧融合、椎体环周360°融合等；按是否使用器械可分为非器械固定融合和器械固定融合；按手术入路椎间融合又可分为前路椎间融合（ALIF）与后路椎间融合（PLIF）、经椎间孔椎间融合（TLIF）。

（3）腰椎滑脱复位术　对腰椎滑脱手术过程中滑脱椎体是否需复位、是否需解剖复位存在较多争议。多不主张扩大手术强行完全解剖复位，因为长期形成的腰椎滑脱，其周围结构发生了相应改变，具有对抗牵拉、维持滑脱的固有应力，如强行复位不仅难以完全复位，而且会破坏已适应的解剖关系，易导致术后神经根紧张、神经牵拉损伤等并发症。

（4）脊柱内固定术

①坚强融合内固定：所谓的坚强融合内固定，是利用具有高弹性模量的钛合金等金属材料制作而成的内固定系统配合各种融合方法进行的脊椎内固定，内植物与椎体间是刚性连接。通常使用坚强内固定装置矫正畸形、稳定脊柱，骨融合率较高，减少了假关节形成。

②动态融合内固定：动态融合内固定也可称之为半坚强内固定。这种内固定系统分两种，一种是用较低弹性模量的金属或高分子材料制成；另一种仍是由高弹性模量的金属材质制作而成，但器械内部可产生局部的微动。

③动态非融合内固定：非融合的腰椎动态固定也称为弹性固定，是指在不融合的前提下改变腰椎的负荷传导和活动范围的一种固定方式。

（5）峡部关节处直接修复术　目前认为椎弓崩裂是下腰椎椎弓峡部的反复微创伤导致的疲劳骨折，它是峡部裂腰椎滑脱的病理前提。

第八节　腰椎管狭窄症

【概述】

除导致腰椎管狭窄各种独立的临床疾病以外，任何原因引起的椎管、神经根管、椎间孔等任何形式的狭窄，并引起马尾神经或神经根受压的综合征，统称为腰椎管狭窄症。

【诊断标准】

多数学者认为诊断应依据两个方面，首先是临床症状和神经根或马尾功能缺损的体征，其次是相应的影像学改变，二者缺一不可。但其中更重要的是临床，没有前者，任何影像学阳性发现都没有诊断意义，即诊断中央管狭窄必须有圆锥或马尾损害表现加影像学支持；诊断神经根通道狭窄必须有神经根性症状、体征及相应的影像学依据。没有临床依据，即使 CT、MRI 显示脊髓严重受压或椎管明显狭窄，仍然不能肯定诊断。

1. 临床表现　本症好发于 50 岁以上者，临床表现为腰痛向下肢放射，可出现间歇性跛行，站立不动并不能使疼痛缓解，但坐位或卧位可使症状消失，直腿抬高往往不受限，症状重而体征少是本症的特点。腰过伸试验阳性是本症的重要体征。过伸时，椎管管腔前后径变窄，导致神经受压而疼痛加剧，同时病变处压痛明显。多数学者认为本病可出现间歇性跛行，近年通过椎管内造影的动态观察和电刺激试验的研究，可将间歇性跛行分为姿势型和缺血型两类。前者出现在长时间站立和伸腿时，与体位改变和腰椎伸展有关，后者发生于行走或下肢活动时，与腰椎伸展活动和体位无关，但与血内的氧张力有很大关系。而各种椎管狭窄症患者中，只有半数有间歇性跛行，所以认为不能把间歇性跛行当作诊断本病的主要依据。

2. 影像学检查

（1）X 线片　传统 X 线片仍是首选方法，一般认为横径 <20mm，矢径 <15mm，考虑椎管狭窄。退行性腰椎管狭窄：上关节突肥大可造成侧隐窝和椎管狭窄。局限性腰椎骨质增生向后突出，X 线片能显示。经手术证实，退行性腰椎管狭窄症多伴有黄韧带肥厚、椎板增厚。

（2）椎管造影　能直接在荧光屏上动态观察造影剂在椎管内的流动情况，通过多角度检查，可以显示椎管全貌。若硬膜外隙宽在 L3～L4 椎间水平 >4mm，L4～L5 >5mm，L5～S1 >6mm，或硬膜囊横径 <12mm，矢径 <8mm 提示有椎管狭窄。

（3）MRI　可使检查部位在矢状、冠状、横截层面显示各种组织三维结构形态及其变化。据腰椎结构的不同组织，MRI 利用信号强度的差别，构成了腰椎结构的不同影像，借以鉴别骨性、非骨性组织结构的变化。一些学者研究表明，MRI 诊断符合率达 82%～91%。MRI 显示各种病变，对脊髓产生的继发性改变优于 CT，但显示椎管骨性增生、骨性狭窄及韧带钙化则不如 CT。

【治疗原则】

轻度的椎管狭窄用一般保守疗法，如按摩、热敷、理疗、牵引和药物、休息和制动等，也有一定的有效率。

对严重者需手术治疗。手术指征：①持续性或间歇性疼痛，而不能用保守疗法缓解者；②进行性下肢神经功能改变者；③有马尾神经综合征者。手术目的：解除压迫马尾神经和神经根狭窄因素。手术治疗原则：既要彻底减压，又要尽量保持脊柱的稳定性。

腰椎管狭窄症手术治疗中，强调以下 5 点：①术前明确定位：减压的区域应是引起相应的临床表现的部位，有几处减几处，但并不一定是影像学检查最狭窄的部位；②有限减压：在彻底解除压迫因素前提下应尽可能不破坏结构，尽量保持脊柱的稳定性；③减压标准：神经根通道的减压应以受限神经根能自如移动，达 1cm 为标准，中央椎管狭窄以受累硬膜和神经根能自如移动，8 号橡胶管可沿神经根插入神经根管为标准；④手术后瘢痕继发压迫：可采用 3mm 厚的游离脂肪片覆盖；⑤必要时融合：减压后对稳定性影响较大时应同时作融合手术。

第九节　腰椎不稳症

【概述】

退行性腰椎不稳症是指在腰椎退行性变的病理过程中出现在正常载荷下退变椎节的异常移位，使脊髓、神经根受到刺激或损伤，出现功能性疼痛和坐骨神经症状。临床上表现为患者站立或行走时出现腰痛或下肢症状；平卧消失或明显减轻，腰椎过伸、屈位摄片和测量是诊断的客观手段及依据。

【诊断标准】

1. 临床表现　腰痛及坐骨神经痛是腰椎不稳的主要症状，其特点包括：①急性发作；②疼痛剧烈，持续时间短，休息、制动后可缓解，但易复发；③疼痛常为双侧性，可由下腰部和臀部向腹股沟和腿部放射，但很少波及到膝以下；④不稳交锁现象。体格检查可以发现骶棘肌紧张，尤其是站立位时，改变体位时易引发疼痛。

2. 影像学检查　目前关于腰椎不稳的诊断标准争议较多，多数医生建议采用以下标准：在动力位腰椎侧位像上，相邻椎体上、下终板夹角变化超过11°，或椎体水平位移大于4mm。另外在腰椎正侧位 X 线片上可以看见一些间接征象，如椎体的牵引性骨刺、椎间隙狭窄、小关节增生、肥大和半脱位以及小关节和棘突的不对称排列。

在脊柱不稳定中最主要的问题是确定患者症状的减轻、加重或显著的腰背疼痛与影像学上不稳定之间的关系。其他如伴随产生的椎管狭窄、椎间盘突出和其他生理问题只是评定脊柱不稳的并发症因素。对于由退变性椎间盘疾病引起的临床上明显的腰椎不稳，手术方案应该在充分考虑所有的因素和评估危险性后根据每一个患者的具体情况而定。退变性腰椎不稳症需要通过脊柱融合术来防止不稳节段畸形的进一步发展；减少不稳节段的活动；减轻或去除该节段引起的疼痛症状。

【治疗原则】

一般先行一段时间的保守治疗，内容包括：①避免腰部的旋转活动，以减少对不稳节段的剪力；②减肥；③使用腰围制动，减少不稳节段的压力；④腰背肌锻炼。如果保守治疗无效，方可考虑手术治疗。手术方式可分为前路和后路的脊柱融合手术。

前路腰椎间融合（ALIF）和后路腰椎间融合（PLIF、TLIF）已是明确用于治疗腰椎间盘源性腰痛的手术方法。腰椎间融合能提供最强的生物力学稳定性，并且消除了源于椎间盘节段的疼痛。

在诸多腰椎融合术中以后路腰椎椎体间融合植骨术（PLIF）最为常用。其优点表现在：①融合器位于椎体间隙，在解决包括屈伸、侧方及旋转不稳的同时重建前柱完整性；②椎体间融合器在上下椎体的压力下可得到理想的融合效果，并能保持椎间隙的高度；③椎体间融合需要的植骨量小，毋需取髂骨，避免供骨区并发症的发生；④经后路椎体间的融合器植骨技术能在解除马尾神经受压的同时稳定椎节。

第十节　脊柱后凸畸形

【概述】

正常人的胸段脊柱有生理性后凸，后凸角为20°～40°，后凸顶点位于T7～T8处，各种原因造成胸段脊柱后凸角度大于50°时，称为脊柱后凸或驼背畸形。

【诊断标准】

1. 病因病史　姿势性、肌肉无力及腰前凸畸形代偿可引起非固定性后凸畸形。青年性驼背或休门氏病、强直性脊柱炎、脊柱结核及创伤等常导致脊柱固定性后凸畸形。

2. 临床表现 青年性驼背主要表现为驼背伴脊柱强直，疼痛常不严重。强直性脊柱炎性后凸畸形以下腰部、臀部疼痛，脊柱活动性疼痛伴受限为主要特征。创伤性后凸畸形常有腰背痛，若有椎体后缘骨片突入椎管则可出现下肢运动和感觉受损。脊柱结核性后凸畸形活动期可有全身结核中毒症状。幼儿或青少年先天性脊柱后凸畸形常无明显症状。

3. 实验室检查 90% 强直性脊柱炎患者血清组织相容性抗原 HLA－B27 阳性，血细胞沉降率和 C 反应蛋白对判断强直性脊柱炎和脊柱结核是否活动有一定帮助。

4. 影像学检查

（1）X 线检查 站立位全脊柱正侧位像可明确后凸畸形的部位和程度。青年性驼背 X 线片表现为多个椎体前方呈楔形变；强直性脊柱炎患者 X 线片上脊柱呈竹节样骨化改变，并常伴有骶髂关节受累；脊柱成角后凸畸形是脊柱结核的典型表现；先天性脊柱后凸畸形可见椎体分节障碍和（或）椎体形成障碍。

（2）MRI、CT 检查 可明确椎体结构及椎管有无脊髓受压。

5. 鉴别诊断 青年性驼背应与脊柱结核、姿势性驼背等进行鉴别；强直性脊柱炎应与老年性腰椎肥大性（增生性）脊柱炎、类风湿关节炎等鉴别。

【治疗原则】

1. 保守治疗 包括理疗、药物治疗、支具治疗等，有助于控制患者症状、缓解病情。脊柱结核则应进行正规的抗结核治疗。对非固定性后凸畸形及轻度的固定性后凸畸形，支具治疗可预防脊柱后凸畸形的进一步发展。

2. 手术治疗 轻度的后凸畸形通过单纯的后路植骨融合可预防和控制畸形的进展。重度的脊柱后凸主要采用不同类型的脊柱截骨术。需要注意的是，手术本身并非病因治疗，术前必须对原发病加以治疗，待病情稳定、畸形固定后，再行手术治疗。

第十一节 脊柱侧凸

【概述】

脊柱侧凸是指脊柱的一个或数个节段向侧方弯曲形成的脊柱畸形，包括结构性脊柱侧凸和非结构性脊柱侧凸。前者在病因清除后，脊柱侧凸即能自行矫正。本节所指主要为结构性脊柱侧凸。

【诊断标准】

1. 临床表现 幼年及少年患者多见，女性占多数。多数患者无明显不适症状，多因发现背部不平、双肩不等高等就诊。部分患者可有腰痛或行走困难、下肢麻木等神经症状。检查时可发现脊柱侧凸畸形，脊柱前屈时可出现"剃刀背"畸形。可有双肩不等高、骨盆倾斜、躯干偏倚等。部分患者可合并胸廓畸形。重症患者可出现内脏压迫症状及神经刺激或受压体征。有明确病因者可有相应临床表现。

2. 临床分型

（1）特发性脊柱侧凸 原因不明的脊柱侧凸，最常见，占总数的 75% ～80%。根据其发病年龄又分婴儿型（0～3 岁）、少儿型（3～10 岁）及青少年型（10～20 岁）。

（2）先天性脊柱侧凸 根据脊柱发育障碍分三种类型：①形成障碍：有半椎体和楔形椎；②分节不良：有单侧未分节形成骨桥和双侧未分节（阻滞椎）两种。③混合型。

（3）神经肌肉型脊柱侧凸　分为神经源性疾病和肌源性疾病。其中，神经源性疾病包括上神经元病变（大脑瘫、脊髓小脑变性、Friedreich 共济失调、Charcot - Marie - Tooth 病、Roussy - Levy 病、脊髓空洞症、脊髓肿瘤、脊髓外伤）和下神经元病变（脊髓灰质炎、其他病毒性脊髓炎，还有创伤、脊髓性肌萎缩、Riley - Day 综合征等）；肌源性疾病包括多发性关节挛缩、肌营养不良、Duchenne 肌营养不良、纤维比例失调、先天性肌张力低下、肌萎缩性肌强直病等。

（4）神经纤维瘤病合并脊柱侧凸　有高度遗传性，约占总数的 2%。特点是皮肤有 6 个以上咖啡斑，有的有局限性象皮病性神经瘤。其特点是畸形持续进展，甚至术后仍可进展；假关节发生率高，往往需要多次植骨融合，治疗困难。

（5）间充质病变合并脊柱侧凸　Marfan 综合征及埃 - 当综合征均属于间充质病变。Marfan 综合征的患者中，有 40% ～75% 合并脊柱侧凸。特点是侧凸严重、常有疼痛，有肺功能障碍，临床表现为瘦长体型、细长指（趾）、漏斗胸、鸡胸、高腭弓、韧带松弛、扁平足及主动脉瓣、二尖瓣闭锁不全等。埃 - 当综合征特征为颈短。

（6）骨软骨营养不良合并脊柱侧凸　包括弯曲变形的侏儒症、黏多糖蓄积病、脊柱骨髓发育不良等。

（7）代谢性障碍合并脊柱侧凸　如佝偻病、成骨不全、高胱氨酸尿症等。

（8）脊柱外组织挛缩导致脊柱侧凸　如脓胸或烧伤后等。

（9）其他　①创伤，如骨折、椎板切除术后，胸廓成形术，放射治疗后引起脊柱侧凸；②脊柱滑脱、先天性腰骶关节畸形等；③风湿病、骨感染、肿瘤等。

3. 影像学检查

（1）X 线检查　直立位全脊柱正侧位像可了解脊柱侧凸的部位和程度；卧位左右弯曲像、Fulcrum 像及牵引像有助于判断脊柱柔韧性。

（2）MRI、CT 检查　可明确椎体结构及椎管内病变。

（3）超声检查　B 超、心脏彩超用于了解全身脏器是否存在异常，尤其是心脏结构。

（4）肌电图检查　有神经症状者必要时做肌电图了解神经损伤情况。

4. 鉴别诊断　脊柱侧凸本身的诊断常不困难，不同类型脊柱侧凸应进行鉴别，详见临床分型。

【治疗原则】

脊柱侧凸的治疗目的不变：①矫正畸形；②获得稳定；③维持平衡；④尽可能减少融合范围。

治疗方法为观察、支具和手术。非手术治疗包括理疗、体疗、表面电刺激、石膏及支具。但最主要和最可靠的方法是支具治疗。手术治疗包括前路矫形、后路矫形、前后路联合矫形等。

根据脊柱侧凸类型、年龄、发育程度的不同，治疗也不尽相同。

以青少年特发性脊柱侧凸为例，具体治疗原则如下。

（1）侧凸 Cobb 角小于 25°　应严密观察，如每年进展 >5°并且 Cobb 角 >25°，宜行支具治疗。

（2）Cobb 角为在 25°～40°　宜行支具治疗，如每年进展 >5°且大于 40°可考虑手术治疗。

（3）Cobb 角为 40°～50°　由于侧凸大于 40°，进展的概率较大，因此如果患者发育未成熟，应建议其手术治疗。对于发育成熟的患者，如果侧凸发展并大于50°且随访发现侧凸有明显进展的患者，也可手术治疗。

（4）Cobb角大于50° 手术治疗。

对于先天脊柱畸形，不同类型的自然史也不同，治疗原则也不同。单侧未分节骨桥伴单/多发凸侧半椎体的胸弯预后最差。以下依次为单侧未分节骨桥、双凸侧半椎体、单个凸侧半椎体，而阻滞椎（即双侧分节障碍）预后最佳。由于某些畸形（例如单侧骨桥）一定进展，例如单侧骨桥使弯曲凹侧生长缺乏，如果凸侧继续生长，产生严重畸形，一旦形成畸形，只有采用非常规的手术，否则难于矫形僵硬的畸形。因此治疗上应以预防畸形进展为原则，此类患者不要等其发展，应早期融合。

第十二节 腰腿痛的相关疾病

一、急性腰扭伤

【概述】

急性腰扭伤是腰部肌肉、筋膜、韧带等软组织因外力作用突然受到过度牵拉而引起的急性撕裂伤，常发生于搬抬重物、腰部肌肉强力收缩时。

【诊断标准】

1. 病因病史 患者有搬抬重物史，有的患者主诉听到清脆的响声。

2. 临床表现 伤后重者疼痛剧烈，当即不能活动；轻者尚能工作，但休息后或次日疼痛加重。检查时见患者腰部僵硬，腰前凸消失，可有脊柱侧凸及骶棘肌痉挛。在损伤部位可找到明显压痛点。

3. 影像学检查 放射线检查通常没有明显异常。

4. 鉴别诊断 需要与腰椎间盘突出、腰椎峡部裂、腰椎压缩性骨折等疾病鉴别。

【治疗原则】

1. 急性期 应卧床休息。

2. 压痛点明显者 可做痛点封闭，并辅以物理治疗。也可局部敷贴活血、散瘀、止痛膏药。症状减轻后，逐渐开始腰背肌锻炼。

二、慢性腰部劳损

【概述】

经常的反复的积累性轻微损伤（劳损），可引起肌肉附着点、骨膜、韧带等组织的充血、水肿、渗出、纤维组织增生和粘连等病理改变，刺激和压迫神经末梢导致腰痛。

【诊断标准】

1. 病因病史 多为慢性发病，并无明确的急性外伤史。

2. 临床表现 症状时轻时重，一般休息后好转，劳累后加重，不能久坐久站，需经常变换体位。有些患者在棘间、髂后上棘、骶髂关节或腰骶关节，以及腰椎二、三横突处有程度不同的压痛，有的患者压痛范围广泛或无固定压痛点。

3. 影像学检查 X线检查一般无异常发现。

4. 鉴别诊断 注意与腰椎间盘突出、腰椎峡部裂、腰椎压缩性骨折等疾病鉴别。

【治疗原则】

1. 物理疗法 可缓解症状，有局部压痛点的患者可做泼尼松龙封闭治疗。

2. 坚持腰背锻炼 增强肌力，稳定脊柱。

三、骶髂劳损

【诊断标准】

1. 病因病史 有腘绳肌紧张、先天性异常、妊娠等。

2. 临床表现 患部疼痛，臀部和股部外侧可有转移痛。常有肌肉痉挛。平卧不适，翻身困难。站立时弯腰疼痛、受限较明显，但坐位弯腰因腘绳肌松弛不甚疼痛。检查时挤压或分离骶髂关节时，患处疼痛，"4"字试验阳性，局部压痛。

3. 影像学检查 在急性病例，X线片无特殊改变。长期慢性骶髂劳损可有骨关节炎改变，关节边缘骨质密度增加。

4. 鉴别诊断 注意与强直性脊柱炎等相鉴别。

【治疗原则】

1. 休息 卧硬板床，适当垫厚，翻身宜轻缓。

2. 急性期 酌情给予止痛片。

3. 局部封闭治疗 注射后要适当休息。

4. 理疗和热疗 局部应用湿热敷、蜡疗和红外线等。

四、腰背肌筋膜炎

【概述】

腰背肌筋膜炎是指因寒冷、潮湿、慢性劳损而使腰背部肌筋膜及肌组织发生水肿、渗出及纤维性变，而出现的一系列临床症状。

【诊断标准】

1. 病因病史 寒冷、潮湿环境居住，长期慢性腰部劳损等。

2. 临床表现 主要表现为腰背部弥漫性钝痛，尤以两侧腰肌及髂嵴上方更为明显。局部疼痛、发凉、皮肤麻木、肌肉痉挛和运动障碍。晨起痛，日间轻，傍晚复重，长时间不活动或活动过度均可诱发疼痛，病程长，且因劳累及气候变化而发作。体检时患部有明显的局限性压痛点，触摸此点可引起疼痛和放射。封闭治疗后疼痛消失。

3. 影像学检查 X线检查无异常。

4. 鉴别诊断 注意与腰椎间盘突出、腰椎峡部裂、腰椎压缩性骨折等疾病鉴别。

【治疗原则】

1. 一般治疗 解除病因，注意保暖，局部热敷，防止受凉。急性期注意休息。

2. 药物治疗 消炎镇痛药、维生素类及中药等。

3. 封闭疗法 针刺疗法、理疗、按摩治疗。

4. 避免诱因 预防为主。治疗彻底，防止复发。

第八章　脊柱外科微创与导航

第一节　显微内镜下腰椎间盘切除术

一、定义

后路显微内镜下腰椎间盘切除术（MED）是利用工作通道从后方入路到达病变椎板间隙，在内镜直视下将突出或脱出的髓核组织摘除；并可作椎管及侧隐窝的减压，从而直接解除对神经的压迫而达到治疗的目的。其总体有效率为 $92.1\% \sim 97\%$。该手术途径不广泛剥离椎旁肌肉，通常只需少量切除上位椎板下缘部分骨质和部分黄韧带，完全保留了脊柱中、后柱结构，对正常的脊柱生物力学结构干扰小。与传统开放式椎板间开窗髓核摘除术相比，该手术可降低术后并发症，减少创伤，缩短切口，减少住院日。

二、适应证

近年来 MED 手术适应证逐渐扩大，从单纯的单侧侧后方腰椎间盘突出扩展到各种类型的复杂椎间盘突出、椎间盘源性腰痛、腰椎管狭窄症等。

三、相对禁忌证

（1）腰椎间盘突出症后路术后原节段复发者。
（2）腰椎间盘突出症合并腰椎滑脱，需同时行融合术者。
（3）腰椎间盘突出症合并严重中央椎管狭窄、椎体后缘存在广泛钙化或骨赘者。
（4）凡探查性手术，腰椎间盘突出诊断不确切者。
（5）有化学溶核史，或椎管内药物注射史者。

四、手术技术

选用局部麻醉、椎管内麻醉或者全麻，患者通常采用俯卧位，胸部及双侧髂骨垫枕使腹部悬空。进针点选在手术节段后正中旁开1cm，定位导针在透视下插到椎间盘突出间隙的上一椎板的下缘，以导针为中心作一1.6cm长的皮肤切口。沿定位导针依次插入扩张器并安放工作通道，透视确定位置。将内镜放入工作通道内。去除椎板上软组织，暴露椎间隙，咬除上位椎板下缘部分骨质和黄韧带，显露神经根和硬膜囊，如伴有侧隐窝狭窄，可咬除部分小关节内缘骨质以扩大侧隐窝。向中线侧牵拉神经根和硬膜囊，显露突出的椎间盘。切开后纵韧带及纤维环，摘除突出的及明显退变的髓核，解除神经根的压迫。冲洗伤口，止血，拔出工作通道，关闭伤口。

五、术中注意

（1）术前、术中均需透视定位，定位错误是 MED 手术的常见失败原因。

（2）注意患者体位摆放，尽量避免腹部受压，减少术中出血。

（3）术中操作应轻柔，动作准确，避免损伤硬膜和神经根。

（4）如术中出血不能控制，或硬膜有较大撕裂，应转为开放手术。

（5）如术中发现硬膜或神经根粘连明显，应及时转开放手术。

（6）根据术中渗血情况决定是否留置引流管。

六、术后注意

（1）术后当日可佩戴腰围下地。

（2）术后需佩戴腰围 3 ~ 4 周。

（3）术后 3 个月内限制过度负重性运动和剧烈运动。

七、MED 的并发症及其防治

MED 的并发症与常规开窗手术基本相同，主要为：腰腿痛缓解不满意、神经根损伤、硬脊膜损伤或脑脊液漏、马尾神经损伤、椎间盘炎、术后复发、定位错误等。并发症多与手术适应证选择不当、术前评估不充分以及操作不熟练等因素有关。对于并发症的预防，主要是落实严格掌握手术适应证，规范手术操作。

第二节　腰椎内镜髓核摘除术

一、定义

腰椎内镜髓核摘除术（PELD）是使用内镜经椎间孔入路或经椎板间开窗入路，在镜下将髓核摘除、实现神经减压的技术。临床上目前常用的腰椎内镜技术包括：从经 Kambin 安全三角区进入椎间盘内行椎间盘内减压（YESS 技术）；经椎间孔进入椎管内直接行神经根松解和减压（TESSYS 技术）。其优良率为 86.6% ~ 96.0%。

二、适应证

（1）以一侧下肢放射痛为主要表现、经规范保守治疗 6 周以上无效、体格检查和影像学检查证实的腰椎间盘突出。

（2）YESS 手术主要适应证为包容性椎间盘突出或部分后纵韧带下型椎间盘脱出，特别是椎间孔内和椎间孔外的极外侧型腰椎间盘突出。

（3）TESSYS 手术适应证为巨大型、脱出型、游离型和伴有椎间孔狭窄的腰椎间盘突出。

三、禁忌证

（1）退变严重，伴有广泛腰椎管狭窄者。

（2）多节段腰椎间盘突出。

（3）椎间隙严重狭窄者。

（4）合并腰椎不稳、腰椎滑脱者。

四、手术技术

YESS 技术强调先行椎间盘内减压；而 TESSYS 技术强调直接行椎管内的椎间盘摘除。在操作技术上，YESS 手术的工作套管经 Kambin 三角区进入椎间盘内；而 TESSYS 手术的工作套管经扩大成形的椎间孔直接进入椎管内。手术操作过程中，YESS 手术首先所见是椎间盘内组织，减压过程中仅能看见手术视野顶部的后纵韧带；而 TESSYS 手术直视下可见突入或脱入椎管内的椎间盘组织，减压后可见椎管内的神经根和硬膜囊。YESS 和 TESSYS 手术的技术特点不同，因此要根据腰椎间盘突出的类型和部位正确选择不同的手术方式。

患者取俯卧位或侧卧位，采用局部浸润麻醉或全麻。切口取相应病变水平同侧旁开正中线 8 ～ 12cm 处。在 C 形臂透视下，将 18 号针放至三角工作区（前外侧为出口神经根，内侧为下行的神经根和硬膜囊，底边为下位椎体的上终板），随后放入软组织扩张管及工作套管。在内镜直视下依次将神经后外侧的黄韧带、脱出的髓核以及椎间隙内明显退变的髓核组织摘除。最后充分探查止血并行纤维环成形。

五、术后处理

同经皮椎间盘切吸术。

第三节　经皮激光椎间盘减压术

一、定义

经皮激光椎间盘减压术（PLDD）是在 X 线或 CT 引导下，经皮穿刺将导针穿入椎间盘髓核内，再导入光导纤维，输送激光，利用激光的消融能力汽化一定量的髓核组织，降低椎间盘内压力，从而减轻或解除突出物对神经根或脊髓的压迫而达到改善症状的目的。其总有效率为 70% ～ 85%。

二、适应证

（1）诊断明确的颈、腰椎间盘突出，规范保守治疗 3 个月或 3 个月以上无效或症状反复发作者。

（2）与颈部活动相关的颈性眩晕，影像学显示颈椎节段不稳定或椎间盘退变、突出者。

三、禁忌证

（1）胸椎间盘突出。

（2）椎间盘脱出或游离。

（3）既往有同节段手术或药物溶核史。

（4）伴有椎管狭窄、椎间隙明显狭窄、椎体滑脱或脊柱节段不稳者。

（5）合并出血性疾病或椎管内肿瘤。

（6）心肺等脏器功能不全，不能耐受 PLDD 术者。

（7）有心理障碍及神经质患者。

四、手术技术

1. 局部麻醉 手术均用局部浸润麻醉。

2. 对于颈椎 体位取仰卧位，肩胛间置一体位垫，使颈位于后伸位，充分暴露颈部。用克氏针作体表定位，在 C 型臂双向 X 线透视下确认目的椎间盘及穿刺部位，并用标记笔标记。常规消毒铺巾。示指、中指将食管和气管推过中线，可触及椎体，局部用 1% 利多卡因 1~2ml 麻醉后，将穿刺针于局部麻醉部位刺入皮下，在 C 形臂机透视监测下进针，使穿刺针位于椎间隙正中且与上下终板平行。一般情况下穿刺针进入目标椎间盘后，正位透视针尖位于棘突与小关节突内侧之间，侧位透视针尖位于椎体中后 1/3 处。确认穿刺针位置理想后，拔除针芯，接好三通管，置入光导纤维，以预定的能量、频率等激光参数向目标椎间盘内发射激光。术中全程监听髓核汽化声，观察患者反应。术毕，拔除光纤和穿刺导针，局部压迫止血 15 分钟。术后下地活动时佩戴颈托 3 周。

3. 对于腰椎 体位取侧卧位，患侧在上，用克氏针作体表定位，在 C 型臂双向 X 线透视下确认目的椎间盘及穿刺部位，并用标记笔标记。常规消毒铺巾，用腰穿针刺入目标椎间盘对应的关节突前缘，注入 1% 利多卡因 1~2ml 麻醉后，将穿刺针逐步加大弯曲度，与患者背部呈 45°，在 C 形臂机透视监测下进针，使穿刺针位于椎间隙正中且与上下终板平行。一般情况下穿刺针进入目标椎间盘后，正位透视针尖位于棘突与小关节突内侧之间，侧位透视针尖位于椎体中后 1/3 处。确认穿刺针位置理想后，拔除针芯，接好三通管，置入光导纤维。以预定的能量、频率等激光参数向目标椎间盘内发射激光。术中全程监听髓核汽化声，观察患者反应。术毕，拔除光纤和穿刺导针。治疗结束后在神经根局部注射复方倍他米松注射液 1ml。患者术后下地活动时佩戴腰围 3 周。

4. 术中注意事项

（1）确保穿刺针位置和方向正确，以免损伤神经或终板软骨。

（2）术中缓慢穿刺，汽化过程中严密监测，以避免激光热损伤的发生。

第四节 射频消融髓核成形术

一、定义

射频消融髓核成形术，是运用 40° 低温射频能量在椎间盘髓核内部切开多个槽道，移除部分髓核组织，完成椎间盘内髓核组织重塑；并配合 70° 热凝封闭，使髓核内的胶原纤维汽化、收缩和固化，缩小椎间盘总体积，从而降低椎间盘内的压力，减轻间盘组织对神经根的刺激，以缓解症状，达到治疗目的。其优良率为 80%~90%，有效率为 92.5%~96.97%。

二、适应证与禁忌证

本手术适用于轻中度椎间盘突出患者，当纤维环还没破时减压的效果最佳，如果纤维环和后纵韧带都已经破裂则此手术基本无效。对于椎间盘脱出、髓核游离、侧隐窝狭窄、椎间隙狭窄等应为禁忌证。

（一）适应证

诊断明确的颈腰椎间盘突出，规范保守治疗无效者。

（二）禁忌证

（1）X线检查显示椎间盘的高度低于正常值50%者。

（2）椎间盘的髓核脱出或游离。

（3）椎间盘钙化者。

（4）既往相同节段手术史。

（5）伴有椎管狭窄者。

三、手术技术

（1）手术均用局部浸润麻醉。

（2）对颈椎间盘突出，体位选仰卧位。选症状重的一侧做进针点，进针间隙为颈动脉与颈前肌及气管和食管之间。穿刺针到达椎前间隙后，前后位及侧位透视，并将穿刺针插入病变椎间盘。随后拔出针芯，放入射频刀头。踩压冷凝脚踏进行消融。

（3）对腰椎间盘突出，应选俯卧或侧卧位，进针点为后外侧，经过三角工作区进入纤维环。

（4）术中注意　操作过程中，若患者突感剧烈疼痛，应立即停止消融，然后以C型臂X线机检查一切是否正常，若神经直接和汽化棒接触，可能造成神经受损。椎间盘突出患者髓核都有不同程度退变，形成局部真空区，如果仅以C型臂X线机定位消融，经常会出现在真空区消融的无效操作，导致治疗失败。为避免出现上述情况，在穿刺套管上增加一根传导管，以监听髓核汽化的声音，同时间断看、闻汽化棒尖端是否有焦糊物质和气味，避免无效操作。

第五节　胸腔镜下的脊柱外科手术

一、定义

胸腔镜下的脊柱外科手术（VATS）可减少术后疼痛和对通气功能的损害，减少住院时间，并且不影响术后肩关节的活动。大多数需要开胸手术的脊柱疾患都可用此技术替代。

二、适应证

（1）前路脊柱松解

①≥75°的僵硬性脊柱侧凸，侧屈位X线片上弯曲度数仍>50°或者侧屈位上矫正度<50%。

②骨骼尚未发育成熟者，为防止发生曲轴现象，行前路骨骺阻滞。

③>70°的脊柱后凸。

（2）肺功能差的神经肌肉性脊柱畸形。

（3）通过脊柱内固定不能矫正的严重肋骨隆起畸形行前路胸廓成形。

（4）明显脊柱畸形且胸腔内有肿瘤的神经纤维瘤患者。

（5）先天性半椎体切除。

（6）前路椎间融合术后假关节形成。

（7）前路胸弯矫形融合。

（8）胸椎结核病灶清除减压及植骨融合。

（9）胸椎肿瘤活检及切除。

（10）前路胸椎间盘切除。

（11）胸廓出口综合征的第一肋切除。

随着胸椎全椎弓根螺钉、经后路三柱截骨矫形技术的发展，目前以上（1）~（7）适应证已经逐步被经后路手术所部分或全部取代。

三、禁忌证

（1）心肺功能差，不能耐受单肺通气者。

（2）无法进行选择性插管者。

（3）有肺阻塞性疾病，需正压通气者。

（4）手术对侧肺缺如或弹性差者。

（5）曾行同侧硬化治疗，有同侧脓胸，胸腔积血，胸膜粘连严重，无法插入胸腔镜者。

（6）其他内科手术禁忌证，如出血体质等。

（7）既往曾行同侧开胸术或胸腔引流史者为相对禁忌证。

四、术前准备

（1）肺功能及血气检查，确定能否耐受单肺通气。

（2）常规胸部 X 线检查，排除肺部器质性病变。

（3）麻醉医师会诊，准备合适大小的双腔插管。

（4）手术医师应有熟练的前路脊柱外科手术技术及大量的镜下操作经验，并且有配合熟练的助手护士。

（5）告知患者术中有中转开胸的可能，并做好开胸的心理准备。

（6）有 C 型臂及可透 X 线的手术床。

五、手术技术

（1）麻醉用双腔管全麻，使术侧肺不张，术中监测血氧饱和度情况。

（2）如行松解，第一工作通道应位于 6~8 肋间腋后线上，其余通道在腋前线上，相互间隔 2 根肋骨。如行前路侧凸矫形融合，通道应位于肋骨小头水平，相隔 2 个肋间。如行病椎切除或椎间盘切除，应在病变周围腋后、腋前线上分别做 1~2 个切口建立通道。

（3）通道准备好后，连接摄像、双极电凝、吸引器，轴向切开壁层胸膜并钝性推开，显露节段血管、间盘及椎体。如行单纯松解，无须电凝节段血管；但若行矫形或病椎切除，则需用双极电凝切断之。若行椎间盘切除，尚需切除相应部分肋骨及肋骨小头。矫形及松解后的植骨融合，可镜下或通过切口切除部分肋骨做骨源。其余操作同开放手术。

六、术中注意

（1）体位取侧卧位，主要病变侧在上。

（2）术前用 C 型臂定位，确定切口位置，进胸后镜下通过数肋骨进一步确定病变位置。

（3）套管不应置于第一和第二肋间隙，以免损伤锁骨下静脉。

（4）第一个套管是唯一一个不在内镜直视下插入的，插入前术者应首先用手指经第一个入口插入，判断是否有肺粘连以及肺是否已经萎陷。分离粘连应在直视下小心进行。

（5）注意观察扇形牵开器放置的位置和方式，轻拉或不拉肺脏，可通过让患者向前侧身利用重力来牵引肺脏，以避免肺损伤。

（6）切除肋骨时，骨膜下剥离以保护肋间神经，避免对肋骨头重复电凝烧灼、缓慢而序贯地扩张，防止过分牵拉神经，有助于预防神经并发症。

（7）游离节段血管时，通过观察其走向来防止损伤。在电凝节段血管时先将周围软组织分离清楚，不可盲目提拉。节段血管下方通常有一个较大的椎体滋养孔，暴露清楚后电凝或用骨蜡止血。

（8）手术区域尤其是硬膜外静脉丛小心止血可大大减少引流量。使用双极电凝和小块止血海绵，可以很好地进行硬膜囊止血。冲洗胸腔后，可用纤维胶原碾压片覆盖硬膜血管止血。

（9）为避免心律失常，术中单极电凝不要靠近心脏，电凝的器械要绝缘，避免电流传导。

（10）椎间盘切除时应限制在脊柱的壁层胸膜内，避免引起主动脉、奇静脉等椎体前方结构或肺的损伤。

（11）任何器械不要深入硬膜外间隙。参考肋骨头位置可防止损伤大血管和避免进入椎管损伤脊髓。髓核钳去除椎间盘时要严格控制深度，在椎体侧前方进入时，深度不应超过 2.5cm，最深不超过 3.0cm。如椎体偏小，可通过术前 CT 片上椎体的大小来估计进入椎间隙的深度。

（12）如果脊髓监测仪提示有脊髓损伤风险，应该立即给予可的松或甲强龙等。也可用唤醒试验来监测。

（13）术中保护星状神经节（位于第一肋骨头附近）可以避免 Horner 综合征。

（14）横断交感神经干可能导致损伤平面以下体温和肤色改变或发热发冷现象。应在术前予以告知。

（15）椎体内固定螺钉入钉点应选择在肋骨小头前缘钻孔，置钉需在胸腔镜和 X 线双重监视下进行。

（16）术中湿化通气、雾化吸入，术中每隔 1 小时复张肺 5 ~ 10 分钟，必要时支气管镜吸痰，减少肺复张不全和支气管黏液栓塞。

（17）肺复张之前和复张过程中要通过内镜仔细检查肺脏表面是否有损伤；如发现气

体从肺内溢出，可在内镜下修补肺裂口。准备好内镜用缝合线或缝合钉等。

（18）关闭伤口前应让麻醉师鼓肺，检查有无肺部漏气，并观察冲洗液中有无云雾状渗出，以确保胸导管无损伤。

（19）应做好开放手术准备，如有不能控制的出血或硬膜破裂伴脑脊液漏、肺粘连、严重脊柱畸形、血管（主动脉或奇静脉）、内脏或心脏损伤需急诊转为开胸手术。准备好海绵止血垫，开胸前可用止血垫经套管压迫止血。

（20）术毕应在最下外侧的切口处放置引流管，并在镜下观察其位置，以避免进入椎间隙。

七、术后处理

（1）术后通常在手术室或麻醉苏醒室拔出气管插管；在苏醒室复查胸部 X 线片，如患者肺复张不全或呼吸道分泌物过多，应保留插管并进行机械性通气，促进肺复张和呼出呼吸道分泌物，防止分泌物吸入。

（2）术后如肺完全复张且胸腔引流管引流量很少，则只需要在胸腔引流管拔除前和拔出后再行胸部拍片。

（3）术后胸腔引流管应保持 -20cmH$_2$O 的负压，并留置至引流量小于 50～100ml/天。拔管前常规夹管试验并进行肺部体检，摄床边胸片，如肺膨胀良好、呼吸音清晰、胸腔无明显残留积液时拔管较为安全。

（4）如术中打开硬膜囊，胸腔引流管应置于低位，通过重力进行引流（同时水封引流管）而不是负压引流以防形成蛛网膜胸膜瘘。术中关闭硬膜囊后，应使用引流和腰大池分流来引流脑脊液，降低硬膜囊内静水压直至硬膜愈合。

（5）术后使用胸腔引流管时，可通过给予非胃肠道镇痛药、患者自控的镇痛泵、口服镇痛药和皮肤镇痛药贴膜等减轻胸膜疼痛。

（6）拔除引流管后，如胸腔积血量大，需要在胸腔镜辅助下清除积血并控制出血。

（7）术后持续性气胸提示肺气体溢出、胸腔引流管位置不对，或胸腔引流管胸壁造口关闭不严。如因肺气体溢出而导致气胸，且持续引流没有改善，则需要再手术修补肺部裂口或硬化治疗。

（8）乳糜胸继发于胸导管和胸腔淋巴管损伤，表现为引流管流出牛奶样液体。一旦发生，则需手术治疗。胸导管修复前数小时经鼻饲管给予橄榄油促进乳糜微粒产生，以帮助术中发现乳糜液溢出部位。胸导管可用血管夹结扎，小的淋巴管可用缝合线多重结扎。术后如乳糜胸仍持续存在，则应给予全胃肠外营养，旷置胃肠管数月。

（9）如一切顺利，术后 24 小时内患者可下床活动，根据需要佩戴支具。

第六节　腹腔镜下前路腰椎椎间融合术

一、定义

腹腔镜下的腰椎椎间融合手术从技术上讲，要比前路腰椎开放手术困难。它需要手术医师有大量的前路腰椎融合手术经验，并且需要大量的动物模型和动物上的操作。如有可能，由腹腔镜医师协助脊柱外科医生完成可明显减少并发症的发生。

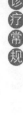

二、适应证

（1）腰椎不稳，包括退行性或医源性不稳。

（2）Ⅰ度退行性或峡部裂性滑脱。

（3）后路融合术后假关节形成。

（4）前柱塌陷。

（5）退变性腰椎间盘疾病。

（6）椎间盘源性腰痛。

（7）后路翻修手术，由于椎管内粘连因素无法有效行经后路椎间盘切除。

（8）腰椎椎间融合术后假关节形成，融合器移位，无法安全自后路取出。

（9）椎间隙特异性及非特异性感染，包括后路手术后椎间隙感染需要行清创引流。

三、禁忌证

（一）绝对禁忌证

（1）广泛腹膜粘连。

（2）妊娠期。

（3）有血管结构变异。

（4）严重心肺疾患，加压注入二氧化碳可加重病情者。

（5）严重骨质疏松。

（6）Ⅱ度或Ⅱ度以上的腰椎滑脱。

（7）骶骨倾斜角过大。

（8）髂腹血管阻塞性疾病。

（二）相对禁忌证

（1）既往有腹膜后手术史对分离有负面影响。

（2）既往腹膜后炎症病史。

（3）在右侧，阑尾炎可造成腹膜后分离困难，左侧憩室炎可引起类似问题。

（4）肥胖患者，腰周径过长使得器械长度相对不足难以达到手术部位。

（5）消耗状态。

（6）有心理疾患可能影响治疗的满意程度。

四、术前准备

（1）术前晚硫酸镁洗肠，以减轻腹腔胀气。

（2）若病变为 $L_4 \sim L_5$ 水平，术前行血管造影或 CTA 检查以了解髂腹血管与 $L_4 \sim L_5$ 间盘的位置关系，以决定可否行腹腔镜手术。如血管分叉角度过小，腹主动脉的分叉点及下腔静脉的汇合点过低，经腹腹腔镜手术困难，可考虑行腹膜后腹腔镜手术。

（3）术前预防性应用抗生素。

（4）术晨导尿，以减少术中膀胱压力。

五、手术技术

(一) 经腹膜入路 $L_5 \sim S_1$ 前路椎间融合术

（1）患者行全麻，取仰卧位，腰部垫高并在该处摇桥，将髂棘包括在消毒术野中以利取骨。

（2）常规建立 4 个通道（图 8 - 1）。第 1 个通道为脐下 1 横指，为腹腔镜入口通道，放入内镜检查腹腔脏器，直径约 10mm。第 2、3 通道为操作分离孔，位于两侧髂前上棘上 2 ~ 3 横指处，直径为 5 ~ 10mm，进入吸引器或牵开器，行组织分离切除。第 4 个通道为耻骨上通道，直径约 10mm，为手术操作孔。

（3）于第一个通道内放置 10mm 套管，注入 CO_2 气体，充盈满意后，将患者摆成倾斜的 Trendelenburg 位（即头低脚高位），以助肠管从术野移向头侧。

（4）将小肠牵向右侧，乙状结肠牵向左侧。在乙状结肠基底部，将后腹膜分开。显露骶正中动静脉并分离结扎。游离骶前自主神经丛并牵向外侧显露 $L_5 \sim S_1$ 椎间盘。必要时透视定位。

（5）切除椎间盘并准备好椎间隙后，在相应椎间隙水平耻骨上缘做另一切口，以植入物或植骨块。

（6）融合完毕后，术野用大量抗生素溶液冲洗，用内镜下缝合技术将后腹膜关闭。复位脏器。释放二氧化碳，并仔细检查有无出血。移去工作通道，并缝合伤口。

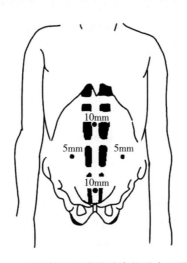

图 8 - 1 腹腔镜下经腹前路脊椎融合通道放置

(二) 经腹膜入路 $L_3 \sim L_4$、$L_4 \sim L_5$ 前路椎间融合术

（1）麻醉及体位同 "（一）经腹膜入路 $L_5 \sim S_1$ 前路椎间融合术"。

（2）同样使用 4 个通道。第 1 个通道在脐下，第 2 个通道在左侧中腹部，分别为内镜通道和工作套管通道，后者的皮肤定位可透视确定，以方便对目标间盘进行操作。内镜通道和工作通道相配合能完成对外侧主动脉周围区域的腹膜后剥离。第 3 个通道位于左侧肋缘下，第 4 个通道位于左侧下腹部，直径均为 5mm。必要时在右侧中腹部加第 3 个 5mm 通道性套管以牵拉肠管，暴露术野。

（3）牵开肠管，显露腹主动脉外侧缘后，在主动脉左侧纵向切开后腹膜进入腹膜后间隙，通过钝性分离进一步扩大。

（4）暴露纤维环，切除椎间盘并准备好椎间隙，完成植骨融合。多数情况下，将主动脉牵向右侧都能顺利植入，有时需将下腔静脉牵向左侧、主动脉牵向右侧来植骨。

（5）如 $L_4 \sim L_5$ 椎间隙完全位于腹主动脉分叉及下腔静脉会合处的下方，可采用如同 $L_5 \sim S_1$ 椎间融合一样的操作方式。

（三）经腹膜外入路 $L_3 \sim L_4$，$L_4 \sim L_5$ 椎间融合术

（1）患者全麻取右侧卧位，置于可透视 X 线手术台上。

（2）采用 3 通道模式。第 1 个通道在腋后线肋缘和髂嵴的中点。做一 12mm 左右长的切口，腹壁的三层肌肉予以切开伸入手指钝性分离。沿腹膜外脂肪层，钝性扩大腹膜后间隙。

（3）通过通道放入 10mm 气囊套管至腹膜后间隙，加压注水 250ml，钝性分开腹膜后间隙。抽出气囊内水后再更换一普通 10mm 套管，充入 CO_2 使得腹膜与腹膜后组织不断分离，形成腹膜后气腹（压力维持约 12mmHg），达到理想间隙。

（4）腹腔镜引导下分别在第 1 个通道水平腹侧腋前线处和髂嵴 – 腋前线交界处插入 5mm 和 10mm 套管。

（5）钝性分离腹膜后脂肪，在腰大肌和腹主动脉间的间隙分离到达病变部位，保护好输尿管和从腰大肌内缘穿出的腰神经丛，向两侧牵开腰大肌和大血管，结扎显露节段腰动脉并切断，显露椎体、椎间隙。必要时透视确认间隙正确。

（6）摘除椎间盘组织并处理植骨床，完成植骨融合。

（7）复位脏器。释放二氧化碳，仔细检查止血。移去工作通道，并缝合伤口。

六、术中注意

（1）第一通道的套管在直视下放入，以防损伤肠管，其余通道套管针在腹腔充气后依次直视下置入。

（2）正中动脉或髂静脉破裂大出血一旦发生，应即刻改为开放手术。正确的手术入路、熟练镜下操作技术、融合器植入时的血管保护是避免血管损伤的关键。

（3）植入融合器、自体骨或异体骨之前，椎间盘组织应尽可能取净。否则残留的椎间盘组织会被人为地推向椎管，导致典型的腰椎间盘突出症。

（4）为防止患者从 Trendelenburg 位下滑，可将膝关节屈曲，下方垫枕。足可绑起固定，肩下塞垫。

（5）经腹膜入路行 $L_3 \sim L_4$、$L_4 \sim L_5$ 前路椎间融合时，为了能牵开主动脉及 $L_4 \sim L_5$ 和 $L_3 \sim L_4$ 间隙前的下腔静脉，必须分离髂腰静脉和 1 ~ 2 根腰动脉，必要时予以结扎后离断。

（6）如输尿管在术区影响手术操作，可用后腹膜覆盖后牵开保护。

（7）采用经腹膜外入路操作在扩大腹膜外间隙时，一定要格外小心，避免进入腹腔内。一旦气体漏入腹腔，会挤占腹膜后间隙的工作空间。

（8）为防止术中深静脉血栓形成，可穿预防血栓形成的长筒袜，必要时术中持续静脉滴注低剂量肝素。

七、术后注意

（1）常规使用下肢静脉加压泵，预防下肢深静脉血栓形成。也可皮下注射肝素预防。

（2）术前一般不需放置胃管。如放置，术后清醒后即可拔除。

（3）术后大多患者立即可恢复限制性进食。

（4）一旦发生医源性椎间盘突出症保守治疗无效，则需行后路椎间盘髓核摘除术。

（5）腹腔上神经丛损伤，可导致射精时膀胱颈闭锁，出现逆行性射精。大部分病例经3月左右能自行恢复，部分病例会形成永久性损害。

（6）术后三个月内，患者应该避免反复弯腰及扭腰动作，并避免提重物，以免植入物或植骨块脱出。

第七节 经皮骨水泥强化技术
（椎体成形术、后凸成形术）

一、定义

经皮椎体成形术（PVP）是指经皮通过椎弓根或椎弓根外向病变椎体内注入骨水泥等填充物增加椎体强度和稳定性，防止塌陷，缓解疼痛，甚至部分恢复椎体高度的一种微创脊椎外科技术。

经皮椎体后凸成形术（PKP）是 PVP 的改良与发展，采用经皮穿刺椎体内气囊扩张的方法使椎体复位，在椎体内部形成空间，然后再注入骨水泥，以减小注入骨水泥时所需的推力和防止骨水泥流动到非希望部位。

二、适应证

（1）**椎体肿瘤** 包括：①椎体良性肿瘤：主要为良性肿瘤导致椎体骨折塌陷引起疼痛；②椎体恶性肿瘤：主要是溶骨性的，可同时活检。最常见为转移瘤和骨髓瘤。

（2）**有症状的骨质疏松性骨折** 包括：①无神经系统损伤的中老年胸腰段单纯新鲜压缩骨折；②陈旧脊柱压缩骨折（半年以上），严重后凸畸形伴骨折导致的顽固性腰背痛。

（3）无神经症状的与骨坏死相关的疼痛性椎体骨折。

（4）不稳定的椎体压缩骨折。

（5）慢性创伤性骨折伴骨折不愈合或内部囊肿改变。

（6）先天性椎体发育不良。

（7）**椎体衰竭骨折** 即椎体严重骨质疏松患者在正常日常活动状态下发生的椎体骨小梁断裂，出现的症状性疼痛。X 线片及 CT 有时显示责任椎体正常，需含脂肪抑制相的核磁检查才能确诊椎体骨折。

三、禁忌证

1. 绝对禁忌证

①未纠正的凝血障碍和出血体质。②对手术所需物品过敏。③体质虚弱，不能耐受手

术。④局部感染。⑤无症状的稳定骨折。⑥药物治疗后症状明显改善的椎体骨折。⑦对无急性骨折证据的患者行预防性治疗。⑧目标椎体有骨髓炎或结核等感染疾患。⑨椎体爆裂性骨折，后壁完整性破坏。⑩病变侵及双侧椎弓根。⑪年轻患者的非骨质疏松性脊柱骨折一般不主张。⑫精神异常，无法配合局部麻醉下手术。

2. 相对禁忌证

①根性疼痛明显超过椎体疼痛，由与椎体塌陷无关的压迫引起。②椎体后缘骨折或破坏、骨折块或肿瘤扩展至硬膜外腔引起椎管压迫。③椎体广泛破坏或严重塌陷（高度不到原来的1/3）时，操作困难。④一次同时治疗3个或以上节段。⑤无痛的稳定骨折超过2年。⑥椎弓根处骨折。⑦病变已侵及脊髓造成瘫痪无疼痛症状者。⑧脊椎实体性转移瘤，PVP更安全，一般不行PKP治疗。⑨椎体后缘骨皮质无明显破损的压缩骨折和畸形的血管瘤，不需人为造成周围骨小梁压缩骨折，应首选PVP。

四、术前准备

（1）影像学检查　行脊柱正侧位平片、CT检查。鉴别新鲜与陈旧骨折或疑有脊髓受压时，需做MRI检查。转移瘤患者常规核素扫描。

（2）实验室检查包括凝血功能检查在内的各种常规化验，排除凝血障碍。

（3）体格检查明确病变部位、性质、椎体受累程度，并排除椎间盘突出、脊髓神经根压迫、椎间盘源性腰痛、小关节病变及椎管狭窄等情况。

（4）如决定采用静脉辅助麻醉或全麻，术前夜开始禁食、水。

五、手术技术

（一）材料准备

材料包括导针、椎体穿刺针、工作套管、骨水泥、显影剂、骨水泥搅拌器、注射器等。PKP治疗尚包括球囊扩张剂、造影剂、压力表及连接管等。

（二）麻醉

多采用局部麻醉。C_2椎体病变采用经口腔穿刺应用全身麻醉。患者不能忍受长时间疼痛、行多椎体治疗且患者较虚弱时，可采用静脉辅助麻醉或全麻。

（三）操作步骤

1. C_2椎体病变经口腔穿刺

①患者仰卧，全麻插管。②开口器撑开口腔，氯己定、碘伏、双氧水、生理盐水反复清洗口腔2次。③沿软腭中线用中空穿刺针经口穿刺进入咽后壁，进入枢椎椎体约0.5cm，C形臂正侧位透视核准位置。④置入骨水泥，透视下骨水泥均匀分布于枢椎椎体、到达椎体后壁时停止注射。⑤骨水泥凝固后拔出穿刺针，用碘伏纱布填塞咽后壁。6小时后拔出。⑥用氯己定漱口3天，咽后壁穿刺部黏膜愈合后，逐步恢复正常进食。

2. C_2椎体病变经$C_{2\sim3}$椎间盘穿刺

①患者仰卧，常规消毒铺巾。②用手将颈动脉和甲状软骨分开，皮肤直接按压到椎体前侧方，1%~2%利多卡因穿刺点皮肤浸润麻醉后，换用18G空心穿刺针从$C_3\sim C_4$椎间盘水平前右侧斜上经血管鞘与甲状软骨间隙穿刺通道全层浸润麻醉，直达$C_2\sim C_3$椎间盘前下缘，顺势将穿刺针送入枢椎前下缘。③多角度透视确定针尖在C_2椎体的位置满意。

④注入骨水泥。⑤必要时可将穿刺针向上置入齿突，在齿突内注入骨水泥。

3. 颈椎经前外侧入路

①患者仰卧，颈部轻度后仰，双肩尽量下移，头部略转向对侧。②C 形臂透视判定穿刺平面，并在皮肤上标志。③消毒铺巾，用手将血管鞘推向外侧，内脏鞘推向内侧。1%～2%利多卡因皮肤浸润麻醉，18G 血管穿刺针经穿刺点向目标椎体做穿刺通道全层浸润麻醉，直至椎体骨膜表面，顺势将穿刺针送入椎体中少许。④透视确认穿刺针位置正确后，将其送入椎体中、后 1/3 交界处。⑤调配骨水泥，侧位严密透视下注入，骨水泥到达椎体后壁时停止注射。⑥骨水泥硬化前拔针。

4. 胸腰椎经椎弓根入路　分斜位法和正位法。前者为调整 C 形臂角度使椎弓根与 X 线投照方向平行，穿刺针沿 C 形臂指示角度穿入椎弓根。后者为在后前位透视下，穿刺针向椎弓根内下缘呈 15°左右穿入。患者均俯卧。正位法常用。可行双侧或单侧椎弓根入路。正位双侧入路步骤如下所述。

（1）患者俯卧，肩胸髂前下棘垫枕，腹部悬空。透视确定目标椎弓根并作皮肤标记。

（2）消毒铺巾，局部麻醉直达骨膜，穿刺针经皮直达椎弓根入口外上缘，透视核准位置。

（3）向椎弓根内下缘成 15°左右进针，穿刺中双向透视，保证针尖至椎弓根前缘时，正位针尖仍应位于椎弓根"牛眼"内。

（4）沿导针插入椎体穿刺针。

（5）侧位透视下，缓慢将穿刺针进至椎体前 1/3 处，依序更换至工作套管。

（6）同法行对侧椎弓根穿刺术。

（7）如行椎体成形术，则可开始注入骨水泥。或行椎体造影后注入骨水泥。

（8）如选择后凸成形术。则尚需完成如下操作：①使工作套管前端位于椎体后缘前方 2～3mm 处。②经工作套管插入手动钻头，在椎体内钻出一个通道。③放入球囊后透视下扩张，使压缩椎体逐渐恢复

（9）拔出球囊，注入骨水泥。

（10）骨水泥凝固后，退出套管，完成操作。

单侧入路时进针点距棘突距离增大，为 3～5cm，针尖在椎弓根投影外上缘外侧 2～3mm 处；针轴与向内呈 30°～45°；侧位与椎弓根走向平行。当侧位示针尖至椎弓根中 1/2 时，正位其应位于椎弓根影的中心；当针尖达椎体后壁时，正位应紧贴椎弓根内缘；当针尖达椎体中后 1/3 处时，正位应与棘突重叠。其余操作方法同双侧椎弓根通道入路。

术中、术后给予抗生素。

5. 胸椎经椎弓根外侧入路　入路下方为横突，外侧为肋骨后部，内侧为上关节突和椎弓根。患者俯卧，局部麻醉。穿刺点的棘突旁开距离及内倾角均大于椎弓根入路，可根据术前的 CT 横断面测量值确定。将穿刺针送入椎体内透视确定后，其余操作同椎弓根入路。

六、术中注意

（1）推挤颈血管鞘前可预防性应用阿托品，以防颈动脉体受压产生血管迷走神经反射。

（2）植入工作套管时如阻力较大，可将手柄顺时针或逆时针交替旋转，帮助突破皮质。

（3）植入球囊时如感觉在套管内有阻挡，可先取出球囊，插入钻头或骨水泥推入管，进退 1~2 次，清除骨碎片后再植入。

（4）球囊植入椎体确诊无误后再扩张，压力达 50psi 时再取出内芯导丝，以防球囊移位。

（5）逐步扩张球囊，每次增加 0.5ml，并且不时停下检查球囊内压力。准确判断扩张终点。

（6）做好术中监测，防止填充物进入椎管。

（7）单侧手术，建议从压缩明显侧注入；如术中发现填充不够，最好改为双侧。

（8）注意骨水泥的调配比例和注入椎体的恰当时机。警惕骨水泥向椎管内溢出。

（9）椎弓根外入路时应在骨水泥开始固化后再取出穿刺针，采用凝固较快的骨水泥。

（10）骨水泥充填完毕，应用骨水泥推杆夯实后取出，工作套管旋转取出。

（11）套管取出后，患者应继续俯卧于手术台上，直至混合容器内的剩余骨水泥完全变硬。

七、术后处理

（1）术后头一小时，患者保持仰卧，每 15 分钟检查一次生命体征，对患者神经系统的改变或功能障碍做出评价。

（2）术后 1 小时内无并发症发生，患者可坐起。

（3）术后 2 小时可酌情开始行走。

（4）术后 24 小时内要有人陪同照顾。

（5）常规抗炎。

（6）手术后并发症 ①过敏反应，心脏停跳；②有症状的肺栓塞；③骨水泥渗漏；④脊椎感染；⑤肋骨骨折；⑥局部出血或血肿；⑦一过性疼痛加重或发热。

（7）感觉改变或疼痛持续加重应尽早检查，CT 扫描以明确有无骨水泥渗漏。如骨水泥明显渗漏，且为疼痛或神经功能障碍原因，应立即手术。

第八节 导航技术

一、定义

计算机辅助导航骨科手术（CAOS）是利用数字化扫描技术得到的患者影像信息［CT、MRI、超声成像（US）、C 形臂影像等］或者预先存储好的骨科手术部位的通用医学影像数据库，通过媒介体（MO 磁光盘、DAT 磁带、Dicom 或医院网络等）输入计算机工作站，在计算机帮助下，对真正的人体解剖结构进行显示和定位，并建立虚拟手术环境，直观引导术者完成手术。CAOS 在脊柱外科的应用促进了脊柱外科向损伤小、微创化的方向发展。

（一）CAOS 的分类

根据不同的分类标准，有不同的分类。

1. 按照定位方法分类　可分为光学定位、电磁定位、超声波定位及机械手定位等。光学定位主要是红外线，应用最广。

2. 按照交互方式的不同分类　分为主动式、半主动式和被动式导航系统。

（1）手术机器人为主动式导航，手术过程完全凭借机器手完成，不需人工干预。

（2）半主动式导航允许术者在机器人控制的安全范围内随意移动手术工具，理论上不仅能确保手术的安全性，还能充分发挥人手的灵活性。多处于实验研究阶段。

（3）被动式导航手术过程中导航仅控制或提供手术工具的空间运动轨迹，起辅助作用，最终手术靠术者完成。CAOS 在脊柱外科的应用主要为被动式导航。

3. 按照导航影像建立的基础或不同注册方法分类

（1）基于术前 CT 影像的导航系统　能提供较丰富的解剖信息，但存在术前、术中图像配准精度不高，无法现场获取患者解剖图像等不足。

（2）基于术中二维透视影像的导航系统　1988 年全球第一台红外线光学手术导航系统 Stealth Station 出现，1992 年应用于临床。需要条件：①正、侧位图像能满足描述手术部位的解剖特征；②横断面图像非必需；③术中能随时获取手术部位的解剖图像。过度肥胖或有生物气时可影响影像质量，为相对禁忌证。

（3）基于术中三维透视影像的导航系统　1999 年，世界上第一台移动的 C 形臂样三维透视装置（IsoC－3D）出现，影像导航始于 2003 年。与传统 2D 透视导航相比，其优点有：①同时运用多个透视视野导航；②术中直接获取二维影像资料，并在立体图像指导下更精确地放置内置物；③导航过程中可将 C 形臂从手术范围内移走；④术者与患者受到的放射照射大为减少；⑤允许术者调整手术器械的前进和后退；⑥保存器械运动的路径，显示两个保存的路径或者一个保存的路径与现在器械路径之间的角度与距离等。

与基于术前 CT 影像的导航相比，其优点有：①无须术前、术中配对；②术中随时现场获取患者图像；③体位摆放较为自由；④手术精度较高。但 IsoC－3D 影像质量不如 CT。

（4）基于模态的导航系统　导航系统直接与 CT 或 MRI、X 线等扫描器相连接，直接获取复位前后的 CT、MRI 或 X 线影像并在导航下完成手术。需装备特殊影像导航设备的专用手术室。

（5）无影像导航系统　CAOS 利用预先存储好的通用医学影像数据库与充分暴露的解剖结构进行现场配准，无须术前和术中采集图像。主要用于全膝关节置换等术前和术中解剖结构无太大变化的手术。

（二）CAOS 的基本组成

（1）导航工具　分主动工具与被动工具。主动工具（也称有线工具）上安装有发射红外线的二极管（LED），被动工具（也称无线工具）上安装红外线发射球。导航时系统以追踪工具上 LED 或红外线反射球的位置确定手术工具的具体位置。

（2）位置侦查仪　通过接受光电信号跟踪手术器械的位置。

（3）成像设备　包括普通 C 形臂，3D－C 形臂，CT、MRI 等。

（4）工作站　处理显示图像资料和数据，计算手术工具的位置，将虚拟坐标系与实际工作系统通过计算进行匹配。

（5）动态参考架（DRF）　安装于患者解剖部位，追踪手术过程中解剖结构的位置改变。

（6）校准靶　记录扫描影像时 C 形臂或其他设备与患者解剖结构之间的相对位置。

（7）操作系统。

（8）导航软件等。

二、适应证

（1）辅助椎弓根螺钉植入，应用最为广泛。

（2）齿突骨折螺钉固定。

（3）C1～C2 后路经关节 Magerl 螺钉固定。

（4）颈椎前路减压术。

（5）内窥镜脊柱外科。

（6）脊柱侧凸校正术。

（7）内植物微创植入。

（8）PVP 及 PKP 操作。

（9）脊柱肿瘤切除等。

三、禁忌证

（1）术前、术中位置变动较大的骨折整复手术。

（2）需要急诊或尽快手术完成的手术。

（3）无证据表明 CAOS 技术较传统手术具有优越性的手术。

四、术前准备

（1）完善的术前相关检查，包括必需的影像学检查、实验室检查和心电图检查等。

（2）术者应有熟练的 CAOS 操作经验和脊柱外科操作经验，并有配合熟练的助手护士。

（3）有可透 X 线的手术床或预制手术室。

（4）如决定静脉辅助麻醉或全麻，术前夜开始禁食、水。

五、手术技术（以椎弓根螺钉植入为例）

（一）基于术中二维透视影像的导航技术（C 形臂）

1. 操作步骤

（1）全麻，患者取俯卧位，骨盆及胸廓垫枕，腹部悬空。

（2）常规手术方法暴露手术区域，选择目标脊椎的相邻脊椎棘突作为导航参考架固定点，插入参考架并牢固固定，安装示踪器。

（3）用带校准靶的 C 形臂对手术区域行一次性正侧位成像，导航显示器中便出现虚拟的脊椎正侧位导航图像。

（4）配套定位探针在导航图的引导下确定椎弓根钉进钉点。

（5）在导航图上建立椎弓根钉正侧位的进入路径和方向。

（6）用椎弓根开道工具从预定入钉点开道，在导航实时跟踪下，沿预设的虚拟路径达预定椎弓根深度。

（7）拔出开道工具，选择适合长度椎弓根钉拧入。

（8）其余步骤按照常规手术操作。

2. 术中注意

（1）正侧位 X 线透视时，确保示踪器和靶罩同时被定位装置追踪到。

（2）图像采集时，确保采集图像范围内所有物体相对位置不能有任何改变。

（二）基于三维透视的 C 形臂手术导航技术（IsoC - 3D 导航）

1. 系统组成组件　由 IsoC - 3D X 线机（德国 SIEMENS）、带摄像机与触摸屏监视器的工作站台车、导航工作站专用软件、C 形臂定位靶、专用手术工具等。

2. 操作步骤

（1）麻醉及体位同前。

（2）常规暴露手术区域，将定位靶固定在最上位或最下位棘突上，确保定位靶固定牢固并不影响手术操作。

（3）Iso - C 3D 扫描一次完成骨骼三维图像，将数据传输到导航工作站上，注册并校准示踪器（探针、手钻或电钻）。（4）在三维导航图上建立手术椎节椎弓根正侧位的进入路径和方向。

（5）用椎弓根开道工具从预定入钉点开道，沿导航预设的虚拟路径开道，达到预定深度。

（6）拔除开道工具，植入适宜直径和长度的椎弓根钉。

（7）其余步骤按照常规操作。

3. 术中注意

（1）术中应牢固固定参考架并避免触碰，一旦移动应重新注册确认导航准确性。

（2）参考架与手术中心的距离应不大于 20cm，以减少摄像传递误差。

（2）尽量保持手术区域骨性结构的位置稳定。

（3）参考架尽量夹在手术范围靠近中间区域的骨性结构上。

（4）扫描注册完成后，可再选取标志明显的几个点，进一步核实导航准确性。

（5）对导航准确性产生疑问时应及时确认，必要时重新注册。

（三）基于术前 CT 影像的导航技术

1. 操作步骤

（1）术前模拟：将手术部位的 CT 资料输入导航系统中心控制器，利用系统软件重建各个方向的三维虚拟图像，进行术前计划和模拟，并将相关模拟方案储存于计算机中。在每个需固定的脊椎上确定 3~6 个术中可分辨的解剖标志，用于术中匹配。

（2）患者麻醉和体位同前，红外相机置于手术台尾端。

（3）常规暴露手术区域，尽可能避免破坏骨表面结构，动态参考基固定于相应的脊柱后路结构中。

（4）利用已注册的手术探针在患者骨结构上找出能于导航站显示的立体图像对应的标志，进行对点匹配注册；随后进行表面匹配，进一步改进匹配的准确率。必要时重新匹配。

（5）确定椎弓根螺钉轨迹：有两种方法：一种是引导模式：显示器显示预定轨迹，根据计划将椎弓根开路器置于螺钉入点处，按照监测仪上显示的轨迹置入椎弓根探针，从而确定螺钉的轨迹。另一种是实时模式：器械尖端置于术者认定的螺钉入点处，检测仪显示器械不同深度的三维位置，术者根据患者解剖调整器械方向，使螺钉轨迹安全地通过椎弓根直至椎体内。

（6）拔除开道工具，植入螺钉。

（7）其余步骤按常规操作。

2. 术中注意

（1）对脊椎进行操作时如情况许可，操作中间对每个脊椎均重新注册误差率可下降。

（2）椎弓根钉植入过程中采取各种措施防止导航参考基的松动。如改锤击进钉为徒手进钉，避免暴力操作等。

（四）基于多模态图像的导航系统

理论上可满足脊柱外科任何部位的手术。以安装滑动式 CT 扫描机的预制手术室为例。步骤为：①将 CT 与红外线无线导航系统连接，以随时将 CT 扫描获得的影像资料转化为三维图像并传给导航系统；②患者卧于可透 X 线、能穿过 CT 扫描孔径的手术床上，采取适当的固定措施，维持患者与手术床的空间位置稳定；③暴露手术区域，安装定位靶；④CT 扫描，采集图像传输给导航系统；⑤设定手术路径和方向；⑥按照导航预设的虚拟路径和步骤完成手术操作。

第四篇　关节疾病篇

第九章　非化脓性骨关节炎

第一节　类风湿关节炎

类风湿关节炎（RA）是一种以对称性多关节并以小关节为主的慢性全身性自身免疫性疾病，基本病理变化为滑膜炎、血管翳形成，侵犯软骨和软骨下骨，造成关节破坏。主要临床表现为周围关节疼痛、肿胀，晚期可强直和畸形、功能严重受损。可发生于任何年龄段，可并发肺部疾病、心血管疾病及精神抑郁等。

【诊断标准】

类风湿关节炎在早期很难诊断，因为早期症状和体征与许多其他疾病相似。没有一项血液测试或常规检查可做到早期确诊。所以一些辅助检查是必要的。

1. 血液检测

（1）血沉（ESR）。

（2）C 反应蛋白（CRP）　ESR、CRP 的升高表明体内存在炎症过程。

（3）类风湿因子（RF）　RF 虽然特异性不很高，但其阳性结果支持早期 RA 的倾向性诊断。

（4）抗环瓜氨酸肽（CCP）抗体　抗 CCP 抗体的检测对类风湿关节炎的诊断有高度的特异性，并可用于 RA 的早期诊断。目前认为抗 CCP 抗体对 RA 诊断特异性很高，敏感性亦可，早期患者阳性率可达 80%。

（5）抗核抗体测试（ANA）　部分类风湿关节炎患者的 ANA 可呈阳性，表明是自身免疫性疾病，但不能明确是类风湿关节炎。

2. 影像学检查

（1）X 线片　关节 X 线片可显示软组织肿胀、骨质疏松、关节面囊性变、侵袭性骨破坏、关节面模糊、关节间隙狭窄、关节融合及脱位等。

（2）MRI　手部关节及腕关节的 MRI 检查可提示早期的滑膜炎病变。

（3）超声检查　可为临床提供更多客观指标，如关节腔积液、滑膜炎以及 X 线不易显示的关节边缘的侵蚀，有助于疑难病例的确诊及对药物治疗反应的监测。

3. 关节镜及关节滑膜活检　对 RA 的诊断及鉴别诊断具有价值。

4. 诊断

2018 年中华风湿病学会制定的"中国类风湿关节炎诊疗指南"中推荐的诊断标准包括 1987 版的 ACR 和 2010 版的 ACR/EULAR 诊断标准，两者均可采用。

1987 年 ACR（American College of Rheumatology Congress，美国风湿病学会）制订的 RA 诊断标准见表 9-1。

表 9 - 1　类风湿关节炎诊断标准 - ACR　1987

1. 晨僵：关节及周围晨僵感，持续至少 1 小时。

2. 至少三个关节区的关节炎：14 个关节区中至少有 3 个关节肿胀或积液（双侧的近端指间关节、掌指关节、腕关节、肘关节、跖趾关节、踝关节、膝关节）。

3. 手关节炎：腕、掌指关节或近端指间关节至少一个关节区肿胀。

4. 对称性关节炎：左右两侧同时受累（指间关节、掌指关节及跖趾关节可不完全对称）。

5. 类风湿结节：骨突部位、伸肌表面或关节周围有皮下结节。

6. RF 阳性：类风湿因子检测值增高。

7. 影像学改变：手和腕关节 X 线片显示骨侵蚀或骨质疏松。

注：表中 1 - 4 项必须持续超过 6 周，符合表中 7 项中至少 4 项者可诊断为 RA。

2010 年 ACR 和 EULAR（欧洲抗风湿病联盟）更新了 RA 的诊断标准（表 9 - 2），该标准的灵敏度提高了 21%，但特异性降低了 16%。

表 9 - 2　2010 年 ACR/EULAR 的 RA 诊断标准

分类	评分
关节受累情况（0~5 分）	
1 个大关节	0
2~10 个大关节	1
1~3 个小关节（伴或不伴大关节受累）	2
4~10 个小关节（伴或不伴大关节受累）	3
>10 个关节（包括至少 1 个小关节受累）	5
血清学（0~3 分）（确诊至少需要 1 条）	
RF 和 ACPA 均为阴性	0
RF 和（或）ACPA 低滴度阳性	2
RF 和（或）ACPA 高滴度阳性	3
急性期反应物（0~1 分）（确诊至少需要 1 条）	
CRP 和 ESR 均正常	0
CRP 或 ESR 异常	1
症状持续时间（0~1 分）	
<6 周	0
≥6 周	1

当积分≥6 分，可诊断 RA。

【治疗原则】

1. 治疗目的

（1）缓解炎症和症状。

（2）防止进一步的或永久性的损害。

（3）提高生活质量。

（4）减少日常和长期副作用。

2. 保守治疗

（1）一般治疗　关节肿痛明显者应强调休息及关节制动，必要时可用支具或石膏进行局部制动，以防止关节挛缩畸形，减轻疼痛，促进炎症消退，改善功能。

（2）功能锻炼　关节肿痛缓解后应尽早开始关节功能锻炼，保持关节的活动范围，增强肌力。积极的功能锻炼是类风湿关节炎患者维持或恢复关节功能的重要手段。

（3）药物治疗　主要包括以下几类药物。

①非甾体类抗炎药：具有抗炎、止痛作用，是 RA 治疗中最常用药物，适用于活动期各阶段的患者。

②抗风湿药（DMARDs）：是治疗 RA 的一线药物。常用的有羟基氯喹、甲氨蝶呤、来氟米特（阿拉瓦）、柳氮磺胺吡啶等。

③生物制剂：已经有几种生物制剂被批准上市，并且取得了一定的疗效，尤其在难治性类风湿关节炎的治疗中发挥了重要作用。批准用于 RA 的生物制剂包括：阿达木单抗、依那西普、英夫利昔单抗、妥珠单抗、利妥昔单抗、托昔利单抗等。

④激素类药物：糖皮质激素不作为治疗类风湿关节炎的首选药物。仅用于类风湿血管炎重症患者或为了快速缓解病情、经正规 DMARDs 治疗无效的患者；激素类药物需谨慎使用。

⑤中药（植物药）：如雷公藤、白芍总苷、青藤碱等对治疗类风湿关节炎具有一定的疗效。

3. 手术治疗　在不同的病变阶段选择恰当的手术指征进行手术。对控制病变，矫正畸形，改善功能有重要作用。

（1）滑膜切除术　滑膜深层为大量免疫球蛋白和类风湿因子合成的场所，此处发生病变最早。在 X 线片尚无关节破坏之前作滑膜切除术可终止病变进程，解除致痛原因，防止关节及周围组织的进一步破坏，保存和改善关节功能。

（2）肌腱转位、延长、松解术　在病变后期炎症已相对静止，关节有挛缩，但关节破坏较轻，仍有一定活动范围，可做肌腱延长、关节松解术，肌腱有断裂者可做肌腱转位术。

（3）关节融合术　对某些疾病晚期，炎症以静止而关节又强硬于非功能位者，为增加关节的稳定性，改善功能，可做关节融合术，将病变关节融合于功能位。

（4）人工关节置换术　对于晚期关节已严重破坏，影响功能者，可做此手术，有助于缓解疼痛、恢复功能。

第二节　儿童型类风湿关节炎

儿童型类风湿关节炎（JRA）是 2001 年国际风湿病联盟儿科委员会对儿童时期（小于 16 岁）以慢性关节滑膜炎为特征的并伴有全身多系统受累，可有皮肤、肌肉、肝、脾、淋巴结病损的一种常见结缔组织病的统称。

【诊断标准】

1. 症状　JRA 的症状与成人类风湿关节炎近似：持续性关节痛、关节肿胀（通常是膝、腕、踝或手部小关节）或伴皮肤发红、皮温增高、全身发热、皮疹（发烧时出现）、关节僵硬，亦可伴有嗜睡、食欲不振等。

2. 辅助检查 MRI 或超声波可以检测到相应病损部位的肿胀，如骶髂关节、髋关节、下颌、肩关节等。B 超有时可见肝脾肿大。

3. 检查 可以有血红蛋白、全血计数、血沉、类风湿因子、抗核抗体等项目异常。

4. 类型 根据起病初 6 个月临床表现确定临床类型。

（1）少关节型 最初只影响≤4 个关节，通常在手或膝部。如果儿童小于 7 岁，随着时间的推移，这种疾病有可能会得到缓解。7 岁以上的儿童患病传播到其他关节并持续到成年的概率要高得多。

（2）多关节型 ≥5 个关节受累。

（3）系统型 是不太常见的 JRA 类型，占比大约 10%。初期可有 39℃以上的高热和持续的皮疹。关节肿胀和脏器损伤可出现在发烧后数月或几年后，但这些部位一旦发生病损，将会对关节和内脏造成不可逆转的损害。

5. 诊断

（1）患儿 16 岁以下。

（2）病程超过 6 周。

（3）受累关节疼痛伴局部发热。

（4）关节活动受限可累及多关节。

（5）除外其他类型幼年性关节炎：①化脓性关节炎；②关节结核；③血友病；④白血病等。

儿童类风湿关节炎与成人类风湿关节炎是完全不同的疾病，是否存在类风湿因子（RA）和抗 CCP 不是必要的诊断标准（通常为阴性），临床表现和观察症状的进展是主要的诊断方法。

【治疗原则】

治疗的主要目的是控制关节炎症，减轻关节的疼痛和不适，防止关节因炎症而变形或长度不等。

1. 一般治疗 在理疗和康复医师参与指导下采用局部热敷、蜡疗、红外线照射等，适当的机体功能锻炼，保持关节功能，增强肌力，防止关节强直及肌肉萎缩。

2. 药物治疗

（1）抗炎药（NSAIDs） 非甾体抗炎药包括布洛芬和萘普生，通常是一线药物。但应慎用阿司匹林，因其可导致出血、胃部不适、肝脏问题或雷氏综合征。但对某些儿童来说，通过血液测试，服用适当剂量的阿司匹林可以控制 JRA 症状，而不出现严重副作用。

（2）抗风湿药（DMARDs） 可以防止 JRA 恶化。但因需要数周或数月的时间缓解症状，通常与非甾体抗炎药一起服用。甲氨蝶呤通常是控制 JRA 的主要药物。

（3）皮质类固醇 如泼尼松，有助于治疗病情严重的病例。可以缓解症状，如并发的心包炎、严重的滑膜炎。但激素有引起相应不良反应的可能。

（4）生物制剂 如果其他药物不起作用，基因工程的生物药物可以考虑，如阿达木单抗、托昔利单抗、依那西普等。

3. 针灸 针灸是治疗 JRA 关节炎的一种可接受的附加疗法。研究表明，它能减轻疼痛，降低对止痛药的需求，并能增强受影响关节的柔韧性。但针灸不能阻止关节损伤在某些类型 JRA 中的进展。

第三节　神经性关节病

神经性关节病又称 Charcot 关节病，法国医生 Charcot 1868 年首次发现了脊髓梅毒患者的特征性关节病变，故将此类疾病命名为夏科氏关节病。此类疾病为无痛觉所引起，又有无痛性关节病之称，是一种继发于中枢神经或周围神经损害出现神经感觉和神经营养障碍的破坏性关节疾病。患者存在深感觉和痛觉功能障碍，而运动神经不受侵犯。亦称为神经营养障碍性关节病。多为成年人，以 40～60 岁多见，男：女 ≈3：1。可以发生于任何关节，关节者受累多为单侧。发病部位和原发疾病密切相关。

【诊断标准】

1. 临床表现　特点为起病缓慢，无痛或轻微疼痛，与骨关节破坏不相符，而活动范围超过正常。可见关节肿大，关节囊肥厚，有关节积液，无明显压痛。根据原发病变的不同，可有一系列神经系统症状体征。

2. 原发疾病　多数 Charcot 关节病患者可以找到原发疾病，糖尿病是最常见的原发疾病，其他较常见的原发病还有：脊髓空洞症、硬脊膜动静脉瘘、梅毒、截瘫、脑脊膜膨出症等。关节内长期、反复多次注射激素也可引起该症。

3. X 线检查　X 线片常表现为三大征象：关节破坏、半脱位、异位新骨形成。具体表现如下。

（1）初期关节积液，间隙增宽，周围软组织肿胀。

（2）关节结构紊乱、骨端变性增大，骨质缺损。

（3）常伴有脱位或半脱位。

（4）关节腔内有多量游离骨片。

【治疗原则】

一旦诊断明确，应尽快进行病因治疗，同时尽可能延缓关节畸形破坏发生、控制感染、治愈溃疡、预防截肢，尽可能保留患者活动能力和独立生活能力。

1. 保守治疗　受累关节由于缺乏营养神经支配，所以愈合困难，非手术治疗是主要的治疗手段，病变局部可予支具、足托、矫形鞋等，以减少关节面的负重。在急性期局部制动、休息，防止反复创伤，可减缓关节的破坏进程。

2. 手术治疗　足部溃疡经久不愈者可考虑截肢手术。年轻患者膝、踝关节破坏严重者可行关节融合术。因失败率较高，一般不考虑行人工关节置换术。部分脊髓空洞症患者有指征行脑室分流术。

139

第四节　骨关节炎

骨关节炎（OA）是指由多种因素引起关节软骨纤维化、皲裂、溃疡、脱落而导致的以关节疼痛为主要症状的退行性疾病。其发生与年龄、肥胖、炎症、创伤、关节畸形及遗传因素等有关。常累及膝、髋、踝等负重关节。患者多伴有关节疼痛、活动受限、关节负重能力下降、活动障碍、严重者丧失生活自理能力。

【诊断标准】

1. 膝关节 OA 诊断标准

（1）近 1~2 个月内反复性膝关节疼痛。

（2）X 线片（膝关节负重位）显示关节间隙变窄、软骨下骨硬化和（或）囊性变、关节边缘骨赘形成。

（3）年龄 >40 岁。

（4）晨僵时间≤30 分钟。

（5）活动时有骨摩擦音（感）。

满足诊断标准 1 +（2、3、4、5 条中的任意 2 条）可诊断膝关节骨关节炎。

2. 髋关节 OA 诊断标准

（1）近 1~2 个月内反复性髋关节疼痛。

（2）ESR、CRP 正常。

（3）X 线片示骨赘形成，髋臼边缘增生，髋关节间隙变窄。

（4）除外其他引起髋部疼痛的疾病，如股骨头缺血性坏死、髋部的类风湿关节炎、髋臼撞击综合征等。

3. 踝关节 OA 诊断标准 踝关节骨关节炎 90% 以上是继发性的，病因可为创伤、代谢性疾病、先天性畸形、绝经过早等，通常比原发性关节炎患者年轻，在 40 岁左右发生。局部的内翻畸形以及潜在的踝关节韧带损伤也可是发生的原因。

（1）症状 局部疼痛、行走困难。

（2）踝受伤史。

（3）局部体检 踝关节活动范围变小，关节周围有压痛。

（4）X 线检查 可见关节间隙变窄和畸形。

【治疗原则】

1. 膝关节 OA 治疗原则

（1）一般性治疗 减少关节负重，减少活动量，充分休息。肥胖患者应减轻体重。

①物理治疗：热敷、理疗，关节及肌肉的运动练习。

②局部制动治疗：包括关节局部保护和关节的保暖，依靠辅助器械进行日常的生活功能的恢复练习。

（2）药物治疗

1）止痛作用的药物：非甾体类抗炎镇痛药物；阿片类止痛药物，如曲马多类。

2）关节内注射药物

①类固醇激素：如复方倍他米松，可缓解滑膜炎症反应，但反复多次应用可对关节软骨产生不良影响；

②玻璃酸钠：对部分患者可改善关节功能，缓解疼痛。

3）缓解 OA 症状的慢作用药物：包括双醋瑞因、氨基葡萄糖。

（3）手术治疗

①关节腔冲洗或关节镜下清理术：适用于较年轻，以滑膜和软骨病变为主的患者或存在关节游离体的情况。

②截骨术：适用于由于肢体力线不对称而引起骨关节炎的年纪较轻患者。

③人工关节置换术：适用于年龄较大的，保守治疗无效的重度骨关节炎患者。

2. 髋关节 OA 治疗原则

（1）一般性治疗措施　适当休息，减少负重性运动，减轻关节负担。控制体重（减肥），理疗和使用辅助设备，包括手杖和助行器。

（2）药物治疗　非甾体类消炎镇痛药物或对乙酰氨基酚，口服药物效果不好时可以考虑关节腔内注射固醇类或关节润滑剂类药物。

（3）手术治疗　保守治疗无效时行以下治疗。

①关节镜清理手术。

②人工髋关节置换术。

3. 踝关节 OA 治疗原则

（1）一般性治疗　减轻关节负担，休息、理疗。可以考虑使用踝足矫形器或摇鞋。

（2）药物治疗　非甾体类抗炎镇痛药物、阿片类止痛药物，可以应用外用止痛药物及关节腔内注射固醇类或关节润滑剂类药物。

（3）手术治疗　包括关节清理术、关节融合术、人工关节置换术（慎重选择）。

第五节　血友病性关节炎

血友病性关节炎是遗传性凝血因子缺乏引起的关节内反复出血，导致滑膜炎、骨质破坏及关节功能障碍的出血性疾病。根据凝血因子缺乏的不同，血友病可分为甲型、乙型两种类型，分别为凝血因子Ⅷ、Ⅸ缺乏。血友病甲型和乙型均为 X 连锁隐性遗传，而血友病丙型为常染色体隐性遗传。血友病主要见于男性，发病率为（5~10）/10 万，其中85%为甲型血友病。血友病丙型多为轻度出血，因此血友病性关节炎主要见于血友病甲型和乙型。

【诊断标准】

1. 临床表现

（1）关节是血友病最常见的出血部位，好发部位的顺序是膝、肘、踝、肩和髋，手足小关节很少出现。反复性的关节血肿必会形成严重的关节病。

（2）骨骺端可肿大，肌肉废用性萎缩。最常见膝关节屈曲，向后半脱位、外翻、外旋、运动受限，但关节骨性强直少见。髋关节可因髋臼的破坏而导致股骨头脱位，或因股骨颈出血而产生与骨骺骨软骨病相似的症状。

（3）假瘤形成，髂腰肌、前臂肌肉及腓肠肌出血是血友病的非关节性肌肉骨骼并发症。治疗不彻底的大血肿可发展并侵犯软组织和邻近骨骼。

（4）根据临床进展，可分为三期。第一期为关节内急性出血；第二期为反复出血引起的慢性增生性滑膜炎；第三期为破坏性关节病。

2. 实验室检查　凝血因子水平测定。

3. X 线检查　①最初表现是关节间隙消失和关节肿胀，髌上囊可有密度增高。干骺端有明显的骨质疏松，骨小梁变粗，关节间隙狭窄，软骨下骨不规则，软骨下骨囊肿形成；②膝关节表现为髁间切迹增宽和不规则，髌骨下极呈方形，最终是关节腔消失，骨赘形成。肘关节的变化与膝关节类似，但桡骨头的不规则和增大特别明显。肩关节也有类似表现。髋关节出血可有类似无菌性坏死的变化。

【治疗原则】

1. 一般治疗 避免外伤和过度活动，应用关节支具保护肢体于功能位以避免产生严重畸形。

2. 替代治疗 急性出血期应早期给予凝血因子替代，国外也有定期预防性输入凝血因子的报道。替代治疗的主要并发症是病毒性肝炎、艾滋病以及产生凝血因子抗体等。产生抗体的患者需采用旁路途径进行替代，如凝血酶原复合物或重组凝血因子Ⅶ等。替代治疗的同时可应用抗纤溶药物阻止已经形成的凝血块溶解。

3. 放射性核素治疗 ^{32}P 在组织中的平均穿透距离为 2.2mm，最大为 7.9mm，半衰期为 14.3 天。^{165}Dy 的氢氧化铁聚合物半衰期短，仅 2～3 小时，最大组织穿透仅 5～7mm，从关节腔渗透量较小。

4. 外科手术

（1）外科手术适应证包括：①反复关节积血，慢性滑膜增生逐渐加重；②较大的假性肿瘤影响患者工作或生活；③慢性感染需截肢；④严重的关节畸形、功能障碍。

（2）外科手术方式包括：①关节镜：滑膜增厚、关节肿胀明显的患者可行滑膜切除术，从而减少关节出血并控制症状。②血友病假瘤切除：较大的假性肿瘤影响患者工作或生活时可行手术切除。③人工关节置换：严重的关节畸形、功能障碍可行人工关节置换。

第六节　其他关节炎

一、强直性脊柱炎

强直性脊柱炎（AS）是一种主要累及中轴骨骼的慢性炎症性疾病。原发部位为关节囊和韧带附着部，病理变化是以肉芽肿为特征的滑膜炎，伴纤维化、骨化和滑膜增厚、炎症细胞浸润，导致韧带骨化形成、关节破坏和骨质硬化。男女发病率约为 10∶1，发病年龄在 10～30 岁，起病隐匿，进展缓慢。AS 患者 HLA – B27 阳性率为 90%。

【诊断标准】

1. 症状

（1）腰痛和僵硬为主要症状，渐向胸椎、颈椎发展。

（2）脊柱外病变多见于近躯干的髋、膝等大关节，并呈对称性发病；跟腱附着点炎。

（3）全身症状，如乏力、食欲减退、消瘦和低热等，其他如虹膜睫状体炎、心脏病变和炎性肠病等。

2. 体征

（1）腰部晨僵，活动受限。

（2）胸廓扩张度较正常人降低。

（3）髋、膝关节活动受限、畸形，晚期骨性强直。

3. 影像学改变

（1）双骶髂关节炎，骨质疏松。

（2）腰椎小关节融合，韧带钙化，骨桥形成"竹节样"改变。

（3）髋、膝关节受累表现为软组织肿胀，关节间隙狭窄，晚期骨性强直。

4. 化验检查

（1）急性期红细胞沉降率加快，CRP 升高；静止期红细胞沉降率正常。

（2）HLA – B27 阳性率约为 90% 以上。

（3）类风湿因子阴性。

5. 诊断 患者需有 X 线证实的双侧或单侧骶髂关节炎，并分别有以下临床表现中的 1 条或以上。

（1）腰椎活动受限。

（2）腰背部疼痛。

（3）胸廓扩张度受限，在第 4 肋间隙测量吸气末与呼气末胸围差 < 2.5cm。

【治疗原则】

1. 功能锻炼 维持正常身体姿势，睡硬板床，取仰卧位睡眠，理疗。

2. 药物治疗

（1）非甾体类抗炎药。

（2）病情改善药 柳氮磺胺嘧啶、甲氨蝶呤。慎用激素类药物。

（3）生物制剂 主要为 TNF（肿瘤坏死因子）的抑制剂。

（4）中药制剂。

3. 手术治疗 严重脊柱畸形可行截骨术；髋、膝畸形可行人工关节置换术。

二、瑞特综合征

瑞特综合征（RS）是指多发性关节炎同时伴有无菌性尿道炎、结膜炎的一种临床病症，可伴有皮肤黏膜及其他器官病变。本病与强直性脊柱炎、肠毒性关节炎、银屑病性关节炎同属于血清反应阴性脊椎关节病。发病前都有性病型尿道炎或细菌性肠炎。

【诊断标准】

1. 年龄、性别 性病型尿道炎引起的 RS 主要见于成年男性；细菌性肠炎引起的 RS 在发病率上无男女性别差异。

2. 病史 典型的 RS 病例首先出现的是无菌性尿道炎或细菌性肠道炎，1~4 周后出现低热、结膜炎及关节炎。

3. 临床表现

（1）86% 的患者表现为非对称性多关节或少关节炎，多急性发作，以下肢大关节，尤以膝关节为主。此外，指（趾）小关节也会受累。病变关节肿胀、发热、剧烈疼痛和触痛以及功能受限。

（2）泌尿生殖系统中尿道炎的症状一般较轻，尿道分泌物也较少，可伴有前列腺炎。

（3）结膜炎为最常见的眼科病变。

（4）皮肤、黏膜：小的无痛性表浅溃疡多见于口腔黏膜、舌及阴茎龟头。脓溢性皮肤角化病是 RS 的典型症状。

4. 实验室检查

（1）红细胞沉降率加快，C 反应蛋白增高，外周血白细胞计数升高。

（2）关节液细胞计数增加，补体浓度上升，涂片可见 Reiter 细胞。

（3）HLA－B27 抗原测定阳性率在 63%～96% 之间。

5. 影像学检查 为肌腱末端病变，表现为大转子、坐骨结节、跟腱及足底筋膜附着点骨组织糜烂或骨膜变化；非对称性骶髂关节炎；非对称性脊椎韧带骨赘。

【治疗原则】

1. 支持疗法 如减少关节负重、减少活动量、充分休息，以及理疗等均有助于康复。

2. 药物治疗

（1）抗生素治疗可改善 RS 的病程和预后。

（2）非甾体类抗炎药物可用于控制关节炎及附着点病变引起的疼痛。

（3）糖皮质激素滴眼剂局部使用治疗虹膜炎。

（4）免疫抑制剂用于治疗病情严重、久治不愈的患者。

3. 手术治疗 晚期患者可行关节清理术（关节镜下或开放）、关节融合术或人工关节置换术。

三、银屑病性关节炎

银屑病性关节炎（PA）是一种血清阴性炎症性关节炎，伴有皮肤或指甲银屑病，主要累及远端指间关节，基本病变为滑膜炎。一般认为，本病是免疫、遗传以及环境因素复杂的相互作用的结果。

【诊断标准】

1. 病史及年龄 高峰发病年龄约 40 岁，多数缓慢发病。

2. 临床表现

（1）关节病变 关节受累的表现差异很大。主要以累及指（趾）关节、掌指关节、跖趾关节等手、足小关节为主。也可累及肘、膝关节等四肢大关节，少数累及骶髂关节或脊柱。常不对称受累。表现为关节肿胀、疼痛和晨僵，有时整个手指呈香肠指（趾）畸形。

（2）皮肤及其他表现 指甲或皮肤银屑病可发生在关节炎之前或之后。80% 的 PA 患者有指甲异常，出现"顶针"样凹陷样改变。部分患者可出现结膜炎、虹膜炎及角膜炎等眼部炎症。

3. 实验室检查 本病无特征性的实验室诊断指标。

（1）轻度贫血，红细胞沉降率增快。

（2）类风湿因子阴性。

（3）部分患者，特别是累及脊柱时，可表现为 HLA－B27 阳性。

4. 影像学检查 可见远端指（趾）间关节受累，末节指（趾）骨远端骨质吸收，使之变细、变尖，出现"伞状"或"削铅笔刀"样改变。脊柱同时受累的患者，可见孤立的边缘性或非边缘性的韧带骨赘。

【治疗原则】

治疗目的是控制皮肤损害和关节炎症。

1. 支持疗法及理疗

2. 药物治疗

（1）抗疟疾药如氯喹，对减轻 PA 症状有一定的疗效。

（2）非甾体类抗炎药物、金制剂等控制症状及病情进展。

（3）口服甲氧补骨脂和长波紫外线照射，对皮肤损害的疗效显著，对关节炎也有肯定疗效。

（4）难控制病情的患者用叶酸拮抗剂和免疫抑制剂。

3. 手术治疗 对严重关节疼痛、畸形和功能障碍的四肢关节炎症，可采用关节清理术、关节融合术、关节切除术以及人工关节置换术。

四、系统性红斑狼疮性关节炎

系统性红斑狼疮（SLE）性关节炎病因不清，一般认为是遗传素质、性激素和环境因素等多种机制共同作用引起机体免疫调节功能紊乱所致的一种慢性炎症性肠病。其本身可引起多发性关节炎，但其药物治疗过程中过多使用激素也会引起股骨头无菌性坏死。

【诊断标准】

1. 性别 女性明显多于男性，在成人中其比例约为9∶1，在生育年龄甚至达30∶1。

2. 年龄 首发症状高发于30～40岁。

3. 临床表现

（1）发热 是活动性SLE的常见症状。

（2）皮肤 急性皮肤损害时，面部红斑较经典的蝴蝶斑更为常见。可出现光敏性皮炎和大疱性皮肤破损。

（3）骨骼肌肉系统 关节炎十分常见，对称性受损。中轴关节多不受累，骨侵蚀现象也较为少见。关节畸形多为非固定性畸形。关节症状可来源于大量皮质激素引起的骨坏死。

（4）心血管系统 心包炎是SLE最常见的表现。60%的SLE患者超声心动图检查有心包积液，但心脏压塞罕见。

（5）肺病变 胸膜炎是最常见的肺部症状。50%的患者有胸腔积液，60%～70%患者有胸痛症状。

（6）其他系统 肝肿大、浆膜炎、胰腺炎、结膜炎、角膜炎、腮腺肿大等也有发生。

4. 实验室检查

（1）荧光抗核抗体试验（ANA）对SLE的敏感性为95%，是目前最佳的SLE筛选试验。

（2）抗DNA抗体特异性高达95%，但敏感性仅为70%，对确诊SLE有重要价值。

（3）其他多种抗核抗体和抗细胞质抗体（如RO、La、Sm、RNP、Jo-1等）也有诊断价值。

（4）活动性SLE常有正细胞正色素性贫血，且伴白细胞减少症，特别是淋巴细胞减少，这是本病的一条重要诊断依据。

（5）部分患者血小板减少、红细胞沉降率增快、C反应蛋白含量显著降低。

5. 影像学检查 可见到受累关节的各种炎症及骨质变化。

6. 诊断 目前应用最广的是美国风湿病学会1982年修订的SLE分类标准，符合其中4项或以上者即可诊断为SLE。①颊部皮疹；②盘状皮损；③光线过敏；④口腔溃疡；⑤关节炎；⑥浆膜炎；⑦肾脏损伤；⑧白细胞 $<4\times10^9/L$，淋巴细胞 $<1.5\times10^9/L$，溶血

性贫血或血小板 $<100 \times 10^9/L$；⑨神经系统异常；⑩狼疮细胞或抗 DNA 抗体或抗 - Sm 抗体阳性，或梅毒血清试验假阳性；⑪抗核抗体效价升高。

【治疗原则】

1. 支持疗法 包括休息、避免精神紧张和强烈光线照射等以及理疗。

2. 药物治疗

（1）非甾体类抗炎药物。

（2）抗疟药、氯喹及羟基氯喹是治疗盘状狼疮的主药，对控制皮肤损害、过敏和轻度关节炎症状十分有效。

（3）糖皮质激素 适用于急性活动性病例。

（4）免疫抑制剂 常同激素联合应用。

3. 手术治疗 对严重关节疼痛、畸形和功能障碍的四肢关节炎症，可行关节清理术、关节融合术或人工关节置换术。

五、干燥综合征

干燥综合征（SS）是一种侵犯外分泌腺体尤以唾液腺和泪腺为主的慢性自身免疫病。本病可单独存在，但常伴有其他风湿病如系统性红斑狼疮、类风湿关节炎、硬皮病等。

【诊断标准】

1. 性别 本病90%以上患者为女性。

2. 年龄 发病年龄大部分为 30～40 岁。

3. 临床表现

（1）干燥性角结膜炎 95%的患者会出现这种症状，晚期病例可有角膜溃疡，血管形成和浑浊，偶尔继发穿孔；口腔干燥见于80%患者，其中有 1/3 患者双侧腮腺肿大。

（2）大部分患者有关节痛，但出现关节炎的仅10%，其分布及临床表现与类风湿关节炎相似，一般情况下 SS 患者关节炎症状较为缓和，较少出现骨质破坏，伴肌炎者不到 10%。

（3）20%干燥综合征患者伴有肾功能损害，主要为肾小管性酸中毒。

（4）另外，慢性肝胆管病、胰腺炎、感觉神经病变（特别是第5对脑神经第二、三支）也属常见。

4. 实验室检查

（1）血清免疫反应和抗体增高是干燥综合征的特征。

（2）25%～30%的患者有轻度正红细胞正色素性贫血，白细胞减少，轻度嗜酸性粒细胞增多。

（3）90%以上患者红细胞沉降率增快。

（4）抗 SSA 和抗 SSB 抗体对 SS 的诊断有重要意义，前者在本病的敏感性高，而后者特异性较强。

（5）90%的患者出现高球蛋白血症，43%的患者 RF 阳性，20%的患者出现抗心磷脂抗体。

5. 其他特殊检查 滤纸（Schirme）实验、角膜染色（有高度特异性）、唾液流速、腮腺造影，放射性核素造影以及唾液腺、结膜活检。

【治疗原则】

1. 替代和对症治疗 如人工泪液、眼药膏、保持口腔卫生、多饮水等。

2. 药物治疗 用止痛药物如非甾体类抗炎药物等。

3. 关节炎治疗 同类风湿关节炎，包括药物及手术治疗。

六、畸形性骨炎

畸形性骨炎又称为变形性骨炎或 Paget 骨病，是一种原因不明的慢性病症。表现为过量的局部骨组织重吸收和随后过量的骨再生修复，造成病变骨骼增厚、脆弱。

【诊断标准】

1. 性别 男女比例为 3：2。

2. 年龄 本病好发于 40 岁以上，发病率约 3%，40 岁以下者极少见到。

3. 临床表现

（1）大多数病例发病早期无临床表现，多在摄 X 线片时意外发现。当病变产生疼痛、畸形、病理性骨折、神经受卡压、关节结构功能异常时，临床症状变得明显。可有腰背痛、骨痛和关节炎等。

（2）任何骨都可被累及，最常见的部位依次为骶骨、腰椎、股骨、颅骨和胸骨。

（3）如本病累及范围广泛、病变骨组织的血管增生扩张可使血流显著增加，导致高排出性心力衰竭。

（4）约 1% 的患者可恶变为骨肉瘤。一些患者也可发生骨肉瘤外的其他恶性肿瘤如纤维肉瘤、软骨肉瘤等。

4. 实验室检查 血清碱性磷酸酶升高，尿羟脯氨酸排泄量增加。血清钙、磷含量一般正常。

5. 影像学检查 其特征为骨质疏松，继发新骨形成，新骨呈海绵型和无定型两种，以海绵型多见，骨皮质为海绵结构所替代，骨髓腔与皮质界限不清。无定型者骨密度增高，结构异常，皮质增厚。

【治疗原则】

无症状局限性的畸形性骨炎无须治疗。如症状明显应采取相应措施。

1. 药物治疗 鲑鱼降钙素；二膦酸盐；羟乙二磷酸二钠；光辉霉素。

2. 外科治疗 对某些内科治疗无效，病变压迫脊髓或累及关节面的患者，可考虑手术减压或矫形。

七、致密性骨炎

因多发于髂骨，所以也称"致密性髂骨炎"，表现为髂骨的耳状关节部分的骨质密度增高，而骶髂关节、骶骨无异常变化。病因不明，可能与机械性劳损有关。

【诊断标准】

1. 性别 本病好发于育龄妇女，特别是妊娠最后 3 个月和产后不久，再次妊娠可复发和加重。

2. 临床表现

（1）体型多肥胖。

（2）慢性持续性下腰背疼痛，程度较轻，可向单侧或双侧臀区放射。活动时症状加重，休息可缓解。

（3）无夜间疼痛现象。

（4）患者可有腰骶角增大、骶棘肌紧张。

（5）特殊检查如"4"字试验、床边试验等用于骶髂关节病变检查的方法多为阴性。

3. 实验室检查　红细胞沉降率正常，HLA－B27 阳性率与正常人一致。

4. 影像学检查　骶髂关节下 2/3 部髂骨侧骨皮质致密，而骶髂关节间隙整齐清晰。45°斜位 X 线片显示尤为清楚，硬化程度与疾病的严重程度无相关性。

【治疗原则】

1. 保守疗法

（1）通过减轻体重、使用腰围、卧床休息等方法防止骨盆向前下倾斜和腰骶角的增大。

（2）理疗。

（3）症状明显时，可服用 NSAIDs。

2. 手术治疗　对疼痛症状严重、服用药物效果不佳者，在极少数情况下，可考虑行骶髂关节植骨融合术。

八、大骨节病

大骨节病多发于少年儿童，是以软骨坏死为主，呈多发对称性改变的软骨发育障碍性疾病。管状骨变短，继发变形性关节病。流行于我国东北、西北、西藏部分地区，以及俄罗斯的西伯利亚东南部和朝鲜西北部，是一种有明显地区性的地方病。

【诊断标准】

1. 性别、年龄　本病均发生于儿童管状骨干骺闭合以前，成人很少有新发病者，起病缓慢，严重者常于 30～35 岁即失去劳动力。发病大都集中在一个地区。

2. 临床表现

（1）常见发病部位为踝、手指关节、膝、肘、腕、足趾关节和髋。主要变化是骨骺早期骨化、发育障碍、体型矮小、特别是手指和肘部骨化最早。双下肢往往出现膝内翻或膝外翻畸形或髋内翻、下蹲困难、步幅小、手指短小粗小。发病年龄越小畸形越重。

（2）本病轻者表现为受累关节疼痛，关节增粗变形、指末节掌屈晨僵、关节活动障碍；重者出现短指（趾）畸形、短肢畸形、身材矮小。

3. 实验室检查　无明显诊断意义，近年来一些研究成果仅供参考。

（1）血浆碱性磷酸酶活性升高，反映成骨细胞功能活跃。

（2）尿中的硫酸软骨素的排量升高，尿肌酸含量明显升高。

（3）血浆中的天冬氨酸氨基转移酶（AST）、乳酸脱氢酶、羟丁酸脱氢酶较对照组增高。

（4）患者的血硒、发硒、红细胞硒均降低。

（5）免疫球蛋白、IgG、IgA、IgM 均无显著变化，提示本病不属于自身免疫性疾病。

4. 影像学检查　大骨节病 X 线诊断标准以掌指骨、腕骨、距跟骨和跖趾骨的 X 线照片为准，概括为以下 5 种 X 线征象：①干骺端先期钙化带变薄、模糊、中断、消失；②骺板和干骺端失去正常形态，呈多发锯齿状凹陷，凹陷底部硬化；③早期坏死骨较周围骨密度增高，形成硬化带；④骺变形，骨骺干骺早期闭合；⑤关节增粗、短指畸形、关节间隙变窄。

【治疗原则】

1. 保守治疗　控制可能的病因和发病机制。Ⅰ期患者可口服亚硒酸钠和维生素 E，可服用硫酸软骨素片。硫化代谢障碍者可用复方硫酸钠片。避免关节的过度负荷。可用非甾体类药物缓解关节痛。

2. 手术治疗

（1）关节镜手术　适用于轻度关节挛缩、畸形和关节绞索、疼痛功能障碍的患者。

（2）人工关节置换　严重的关节畸形、疼痛影响功能、关节明显破坏者可行人工关节置换，尤其是下肢负重关节可以做髋、膝、踝置换。

（3）关节清理术或关节融合术。

第十章 肩肘部疾病

第一节 肩部撞击综合征

【概述】

肩部撞击综合征是指由于解剖结构或动力学原因，在肩关节上举、外展等活动时，肩峰下间隙内的肩袖（冈上肌腱）、肱二头肌腱或者肩峰下滑囊受到反复摩擦、撞击和挤压等微小创伤而引起的一种慢性肩部疼痛综合征。主要表现为肩关节前部和外侧疼痛、力弱和外展功能受限等。主要病理表现为肩峰下结构的出血水肿、无菌性炎症和磨损退变等。姿势不良、肩关节不稳定、肩袖肌力弱、先期外伤史、局部骨性畸形和手肘过头运动可能会增加肩部撞击综合征的发生。

【诊断标准】

（1）通常无明确外伤史，逐渐起病，为锐性疼痛，主要位于肩关节前方和外侧部，可放射至上臂。疼痛可反复间断"发作—好转"数月或数年。患者往往畏惧患侧卧位。较长时间的手肘过头运动可诱发疼痛发作，停止运动休息后可减轻。

（2）体检肩峰前下方可有压痛，肩关节被动活动可及明显摩擦感或捻发音，常伴有痛弧为 $80° \sim 120°$。病程较长者可有关节外展、外旋和后伸受限。肩峰下撞击试验阳性。

（3）X线片可为阴性，较严重者可以发现肩峰前下缘硬化增生，肩峰下间隙变窄，肱骨大结节硬化、囊性变或骨赘形成等。MRI可见肩峰下滑囊少量积液，肩峰下间隙狭窄，肩峰增生，肩袖退化变薄或部分断裂等。

【治疗原则】

1. 保守治疗 休息是减轻运动造成的炎症反应的关键措施；应避免做有可能发生撞击的动作；运动后局部冰敷可减轻炎症反应和疼痛；理疗和热敷；非甾体类抗炎药也可减轻疼痛；横向摩擦按摩可增加肩袖肌腱的血运和活动度。炎症疼痛较重而其他保守治疗效果不佳时，可考虑肩峰下滑囊封闭注射（醋酸氢化可的松 25mg，每周一次，共 $2 \sim 3$ 次；或 1% 利多卡因 $2 \sim 4ml$ ＋复方倍他米松注射液 1ml 注射 1 次）。此外应配合康复运动疗法，主要是体侧的短弧运动及对抗阻力的拉力运动以改善活动范围和增加肌力。

2. 手术治疗 经 6 个月以上保守治疗无效者，可于关节镜下行前肩峰成形减压术或手术切除肩峰下滑囊；对已出现肌腱断裂或磨损者酌情一并予以处理。

第二节 冻结肩

【概述】

冻结肩又称"五十肩""粘连性肩关节囊炎"，它是肩周肌肉、肌腱、韧带和关节囊等软组织的慢性非特异性炎症和退行性病变，逐渐形成肩关节内外粘连，以肩部疼痛、活动受限和僵硬为主要特征的常见病。多见于 50 岁以上患者，女性多于男性。冻结肩是一种自限性疾病，多数病例经数月或更长时间，疼痛可逐渐消失，活动范围慢慢恢复，多可自愈。通常需经历炎症期、冻结期和恢复期三个阶段。祖国医学又称之为漏肩风。

【诊断标准】

（1）多见于 50 岁以上患者，女性多于男性。多数无外伤史（少数有轻微外伤史）。

（2）慢性、隐袭发病（也有进展较快者），常因上举外展动作引起疼痛始被注意。

（3）主要症状是渐进性加重的肩关节疼痛和活动受限或僵硬。疼痛一般呈钝痛或刀割样痛，以前外侧为著，可放射至上臂、肘及肩胛区，但无感觉障碍。夜间痛重可影响睡眠，不能患侧卧位。

（4）病程较久者，可见肩胛带肌萎缩，以三角肌最为明显。

（5）局部压痛点多在肩峰下滑囊、肱二头肌肌腱长头腱、喙突、冈上肌附着点等处，亦可见肩部广泛压痛而无局限性压痛点。

（6）肩关节各方向活动受限，被动活动以外旋受限为著。

（7）X 线片多为阴性，有时可见肩部骨质疏松征象。肩关节造影可见关节囊挛缩，下方腋皱襞消失等改变。肩关节 MRI 可见关节囊壁增厚，腋皱襞减小或消失，肩峰下滑囊积液等征象，但诸解剖结构完整。

（8）鉴别诊断

①颈椎病：神经根型颈椎病可出现肩部疼痛，往往会有前臂及手部的根性放射痛症状，神经定位体征明确，头颈部体征较多，需仔细体检鉴别。

②肩部肿瘤：疼痛进行性加重，夜间痛往往较重，但固定患肢不能缓解疼痛，影像学检查一般可以鉴别。

【治疗原则】

本病应以保守治疗为主，多可自愈。早期给予正确的干预和治疗可改善症状、缩短病程。

1. 非手术治疗

（1）急性炎症期上肢悬吊以减少疼痛，局部可理疗、针灸、推拿按摩、热敷、外敷膏药等，也可口服或外用非甾体消炎镇痛药物；坚持功能锻炼，以主动运动为主，包括肩外展、上举、外旋等联合运动。

（2）急性炎症疼痛期可行局部封闭注射治疗，也可行关节腔内注射治疗（玻璃酸钠 2～2.5ml 或复方倍他米松注射液 1ml）。

（3）对疼痛已基本消失肩关节僵硬严重的病例，可于臂丛或静脉全身麻醉下行肩关节手法松解术，术后加强功能锻炼。

2. 手术治疗 对于长时间保守治疗后无效者，可行关节镜下松解术。

第三节　肩袖损伤

【概述】

肩袖肌腱由冈上肌、冈下肌、小圆肌及肩胛下肌 4 块肌肉的腱性部分组成。肩袖主司肩关节的外展及旋转功能，也称为"旋转袖"，对肩关节稳定性具有重要作用。外伤、退变或肩峰下慢性摩擦撞击可导致其断裂，以冈上肌腱断裂最为常见，临床上主要表现为肩部疼痛、无力。好发于 40 岁以上患者。

【诊断标准】

1. 临床表现

（1）常有明确外伤史，患者突感肩关节外上方疼痛伴外展受限，其程度与肩部活动相关。夜间症状加重是常见的临床表现之一。

（2）肩峰下可有局部压痛，外展及上举功能受限。Jobe 试验和侧方 Jobe 试验阳性、臂坠落试验阳性、肩峰下撞击试验及疼痛弧征可为阳性。累及肩胛下肌者可出现抱熊试验、Gerber 抬离试验阳性；累及冈下肌和小圆肌则会出现肩关节外旋力弱。病史超过 3 周以上可有肩周肌肉不同程度的萎缩。病史超过 3 个月可发生关节继发性挛缩。

2. 辅助检查

（1）肩关节造影可显示造影剂通过肩关节腔经断裂的肩袖进入肩峰滑囊。

（2）X 线可显示肱骨头与肩峰的距离变窄及肩峰增生和肱骨大结节的增生退变。

（3）MRI 对肩袖损伤的诊断具有重要作用，可早期发现肩袖撕裂。

（4）超声也是一种较好的无创诊断方法。

（5）对于疑诊为肩袖损伤、盂唇病变、肱二头肌长头腱止点撕裂以及盂肱关节不稳定的病例，肩关节镜检是一种微创性检查方法。

【治疗原则】

（1）新鲜的不完全断裂者，可采用外展架制动 3～4 周后功能锻炼，疼痛者可行封闭治疗、理疗和体疗。若保守治疗失败仍有疼痛的病例，可行关节镜下肩袖修补术。

（2）对有症状的肩袖肌腱全层撕裂者，以及合并存在肩峰下撞击因素的病例，除因年迈体弱功能要求不高或伴有严重内科疾病不能耐受手术的患者，均应争取尽早手术治疗，一般现多采用全关节镜下缝合修补术。存在肩峰下撞击征的患者，应同时行肩峰成形术。术后辅以功能康复锻炼（先被动，6 周后主动练习）。

第四节　肱骨外上髁炎

【概述】

肱骨外上髁炎又称为网球肘，是肱骨外上髁伸肌总腱处的慢性损伤性肌筋膜炎，主要影响伸腕和前臂旋转功能。

【诊断标准】

（1）起病缓慢，多无急性损伤史，有反复牵拉前臂腕短伸肌肌腱的活动或特殊职业史。

（2）肱骨外上髁部位疼痛，向前臂外侧放射，严重者不能持物或拧毛巾。

（3）肱骨外上髁、环状韧带或肱桡关节间隙处有局限性压痛点。局部可略肿，不红。肘关节伸屈不受限。

（4）腕伸肌牵张试验（Mills 征）阳性。

（5）X 线检查常为阴性。

【治疗原则】

1. 非手术治疗　包括制动、休息、理疗、针灸、口服非甾体类消炎药物和局部封闭。

局部封闭注射点尽量靠近骨面。可在封闭之后夹板或支具固定腕关节 1~2 周。

2. 手术治疗　仅适合于非手术治疗效果不佳或反复发作者。可行肌腱附着点剥离松解和重新附着术，也可行桡侧腕短伸肌腱 "Z" 形延长术。

第五节　肱骨内上髁炎

【概述】

肱骨内上髁炎又称为高尔夫球肘，常见于投掷运动员，是肱骨内上髁部前臂屈肌群起点反复牵拉损伤引起的慢性肌筋膜炎。比肱骨外上髁炎少见。

【诊断标准】

（1）起病缓慢，多无急性损伤史，有过量前臂活动或特殊职业史。

（2）肘关节内侧疼痛为主，向前臂内侧远端放射。手、腕持物乏力，尤以屈腕旋前运动时疼痛为著。

（3）肱骨内上髁至肘关节前下方有局限性压痛。局部可略肿。肘关节伸屈多不受限。

（4）令患肘伸直、握拳、伸腕，作前臂旋后运动时，可诱发肘关节内侧疼痛。

（5）X 线检查常为阴性，偶见尺侧副韧带复合体结构内有钙化灶。

【治疗原则】

1. 非手术治疗　包括制动、休息、理疗、针灸、口服非甾体类消炎药物和局部封闭。

2. 手术治疗　仅适合于 >6 个月的非手术治疗效果不佳或反复发作者。可行肌腱附着点剥离松解术。

第六节　骨化性肌炎

【概述】

骨化性肌炎是指正常无钙化的肌肉组织发生了钙化，也叫异位骨化。多见于外伤、肌肉过度锻炼、截瘫及横贯性脊髓炎和脑瘫的恢复期。广泛的肌肉骨化为一种先天性且有遗传性的疾病。肘关节周围是骨化性肌炎的好发部位之一，发病机制不清，常与肘部创伤有关，尤以肘关节脱位更为常见。以肘部逐渐增大的痛性硬包块，伴肘关节活动受限甚至强直为主要特征。

【诊断标准】

（1）多有肘部外伤史。

（2）外伤期　外伤后 1~2 周肿痛不消退，反渐加重。肘前或肘后可及坚硬肿物隆起。

（3）进展期　外伤后第 3 周开始肘痛加重，肿物渐增大，伴疼痛，但夜间不痛；肘关节伸屈和前臂旋转功能明显受限；影像学检查可见肌腱附着部组织或骨折处有成骨现象，或有发泡样钙化影。

（4）静止期　约 8 周后包块停止生长，疼痛消失，肿胀渐退，包块继续向骨化成熟发展。9~12 个月肿物骨化成熟。X 线片可见肌肉、肌腱有边缘整齐、密度均匀的骨化块或骨刺。关节功能障碍程度不一。

【治疗原则】

1. 早期整复 关节损伤，良好制动。出血停止后采用物理治疗，促进血肿吸收，可减少或减轻骨化性肌炎发生。禁忌按摩、热敷和暴力牵拉。

2. 一般治疗 骨化性肌炎诊断确立后，肘关节应妥善加以保护，是否行主动关节活动锻炼要视情况而定，如局部有肿胀、压痛及温度增高，活动时疼痛加重，则不应过度活动；如上述症状不明显，则应在疼痛可忍受的情况下锻炼，以保留一定程度的关节活动和功能。局限性疼痛可行激素局部封闭。吲哚美辛有明显抑制骨化的作用。

3. 物理疗法 于静止期可进行适当的主动关节活动，同时选择超短波、泥疗和蜡疗等物理疗法。

4. 放射治疗 有人认为放射治疗能影响炎性反应过程，可防止骨化性肌炎发生。

5. 手术治疗 静止期骨化范围广，影响关节功能严重者，可考虑手术切除骨化部分。切除时宜切除骨化肌肉连同薄层正常肌肉，彻底止血，以防复发。术后石膏固定1~3周后主动锻炼。若肘关节畸形严重可行肘关节成形术或功能位融合术。

第十一章　髋部疾病

第一节　髋关节发育不良

【概述】

髋关节发育不良是指髋关节的系列形态改变，包括新生儿髋部不稳，髋臼发育不良，髋关节半脱位和髋关节真性脱位。既往称为先天性髋关节发育不良，经临床研究发现，如未经有效治疗，畸形可随生长而加重，现已改称为发育性髋关节发育不良（DDH）。

按危险程度依次为臀位产、女婴、头胎、羊水过少、家族遗传史等，可同时伴有先天性肌性斜颈、足部畸形等。

【诊断标准】

1. 临床特点　依年龄不同而有不同临床特点。

（1）新生儿可发生关节不稳，关节松弛。检查可发现腹股沟皱纹不对称，患侧臀部皱纹升高，成多条，下肢呈轻度外旋位，外展受限。

（2）学走期（12～18月），学会走路晚于正常儿童，步态摇摆不稳，腰前突增大等。

（3）儿童可出现跛行步态，下肢不等长，外展活动受限等。

2. 诊断　为使 DDH 获得最早期诊断，骨科医师应训练助产士或产科医师熟悉新生儿髋关节不稳的体征与检查方法。

（1）观察臀纹及腹股沟皱褶是否对称，不对称或外展活动受限应考虑有 DDH 的可能。

（2）Barlow 试验（弹出试验）　患儿仰卧位，检查者面对婴儿臀部，示、中指把持大转子，将其双髋、双膝各屈曲 90°，拇指放在其大腿内侧小转子处加压，向外上方推压股骨头，感觉股骨头从髋臼内滑出髋臼的弹跳，当去掉拇指压力，股骨头又自然回弹到髋臼内为阳性。

（3）Ortolani 征　患儿平卧，屈膝、屈髋各 90°，检查者面对婴儿臀部，两手握住双膝同时外展、外旋。正常时膝关节外侧面可触及床面，膝外侧不能触及床面为阳性。当外展一定程度突感弹跳，则外展可达 90°，称为 Ortolani 征阳性，是髋关节脱位最可靠体征。

（4）会行走儿童跛行为唯一症状，双侧脱位者呈鸭步（左右摇摆）。

（5）由于婴儿期股骨头均为软骨，X 线片不能显影，因而诊断率不高。近年发展的超声检查为新生儿 DDH 的诊断提供了可靠及敏感的诊断手段。推荐的超声检查应为 Graf 冠状面正中层面静态形态测量（α 角和 β 角）及 Harcke's 的应力下动态检测，两者结合可提高确诊率。

美国儿科学院对新生儿 DDH 的检测提出实用程序，检出率高，漏诊率低，为世界多数国家采用。

新生儿 DDH 的筛查流程图见图 11 - 1。

出生 4～5 月后的婴幼儿可摄双髋 X 线片，可确诊 DDH。

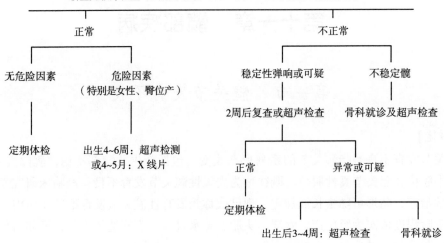

图 11-1　新生儿 DDH 的筛查流程图

对青少年 DDH 的 X 线片应包括前后（AP）骨盆位，斜位（false - profile），及蛙式位，45°Dunn 位片，以全面评估髋关节，为制订合理的治疗计划提供可靠依据。

【治疗原则】

早诊断、早治疗则可获良好疗效且可明显降低严重并发症的发生率。如在 1 岁以内获得正确治疗，罕见遗留异常。

1. 0～6 月　自动复位，Pavlik 支具或外展位吊带。

2. 6～18 月　如能自动复位，则用 Pavlik 支具；如不能复位，则宜采用牵引或手法或内收肌切断后复位等，复位后宜用蛙式石膏固定。

3. 18～24 月　仍有闭合复位可能，但多应辅以手术复位。

4. >24 月　切开复位，骨盆截骨（Salter 或 Pemberton），股骨缩短去旋转，依患儿情况选择。

5. 髋关节　Y 形软骨闭合后遗留髋臼发育不良者可行髋臼周围截骨（PAO）。

6. 并发症　主要并发症为股骨头坏死，发病率最高者可达 48%。依据 Buchloz - Ogden 分型，Ⅰ、Ⅱ型较Ⅲ、Ⅳ型预后好，选择合适技术可降低坏死的发生率。

第二节　股骨头骨骺滑脱

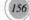

【概述】

股骨头骨骺在未完全闭合前的青春期儿童，因尚未搞清的原因出现骨骺沿干骺端向后下方滑移，引起股骨头出现畸形的病变，称为股骨头骨骺滑脱（SCFE）

确切病因尚不知。此病多见于肥胖儿童，男性高于女性，推测与内分泌代谢功能异常相关。股骨头的骨骺板呈波浪形，在其下后象限有一骨骺结节，相对应的干骺端有一臼窝，包纳骨骺结节。此处乃为骨骺板的支轴，对骨骺板的稳定性有重要作用。如局部应力集中，则可引起 SCFE。

日本的发病率为 0.2/100,000，美国为 17.2/100,000，东西方人种发病率差别较大。

据美国一组 460 例 SCFE 资料统计，平均就诊年龄为 12.5 ± 1.7 岁（8～18 岁），男性占 58%，肥胖占 67%，超重占 15%，只有 18% 为正常体重范围。左侧 53%，右侧 37%，双侧为 10%；慢性滑脱占 54%，急性滑脱占 29%。慢性基础上急性滑脱为 17%。

【诊断标准】

1. 临床表现

（1）肥胖或超重青春期儿童，主诉髋部疼痛，以腹股沟部多见，可伴有跛行，急性滑脱者不能行走。

（2）髋关节活动明确受限，特别是内旋活动受限最多见。

（3）拍摄髋部 X 线片可确定诊断。

2. 诊断和分期

（1）拍摄双髋正位，Lauenstein 蛙式侧位（仰卧，髋关节屈曲 45°，外展 45°，膝关节屈曲至 90°，双足并拢）及穿桌侧位片。

（2）正位片可显示阳性 Klein 征（股骨头骨骺与股骨颈上缘可划一直线）。

（3）侧位片可显示骨骺板的骨骺结节与干骺端臼窝的位置发生改变或骨质吸收、硬化等。依据此改变，Maranho 将 SCFE 分为以下几期。

①0 期：骨骺结节与干骺端臼的对应关系无改变，属正常。

②1 期：骨骺结节集聚在对应干骺端臼窝内，干骺端臼窝增大，结节周围有放射线透亮区，生长板增宽。

③2 期：骨骺结节呈非同心圆征象，但仍与干骺端后壁接触，骨骺结节周围骨硬化。骨骺向下滑移。

④3 期：骨骺结节和干骺端臼窝的骨吸收向后扩展，骨骺旋转移位，骨骺与干骺端分离明显。

⑤4 期：干骺结节完全离开干骺端臼窝，骨骺与干骺端完全分离，骨骺向下滑移。Southwick 依蛙式侧位片测量骨骺滑移角，< 30° 为轻度，30°～60° 为中度，> 60° 为重度。

【治疗原则】

SCFE 一旦确诊，均应手术治疗。治疗的目的是稳定滑脱，矫正畸形，预防日后发生骨关节炎，使并发症的危险性减到最少。

手术治疗分为两大类；如滑移角 < 35°，或 Maranho 分类的 1、2 期，可选用原位穿钉固定，穿过骨骺板宜用 3.5mm 以下的细钉，两枚钉固定较牢固，其中一钉宜穿过骨骺结节和对应的骨骺端臼窝部。

对滑移角超过 35°，或 Maranho 分类的 3、4 期，宜采用 Dunn 转子间截骨术，采用 Ganz 大转子截骨股骨头脱位技术改良 Dunn 截骨术取得较好疗效。

如适应证选择恰当，原位钉固定有良好疗效。对行截骨术的严重滑脱者，预后依术者技术及患儿康复等多因素确定。部分会进展到严重骨关节炎而需行人工关节置换术。

主要并发症为股骨头坏死，此多见于截骨术治疗的患者中。少数患者出现股骨头软骨溶解，可能系关节炎或关节内压力升高之故。

第三节 弹响髋

【概述】

弹响髋是指患者在屈伸或旋转髋部时感觉或可听到髋部弹响，可无髋痛或伴有轻中度疼痛，是临床常见骨科疾病。

根据病变部位，可分为以下两类。

（1）关节外弹响 最常见，常见原因系增厚的髂胫束和髂腰肌肥厚在股骨大转子上磨损等引起。

（2）关节内弹响 随临床逐渐认识此病而诊断病例增多，常见的原因系髋臼盂唇损伤，少见原因为关节内游离体等。

【诊断标准】

1. 病变部位 首先要鉴别弹响是起源于关节内或关节外。

2. 髂胫束弹响 侧卧位，令患者伸屈髋关节，可在大转子部触及滑动的髂胫束，有弹响及关节脱出感，部分患者此处有压痛，此为大转子滑囊炎所致。拍摄髋关节正侧位 X 线片未见髋臼和股骨头病变，彩超可显示增厚的髂胫束和滑囊积液。

3. 髂腰肌弹响 典型症状为患者侧卧位时，髋关节屈曲，外展及外旋时伸直，在腹股沟部可触及弹响。原因是髂腰肌在髂耻隆起处反复磨损而肥大增厚，引起髂腰肌滑囊炎，多见于职业运动员。人工关节置换的患者使用的髋臼杯较大，杯缘超出髋臼边缘较多，髂腰肌反复在突出的髋臼杯边缘磨损也是此症的重要原因。

4. 关节内弹响 主要原因系髋臼盂唇损伤引起。分为两大类：一类为头颈部交界处偏心距较大，呈枪柄样畸形；另一类为髋臼后倾，髋臼前缘撞击，此都会引起髋臼盂唇损伤。主要症状为腹股沟部疼痛，髋关节屈曲、内收、内旋至伸直时出现腹股沟部疼痛和弹响。行 MRI（需特殊序列）可确诊，MRA（关节造影同时做 MRI）有较高的诊断价值。

【治疗原则】

（1）弹响髋可用非甾体类消炎止痛药，局部膏药等治疗，也可选用体外冲击波或局部封闭治疗。对反复发作，有恼人的弹响者也可选用手术治疗。

（2）髂腰肌弹响可深部封闭或体外冲击波治疗。无效者可选用关节镜下髂腰肌松解术。

（3）盂唇损伤可采用关节镜下修补术，对较大范围的盂唇损伤者可用切开修补，并同时行头颈部骨突修整术。

如未修复，可继发股骨头软骨损伤，最终进展到骨关节炎，有时需人工关节置换术。

第四节 类风湿髋关节炎

【概述】

类风湿关节炎为原因尚未搞清的慢性自体免疫性疾病，可累及全身多处关节，以腕、肘、膝、踝等多见，累及髋关节仅占一定比例。

有遗传倾向，多见于 HLA－DR4 及 HLA－DR 抗原阳性者，与环境因素有一定关系。

【诊断标准】

1. 临床表现 关节滑膜炎阶段髋部疼痛活动受限，其中以内旋活动受限最早出现。继而关节各方向活动受限，关节软骨破坏，可出现屈曲外旋畸形，关节活动进一步受限甚至完全丧失。股骨头软骨大部破坏后可发生关节半脱位，此时行走困难。

多数患者同时合并有腕、肘、膝等处关节病变，应确定诊断。

2. 诊断

（1）病史与体检。

（2）X 线片可见滑膜肿胀，关节积液，关节间隙变窄或消失，股骨头及髋臼软骨下骨侵蚀。

（3）MRI 可清楚显示滑膜炎及软骨改变，宜尽早作此检查，以便早期诊断。

（4）血沉、C-反应蛋白增高，类风湿因子阳性，HLA-DR4 或 HLA-DR1 阳性，按美国风湿病学会的标准，以下 7 项中 4 项符合即可确诊。①晨僵 1 小时/日 ≥6 周；②至少 3 个关节肿胀 ≥6 周；③腕掌、掌指及近节指关节肿胀 ≥6 周；④对称性关节肿胀；⑤皮下结节；⑥类风湿因子阳性；⑦X 线片示骨侵蚀及骨质疏松。

【治疗原则】

类风湿关节炎为全身多关节病变，首选治疗为药物、体疗及康复。

1. 药物治疗 包括消炎止痛，改善病情，免疫抑制及细胞毒性药物，根据病情及病期选择应用。

2. 体疗和康复 帮助关节活动，防止肌肉萎缩，防止关节在非功能位僵直。

3. 手术治疗 可试行关节镜下滑膜切除，但效果多不佳。晚期关节僵直或软骨完全破坏者宜行全髋关节置换术。

第五节 股骨头坏死

【概述】

各种原因引起股骨头血供障碍导致股骨头骨细胞及骨髓死亡，随后的修复改变，称为股骨头坏死（osteonecrosis of the femoral head，ONFH）。

1. ONFH 分为两大类 创伤性和非创伤性。

（1）创伤性 ONFH 首位原因为股骨颈骨折，其次为髋关节脱位、髋臼骨折及髋关节挫伤后关节内血肿。

（2）非创伤性 ONFH 在我国主要原因为：①肾上腺皮质类固醇应用（激素）。据研究，应用激素总量（折合泼尼松龙）超过 2000mg，应用时间 >30 天，特别是应用静脉冲击治疗者为 ONFH 的高危人群；②长期酗酒。每周饮酒超过 400ml（折合成 100% 乙醇），超过 10 年为危险因素；③镰状细胞贫血、高雪病等易并发。

目前国际上常用分期法为 ARCO（国际骨循环学会）及 Steinberg 分期。

2. ARCO 分期

Ⅰ期：X 线片正常，MRI⊕，骨扫描⊕。

Ⅱ期：X 线片异常（骨硬化、囊变等），无软骨下骨折。

Ⅲ期：X 线片或 CT 示软骨下或坏死区骨折。

ⅢA 期：早期，股骨头塌陷≤2mm；ⅢB 期：晚期，股骨头塌陷 >2mm。

Ⅳ期：X 线片示骨关节炎。

3. 中国建议采用如下分期

Ⅰ期：MRI⊕，骨扫描⊕，无临床症状。

Ⅱ期：MRI⊕，X 线片、CT 片可显示骨硬化及坏死灶，无临床症状。

Ⅲ期：围塌陷期，髋部疼痛重，MRI 示骨髓水肿，CT 示软骨下骨折，X 线片示软骨下骨折，股骨头塌陷（≤2mm）。

Ⅳ期：塌陷期，X 线片示股骨头塌陷 >2mm。

Ⅴ期：骨关节炎。X 线片示股骨头变扁，关节间隙不对称或变窄。应按坏死部位分型：选用 MRI 或 CT 冠状位的正中层面。

M 型（内侧型）：病灶位于内侧柱

C 型（中央型）：病灶位于中央或中央及内侧柱 L 型（外侧型）：病灶位于外侧柱或全股骨头。

L1 型（次外侧型）：外侧柱部分保存。

L2 型（极外侧型）：病灶仅在外侧柱，中央、内侧柱未侵犯。

L3 型（全股骨头型）：病灶占据三柱。

【诊断标准】

1. 临床表现

（1）Ⅰ期　无临床症状。

（2）Ⅱ期　无临床症状，偶有轻度髋关节不适，强力内旋可出现腹股沟部疼痛。

（3）Ⅲ期　出现中至重度疼痛，特别是负重时，内旋活动受限，跛行。

（4）Ⅳ期　疼痛减轻，但关节活动障碍加重，跛行明显。

2. 诊断

（1）对高危患者尽早行双髋 MRI 检查，高危患者为：①应用激素 3 月以内；②长期酗酒；③髋部外伤 6 月以内。

（2）MRI 对诊断有高特异性（96% ~ 100%）、高敏感度（99% ~ 100%）。①T1WI：带状低信号。②T2WI：双线征。③T2WI 压脂像：骨髓水肿和关节积液，提示股骨头开始塌陷。

（3）X 线　双髋正位、蛙式位可较清楚显示高密度影及囊变或新月征。

（4）CT 扫描　对观察病灶大小、位置、有否塌陷及修复情况有较大价值。

（5）核素骨扫描　对早期坏死敏感度高，但特异性差。

【治疗原则】

针对患者作出分期和分型，然后选择个体化治疗方案。

（1）Ⅰ、Ⅱ期 M 型　随诊，6 个月 ~ 2 年。

（2）Ⅰ期 C 型、L 型　体外冲击波，抑制破骨，增加成骨的药物（中、西药）。

（3）Ⅱ期 C 型　病灶清除，植骨（自体、异体、人工）。

（4）Ⅱ期 L 型　病灶清除，重建或加强外侧柱。

（5）Ⅲ期　同Ⅱ期 L 型（<55 岁）。

（6）Ⅳ期 >45 岁　同Ⅱ期 L 型；≥45 岁：人工关节置换术（疼痛重）。

第十二章　膝部疾病

第一节　膝剥脱性骨软骨炎与关节内游离体

【概述】

膝剥脱性骨软骨炎的病因不确定，有创伤、局部缺血、骨骺骨化异常、体质和遗传等因素；多数认为小创伤是其主要病因。早期是软骨下骨的缺血、坏死、剥离，软骨层尚未分离；以后逐渐发展成骨软骨在原位的部分或完全分离，可形成膝关节内游离体。膝剥脱性骨软骨炎以股骨内髁（尤其是后交叉韧带附着点之下）最多见，其次是股骨外髁中下面。

【诊断标准】

1. 病史　症状往往不确切，且轻重不一。可表现为关节不适、轻度疼痛，以致上下坡痛、打软、半蹲或全蹲痛等症状。活动量大加重，休息则缓解。可有积液，且时轻时重。股四头肌萎缩。当骨软骨碎片脱落形成游离体，可出现交锁症状。

2. 影像学检查　正、侧、轴及髁间窝位 X 线片常可显示病变。典型表现为股骨下端关节面圆形或椭圆形骨缺损，可伴有游离体。CT 检查更有助于诊断。MRI 检查可以比较清晰地显示骨软骨病变的部位和范围。

3. 膝关节镜检查可以明确诊断　国际软骨修复协会将剥脱性骨软骨炎分为：Ⅰ度，骨块稳定，无分离，软骨连续，表面完好，但有软化；Ⅱ度，骨块部分分离，但稳定；Ⅲ度，骨块完全分离，但无移位；Ⅳ度，关节面缺损，骨块移位或虽位于骨床上，但已游离。

4. 鉴别　应与髌骨软骨软化症、滑膜软骨瘤病、半月板损伤等相鉴别。

【治疗原则】

膝剥脱性骨软骨炎的治疗方法因年龄、病变部位和程度而异。骨骺未闭前的少年患者多可获得良好效果，但成年患者尤其是负重部位的剥脱往往效果差。

1. 保守治疗　一旦发现膝剥脱性骨软骨炎，骨软骨块尚未脱离骨床时，应给予充分制动治疗。尤其是骨骺未闭前的少年患者多可愈合，一般需要 3 个月左右。

2. 手术治疗　保守治疗不愈合的患者，有症状应手术治疗。小块和非承重部位的骨软骨块可以摘除，骨床可用细克氏针钻多个细孔，深入软骨下骨至出血。承重区的较大骨软骨块不宜切除，原位固定为好，必要时植骨，以保证与周围关节面平滑一致。游离体应摘除。

第二节　色素绒毛结节性滑膜炎

【概述】

该病是发生在关节、腱鞘或滑囊的一种慢性增生性滑膜疾病。临床上常将发生于关节的称为色素绒毛结节性滑膜炎（PVNS），将发生于腱鞘组织的称为黄色瘤或腱鞘巨细胞瘤。PVNS 生物学行为上近似肿瘤样病变，治疗不彻底容易复发。PVNS 分为局灶型和弥漫型两种。

【诊断标准】

（1）弥漫型 PVNS 多发于 30～40 岁，膝关节最常受累。病变严重可突破关节腔进入骨内或皮下组织。表现为膝关节不适，反复肿胀，可有关节交锁和无力，有压痛及功能受限，可有滑膜包块。关节穿刺液为深色血性液体，实验室检查多正常。X 线检查可见膨大而明显的软组织影，可有关节破坏。典型 MRI 表现是增生滑膜 T1WI、T2WI 均呈低信号；超声检查亦有助于诊断。

（2）局灶型 PVNS 组织学上与弥漫型相似，但常发生于膝关节某一侧，呈孤立结节状，可引起交锁和（或）肿块，有疼痛，易误诊为半月板异常；而关节液无深血性渗出而呈浅血色，MRI 有助于诊断。

（3）黄色瘤多发生于四肢，手指最为常见。表现为腱鞘软组织肿胀，可影响手指活动，应与腱鞘囊肿及其软组织肿瘤相鉴别，常需通过手术病理确诊。

（4）应与陈旧的创伤性滑膜炎（关节内出血后亦为含铁血黄素形成的黄褐色）、其他原因引起的滑膜炎及实性肿瘤相鉴别。

【治疗原则】

（1）对于病变主要局限于关节内的弥漫型 PVNS，尽可能行全关节滑膜切除，以防复发，病变严重者行关节成形术。关节镜下手术可最大限度地切除病变滑膜（尤其是关节后方病变滑膜），如有病变侵及皮下可辅助切开。术后加强功能锻炼。手术后因容易复发，术后功能恢复满意后应辅助放射治疗。如果病变特别广泛，累及大腿中段和（或）小腿，则视患者症状及对功能的影响程度决定治疗方式，因病变侵袭特别广泛，即使切开手术也很难切除彻底，而且因创面过大，出血风险很高，一定慎重。

（2）局限型 PVNS 行单纯病灶切除多能治愈。

（3）黄色瘤应尽可能切除干净，但有较高复发率。

第三节　Baker 囊肿

【概述】

Baker 囊肿又称腘窝囊肿，是发生于腘窝部的囊性肿物，内含胶冻状液体，多发生于腘窝内侧。Baker 囊肿可由膝关节囊后部滑膜疝出形成，或由腓肠肌滑囊、半膜肌滑囊、腓肠肌内侧头与半腱肌间滑囊向后膨出形成；常与关节腔相通，可以为原发，也可继发于内侧半月板损伤等关节内损伤、类风湿关节炎等。

【诊断标准】

（1）Baker 囊肿多数没有症状，往往患者无意中发现腘窝肿物。

（2）较大囊肿或合并关节内病变的囊肿会引起不适感或胀满感，屈膝受限或酸胀，疼痛症状少见，可见局部饱满或包块；有的可有大小变化。

（3）可及腘窝处囊性包块，伸膝位隆起明显，张力增高。一般无压痛、界限清楚，质地因囊液的充盈程度而不同。

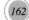

（4）彩超有助于诊断。

（5）需与腘窝处其他实性肿物相鉴别，可通过彩超、MRI、手术所见及术后病理确诊。

【治疗原则】

1. 原发性囊肿　如果较小、无症状可观察随诊；亦可行穿刺抽液局部激素注射治疗。囊肿较大影响膝关节活动者，可行手术切除，包括切开和关节镜下切除。

2. 继发性囊肿　关节镜手术易处理与囊肿形成相关的关节内病变（如半月板损伤等），是治疗的根本。如果囊肿较小，可不予处理；如果囊肿较大，可在关节镜手术前行囊肿穿刺抽液。如果仅切除囊肿而不处理关节内病变，则囊肿复发的可能性较大。

第四节　膝滑膜软骨瘤病

【概述】

滑膜软骨瘤病主要的病理特点是滑膜的增生和结缔组织细胞化生形成软骨小体，可继发化生软骨的骨化和钙化。其可在关节外或关节内发病，关节内多见于膝关节，病因尚不清楚。Milgram 将该病的病理分为 3 期：Ⅰ期滑膜内病变，肉眼观察正常，但镜下可见滑膜内软骨化生；Ⅱ期过渡性滑膜病变合并滑膜软骨瘤，肉眼所见为带蒂的软骨或者软骨小体悬垂于滑膜组织，但未脱落；Ⅲ期滑膜病变静止，形成多个软骨或骨软骨组织构成的游离体。此分期理论对滑膜软骨瘤病的诊断和治疗有重要的指导意义。根据滑膜受累范围，本病可分为两种，一种是局灶性滑膜软骨瘤病，关节内只有一两个游离体及少量需切除的滑膜；另一种是弥漫性滑膜软骨瘤病。后者较常见，一般关节内有数以百计的大小不同的骨、软骨性游离体。

【诊断标准】

（1）早期患者无特异性临床表现，随着病变的进展，多数患者表现为关节间歇性疼痛、肿胀、活动时的弹响、关节交锁，部分患者有关节活动的乏力和不同程度的活动受限，偶有患者可以触及活动性的游离体。

（2）Ⅲ期患者 X 线检查可见多个游离体钙化影。Ⅱ～Ⅲ期患者 MRI 检查可见关节腔内大小、数目不等的圆形或椭圆形致密结节影。Ⅰ～Ⅱ期中软骨游离体未骨化时，X 线及 MRI 检查有时均难以发现。有经验的彩超医生也可以依据关节腔内多发游离体表现而考虑诊断本病。滑膜软骨瘤病必须结合临床、影像学及病理检查，才能做出最后诊断。

（3）该病需与能形成关节内游离体的疾病相鉴别，包括骨关节炎、类风湿关节炎、剥脱性骨软骨炎、神经营养性骨关节炎、创伤性关节游离体等。

【治疗原则】

（1）目前关节镜手术已成为治疗本病的首选。关节镜能直观地观察关节腔内的情况，并且能在放大的情况下对病变进行观察，准确地在病变部位取组织进行病理检查，提高了诊断的准确性和可靠性。

（2）对Ⅰ～Ⅱ期的患者应做游离体摘除加部分或全滑膜切除，对Ⅲ期患者只做游离体的摘除。

（3）对于晚期合并严重骨关节病者，可行广泛滑膜切除加人工全膝关节置换术。

第五节　髌骨软骨软化症

【概述】

髌骨软骨软化症是髌骨软骨面的老化和退变，是膝骨关节炎的早期表现，表现为软骨变软、龟裂，严重时软骨毛糙，变薄，与之相对的股骨滑车软骨也可以发生相同病理改变。多发于青壮年，女性较多见。最主要的病因是膝关节的过劳，比如体重过大、体力劳动者、过度的体育锻炼，尤其是爬山、太极拳、跳舞等，膝关节的先天发育异常，比如髌骨外侧倾斜、高位髌骨、股四头肌力量欠佳等。

【诊断标准】

1. 临床症状　主要表现为膝前痛，以上下楼和蹲起时疼痛明显，而走平路疼痛不明显，疼痛不是局限于膝关节的内侧或者外侧，而是位于髌骨四周。

2. 体格检查　按压髌骨疼痛（压髌试验），单腿下蹲时疼痛（单足半蹲试验），往往外侧膝眼处压疼，但这些体征缺乏特异性。

3. 影像学检查　MRI 检查有利于早期诊断和鉴别诊断。X 线检查需要拍髌骨轴位片，也可发现髌骨外侧倾斜或者半脱位、高位髌骨，重者髌骨关节面的上下极可见小骨赘。

4. 鉴别诊断　跳跃膝、胫骨结节骨骺炎、内侧髌股关节滑膜嵌入、膝关节外侧疼痛综合征、疼痛性二分髌骨、脂肪垫肿物、半月板损伤等。半月板损伤的临床特点是疼痛位于膝关节内侧或者外侧。

【治疗原则】

1. 首选保守治疗　肥胖者要减肥，控制体重，减轻膝关节负担；避免负重下的膝关节伸屈和扭转活动，如少上下台阶、蹲起和爬山；改变运动方式，加强股四头肌肌力的练习，如仰卧位直抬腿或者静蹲练习。症状重时，口服非甾体消炎镇痛药。口服氨基葡萄糖理论上有助于软骨修复。

2. 手术治疗　绝大多数患者保守治疗后可以缓解症状，不推荐进行手术治疗。

第十三章　踝足部疾病

第一节　跟痛症

【概述】

足跟痛来源于多种足跟疾病，所谓跟痛症系指跟骨结节前内侧骨突下疼痛。发病机制尚不清楚，多与以下因素有关：①足跟底纤维脂肪垫随年龄增长退行性变薄；②足背伸使跖筋膜紧张，其跟骨结节止点处反复牵拉致伤；③跖筋膜跟骨止点处骨质增生；④足跟滑囊炎；⑤足底外侧神经第一支或者是胫神经跟骨支受卡压。

【诊断标准】

多见于 40～70 岁肥胖患者，常一侧发病，主要表现为足跟底部疼痛，清晨起步或坐位站起时疼痛，活动后减轻或消失，不负重无痛。跟骨内侧结节压痛，局部多无红肿。症状可持续数周、数月甚至几年。X 线检查：50% 有跟骨骨质增生，但与疼痛无直接关系，不能作为诊断依据。该病有自愈倾向，经多种非手术治疗可逐渐缓解。个别患者症状顽固。

【治疗原则】

1. 非手术治疗　调整活动方式、强度及持续时间，避免久站、长走、负重等活动；穿硬底软垫鞋，必要时加用硅胶足跟垫；对症可服用非甾体类消炎镇痛药；理疗，冲击波治疗有一定效果。上述方法多数可使疼痛缓解或消失。局部注射激素封闭治疗，技术要求高，应审慎使用。近年来，体外震波及自体静脉血或富含血小板的自体血局部注射也被证实为比较有效的方法。

2. 手术治疗　少数顽固性病例，经系统非手术治疗无效，可考虑手术。目前常用术式为跖筋膜部分切断术，即从跖筋膜跟骨止点内侧切断 35%～50%，手术可切开或经皮完成。术后抬高患肢卧床休息 48 小时后部分负重。5～12 个月逐渐恢复正常体力活动或运动。

第二节　平足症

【概述】

足弓分为横弓及纵弓，后者又分外侧纵弓和内侧纵弓。足弓有弹性，能吸收震荡，足弓形态依靠骨骼、韧带和肌肉的张力维持。足失去弹性或塌陷，跑跳均受到极大影响。只有某些原因导致足骨形态异常、肌肉萎缩、韧带挛缩或慢性劳损时才形成平足症。原因有：①先天性结构性平足：即有足骨结构畸形，如舟骨结节骨骺分离、舟骨结节畸形增大、跗骨骨桥及副舟骨等异常结构。垂直距骨可以在出生后即有僵硬畸形，或数年后出现畸形及相应症状。②遗传性松弛性平足症：足内侧三角韧带致平足外翻。③后天性结构性平足症：因胫后肌腱功能障碍、外伤、感染、神经血管疾病等造成骨与软组织畸形。④后天姿势性平足症：患者无结构畸形，因足部韧带不够紧张，维持足弓的内外侧肌的力量不足，致足弓下塌形成平足。

【诊断标准】

平足症根据畸形可否矫正分为可复性平足和僵硬性平足两种。可复性平足指负重时内侧纵弓降低或消失，足跟外翻，前足向外扭转，身体重心内移，然而不负重时足弓正常。

僵硬性平足症即固定性跟骨外翻和纵弓消失。手法不能矫正，行走疼痛、跛行。X线检查见足部骨关节异常，如距骨头向跖侧倾斜，跟骨外翻，跗中关节外展及跗骨桥等。

【治疗原则】

1. 非手术治疗　早期可采用体疗，如用屈趾运动、提踵外旋等，并穿用平足矫正鞋垫或平足矫形鞋。

2. 手术治疗　对症状严重，功能障碍，经保守治疗无效，影像检查证实有副舟骨、跗骨桥或僵硬性平足症的患者，应考虑手术治疗。手术方法有胫后肌腱病灶清除，胫后肌腱附着点移位，跟骨内移截骨，距舟骨融合，双关节融合，切除跗骨桥或三关节融合术等。对于儿童患者，跗骨窦螺栓对纠正平足具有较好临床效果。

第三节　糖尿病足

【概述】

糖尿病足是发生于糖尿病患者的足和腿部组织破坏的一种病理状态。病因学上可以是神经性和（或）缺血性的，在多数情况下，这两种因素同时存在。由于神经病变、血管病变和感染，糖尿病足的主要表现为足溃疡和坏疽。

【诊断标准】

1. 分级　根据病因，可将糖尿病足溃疡和坏疽分为神经性、缺血性和混合性。根据病情的严重程度，可进行分级。

Wagner糖尿病足分级如下所述。

0级：有症状但皮肤完整，兼有骨骼畸形。

1级：皮肤局部有浅表溃疡。

2级：溃疡深达肌腱、骨骼、韧带与关节。

3级：溃疡合并深部脓肿和骨髓炎。

4级：足趾或前足坏疽。

5级：全足坏疽。

2. 神经血管检查　临床上无需特殊仪器来确定有无神经病变。定量检查包括使用尼龙丝来测定轻触觉；温度觉测定；振动觉测定；电生理测定。

伴有足部溃疡的患者，均应认真检查周围动脉。症状包括：静息痛，且在夜间加重。检查可见：足部苍白或发紫，皮肤常发凉，有营养不良的改变，如趾甲萎缩，足背动脉甚至腿部动脉搏动减弱或消失。检查包括：多普勒超声检查。有严重缺血表现，或非创伤性检查发现异常者，应行血管造影。

足部溃疡应检查是否合并感染，并判断感染的深浅以及是否伴有脓肿或骨髓炎。

【治疗原则】

尽量控制血糖在正常范围内至关重要。教育是预防糖尿病足的最重要措施。使患者意识到糖尿病足的危险性和发生的危险因素，注意足部检查、清洁和防护（如穿合适的鞋）。避免足部外伤，甚至轻微外伤，如修剪趾甲过度造成的甲沟损伤、甲沟炎等。

1. 非手术治疗 足部单纯性溃疡大部分可通过保守治疗治愈，包括通过特制矫形鞋改变足部压力，伤口清洁、换药，可采用一些生物制剂或生长因子类物质促进溃疡愈合。合并有感染的患者，应在纠正血糖的前提下加强抗炎治疗。

对于血管阻塞不严重或没有手术指征者，可采取内科保守治疗，口服或静脉滴注扩血管、抗血小板聚集、抗凝和改善血液循环的药物。

2. 手术治疗 需行手术治疗的患者，其空腹血糖应控制在 $7.8 \sim 8.9$mmol/L。若患者有 4 级表现，应行血管重建手术；坏疽患者存在静息痛或病变广泛者，要给予有效的截肢手术；糖尿病足合并感染后在正规、严格的保守治疗无效时，应行截肢手术。截肢前最好行血管造影，以决定截肢平面。

第四节　踇外翻

【概述】

踇外翻是足部的多发疾病之一，可能与多种因素相关。内在因素包括遗传、年龄、足部结构异常等。遗传因素最为明确，国外调查显示 50% ~90% 的患者有家族遗传史，国内研究显示 70% 的患者有家族遗传史。为常染色体显性遗传。神经系统疾病如 Marfan 综合征等，免疫系统疾病如类风湿关节炎等也可导致踇外翻。穿高跟鞋、体重增加等外在因素也与外翻的发生有关。

【诊断标准】

外观上表现为趾外翻，有时伴趾旋前，第 1 跖骨内收。当穿较窄或表面较硬的鞋子时，第 1 跖趾关节内侧会受到挤压和摩擦，形成囊炎，内侧皮神经炎，导致该处红肿疼痛。重度者穿任何鞋子都会疼痛，不能步行，严重影响患者的生活质量。

X 线检查：拍摄足部负重位正侧位 X 线片。踇外翻患者表现为外翻角（正常值小于 15°）及 1、2 跖骨夹角（正常值小于 9°）增大。根据踇外翻角的大小将其分为三度，即轻度：15°~30°；中度：30°~40°；重度：40°以上。

【治疗原则】

由于踇外翻的病因复杂，且有明显遗传性因素，因此尚无确切的办法能完全预防外翻的发病。一般来说，应避免或少穿高跟鞋以及尖头鞋。

踇外翻的治疗分为保守治疗和手术治疗。对畸形程度及症状较轻的患者，主要采用非手术治疗，包括趾功能锻炼，支具治疗；对合并有跖骨痛的患者应用足弓垫，缓解疼痛。外翻角小于 30°的患者，进行功能锻炼后，外翻角可有不同程度减小。支具治疗可缓解轻、中度踇外翻患者的疼痛，停止使用后效果明显减小。另外，穿适当宽松厚底的鞋子也可缓解部分症状。上述保守治疗无效，疼痛及畸形较重，影响患者日常生活的情况下，可采取手术治疗。

据文献报告，姆外翻的手术方式多达百种以上。主要分类为：①软组织手术：经典的术式为 McBride 手术，该术式矫形能力较弱，且术后复发率高，并发症多，国际上已很少采用。②截骨矫形手术：第一跖骨远端截骨术，如 Chevron，Mitchell 等；骨干截骨术，如 Ludloff，Scarf 等；近端截骨术，如 Juvara，Mann 等。③融合术：如第一跖楔关节松弛或 1、2 跖骨间夹角超过 20°，需行 Lapidus（第 1 跖楔关节融合术）。④第一跖趾关节置换术：适用于合并第一跖趾关节炎的患者。⑤其他术式：第一近节跖骨的 Akin 截骨术，2～5 跖骨头颈的 Weil 截骨术等。目前软组织合并截骨矫形是主流手术方式。

在改善足部功能的同时，患者对术后康复周期和瘢痕大小往往也有很高要求，特别是年轻女性及工作年龄段的患者。微创手术有其创口小、瘢痕轻等优点，但手术技术要求较高，矫形能力有限，只适合于轻度外翻畸形的矫正。如不能很好掌握微创手术的技术要领，不具备丰富的手术经验，不应贸然施行。

第十四章 腱鞘滑囊疾病

第一节 腱鞘炎

【概述】

腱鞘是包绕肌腱的鞘状结构，是保护肌腱的滑液鞘。它分两层包绕着肌腱，两层之间即滑液腔，内有腱鞘滑液。外层为纤维组织，附着在骨及邻近的组织上，起到固定及保护肌腱的作用。内层为滑膜可滋养肌腱，并分泌滑液有利于肌腱的滑动。由于反复过度摩擦，引起肌腱及腱鞘发生炎症、水肿、纤维鞘壁增厚形成狭窄环，肌腱的纤维化和增粗造成肌腱在鞘管内滑动困难，称为狭窄性腱鞘炎。

【诊断标准】

腱鞘炎因发病部位不同症状也各异，临床上常见有腕部的桡骨茎突狭窄性腱鞘炎、屈指肌腱腱鞘炎以及足底的屈趾肌腱腱鞘炎等。

桡骨茎突狭窄性腱鞘炎是出现在腕部桡骨茎突处，表现为骨突周围有明显的疼痛和拇指活动受限，局部压痛。拇短伸腱及拇展长腱同在此处的鞘管内，发病时拇指紧握在其他四指内尺偏手腕时，引起患处痛。屈指肌腱腱鞘炎多发生于拇指与中指的掌面，患指表现为屈伸功能障碍，疼痛有时向腕部放射，掌指关节屈曲时患处压痛，可触到增厚的腱鞘、状如豌豆大小的结节。弯曲患指时，可突然停留在半弯曲位，像被"卡"住一样，用另一手协助扳动后，手指又能活动，产生像扳枪栓样的动作及弹响，所以又被称为"扳机指"或"弹响指"。穿高跟鞋的状态下长久地站立和行走的女性好发足底屈趾肌腱腱鞘炎。

【治疗原则】

注意正确工作时姿势，避免关节的过度劳损，定时休息，可减少腱鞘炎的发生。

1. 非手术治疗 患处可用热疗、按摩及充分休息3周左右，特别要减少引起疾病的手工劳动。对于局部没有感染者可做局部封闭治疗，用氢化可的松、曲安奈德或泼尼松龙注入腱鞘内进行局封，有较好疗效，可使早期腱鞘炎得到缓解，每周封闭一次。

2. 手术治疗 非手术治疗无效或反复发作时，应做腱鞘切开术，术后应早期做屈伸手指活动，防止肌腱粘连。术后1个月内免手工劳动。

第二节 腱鞘囊肿

【概述】

腱鞘囊肿是关节附近的一种囊性肿块，病因尚不清楚。慢性损伤使滑膜腔内滑液增多而形成囊性疝出；或结缔组织黏液退行性变可能是发病的重要原因。目前临床上将手、足小关节处的滑液囊疝（腕背侧舟月关节、足背中跗关节等处）和发生在肌腱的腱鞘囊肿统称为腱鞘囊肿。而大关节的囊性疝出又另命名，如膝关节后方的囊性疝出叫腘窝囊肿，或叫 Baker 囊肿。

【诊断标准】

（1）本病可发生于任何年龄，多见于青年和中年，女性多于男性。手腕部腱鞘囊肿多发生于腕背侧，少数在掌侧。在腕关节掌侧的腱鞘囊肿，需与桡动脉瘤相鉴别。腕管内的屈指肌腱鞘亦可发生囊肿，压迫正中神经，诱发腕管综合征。少数腱鞘囊肿可发生在掌指关节以远的手指屈肌腱鞘上，米粒大小，硬如软骨。足踝部腱鞘囊肿以足背腱鞘囊肿较多见，多起源于足背动脉外侧的趾长伸肌腱腱鞘。跗管内的腱鞘囊肿可压迫胫神经，是跗管综合征的原因之一。偶尔在膝关节前下方胫前肌腱膜上也可发生这类黏液退行性变囊肿，但因部位较深，诊断较困难。

（2）病变部出现一缓慢长大包块，小时无症状，长大到一定程度活动关节时有酸胀感。检查发现 0.5~2.5cm 的圆形或椭圆形包块，表面光滑，不与皮肤粘连；因囊内液体充盈，张力较大；扪之如硬橡皮样实质性感觉，如囊颈较小者，略可推动；囊颈较大者；则不易推动，易误为骨性包块。重压包块有酸胀痛。用 9 号针头穿刺可抽出透明胶冻状物。

【治疗原则】

腱鞘囊肿的治疗通过挤压或捶击，使腱鞘囊肿破裂，逐渐自行吸收。临床治疗方法较多，但复发率高。

1. 非手术治疗 原理是使囊内容物排出后，在囊内注入药物，并加压包扎，使囊腔粘连而消失。通常是在囊内注入醋酸泼尼松龙 0.5ml，然后加压包扎。本方法简单、痛苦较少，复发率也较低。

2. 手术治疗 手指腱鞘囊肿一般较小，穿刺困难；其他部位多次复发的腱鞘囊肿，都可手术切除。术中应完整切除囊肿，如系腱鞘发生者，应同时切除部分相连的腱鞘；如系关节囊滑膜疝出，应在根部结扎切除，以减少复发。对于腕掌侧肿物在切除时要保护好桡动脉、头静脉和桡神经浅支。术后应避免患病的关节剧烈活动 1 个月。

第三节 滑囊炎

【概述】

滑囊是位于人体摩擦频繁或压力较大处的一种缓冲结构。其外层为纤维结缔组织，内层为滑膜，平时囊内有少量滑液。由于关节周围结构复杂，活动频繁，故人体滑囊多存在于大关节附近。这类滑囊每人均有，称为恒定滑囊。由于多种后天因素，如脊柱后凸畸形的棘突表面、皮下埋藏的内固定物尾端等，因局部摩擦增加，也可形成滑囊，称为附加滑囊。

【诊断标准】

1. 病因病理

（1）骨结构异常突出的部位，由于长期、持续、反复、集中和力量稍大的摩擦和压迫是产生滑囊炎的主要原因。病理变化为滑膜水肿、充血、增厚呈绒毛状，滑液增多，囊壁纤维化等。

（2）滑囊在慢性损伤的基础上，也可因一次较大创伤而使炎症加剧；如滑膜小血管破裂，滑液呈血性。

（3）感染病灶所带的致病菌可引起化脓性滑囊炎，痛风合并肘关节部位的鹰嘴和膝关节部位的髌前滑囊炎。滑囊炎还可能与肿瘤有关。

2. 临床表现　多无明确原因而在关节或骨突出部逐渐出现一圆形或椭圆形包块，缓慢长大伴压痛。表浅者可扪及清楚边缘，有波动感，皮肤无炎症；部位深者，边界不清，有时被误认为是实质性肿痛。当受到较大外力后，包块可较快增大，伴剧烈疼痛。此时皮肤有红、热但无水肿。包块穿刺，慢性期为清晰黏液，急性损伤后为血性黏液。偶尔因皮肤磨损而继发感染，则有化脓性炎症的表现。

3. 鉴别诊断

（1）结核性滑囊炎　可为滑囊的原发性结核感染，也可继发于相邻的骨结核。临床表现为损伤性滑囊炎相似结核性滑囊炎时，穿刺抽出清淡脓液或干酪样物。X 线片上可见相邻骨质破坏。确诊常需手术切除病变滑囊，病理检查。

（2）类风湿滑囊炎　常见于足跟部滑囊，大多伴有类风湿关节炎症状。血细胞沉降率往往增高，类风湿因子多为阳性。

【治疗原则】

确定病因时必须除外感染因素。

（1）急性滑囊炎保守治疗时应暂时休息或患部制动和使用 NSAID 类药物。疼痛消退后，应增加主动运动。如果无效，可抽出滑液，然后向滑囊内注入腺皮质激素长效制剂，混合局部麻醉剂。肾上腺皮质激素长效制剂的剂量视滑囊大小而定。炎症过程顽固的患者需要反复抽液和注入药物。

（2）慢性损伤性滑囊炎，经穿刺抽出囊内容物后注入醋酸泼尼松龙，加压包扎，多可治愈。如有骨的畸形突起，应予以切除。改变不适当工作姿势及穿松软的鞋子等，均是减轻症状，避免复发的基本方法。有继发感染者，应行外科引流。

（3）特殊部位的滑囊炎经休息、抗炎止痛药物、理疗、局部封闭及适当运动无好转的可行手术治疗。

第十五章　人工关节置换

一、目的

缓解疼痛，纠正畸形，改善和恢复关节功能。

二、适应证

严重的关节疼痛、畸形，关节功能受限。关节疾病症状经保守治疗或非置换手术不能控制者。

三、禁忌证

1. 绝对禁忌证　除了全身状况不能耐受手术者之外，关节周围有活动性感染应禁忌手术。

2. 相对禁忌证　年轻，从事重体力劳动者；无疼痛症状的关节功能位强直的患者；依从性差，心理期望值过高者。

四、人工关节材料

经典的人工关节假体为金属与超高分子聚乙烯组合式关节。经过了半个多世纪的发展，在假体材料学方面有了一定的进步。金属材料已经由不锈钢逐渐演变为更加坚固的钛基或钴基合金；高分子的聚乙烯材料也和过去的材料有了很大的不同。它在制造工艺中采用了高交联的生产技术或者添加了抗氧化的材料，使抗磨损性能有了很大的提升。除此之外，陶瓷材料正被广泛用于摩擦界面。鉴于陶瓷－高交联聚乙烯界面良好地兼顾了低磨损率和经济效益，陶瓷－高交联聚乙烯界面已成为目前使用最广泛的摩擦界面。另外，最新的氧化锆陶瓷材料，包括氧化锆陶瓷表面处理的假体（黑晶），极大地降低了陶瓷的碎裂率，也成为众多关节外科医生面对年轻患者的选择。对于金属过敏史的患者，可以选用钛铌氮假体（俗称黄金假体）。

五、假体固定方式

1. 骨水泥固定　目前应用的骨水泥为聚甲基丙烯酸甲酯（PMMA）。自20世纪60年代John Charnley将丙烯酸骨水泥应用于人工髋关节的粘接固定以来，骨水泥技术从最初的普通冲洗、手工搅拌、手工填塞，已经发展到现代骨水泥技术：脉冲冲洗、真空搅拌、骨水泥枪和骨拴的应用。这些技术使得骨床更洁净，骨水泥中气泡更少，骨水泥能更充分地深入骨小梁结构，从而更有效地降低松动率。现代骨水泥技术应用使假体具有良好的早期和长期稳定性，特别适合于高龄及严重骨质疏松的患者。

2. 生物学固定　起始于20世纪70年代。通过特殊的假体表面设计和加工工艺达到骨长入假体表面，从而使二者牢固结合、降低松动率。骨长入条件：密切接触，空隙直径 >40μm，没有微小活动。其重点在假体设计、表面处理和植入技术：①在假体设计方面，根据紧密压配原则设计假体形态，增加假体与骨床接触面积，达到初期即刻稳定；②在表面处理方面，采用微孔制作技术，有利于骨长入。采用羟基磷灰石（HA）涂层和陶瓷涂层的假体，可以提供良好的假体－骨界面生物固定。膝关节假体的固定界面方面，生物学固定有回归趋势。

六、关节假体的类型和选择

目前，临床上有多种不同材料的人工关节假体组件以及多种设计可供选择。也很少有证据证明哪种植入物设计明显优于其他设计。没有一种植入物设计或人工关节假体系统适合所有患者，但是对于多数需要进行初次人工关节置换的患者而言，几乎所有假体生产商又能提供适合的假体。所以医生有必要对不同假体部件的设计理念、优缺点和适用范围全面理解，所以假体的选择需要结合患者的年龄、预期寿命、活动水平、骨质情况、具体的生活需求、所在医院的假体供应商情况以及关节外科医生的经验和偏好等诸多因素。

1. 髋关节假体 同一款髋关节假体按照不同的分型方法可以有不同的描述：临床上常常用来假体分型的依据包括假体的固定方式（水泥型、非水泥型）、摩擦界面（金属对聚乙烯、陶瓷对聚乙烯、陶瓷对陶瓷）、假体的形态（短柄、锥形柄、直柄、解剖柄、超半径臼杯等）、柄固定的部位（近端固定型、远端固定型）、其他特殊设计（限制性内衬、Duo mobility、组配柄、肿瘤假体或定制假体等）。

假体采用哪种固定方式在不同国家和地区，医生的偏好差别比较大。在摩擦界面方面，全髋关节置换摩擦界面的金标准已经逐渐从金属对聚乙烯界面转换到了陶瓷对聚乙烯界面。关于假体柄的形态，真正意义上的"短柄"并没有得到广大关节外科医生的接纳；对于初次髋关节置换，全涂层固定的长柄目前已经基本淘汰。髋关节假体的其他分型方法描述的一些特殊假体分型也很常见，这些分型往往是为了应对翻修、不稳定、严重病损重建的需求。

2. 膝关节假体 与髋关节假体分型的混乱程度类似，膝关节假体也可以按照不同的标准进行分类。如假体固定方式（骨水泥型、非水泥型）、假体限制程度（低限制、部分限制、高限制）、置换间室的数量和部位（单髁、双髁、全髁、髌股关节置换），以及其他不同的设计理念（旋转衬垫设计、股骨髁半径设计、股胫关节面的容差设计、内轴膝设计、高屈曲设计、性别膝设计等）。这些分类标准中，最重要的还是依据假体限制程度不同进行的分类，以下将详细叙述。

（1）限制型假体（铰链式假体） 关节置换时必须切除膝关节的所有韧带（内、外侧副韧带和前、后交叉韧带），术后依靠假体上设计好的限制装置维持膝关节的稳定与生理功能。这种假体由于假体－骨界面应力集中，中远期松动率高。同时，又因为该类型假体有长柄并使用骨水泥固定于股骨和胫骨髓腔，翻修时难度很大，因此一般不作为初次置换的常规使用。适用于以下患者：①侧副韧带损伤、缺失者；②膝关节严重畸形者（内、外翻 >30°，或无法应用非限制型假体者）；③严重的强直膝或反弓膝；④翻修时出现严重骨与侧副韧带缺损并难以修复者；⑤关节周围骨肿瘤切除后的重建。

（2）非限制型假体（关节表面假体） 这是当前临床应用的主流假体。在这个类型的假体中根据后交叉韧带的保留与否，又分为部分限制型假体（也叫半限制型或后交叉韧带替代型）和完全非限制型假体（后交叉韧带保留型）两种类型。①"后稳定型假体"

（PS），即 PS - 假体。假体通过聚乙烯衬垫上设计的中柱（post）和股骨部件上设计的横栓（cam）形成的 cam - post 装置替代后交叉韧带功能，完成膝关节的后稳定机制。因此，该类型假体的主要适应证是后交叉韧带严重损伤和缺失者。由于这种假体的 cam - post 装置在稳定后方的同时还可以提供一定的侧方稳定，因此对于一些体重指数较大的患者，选用这种假体有一定的价值。②后交叉韧带牺牲型假体（CS）：这种假体必须切除后交叉韧带，通过改变关节面的形态来维持膝关节术后的前后方稳定。③后交叉韧带保留型假体（CR）：通常的叫法是"CR - 假体"。这种假体对软组织的条件和手术平衡技术要求略高，主要适用于年轻、后交叉韧带完好的患者。由于这种假体减少了股骨髁的截骨量，同时又因其界面的承载面积较大，因此对于骨质条件不好和骨质疏松的患者有一定的优势。

对于髋、膝关节置换，我们发现多数医院通常会引进多家假体提供商的产品，以应对某些特殊情况下假体部件、附件或手术器械的不足。许多假体制造商为了纳入更新的设计理念，在短时间内更新了假体设计并推向临床。虽然目前多数生产商已经具备"家族化"人工关节假体的整体解决方案，但是关节外科医师在选用新型假体时应该注意：并不是每项假体改进都能使患者获益，而偏离公认的设计理念可能会带来无法预测的不良结果。假体的选择应该以患者的实际需求作为导向，充分结合患者的年龄、预期寿命、期望值、骨质情况、功能受限程度等因素，选择"最适合"的假体，而不是选择"最新颖"的假体。

七、术前准备

（1）严格掌握适应证。

（2）应了解患者的职业特点与生活习惯，了解患者对手术疗效的预期愿望及其依从性。了解患者的体重指数，以便对决定手术和选择假体进行评估。

（3）了解患者的既往病史。除了一般手术常规需要了解的病史以外，重点需要了解是否存在血栓类疾病的情况，并对所有将接受手术的患者进行静脉血栓栓塞症（VTE）的高危因素检查。

（4）评估患者全身和局部条件。包括心、肺、肝、肾等功能情况，检查有无内分泌疾病，骨质疏松和慢性感染灶等。检查关节局部情况，包括皮肤条件和畸形状况。了解对侧肢体状况和脊柱状况。

（5）对于类风湿病或强直性脊柱炎患者要了解是否尚在疾病的活动期，判断疾病活动期的标准主要依靠测定红细胞沉降率（ESR）和 C 型反应性蛋白（C - RP）。一般来说，当 ESR 超过 60mm/h，C - RP 超过 40mm/L 的时候提示疾病在急性发作期，这时暂不宜手术，可以等待这些指标下降以后再进行手术。对于长期使用类固醇药物的患者，最好能够在疾病的稳定期接受手术。应该将皮质激素控制到最小维持剂量，并且在术后继续维持使用。对于这类患者，更要注意防止感染，需要使用预防性抗生素。对于风湿性类疾病的关节置换治疗与手术时机，具体的内科治疗方案应该充分尊重风湿科医师的会诊意见。

（6）进行全面、正规的 X 线检查。了解关节损坏和畸形的情况，了解髓腔宽度，并注意有无骨缺损和骨缺损的类型。应拍摄双下肢全长负重位片，并进行下肢力线测量，进行假体选择和手术设计。

（7）设计手术方式和材料备置。要结合患者的具体情况选择合适的假体类型与手术方式，可根据模板测量预测假体型号，准备好修复骨缺损、韧带功能不全、皮肤软组织瘢痕、缺损，并备好可能发生意外情况时所必要的配件与工具。

（8）履行对患者与家属的术前告知义务。并在术前对患者进行心理疏导，预先对患者进行康复期肢体锻炼的适应性练习指导非常重要。

八、术中要求

1. 严格执行无菌原则　手术应该在层流手术间进行，严格控制手术室内的人数并限制人员不必要的过多走动。不能在手术室内为患者备皮，要在进入手术室之前备皮，患者不能穿着任何私人衣物进入手术室。手术室所有人员的着装要正规，手术帽要包住所有头发，口罩要紧密罩住口鼻，手术人员戴双层手套。要正规铺消毒单，无菌单边缘要垂下手术台面或器械台面至少超过 60cm，手术人员背后 100cm 内不得有人员贴近（手术台 1m 安全线）。

2. 预防性应用抗生素　在手术开始前 30 分钟未应用止血带前，可以预防性应用抗生素 1 次。

3. 术中坚持无创原则　轻柔操作，避免在皮肤和脂肪层使用电刀，彻底止血、严密缝合伤口。手术助手应该熟练拉钩技巧，避免医源性韧带损伤、骨折、血管神经副损伤的发生。

4. 正规操作　按照术前设计选择术者熟悉的最佳入路，显露和松解软组织时要避免粗暴剥离，尽量减少钝性剥离，截骨时要注意保护周围组织。严格遵照假体安装标准进行间隙掌握和软组织平衡操作，严格按照生物学固定原则进行假体安装，使用骨水泥型假体时要严格掌握手术所选用的骨水泥技术要求。

5. 止血带和引流管　随着术者手术技术的不断提高，以及血液管理的进步，止血带和引流管的应用逐渐减少。因此不仅对术者，还对整个患者管理团队（包括手术团队、麻醉师、护理团队）都有更高的要求。

九、术后处理

（1）密切观察全身情况和局部情况，检测和保持心肺等脏器的正常运转和水、电解质平衡。保持正确体位，避免神经、血管受压。

（2）依照中华医学会骨科分会颁布的《中国骨科大手术静脉血栓栓塞症预防指南》进行 VTE 的预防。除了常用的低分子肝素、华法林、X 因子抑制剂等，另有证据显示作为动脉血栓预防用药的阿司匹林用于 VTE 预防同样有效。关于抗凝时限，根据指南要求，髋关节不少于 35 天，膝关节不少于 2 周。

（3）目前多模式的镇痛方案已被大家接受。多模式镇痛包括不同的给药方式（如静脉用药、术中局部浸润注射、神经阻滞、口服用药等）、药物不同的作用靶点，以及用药时机等。

（4）一旦使用引流管，术后应密切观察引流管情况和引流量，发现问题要给予相应处理。术后 48 小时之内或引流量低于 50ml/d 时可以拔除引流管。

（5）指导患者按照术前教育的练习方法进行初期的康复锻炼。一般在人工关节置换术后当日或次日就应该开始进行功能锻炼或下地负重，然后开始逐渐的、全面的各种功能锻炼，包括关节活动度、肌力和平衡能力。

（6）对于术前膝关节严重屈曲畸形者（如类风湿病患者），如果不能通过手术一次性完全伸直膝关节，术后需要进行牵引治疗，逐步恢复伸膝功能。牵引的重量要适中，根据患者的体重和骨质疏松与膝关节屈曲状态进行及时调整。需要注意的是，对这类患者任何时候都不能使膝关节过度牵引或过伸，否则可能导致膝关节的反弓。注意不要使用暴力进行压腿，防止由于力量过大造成骨折或脱位。

（7）出院时要对患者进行生活起居的注意事项给予必要的指导，并交待复查时间。

十、常见并发症

1. 深静脉血栓（DVT）和肺栓塞　DVT 因术前常规进行血栓无创性筛查，对于术前血栓高危患者，尤应重视。DVT 最容易在术后 1～4 天内发生，有的甚至会在术后的几周内发生。对于术后下肢胀痛，小腿水肿，腓肠肌和大腿肌肉有压痛，低热，脉速的患者应提高警惕及早筛查。肺栓塞多发生于术后 1 周之后，首发症状可表现为神智异常和呼吸困难与低氧血症。此并发症为致命性并发症，应尽早通过 CT 肺动脉造影（CTPA）进行确诊并及时请相关科室协助诊疗。

2. 感染　术后早期感染多为医源性。早期感染致病菌多为葡萄球菌，晚期多为非致病性或低毒力菌。术后感染的早期诊断和早期处理极为重要。对于感染的早期诊断，国内比较公认的诊断标准是"费城共识"（2018 年更新）。一旦发现早期感染时，可以通过使用敏感性抗生素和保留假体的清创手术。通过保守方法无法控制和晚期的感染，需要尽早取出假体。待感染控制以后，可二期接受再置换手术。近年来，一期翻修手术由于更多的保留患肢的功能，而且被证明有较高的成功率（某些医疗单位能达到 90% 的成功率），所以应用逐渐增多。

3. 术后脱位　术后脱位膝关节比较少见，常见原因包括假体选择不恰当和假体安装不当，患者因素等。髋关节脱位相对常见，主要原因是假体部件之间或与组织结构之间撞击形成的杠杆作用以及韧带与关节囊等软组织缺欠或损伤造成的关节不稳所致；也可以是搬运不当或康复锻炼不当所致。因此，应该重视假体的选择，在术中应正确掌握操作技术，避免撞击发生以及尽量保留关节周围软组织，坚强缝合。手术结束前应检查关节的稳定性，如果发现关节不稳定应及时修正。术后早期要令患者保持安全体位，搬动患者时要小心，在康复期要进行安全、正确的功能锻炼。

4. 术后假体松动　这是晚期最常见的并发症，早期假体松动多为医源性原因。要求选择最适合的假体和型号，减少界面应力。严格掌握假体置换技术，按照生物学固定原则操作，掌握骨水泥技术，减少碎屑。对于接受生物学固定的患者要限制过早完全负重。

5. 异位骨化　表现为术后 2～3 周后关节静息痛，局部压痛，肌肉痉挛，有时皮肤红肿、低热等。X 线的影像学征象多在 3 周以后才能看到。发生的原因有多种。除了患者的特异性体质原因以外，关节周围软组织内骨屑沉积和术后局部按摩等都是导致异位骨化的原因。因此术中应轻柔操作，避免过度剥离和牵拉软组织，彻底止血，安装假体前后和关闭窗口之前应细心冲洗伤口，放置引流管。避免术后在关节周围的按摩。

6. 骨溶解　骨溶解多发生于金属对聚乙烯摩擦界面，它的发生与术后时间成正相关。X 线表现为假体周围局限性骨吸收，扩张性改变。在组织学上由大量巨噬细胞组成，这是由于假体摩擦产生的微小碎屑引起巨噬细胞激活和增生，释放炎性介质引起。除了假体制作工艺粗糙、假体耐磨性差等原因以外，假体的型号不合适，假体安装过紧或不稳定、松动等都是导致聚乙烯过度磨损的原因。因此，术中要尽量避免上述因素的发生。

十一、人工关节外科的加速康复

丹麦的 Henrik Kehlet 教授在 20 年前提出了以多模式多学科协作的方式减少手术应激，降低手术创伤应激对机体生理平衡的干扰，从而促进患者康复，减少住院时间，降低并发症及死亡率。几经更名后，加速康复外科（ERAS）的概念自 2006 年以后一直沿用至今。在 ERAS 方面，首先要进行的是术前介入，如全身状况调整、预训练、其他伴随疾病（如糖尿病、心血管疾病）的调整等。除了全身状况和伴随疾病的精确控制调理之外，ERAS 在关节外科中的核心内容主要体现在血液管理、疼痛管理以及感染预防三个方面。具体措施可参考《中国骨科手术加速康复围手术期血液管理专家共识》《中国骨科手术加速康复围手术期疼痛管理指南》以及《中国骨科手术加速康复切口管理指南》等。

第五篇　骨与软组织肿瘤篇

第十六章　骨与软组织肿瘤

在人类全部的肿瘤当中，原发骨肿瘤相对少见。对于骨肿瘤的研究取得进步的一项非常重要的因素是很多国家建立了骨肿瘤诊治或者登记中心。通过多中心的协作就可以在相对比较短的时间内获得足够多的病例资料进行规范术语和诊断，进行流行病学的调查和培养骨肿瘤科的专科医生。培养专科医生的任务非常的重要，一般来讲，临床病理医生很少有机会得到足够多的骨肿瘤病理资料，因此不是所有的病理医生都能够做出准确的诊断。骨肿瘤科的医生应该与病理科医生和放射科医生更加紧密地合作，应用更加先进的技术如免疫组化、流式细胞技术、分子病理、基因诊断技术和新的高清晰成像设备，使得我们可以对这种骨骼的恶性疾病更加地了解，以便于更好地治疗骨肿瘤患者。

第一节　总　论

一、概述

（一）骨肿瘤的定义

凡发生在骨内或起源于骨各种组织成分，如骨细胞、骨基质及骨附属组织（如神经、血管、脂肪）等的肿瘤，统称为骨肿瘤，分为原发性和继发性两类。原发性骨肿瘤是骨组织自身起源的肿瘤，又分为良性、恶性和瘤样病损，良性骨肿瘤中骨软骨瘤最多，其次为骨巨细胞瘤、内生软骨瘤等；恶性骨肿瘤以骨肉瘤最常见，其次为多发骨髓瘤、软骨肉瘤、尤文肉瘤等。癌症组织学分类统计数据显示骨肉瘤在恶性骨肿瘤中发病率最高，约占35%，占25%的软骨肉瘤紧随其后，尤文肉瘤只占16%。瘤样病变中纤维异样增殖症占首位，其次为孤立性骨囊肿、嗜酸性肉芽肿、动脉瘤样骨囊肿等。继发性骨肿瘤是身体其他组织或器官的肿瘤转移到骨骼，为骨转移癌。

（二）年龄和部位的分布

1. 骨肉瘤　发病率按年龄分布有两个发病高峰。第一个高峰发生在10～20岁之间，第二个高峰发生在60岁以上。在这两个高峰骨肉瘤的发展危险是相近的，但有更多的患者在10～20岁间发病。骨肉瘤的两个年龄发病高峰与随着年龄增长而发病率增加的软组织肉瘤的发病年龄分布是不同的。骨肉瘤多发生于20岁以下的患者，80%发生于长骨末端。在这个年龄阶段，一小部分病例也发生在包括其他骨骼，如颅骨、脊柱和盆骨上。好发在四肢骨的骨肉瘤发病率有随着年龄增长而下降的趋势。在50岁以上的患者中，末端骨骨肉瘤只占病例数的50%。在这个年龄组，颅骨和骨盆骨肉瘤发病率各占了20%。50岁以上的患者末端骨骨肉瘤发病率大约只占年轻患者组的1/3。

2. 软骨肉瘤 发病率随着年龄增长而递增，可到 75 岁。相同年龄阶段的发病率也因性别和种族的不同而不同。50% 以上的软骨肉瘤发生在长骨末端，骨盆和肋骨为其次好发的部位。肋骨和胸骨也是恶性软骨肿瘤高发的部位。

3. 尤文肉瘤 流行病学特征与骨肉瘤的相似，但是骨肉瘤好发于骨骼未发育成熟的患者的长骨的干骺端，而尤文肉瘤好发于骨干。同骨肉瘤的第一个年龄发病率高峰一样，尤文肉瘤也好发于 10 ~ 20 岁阶段。虽然在 20 岁后发病率迅速下降，但仍可见于各个年龄阶段。不同于骨肉瘤，尤文肉瘤的报道多见于白种人群。

（三）骨肿瘤分类

骨肿瘤病理学分类（表 16 – 1）是基于细胞来源，特别是根据肿瘤细胞所显示的分化类型及所产生的细胞间物质类型进行的。

表 16 – 1　2019 版 WHO 骨肿瘤分类

	良性	低度恶性	高度恶性
软骨来源肿瘤	指甲下的外生骨疣 奇怪的骨旁骨软骨瘤样增生 骨膜软骨瘤 内生软骨瘤 骨软骨瘤 软骨母细胞瘤 软骨黏液性纤维瘤 骨软骨黏液瘤	骨膜软骨瘤病 中心非典型软骨的肿瘤/软骨肉瘤 1 级 继发外周非典型软骨的肿瘤/软骨肉瘤 1 级	中心软骨肉瘤，2 ~ 3 级 外周继发软骨肉瘤，2 ~ 3 级 骨膜软骨肉瘤 透明细胞软骨肉瘤 间叶型软骨肉瘤 去分化软骨肉瘤
骨来源肿瘤	骨瘤 骨样骨瘤	骨母细胞瘤 低级别中心骨肉瘤	1. 普通骨肉瘤 　软骨母细胞型骨肉瘤 　纤维母细胞型骨肉瘤 　骨母细胞型骨肉瘤 2. 毛细血管扩张型骨肉瘤 3. 小细胞型骨肉瘤 4. 骨旁骨肉瘤 5. 骨膜骨肉瘤 6. 骨表面高级别骨肉瘤 7. 继发骨肉瘤
纤维来源肿瘤	骨的促结缔组织增生纤维瘤		骨的纤维肉瘤
骨的血管源性肿瘤	骨的血管瘤 骨的上皮样血管瘤	骨的上皮样血管内皮瘤	骨的血管肉瘤
破骨细胞富含巨细胞的肿瘤	非骨化性纤维瘤	动脉瘤样骨囊肿 骨巨细胞瘤	恶性巨细胞瘤
脊索的肿瘤	良性脊索细胞的肿瘤	普通型脊索瘤	去分化脊索瘤 极差的已分化脊索瘤（2019WHO 新的名词）

	良性	低度恶性	高度恶性
其他间叶来源的骨的肿瘤	胸壁软骨间叶性错钩瘤 单纯骨囊肿 骨纤维结构不良 骨的脂肪瘤和蛰伏脂瘤 纤维结构不良	纤维软骨的间质瘤（2019 WHO 新的名词） 骨纤维结构不良样的釉质瘤	釉质瘤（经典型和去分化型） 骨的平滑肌肉瘤 多形性未分化肉瘤 骨转移癌
骨的造血来源的肿瘤			骨的孤立性浆细胞瘤 原发骨的非霍奇金淋巴瘤 朗格汉斯组织细胞增多症 Erdheim – Chester 病 Rosai – Dorfman 病
基因源性骨与软组织肿瘤综合征	内生软骨瘤病 Li – Fraumeni 综合征 McCune – Albright 综合征 多发骨软骨瘤病 神经纤维瘤病 1 型 Rothmund – Thomson 综合征 Werner 综合征		

（四）骨肿瘤的临床表现

1. 疼痛与压痛 疼痛是生长迅速的肿瘤最显著的症状。良性肿瘤多无疼痛，但有些良性肿瘤，如骨样骨瘤，可因反应骨的生长而产生剧痛。恶性肿瘤几乎均有局部疼痛，开始为间歇性、轻度疼痛，以后发展为持续性剧痛，并可有压痛。良性肿瘤恶变或合并病理骨折，疼痛可突然加重。

2. 局部肿块和肿胀 良性肿瘤常表现为质硬而无压痛。肿胀迅速多见于恶性肿瘤。局部血管怒张反映肿瘤的血管丰富，多属恶性。

3. 功能障碍和压迫症状 脊髓肿瘤不论是良、恶性，都可能引起截瘫。邻近关节的肿瘤，由于疼痛和肿胀而使关节功能减退。

4. 化验检查特点 骨肉瘤可有碱性磷酸酶（AKP）升高。骨髓瘤可有血沉快，血中尿中本周蛋白增高。血清酸性磷酸酶增高对前列腺癌骨转移有意义。

（五）骨肿瘤的影像学表现

1. 诊断特点

（1）年龄 患病年龄是非常有用的信息：5 岁以前，恶性骨肿瘤大多是神经母细胞瘤的转移瘤；在 5~15 岁间，骨肉瘤和尤文肉瘤最为常见；40 岁以后，多为软骨肉瘤、转移癌或是骨髓瘤。

（2）侵袭性 判断肿瘤的侵袭性，首先应观察常规影像学表现，包括肿瘤的部位、大小、基质类型和骨膜反应。一定的骨肿瘤常见于特定的骨上，如造釉细胞瘤常见于成年患者的胫骨和腓骨上。最常见的儿童骨骺端肿瘤为软骨母细胞瘤。肿瘤的大小对于诊断非常有用和方便。直径小于 6cm 的肿瘤很有可能为良性肿瘤，而大于 6cm 的肿瘤就有良性或是恶性的可能。除了单纯性骨囊肿，肿瘤很少是中心对称的。肿瘤大多数为偏心的，典型的是骨巨细胞瘤。骨皮质的病变有助于诊断非骨化纤维瘤。

良性及恶性骨肿瘤都对骨有破坏作用，只是破坏程度和性质不同。一般良性骨肿瘤在骨内膨胀性生长，可以使骨皮质变薄，但不破坏骨皮质，维持其完整性。良性骨肿瘤骨破坏边缘清晰、锐利，多数有硬化边缘，病变于正常骨分界明确，如内生软骨瘤、骨囊肿。良性骨肿瘤仅少数有整齐少量的骨膜反应，而无 Codman 三角。良性骨肿瘤多无软组织包块。

恶性骨肿瘤在骨皮质及髓内都呈现浸润性骨破坏，病变多与正常骨界限不清，无明确破坏边缘，无硬化边缘，骨膜反应有各种形态，如葱皮状、梳状、多层状，还有 Codman 三角骨膜反应。恶性骨肿瘤由于生长迅速，一般都有软组织包块，并且与周围组织界限不清。

2. X 线表现 X 线片通常反映了骨肿瘤的基本病变。有些肿瘤表现为骨的沉积，统称为反应骨。这种肿瘤细胞产生类骨，或称为肿瘤骨。有些肿瘤表现为骨破坏或吸收，也有肿瘤两种表现兼而有之。

在骨内生长缓慢的病损也可侵蚀骨皮质，同时刺激骨膜产生新骨，骨膜增生成袖口样或三角样沉积，形成膨胀性骨病损。若骨膜被瘤顶起，可在骨膜下产生新骨，这种骨膜反应称 Codman 三角，多见于骨肉瘤。若骨膜的掀起呈阶段性的，就形成了同心圆或成层排列状骨沉积，X 线表现为"葱皮"现象，多见于尤文肉瘤。若恶性肿瘤生长迅速，超出骨皮质范围，同时血管随之长入，从骨皮质向外放射，肿瘤骨与反应骨乃沿放射状血管方向沉积，表现为"日光射线"形态。

有些生长迅速的肿瘤很少有反应骨，X 线表现为溶骨性缺损，常见于溶骨性骨转移。但也有一些原发性肿瘤，如前列腺癌，可激发骨的成骨性反应，称为成骨性转移。有时骨因破骨性吸收而破坏，很容易发生骨折，X 线片可见病理骨折。

3. 其他影像检查 CT 常用于了解恶性骨肿瘤有无肺转移，并可提供病损的横断面影像，因而对骨肿瘤可确定瘤骨以及软组织病变的范围。磁共振能更清楚反映软组织的累及范围和髓腔内蔓延的范围，常用于术前规划。⁹⁹ᵐ锝骨显像可明确病损范围以及骨转移病灶。PET – CT 为评估全身肿瘤进展情况提供了帮助。

二、外科分期

近年由于化疗、放疗、放射线定位以及重建外科的发展，改变了对治疗恶性骨肌肉肿瘤以截肢为主的方法，促成了挽救肢体的可能和发展。由于单独用化疗和放疗都不能获得长期对大体积实体瘤的控制，因此外科手术一直是重要的治疗步骤。目前手术种类较多，如何在相同的医学参数下选择手术，同时比较它们的结果，需要一个外科分期系统以提高危险程度的评估，促进交换信息和协作。这一肌肉骨骼肿瘤外科分期系统又称 Enneking 分期，基于外科分级（G）、肿瘤部位（T）、转移（M）的分期（表 16 – 2）。外科分级可分良性（G0）、恶性低级（G1）和高级（G2）；肿瘤部位分为间隙内（T1）和间隙外（T2）；转移分为 M0 和 M1，淋巴结转移较少见，可视为远隔转移。该系统主要解决以下问题。

（1）帮助诊断

①临床资料：包括症状、生长速度、大小、血运情况等。

②影像诊断：平片是基础，显示骨骼病灶，分析它是原发灶还是转移灶，边界及破坏

类型，反应骨形成及数据。骨扫描用于发现跳跃灶及随诊，但它缺乏特异性，镓扫描能观察炎症反应和假包膜；CT 观察皮质侵犯，骨质详情，基质钙化骨化和肺转移。MRI 观察髓内范围，瘤的软组织部分及瘤与主要血管神经系统的关系。动脉造影显示新生血管的量和分布，目前主要用于判断肩部及盆腔器官与瘤体关系，了解必须切除的血管神经及修复的设计和动脉灌注化疗或栓塞治疗的位点。

③活体组织检查及病理学诊断。

（2）明确肿瘤发展的时期（阶段），按局部复发及远隔转移的危险性分出层次级别，提供外科处理的重要依据。

（3）将肿瘤分期与手术指征、辅助治疗联系起来。

（4）提供可比较的相同医学参数，评价肿瘤的手术或非手术疗法效果。

表 16－2　肌肉骨骼肿瘤的分期

良性	1. 静止性；2. 活动性；3. 进行性
恶性	Ⅰ 低度恶性无转移 A. 间室内；B. 间室外 Ⅱ 高度恶性无转移 A. 间室内；B. 间室外 Ⅲ 低度或高度恶性有转移 A. 间室内；B. 间室外

外科分级反应肿瘤生物学行为及侵袭性程度，表明肿瘤生长囊外扩伸、卫星灶形成、区域性和远隔转移的危险性。这些危险性体现在手术后的局部复发和转移。外科分级决定于肿瘤的临床病程、影像表现、实验室检查和组织学形态表现，病变可分成 G0（良性）、G1（低度恶性）、G2（高度恶性）。

①良性病变：从组织学和放射学来看，良性病变是分化好的、没有细胞异形性、没有分裂相、位于囊内、周围没有反应，增长中有钝性的压力，很少破坏自然屏障。虽然一些侵袭性稍大的病变，可穿透包囊并侵入囊外的组织，但是没有卫星灶和区域性跳跃转移或远隔血源或淋巴转移。病程自然退化愈合或增长可导致局部的破坏（表 16－3）。

表 16－3　肌肉骨骼良性肿瘤分级

	1	2	3
分级	G0	G0	G0
部位	T0	T0	T0－1
转移	M0	M0	M0－1
临床经过	静止、自愈	进行性生长， 限于骨与筋膜内	进行性生长， 破坏骨与筋膜
X 线分级	IA	IB	IC
核素扫描	均匀吸收	病区吸收量增加	吸收量增加超过病区
血管造影	无新生血管反应	少量新生血管	中量新生血管
CT	清楚完整的边缘， 包膜、密度均匀	边缘清楚、囊壁薄， 面扩张，密度均匀	边缘不清、扩至囊外、 间室外密度不均匀

②低度恶性病变：相当于 Broder's Ⅰ、Ⅱ级。它们是分化较好的肿瘤，细胞/基质比例低，有几个分裂相和中度的细胞异形性。不完全地被假性囊包裹，并有中度的反应组织带，后者由中胚叶细胞构成，有很小量的血管神经和炎性成分。在反应带中有游离的卫星灶，它们穿透了假囊缓慢生长，不受接触抑制的限制，最终把屏障破坏。它们不产生跳跃转移，但是经过长时间后，可有远隔转移，瘤体生长缓慢，局部的扩张能导致死亡，但 5 年内远隔转移发生率是低的。

③高度恶性病变：相当于 Broders Ⅲ、Ⅳ级，镜下分化不良，细胞/基质比例高，分裂相多，常有坏死和微血管的侵入。它们突破了假囊壁，周围有厚的反应带，新生血管和炎症浸润明显，该带里有卫星灶而在原间室内有远隔有跳跃灶，容易穿过自然屏障延伸，转移的危险性大（表 16-4）。

表 16-4　肌肉骨骼恶性肿瘤的分期

	ⅠA	ⅠB	ⅡA	ⅡB	ⅢA	ⅢB
分级	G1	G1	G2	G2	G1-2	G1-2
部位	T1	T2	T1	T2	T1	T2
转移	M0	M0	M0	M0	M1	M1
临床经过	有症状 生长慢	有症状 生长慢	有症状 生长快	有症状 生长快 病理骨折	全身症状 扪到结节 肺转移	
核素扫描	吸收量增加	吸收量增加	吸收量增加，超过X线范围	吸收量增加，超过X线范围	吸收量增加	
X线分级	Ⅱ	Ⅱ	Ⅲ	Ⅲ	Ⅲ	
血管造影	轻度新生血管反应	轻度新生血管反应	新生血管显著增多，侵及神经血管束	血管增生增多，累及神经血管束	血管增生，淋巴结肿大	
CT	边缘不规则，包膜破裂。仍在间室内	扩向间室外	假包膜破裂。间室内	假包膜破裂。间室外		

骨骼肌肉的恶性肿瘤与临床放射和组织学的分级标准是密切联系的。但是必须注意，外科分级不是单纯的组织学分级，有时从年龄、部位、增长速度、症状和（或）放射线表现得到的信息，比从组织学的获得依据更多。虽然有外科分级，但是每一个肿瘤都要依据其自身的临床和病理特性来分析。例如不是所有骨旁肉瘤都是低恶度的，经典的骨肉瘤也不全是高恶度的。常见骨骼软组织肉瘤（表 16-5）可分为Ⅰ期（G1，低度恶性），Ⅱ期（G2，高度恶性）。

表 16-5　外科等级

低度（G1）	高度（G2）
骨旁骨肉瘤	典型骨肉瘤
骨内骨肉瘤	放射后肉瘤畸形性骨炎继发性肉瘤
继发性软骨肉瘤	原发性软骨肉瘤
纤维肉瘤 Kaposi 肉瘤	恶性纤维组织细胞未分化原发性肉瘤

低度（G1）	高度（G2）
巨细胞瘤	骨巨细胞肉瘤
血管内皮瘤	血管肉瘤
血管外皮瘤	血管外皮肉瘤
黏液样脂肪肉瘤	多形性脂肪肉瘤神经纤维肉瘤
腱鞘透明细腔肉瘤	横纹肌肉瘤
上皮样肉瘤	滑膜肉瘤
脊索瘤	
牙釉质瘤	
腺泡样软组织肉瘤	腺泡样软组织肉瘤
其他未分化的肿瘤	其他未分化的肿瘤

外科分级是衡量病变生物学行为和不同的外科手术边界的标准，应根据解剖部位和范围，划定外科手术边界，以及不同的手术边界所具有的危险性。解剖部位是指病变是否在囊内或者扩展出包囊而进入反应带，但是限制在一个解剖的间室内（限制肿瘤扩展的自然屏障）；或跃出囊外进入反应带，并同时穿透自然屏障进入开扩的屏障外间隙。外科手术部位分为囊内（T0）、囊外间室内（T1）、囊外间室外（T2）。恶性肿瘤位于在解剖间室内还是间室外，对预后是重要的因素，有如组织学的分级或组织发生学的分型一样，自然的结缔组织屏障，包括皮质骨、关节软骨、关节囊、腱鞘囊、主要筋膜间室、韧带的起点与附着点。

相比之下，间室外的筋膜空隙和平面，都是蜂窝组织，不能限制肿瘤扩展。由于所有的主要血管神经位于间室外空隙内，侵犯它们的病变，容易快速且不受限地扩展。病变的大小不是决定预后的关键因素，间室却与预后密切有关。然而，大肿瘤可在间室内，小肿瘤可在间室外。移位的主要血管神经，常提示间室外的扩展，但是如果上述移位结构被自然屏障隔开，移位的本身不影响预后。一个低恶度的病变可离主要血管神经几毫米，若是被筋膜隔开，术中就可以将它们分离，而不切除它们。相反，高恶度病变时反应带可侵袭这些仅距病变假包囊几毫米的重要结构，而必须牺牲它们。病变是否包容在间室内，比病变的大小和大血管神经的距离对手术的危险性更有意义。

第三个主要因素是有无转移，它与预后和手术的计划有关。肉瘤的转移主要是肺部，局部淋巴转移少见，它们都提示病变失控，延长存活的机会很少。

根据外科的特别解剖定位和有无转移，将骨骼肌肉肿瘤分出层次。

良性肿瘤分期用阿拉伯数字1，2，3表示，1期（静止）病变，临床上无症状，放射学及组织学所见良性（G0），位于完好的囊内（T0）可以在间室内或间室外，没有转移（M0）；2期（活动）病变，组织学上也是良性（G0），位于囊内（T0）没有转移（M0）；3期（侵袭）病变，组织学良性（G0），超出包囊外（T0），有时扩展到间室外（T1），一般无转移（M0），偶尔可发生转移（M1）。

恶性肿瘤分期用罗马数字Ⅰ、Ⅱ、Ⅲ表示。每一期又分为A（间室内）和B（间室外）两组，以区分位于自然屏障之内或外。ⅠA期病变是低度恶性（G1），间室内（T1），无转移（M0）。ⅠB期病变仍是低度恶性（G1），间室外（T2），无转移（M0）；Ⅱ期是高度恶性（G2），ⅡA病变位于间室内（T1），ⅡB指病灶位于间室外（T2），均无转移（M0）；Ⅲ期是指发生了局部或远隔的转移（M1），绝大多数是高度恶性肿瘤（G2）也有低度恶性肿瘤（G1）发生转移。字母A与B的意义是区分间室内及外（T1或T2）。恶性病变约30%属Ⅰ期，60%属Ⅱ期，10%属Ⅲ期。Ⅰ期病变间室内的占60%，间室外的约占33%，Ⅱ期的间室外占90%，间室内占10%。

三、骨肿瘤的治疗

（一）活检

为了明确诊断，制定治疗方案，术前病理活检非常重要。这不仅对于首诊肿瘤，而且对于随后的肿瘤分期而言，都是极为重要的。对于大多数病例而言，单纯影像学诊断都是不够的。套管骨穿刺针取材活检方法简便易行，大部分患者能明确诊断。一般认为，穿刺活检可以降低肿瘤污染和出血等并发症。骨肿瘤穿刺活检的准确率可以达到90%以上。穿刺活检失败时可改用切开活检。选择活检切口必须十分慎重，应注意切口应和以后正式手术的切口一致，以便于在最终的手术中切除穿刺针道或活检切口。

1. 穿刺活检　穿刺（核心）活检相对安全、简单、省时，损伤相对较小，污染机会小，但缺点是组织标本过少，容易导致病理诊断的困难，对于较致密的质硬肿瘤常无法取到标本。穿刺点应选择在手术切口上，术中应予切除。穿刺入路最好远离重要的神经、血管，必要时可在CT引导下穿刺。采用细针、核芯或切开活检都有可能造成活检路径中藏匿恶性肿瘤细胞。所以，最终肿物的切除需要包括活检的路径、所有的医源性污染区，并整块切除骨肿瘤。活检最好通过一个肌肉间室，尽量避免暴露肌间隙神经血管结构，以免其被肿瘤污染。由于肉瘤可以在软组织及骨组织中种植转移，所以活检操作不当会影响后期的保肢手术和治疗。

2. 切开活检　活检的金标准是传统的开放式活检，但对髋臼骨内病变和坐骨病变进行切开活检往往十分困难。操作时应十分仔细，肉瘤可以在结缔组织，包括脂肪、肌肉、肌腱及骨组织中种植转移，所以技术失误会影响今后的保肢手术和治疗。活检最好在手术室麻醉下操作，保证在无菌条件下取出足够的标本。切开活检的切口应该选用纵切口且位于广泛切除手术的切口上。术中强调无瘤操作以避免肿瘤污染，在肢端操作时要避免骨折。如果需在骨皮质上钻洞，洞应圆滑无棱角，以减少术后骨折的机会。活检只能通过一个肌间隙，尽量避免暴露肌间隙的筋膜和神经血管结构，以免被肿瘤污染。肿瘤附近不要使用深部拉钩，以免肿瘤细胞扩散。术中出血应该用电刀完全控制，皮质骨渗血应该用骨水泥填塞。肿瘤表面的肌肉和支持带必须仔细缝合。活检术后出血应采取引流而不是用弹性绷带包扎。

与骨软组织肿瘤病理学家的合作对组织学的诊断十分重要。外科医生应该提供典型的肿瘤组织标本，标本应该有一定的数量，不应该用钳夹，保持清洁，迅速固定。如果病灶内有软骨成分，标本一定要含有皮质骨成分，在低度恶性软骨肉瘤病例中，诊断恶性肿瘤的唯一依据就是肿瘤组织沿小管渗透并侵犯皮质，这一特点难以根据少量肿瘤组织而发现。

（二）新辅助化疗

近二十年来，恶性骨肿瘤的治疗取得了很大进步，在很大程度上，这是由于化疗的开展及逐渐完善，特别是新辅助化疗的应用。以骨肉瘤、尤文肉瘤为代表的恶性骨肿瘤，在开展化疗之前其主要治疗是截肢或局部广泛切除和足量的放疗，这些治疗常导致患者的终身残疾，生存率不足20%，且局部复发率很高。直到在治疗中增加了辅助化疗，其预后才有了实质性的提高。

辅助化疗一般是指在手术控制局部肿瘤后应用抗肿瘤药物来治疗可能转移至肺、骨骼、淋巴结和其他部位的微小病灶。在大量的临床实践中已证明辅助化疗对骨肉瘤、尤文肉瘤非常有效，五年存活率有了显著的提高（Jaffe 1978）。20世纪70年代另一重大化疗进展是术前化疗的出现，随后称之为新辅助化疗（Rosen 1979）。从此化疗不再是单纯为了提高患者的生存率、减少局部复发和转移率，同时也是为了提高保肢率。Rosen指出，新辅助化疗并非"术前化疗＋手术＋术后化疗"的简单模式，它包含经术前化疗后对患者及肿瘤的全面评估：要注意疼痛的减轻、肿块的缩小程度，以及影像学上病灶边界是否变得清晰、骨硬化是否增多、肿瘤的新生血管是否减少。术前化疗后对手术切除标本进行病理分级，化疗后肿瘤细胞坏死率大于90%的患者，5年生存率可达80%～90%，而坏死率小于90%者则低于60%（Rosen 1982，Picci 1994）。因此，如出现后一种情况应调整术后化疗方案。自90年代初以来新辅助化疗已成为骨肉瘤的标准治疗方案。新辅助化疗能早期对微小转移灶进行治疗，对原发肿瘤也有作用，有利于随后的保肢治疗，还可能通过评估肿瘤对化疗的反应，提供体内化疗敏感性试验的信息（Meyers，Heller et al. 1992，Meyers，Gorlick et al. 1998）。

（三）外科治疗原则

1. 良性骨肿瘤 对良性骨肿瘤除分析临床经过、X线特点和病理性质外，还应根据骨肿瘤的外科分期，通过同位素扫描、血管造影和CT检查，对肿瘤的生长速度、侵袭性进行了解，以确定肿瘤处于静止期、活动期抑或是侵袭期，从而选择合适的手术方法，以减少复发，提高治愈率。因此Enneking外科分期和手术选择使良性骨肿瘤的治疗更具科学性。

（1）刮除植骨术与骨水泥填充 刮除植骨术是一种传统的治疗良性骨肿瘤的方法。通过这种手术，许多良性骨肿瘤和瘤样病变得到治疗。但是传统的刮除植骨术具有两个问题。其一，肿瘤的切除是进入病灶完成的，刮除后的空腔壁遗留肿瘤组织，手术的不彻底性使部分患者术后出现局部复发，依病种和生物学特性不同而复发率甚至可高达20%～50%。其二，许多病变刮除后骨壳不坚固，植骨后要有长时间的外固定，去除固定后关节功能锻炼不好者将遗留有功能障碍。这些问题的原因主要是由于手术显露不充分，病灶清除不彻底，骨修复不全所致。术中病灶所开骨窗要充分，要显露出病灶的上下极，骨窗纵向长度应与病灶的长短相一致，便于在直视下刮除病灶各个角落，尤其是对于内壁有较多骨嵴凹陷的病变，应彻底清除骨嵴和硬化骨质，否则是复发和影响新生骨与宿主骨完全愈合的重要因素。多数报道认为，采用苯酚、无水酒精、高渗盐水等辅助措施可有效降低良性肿瘤的局部复发率。

填充材料中以自体骨最好，可获得较好的生物学修复，但取材量有限；异体骨松质骨的优点是取材量大，也可达到生物学修复，但有时可出现排异反应，其效果不如自体骨。当病变体积小于60ml时，异体骨可以达到较好的愈合。但当病变较大时使用异体骨，有1/3的病例可能出现愈合不佳。二者的共同缺点是都需要较长时间的愈合和功能练习，因而疗程长。使用人工材料填充已有百余年历史。应用聚甲基丙烯酸甲酯（简称骨水泥）治疗骨肿瘤始于1969年，由Vidal首先报道，随后又有许多医生用骨水泥填充治疗良性骨肿瘤和瘤样病变获得成功，并使复发率明显下降。骨水泥填充骨肿瘤刮除后的空腔，目前在国内外已普遍使用，它可获得较好的关节功能并降低复发率（10%～15%）。这是因为：①骨水泥聚合散热和单体的毒性有杀灭肿瘤细胞的作用，虽然是囊内切除，但可获得临界切除的效果。②骨水泥能很快与骨腔壁牢固结合并即刻有一定的强度，患者可以早期开始关节活动，早期负重，缩短疗程，获得较好的关节功能。③多年经验证明，骨水泥填充骨空腔没有增加感染、恶变和松动的出现。需要注意的是在负重肢体骨内填充骨水泥，为防止骨与骨水泥界面处发生骨折，应做适当的金属内固定。另一种常用的填充材料是"人工骨"或骨替代物，包括以往常用的羟基磷灰石，以及近年来使用的硫酸钙、生物活性玻璃等人工替代品。它们与冻干异体骨一样起到骨传导作用，但没有传播疾病的危险。

对良性骨肿瘤进行刮除手术时应注意：儿童期的孤立性骨囊肿刮除后极易复发，应行保守治疗，部分患者可治愈，对13岁以后保守治疗无效者再做刮除术；纤维异样增殖症的外科治疗比较复杂，单纯刮除植骨术效果不好，尤其对少年儿童的下肢病变，采用髓内针内固定或皮质骨（腓骨）植入效果较好；对骨巨细胞瘤应进行彻底刮除及辅助治疗降低复发率。

（2）肿瘤边缘性切除　有时对于一些良性骨肿瘤也采用边缘切除。例如骨软骨瘤、骨样骨瘤等，由于肿瘤位于骨表面或需要切除周围部分反应骨，所以可进行边缘性切除。对于骨化性纤维瘤等刮除后极易复发的良性肿瘤也应进行边缘切除。

2. 恶性骨肿瘤　以治愈为目的的手术要在切除肿瘤和保留功能之间找到最佳的平衡点。高位截肢肯定是最彻底的手术方式，但是会导致术后严重功能损失。和保肢手术相比，虽然治愈率略高，但是两者在统计学上并没有显著性差异。截肢术后肿瘤的局部复发率在1%～3%之间，术后由于并发症而需要再次手术的比例也远比保肢手术低。截肢术后一般不需要进行放疗。术中可以应用远端的正常组织来延长肢体或者将截肢部位塑形，以利于更好的接受假肢。材料学、电子和软件技术的发展提高了假肢的质量，即使高位截肢的患者也能有比较好的功能。经股骨及以远部位的截肢患者术后可以跑步、滑雪以及接触性的体育活动等高强度的运动。当然，和截肢手术相比，肢体肿瘤患者一般更愿意选择保肢手术。

（1）保肢手术的适应证和禁忌证　恶性骨肿瘤的保肢治疗具有一定的适应证：①具有较好的软组织条件，可以满足肿瘤学广泛切除的要求，肿瘤切除后保留下来的软组织结构能稳定重建的关节，能较好地恢复肢体主动活动功能；②主要神经血管束未被侵犯，肿瘤能获得最佳切除边界，由于化疗可以缩小肿瘤的外科边界，临床证明在此基础上对肿瘤实施广泛切除，也可达到局部根治的目的；③全身情况良好，无广泛转移或严重感染；④患者积极要求进行保肢治疗。对于瘤体巨大、恶性程度高、软组织条件不好、主要神经血管受侵犯、反复复发的肿瘤应考虑截肢治疗。

（2）保肢治疗的切除原则　由于化疗可以缩小肿瘤的外科边界，因而可在此基础上实施广泛切除，即最佳边界切除，这样既保留了一个有功能的肢体，又可达到局部根治的目的。保肢手术最基础的要求是肿瘤大块切除，原则上是在肿瘤所有方向上都保留一层正常组织，这种切除一般属于广泛切除，有时也可边缘性切除，特别是在肿瘤与神经、血管之间。为避免肿瘤组织遗留和术中扩散，原则上切除的组织应包括肿瘤和周围正常软组织，以及活检切口周围的软组织。即在正常组织内手术，避免手术器械直接接触肿瘤。骨的截除水平应距骨肉瘤两端3～5cm，此水平可根据X线片、CT、MRI扫描片确定。因骨肉瘤一般位于关节附近，所以关节腔内可有反应性积液，但肿瘤并未侵入关节可采用经关节内切除，如术前已明确肿瘤侵入关节，应采用经关节处切除。

对高度恶性骨肿瘤，切除肿瘤累及范围远端加上 2～5cm 的安全带，术后辅以化疗是常规的治疗方式。对于截骨线距离肿瘤边缘的长度，需要参考术前化疗的效果。如果术前化疗效果好，表现为肿瘤体积明显缩小，影像学检查肿瘤边缘变得清楚、血供减少、周围水肿带减轻，这种情况下，截骨线距离肿瘤边缘的长度可以减少，2～3cm 就是安全边界。反之，如果术前化疗效果不好，肿瘤增大，距离肿瘤边缘的截骨长度就要加长，可能需要 4～5cm 以上。术前采用 MRI 检查对肿瘤累及范围进行细致的定位，确定截骨线，对于某些术前化疗效果好的儿童骨肉瘤，甚至可在距离肿瘤 5 毫米之外截骨并保留骨骺和骺线，术后患者恢复快，保留了骨骺的生长能力，减少了将来肢体不等长的程度。神经和血管受累也不是保肢手术的禁忌证，通过肿瘤切除术后血管移植或人工血管重建，患者仍有可能保留一个有功能的肢体，神经移植或吻合的功能恢复效果要差一些。大多数研究的结果保肢手术的肿瘤局部复发率低于8%，但是肿瘤位于骨盆等深部的以及位于腘窝的肿瘤局部复发率要高。这些肿瘤在就诊的时候往往就已经很大，并且脊柱和骨盆周围的肿瘤切除时也不允许切除周围大量的正常软组织，因此复发远比肢体肿瘤多见，术后患者的功能损失也比较大，治愈率相对较低，对于肿瘤周围的肌肉软组织切除范围的标准也难以准确规划。以一个煮鸡蛋为例，如果肿瘤是鸡蛋黄，原则上，就要切除一个整鸡蛋，外面有一个鸡蛋清包裹。但是，在肿瘤贴近血管神经的位置，就不可能切除一个整鸡蛋。在贴近神经血管的部位，可能只切除了薄层肌肉或筋膜组织。按照广泛切除的原则，理论上，只要在正常组织内切除肿瘤，哪怕距离肿瘤只有1mm 的正常组织，也会有效降低局部复发率。对恶性骨肿瘤患者进行保肢治疗仍然是外科手术的主要努力方向。保肢治疗的主要目标是在保留肢体的同时，肿瘤局部复发率不能明显高于截肢的局部复发率。任何为了保肢而牺牲肿瘤安全切除边界的做法都是不正确的。一般情况下，四肢保肢治疗的肿瘤局部复发率应该控制在5%～10%的范围内。

（3）保肢手术的重建方法　重要功能的骨切除后要进行重建。理想的重建最好能同时建立骨的功能和稳定性，不会出现折断和松动，不增加感染机会，不影响术后进一步治疗。但是实际上所用的重建方式都不能完全达到上述要求。有多种恶性骨肿瘤的保肢重建方法应用于临床，需要根据患者的年龄、部位、功能要求等条件进行综合选择。常用的重建方式包括：定制式或组配式人工关节假体、异体骨移植、自体骨移植、异体骨自体骨复合移植、灭活再植、关节融合术等。

①自体骨移植

带血管蒂或者不带血管蒂的大块自体骨移植，例如腓骨和髂骨；局部骨转移移植，通过邻近骨干的纵行截骨、滑动桥接固定，同时采用自体骨及骨形成材料填充修复骨缺损；自体灭活骨移植，即和肿瘤切除的自体骨通过高温灭活将所有的细胞灭活后，原位植回，然后采取和异体骨同样的固定方式固定。撑开牵引骨延长技术。

游离的带血管蒂自体骨移植有一定优点。移植骨有血运，因此和异体骨相比，有较强的抗感染能力。骨植入后能够继续生长，并且可以塑形。如果移植骨包含骨骺，骨可以生长延长，在儿童可以随着时间重新塑形。带关节面的腓骨近段可以用来修复桡骨远端骨缺损以重建腕关节功能，以及肱骨近段以重建肩关节。但是，取骨部位有时候会出现比较严重的并发症，并且如果移植的腓骨承受较大的应力时，容易发生骨折。术后长时间内要避免负重，或者使用支具以避免骨折。骨愈合后，长期的关节功能比较满意。

局部骨转移适用于骨缺损范围较小，或者用于关节融合术。将骨干纵行截开，滑动至截骨区，采用螺钉或者其他的固定方式固定，周围填充自体骨。术后要采取一定的措施避免应力性骨折。不带血管蒂的髂骨或者腓骨可以用于填充缺损，尽管修复后的骨直径和原来的骨不匹配，但是随着时间的延长，植骨区会不断地修复，直至塑形成完整的骨干结构。该方法的优点在于不需要将骨端严密地吻合，不需要血管的重建。Wolf 等人报道了73 例采用该方法进行的关节融合术，虽然术后早期的并发症发生率比较高，但是术后 17年的随访结果表明效果良好。

Ilizarov 发明了一种撑开牵引骨延长技术可以用于长骨的中段缺损。该方法对低度恶性肿瘤及完成化疗的患者比较合适。高度恶性骨肿瘤术后需要进行化疗，导致白细胞减低及患者抵抗力下降，术中使用的皮下螺钉和钢丝会增加感染的机会。但是该方法耗时长、骨不连概率也很高，使用较少。

②瘤段骨灭活再植

自体肿瘤骨切除后，采用各种方法将肿瘤组织灭活，然后将灭活骨原位植回，重建骨缺损，也是自体骨移植的一种方法。常用的灭活方法包括高温高压灭活（Harrington 1993）、反复液氮冷冻（Tsuchiya 2005）、射线辐照（Uyttendaele 1988）、巴氏灭活（Jeon 2007）、酒精灭活（Sung 1986）、高渗盐水灭活（Qu 2015）等。其优点是经济、排异反应低、可恢复原有骨性结构等，但存在局部复发、感染、骨折、骨不愈合、关节退变等缺点。目前使用较多的是采用瘤段骨灭活复合带血管的自体腓骨移植，愈合率高，并发症少，可以长期使用。这种移植方法外形合适，并且有良好的组织相容性。另外在肿瘤灭活过程中，可能保留骨中的某些生长因子，具有诱导骨形成的作用。但是该方法也有不利的一面，肿瘤灭活过程中会导致骨强度的降低，并且和异体骨一样，永远也不会重现血管化。和异体骨移植一样，肿瘤灭活再植也要采用相应的内固定。在发展中国家关节假体和异体骨库建立不完全时，该技术是肿瘤切除术后重要的重建方法。

③大段异体骨移植

异体骨移植也是重建骨肿瘤切除后骨缺损的常用方法，其优势是可以为软组织提供附着点。骨免疫学研究表明，新鲜异体骨移植可造成较大的排异反映，而冷冻可降低这种排异，干冻则可明显降低移植骨的免疫原性。试验证明冷冻骨比干冻骨有更好的生物力学功能，在挤压的情况下，冷冻和干冻均有可取的生物力学性能。异体骨与宿主骨愈合通常在4~6 月即可有坚固外骨痂，少数要半年以上（Mankin 1996）。

大块异体骨移植有潜在的和自体骨整合的可能，表面可以出现 1~3mm 的血管化。但是异体骨整体上仍然为惰性的植入物，不会出现和正常骨骼一样的更新修复能力。因此，异体骨容易出现细微骨折，如果患处承受较大的应力可能出现骨折。如果在异体骨的基础上使用髓内针或者其他的外固定，异体骨骨折的危险就会大大下降。异体骨和自体骨之间的不愈合率高达 30%。骨端的严密吻合，同时进行自体骨移植，使用促进愈合的生物因子以及骨断端加压等措施可以促进愈合。异体骨和自体骨愈合、表面血管化以后，大块异体骨可以提供终生的生物支撑功能。但是大块的无活性的异体骨植入体内终生有潜在的感染危险。早期使用异体骨术后感染的发生率为 30%。现在采用恰当的软组织重建技术，以及静脉和抗生素骨水泥的使用，感染率下降至 5% 左右。

为了克服异体骨移植不愈合、骨折等缺点，Capanna 等（Capanna 1993）报告了异体骨复合带血管蒂的腓骨联合移植技术。术中将带血管蒂的腓骨移植于异体骨处或者嵌入异体骨之内，随着时间的延长，自体骨逐渐增生，长期的效果比较满意。早期异体骨可以提供支撑功能，移植的腓骨可以不断地重塑形和修复提供远期的支撑功能。该方法常用于胫骨上端，同侧的腓骨可以术中同时截骨移植至异体骨旁。

异体骨和假体相比，有很多优点。准备异体骨时可以保留软组织附着点，手术时将受体的肌腱、韧带和附着点处缝合，简化了手术操作。保留关节面的异体骨植入后早期的功能相当满意。但是关节软骨没有血运，会出现进行性的退化，迟早要进行关节置换术。一组 870 例行大块异体骨移植的报道中，75% 的患者保留了移植骨，其中 16% 的患者进行了关节置换。关节置换可以使用传统的组配式关节，其寿命和常规的关节置换相似。

大块异体骨移植最适合应用于长骨中段的骨缺损。嵌入式异体骨可以替代骨干及干骺端的骨缺损，如果植入骨能够愈合，则能够终生使用。嵌入式异体骨必须在全长范围内使用钢板或者髓内针固定。理想的固定包括使用髓内针，同时在骨吻合端使用钢板加压固定，以提供旋转稳定性。同时使用植骨、骨生长因子、良好的断端吻合以及坚强的内固定，可以使绝大多数病例愈合。异体骨移植的并发症主要包括排异感染、异体骨骨折、延迟愈合与不愈合等。异体半关节移植晚期会出现关节退变，最终仍需进行关节假体置换。

④人工假体置换术

现在较多使用的是人工假体置换重建骨缺损。早在 1943 年 Moore 和 Bohlma（Moore, Bohlman et al. 1943）用人工假体成功地代替截除股骨上端骨巨细胞瘤的骨缺损。人工假体重建恶性骨肿瘤切除后大段骨缺损的方法已经被广泛接受，采用金属假体重建的病例数日益增多。较其他重建方法，金属假体重建的优点包括：内固定物耐用，术后即刻的稳定性，较好的短期及长期的功能预后，术后关节活动度好。最重要的是术后并发症的发生率较异体骨重建低。内固定假体用于关节的优点是骨骼肌稳定性及关节活动可立即恢复。不会出现骨不连接，患者活动肢体无须等待骨质愈合，这对于生存期较短的患者十分重要。

目前关节假体多用钛合金或钴铬钼合金制成，一般分为定制型假体和组配型假体。也有使用人工假体与异体骨复合移植进行重建的报道，它既能修复骨缺损，又能重建主要肌肉的附着点，从而获得较好的功能。人工假体重建的优势是可以为患者提供即刻的关节稳定，无须等待骨愈合，早期功能良好，但仍存在感染、远期机械性失败等并发症，需要进行关节翻修。总体上，肿瘤型假体的 10 年生存率在 50% ~ 60% 之间。对于儿童患者，还可以采用可延长假体置换，以解决瘤段切除后的肢体不等长问题。现在已有多种有创或无创可延长假体用于儿童保肢治疗。

与异体移植物一样，内固定假体置换有很多合并症（Mittermayer 2001，Plotz 2002，Frink，2005）。感染发生率为 2% ~ 9%，常常需要取出假体。不同的解剖区域感染发生率不同，以近端胫骨（软组织最少）最高（Grimer 1999）。所以尽可能多地使用肌瓣或游离瓣可减少感染的发生率。假体再植术常导致深部感染，需要外科清创、放置临时性抗生素浸入的骨水泥及使用静脉抗生素等。

造成假体失败的主要原因是无菌性松动，这是内固定假体的特有问题（Unwin 1996，Zeegen 2004）。无菌性松动仍是假体重建主要的并发症。文献报告的无菌性松动发生率为 0 ~ 56%。其发生率与假体部位有关，总体来说，胫骨上段假体失败率最高，肱骨上段假体预后最好。患者年龄也影响假体存活，年轻患者失败率明显增高。切除骨组织的数量也影响假体松动。

在假体的设计上加以改进可以减少松动率。减少应力的假体可以提高假体的使用寿命。老式的假体只容许关节面朝一个方向运动，假体柄受压大，松动率高。旋转铰链式假体可向各个方向运动，受力均匀。压配型非水泥固定假体较水泥型固定可能会减少松动率（Griffin 2005，Pala 2015）。

现代的假体材料和生产工艺实际上可以生产出可用于人体任何部位的组配式假体。组配式假体及相应的组件可以替代从髂骨至胫骨远端的任何部位。这些假体的出现使医生在肿瘤的切除和重建范围上有了更大的选择余地，并且假体材料出现磨损、折断等情况时不需要完全将假体翻修而只需要更新损坏的部分。假体上的多孔长入结构、环状结构、孔洞、编织状高分子材料可以提供软组织附着点。假体和骨之间的结合可以通过骨水泥、假体表面处理、假体锁钉等方法。假体植入后，要注意假体的松动、塑料衬垫磨损、金属碎屑等问题。

⑤复合重建

复合重建即联合使用生物及人造材料，即异体骨移植复合人工关节假体重建（Zehr 1996）。复合重建的优点是异体骨移植可以恢复骨干连续性，人工关节可以重建关节功能。大多数假体的使用寿命5年约70%、10年为50%~60%，不能满足已治愈患者的需要，还需进行一系列的修改。如果仅使用假体而不考虑保留骨干，骨质丢失会更多，重建会更困难。肿瘤切除后的内固定假体置换经常需要某种程度的生物愈合，如腱性附着、包囊形成及骨生长等，尽可能保证稳定性和功能恢复。生物工程及内固定假体的进展为将来合成重建的发展拓宽了道路。

⑥关节融合术

关节融合术也是肢体恶性骨肿瘤切除后为保留肢体进行重建的一种方法。主要是用于股骨下端或胫骨上端的肿瘤切除后的膝关节融合，或肩关节、骨盆等部位。适用于肿瘤切除的同时，维持关节稳定和运动的肌肉也被切除，其他功能重建已不适合，以及需要从事体力劳动的青壮年患者。3D打印技术的发展使得人工假体与自体骨的融合成为了可能，3D打印技术可以生产出与骨缺损外形匹配、界面制作金属骨小梁结构的人工假体。因而，过去使用自体骨、异体骨的融合技术得以进一步的扩展，未来使用3D打印人工假体与自体骨的融合固定的病例会逐渐增多。

四、术后功能重建的评估

骨肿瘤保肢治疗的技术在不断地发展，其主要目标是使患者保留一个功能较好的肢体，所以功能评估有着十分重要的意义，它是对患者进行术后整体评估的重要组成部分，同时是整个治疗过程中不可缺少的部分，因为它可以指导保肢技术的发展，评价重建方法的优缺点，发现重建方法存在的问题，改善患者生活质量等，在多方面起着积极的作用。较为完善的评价系统应该具有实用性、可操作性和较高的可比性。

（一）评价方法

随着诊疗技术的进步和骨肿瘤患者生存期的显著延长，肿瘤型膝关节假体置换术后患者功能评价的重要性日益凸显。对患者功能的评价方式也较多，比较被公认的有骨与软组织肿瘤学会（MSTS）量表评分系统和多伦多保肢评分系统（TESS）。在儿童患者中，儿科资料收集指南（PODCI）也辅助用于临床资料采集。除了评价量表外，一些研究还采用描述性评价，如置换术后患者膝关节主动或被动屈曲度数、主动伸膝力量、主动下蹲、起立等动作完成情况等，对评价量表是一种补充，也更加直观。

MSTS93 评分由 Enneking 在 1993 年提出（Enneking 1993），是一个医师主观评分，是基于分析疼痛、功能活动及心理接受程度等全身因素及分析上肢（手的位置、手部活动及举能力）或下肢（是否需用外部支持、行走能力及步态）的局部因素而建立的。从疼痛、肢体功能、情感接受度、支具辅助、行走、步态六个方面进行评分，每项 0~5 分，六个级别，满分 30 分。对每一因素来说分数的确定是基于术后功能重建的程度，而 2 或 4 分的确定是基于术后功能重建的程度介于已定义的分数之间时检查者的判断。虽然该系统最初是为保肢手术而建立的，但截肢手术的功能评定也可应用该系统。建立该系统的目的是为了建立一套对全球任何骨肿瘤中心都适用的术后功能重建的评估方法，以便于不同重建手术的方法的相互比较。国际保肢协会（ISOLS）及美国骨与软组织肿瘤学会建议使用该评估系统来比较不同保肢手术的术后功能。TESS 评分由 Davis AM 等（Davis, Wright, et al. 1996）提出，是一个患者主观调查评分系统，主要针对日常生活中的自理能力及活动能力进行评价。该评分系统共有 30 个项目，如日常活动能力的受限情况、自理能力等，患者根据自己的判断选择自认为相关的项目来完成，每个项目的评分为 0、1、2、3、4、5 分等 6 个级别，最后将分数转化为百分制，分数越高说明功能越好，也在临床实践中使用。

目前国际最为通用的是国际保肢大会通过、AAOS 推荐的美国骨与软组织肿瘤学会（MSTS）的评分系统。该评估系统最早由十分具体的每个部位的功能情况逐步演化为将患者作为整体进行整体的功能评价，如疼痛、功能活动及心理接受程度等全身因素及分析上肢（手的位置，手部活动及抬举能力）或下肢（是否需用外部支持，行走能力及步态）的局部因素而建立的。六种因素的每一种基于建立好的评分标准，分为 0，1，2，3，4，5 分六个级别。对每一因素来说 0，1，3 或 5 分的确定是基于术后功能重建的程度，而 2 或者 4 分的确定是当术后功能重建的程度介于已定义的分数之间时基于检查者的判断。虽然该系统最初是为保肢手术而建立，然而截肢手术的功能评定也可应用该系统。建立该系统的目的是为了建立一套对全球任何骨肿瘤中心都适应的术后功能重建的评估方法，以便于不同重建手术的方法的相互比较（表 16-6，表 16-7）。

表 16-6　骨与软组织肿瘤术后功能重建评估表－下肢

	评分	疼痛	功能	心理承受	支持物	行走	步态
	5	无	不受限	喜欢	无	不受限	正常
下	4	介于两者之间	介于两者之间	介于两者之间	介于两者之间	介于两者之间	介于两者之间
	3	轻微	轻度受限	满意	支架	受限	轻度异常
肢	2	介于两者之间	介于两者之间	介于两者之间	介于两者之间	介于两者之间	介于两者之间
	1	较重	部分失用	接受	单拐	无户外活动	重度异常
	0	严重	完全失用	不喜欢	双拐	完全不能独立	严重残废

表 16－7　骨与软组织肿瘤术后功能重建评估表－上肢

	评分	疼痛	功能	心理承受	手部位置	手部活动	抬举能力
上	5	无	不受限	喜欢	不受限（180°）	正常	正常
	4	介于两者之间	介于两者之间	介于两者之间	介于两者之间	介于两者之间	介于两者之间
	3	轻微	轻度受限	满意	不能高于肩部或内外旋（90°）	丧失精细运动	受限
肢	2	介于两者之间	介于两者之间	介于两者之间	介于两者之间	介于两者之间	介于两者之间
	1	较重	部分失用	接受	不能高于腰部（30°）	不能捏	需要帮助
	0	严重	完全失用	不喜欢	连枷（0°）	不能握拳	不能

1. 适于各部位的标准

（1）疼痛　其分值由疼痛对患者功能的影响程度和量决定。要求记录的资料指患者缓解疼痛所用的药物或当前所用的测试手段。

分值	描述	资料
5	无痛	不用药
3	轻/不影响功能	用非麻醉止痛药
1	中/间断影响功能	间断用麻醉药
0	重/持续影响功能	持续用麻醉药

（2）功能　其分值由患者活动受限及其影响程度来定，其资料指治疗前的职业及由活动受限使职业功能丧失的程度。

（3）接受情绪　其分值由患者的情绪反应或对功能结果的直觉来决定。

分值	描述	资料
5	热情接受	向他人建议
3	满意	可再选择
1	接受	勉强再选择
0	不喜欢	不能再选择

2. 适于下肢的特殊标准

（1）支持物　其分值是由患者为维持站立、行走时的不稳定或力弱而使用的外支持物类型来决定的。其资料指支持物类型和使用频度（如：无、偶用、经常、持续等）。对于截肢后使用义肢的患者，义肢的类型和使用频度同外支持物的类型和使用一样记录。另外，如需要可填入其不稳定度和强度。

分值	描述	资料
5	无	不用
4		偶用
3	支具	常用支具
2		偶用拐杖
1	单拐	常用拐杖
0	双拐	持续用拐杖

（2）行走能力　其分值是由手术引起的行走受限程度决定的。如果是其他因素（心、

肺、神经）引起的受限不计在内，其资料指行走的最大距离和受限的形式（户内/户外、坡路、楼梯等）。另外，现行的与行走能力相关的资料（如耗氧量），如需要也可记录。

分值	描述	资料
5	无受限	同术前
3	受限	较少行走
1	仅户内活动	户外不能行走
0	无助不能行走	有助或轮椅帮助

（3）步态　其分值是由步态改变的外观和它对受限活动或功能的影响决定的。其资料指非正常步态类型和行走障碍及畸形的表现结果。现行的步态、关节活动分析、关节活动及畸形的资料，如需要也可记录。

分值	描述	资料
5	正常	无变化
3	轻度外观变化	轻度外观改变
1	轻度外观变化	轻度功能障碍
0	重度障碍	重度功能障碍

3. 适用于上肢的特殊标准

（1）手的位置　其分值反映了肢体功能重建后，为达到主动功能，患者手的主动活动能力。被动或求助的活动不记在内。其资料指手在正面上举的程度和俯面/仰面（旋前/旋后）受限的程度。另外，现行资料中受累关节活动范围、稳定性及畸形如需要也可记录。

分值	描述	资料
5	无受限	上举180°
3	不能上举过肩	上举90°
1	不能过腰	上举30°
0	活动障碍	上举0°

（2）手的灵活性　其分值由患者用手能完成逐渐增加的复杂动作的能力决定。捏和抓可用任何方式完成。精细运动指扣钮扣、书写、吃等动作，其资料指灵活性受限和（或）手的感觉丧失程度。

分值	描述	资料
5	无受限	灵活性和感觉正常
3	丧失精细运动	不能扣钮扣，轻度感觉丧失
1	不能捏	重度感觉丧失
0	不能抓	手麻木

（3）上举能力　其分值指患者主动、无助情况下举物放置的能力。正常指相当于对侧肢体举物能力（或达到在肢体缺失或修复时预期的能力）；受限指非独立上举受限的情况；有助指患者不能独立上举，但有助于对侧肢体的活动。其资料指肢体的强度，以国际上的肌力分级（0~5）描述。

分值	描述	资料
5	正常负荷	无变化
4		稍低于正常
3	受限	轻度负荷

2		仅抗地心引力
1	仅有助	不能克服地心引力
0	不能举	不能动

（郭　卫）

第二节　良性骨肿瘤的外科治疗

一、概述

与恶性骨肿瘤相比，良性骨肿瘤更常见。虽然无论良性还是恶性骨肿瘤，诊断金标准还是病理，但作为临床医师，在临床上遇到一位骨肿瘤患者首先应该做出正确的临床判断，良、恶性骨肿瘤的区分前面章节已经谈到。本章节的主要目的是讨论良性骨肿瘤的外科治疗，但如何达到合适的外科治疗，骨肿瘤的正确诊断是首要条件。必须遵循的骨肿瘤诊断规则，一是年龄，二是部位。相同的年龄不同的部位可能疾病诊断不同，反之亦然。以胫骨上端为例，儿童和青少年，发生在骨端为软骨母细胞瘤，在干骺端为骨软骨瘤、非骨化性纤维瘤或骨样骨瘤，发生在骨干的可能为骨性纤维结构不良或纤维结构不良（图 16 - 1）。青年人在骨端的可能是骨巨细胞瘤，干骺端可能是软骨黏液性纤维瘤，骨干可能是纤维结构不良。

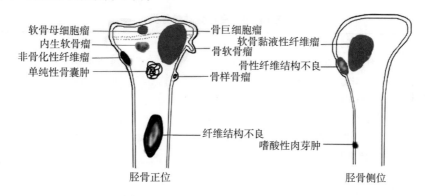

图 16 - 1　胫骨上段肿瘤发生示意图

（一）病史和体格检查

肿瘤是患者偶然发现还是因疼痛症状就诊。扪及体表突出肿块但无症状，可能为骨软骨瘤（单发或多发）。疼痛可能轻重不同，时间长短不等，性质为隐痛、钝痛，间歇痛、持续痛或夜间痛。如果典型的夜间痛，可能为骨样骨瘤，但需要排除骨肉瘤可能。很多患者可能是由于轻微外伤后检查发现的骨肿瘤，并不能证明外伤与肿瘤发生的关系。另外需要询问的是家族史，如多发骨软骨瘤病、神经纤维瘤病等。良性骨肿瘤发病率最高的是骨软骨瘤（30%），依次为内生软骨瘤（13%），骨样骨瘤（12%），骨巨细胞瘤（10%），纤维结构不良（7%），软骨母细胞瘤（5%），其他在 1% ~ 5% 之间的为单纯性骨囊肿、骨母细胞瘤、非骨化性纤维瘤、动脉瘤样骨囊肿、骨嗜酸性肉芽肿，低于 1% 的为软骨黏液性纤维瘤、骨性纤维结构不良、骨的血管瘤等。

（二）影像学检查

在了解患者的年龄和病变部位后，普通 X 线片非常重要，可以提供诊断和鉴别诊断的必要信息。有的良性骨肿瘤通过 X 线片即可诊断，如颅骨骨瘤、骨软骨瘤、非骨化性纤维瘤、手指内生软骨瘤、长骨纤维结构不良等。另外，X 线片对良性骨肿瘤的分期的意义将在下面介绍。对需要进一步明确病变范围或有无髓内或软组织侵犯的情况下，进一步的 CT 或 MRI 检查有帮助，如软骨母细胞瘤、骨样骨瘤、脊柱骨母细胞瘤、骨巨细胞瘤等。当然 CT 或 MRI 对于鉴别代谢性疾病、骨感染、生理性疲劳骨折或关节内病变，甚至恶性骨肿瘤、软组织肉瘤骨侵犯也非常有帮助。没有必要常规行骨扫描检查，除非怀疑多发骨软骨瘤或 Ollier 病或恶性肿瘤等。

专家提出的下面几个问题的回答，不但对良性骨肿瘤，而且对恶性骨与软组织肿瘤的诊断都很有指导意义（Enneking，1983；Singla et al. 2020）。

（1）病变的范围（解剖部位，大小，局限于骨皮质、松质骨还是骨髓腔）。

（2）病变是如何影响骨的（骨破坏程度、方式，软组织有无侵犯）？

（3）骨对病变的影响有何反应（病变周缘，边界清楚或模糊，骨膜反应）？

（4）病灶内基质情况（完全溶骨，有钙化，还是完全骨化）。

根据来源不同，良性骨肿瘤可分为骨源性、软骨源性、纤维结缔组织来源等（表 16 - 8）；病变可分为有硬化边缘和缺乏硬化边缘两类。具有侵袭性特征的良性骨肿瘤有骨母细胞瘤、骨的硬纤维瘤、骨巨细胞瘤等；有些良性骨肿瘤还有恶变的可能，如内生软骨瘤、骨软骨瘤等（表 16 - 9）。

表 16 - 8　良性骨肿瘤分类

良性骨肿瘤	类肿瘤病变
骨源性肿瘤	纤维骨性病变
骨瘤	非骨化性纤维瘤
骨样骨瘤	纤维结构不良
骨母细胞瘤	骨性纤维结构不良
软骨源性肿瘤	骨膜硬纤维瘤
内生软骨瘤	囊性病变
骨软骨瘤	单纯性骨囊肿
软骨母细胞瘤	动脉瘤样骨囊肿
软骨黏液性纤维瘤	骨内腱鞘囊肿
骨膜软骨瘤	表皮样囊肿
结缔组织肿瘤	软骨下骨囊性变
韧带样纤维瘤（硬纤维瘤）	含巨细胞病变
良性纤维组织细胞瘤	巨细胞修复性肉芽肿
骨化性纤维瘤	棕色瘤
黏液瘤	色素绒毛结节性滑膜炎
脂肪瘤	其他病变
血管源性肿瘤	嗜酸性肉芽肿
血管瘤	假瘤
淋巴管瘤	来源不明
血管球瘤	骨巨细胞瘤

表 16 - 9　病变分类

存在硬化边缘的 良性骨肿瘤	缺乏硬化边缘的 良性骨肿瘤	具有侵袭性特征的 良性骨肿瘤	具有恶性转化潜能的 良性骨肿瘤
骨样骨瘤	内生软骨瘤	骨母细胞瘤（侵袭性）	内生软骨瘤（软骨肉瘤）
骨母细胞瘤	骨巨细胞瘤	骨的硬纤维瘤	骨软骨瘤［软骨肉瘤（周围型）］
软骨母细胞瘤	骨嗜酸性肉芽肿	骨巨细胞瘤	骨纤维结构不良（造釉细胞瘤）
软骨黏液性纤维瘤	棕色瘤	动脉瘤样骨囊肿	纤维结构不良（骨肉瘤/纤维肉瘤/未分化肉瘤）
非骨化性纤维瘤	纤维结构不良（多发）	骨嗜酸性肉芽肿	畸形性骨炎（骨肉瘤/软骨肉瘤/纤维肉瘤）
良性纤维组织细胞瘤	畸形性骨炎	棕色瘤	
骨性纤维结构不良		血友病性假瘤	
纤维结构不良（单发）			
单纯性骨囊肿			
动脉瘤样骨囊肿			

（三）分期

由 William Enneking 医生首先提出（Enneking，1983），良性及恶性骨肿瘤逐渐发展出来分期系统。良性骨肿瘤的三阶梯分期系统已广泛用于描述，并且更重要的是指导良性骨肿瘤的治疗。该系统是基于通过影像学检查发现的骨肿瘤的生物学行为。

（1）1 期病变被认为是静止的。他们通常没有症状，且通常因为与该病无关的其他原因行影像学检查偶然发现。这些病变在影像学上有明显的边界。虽然这些病灶一般会自行消失，但是在极少情况上它们也会逐渐变大，并出现临床症状。从最开始，这些病灶就应该被关注。

（2）2 期病变被认为是活跃的。相比于 1 期病变，他们通常不会自行消失，并且在影像学表现上边界没有那么清楚。它们经常需要手术干预，积极治疗。一般很少复发。

（3）3 期病变被认为是局灶侵袭性病变，通常表现为侵袭范围较广，局灶突破到间室外。治疗有的要求整块切除。另外有一些 3 期病变可能转变为恶性肿瘤，因此术后需紧密随访。

（四）活检

不是对所有的良性骨肿瘤都需要。根据良性骨肿瘤的发病年龄、部位和影像学特点，大部分均可诊断明确。活检主要用于鉴别良恶性肿瘤、3 级侵袭性病变怀疑有恶变倾向或对于中轴骨多发骨软骨瘤病，Ollier 或 Maffucci 怀疑恶变可能时。CT 引导下病灶穿刺可增加活检准确性及安全性（图 16 - 2）。

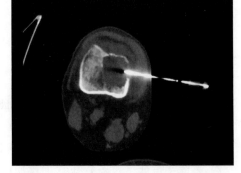

图 16 - 2　CT 引导下行股骨肿瘤穿刺活检术

二、肿瘤切除术

（一）骨瘤

【概述】

骨瘤是骨面上突出的良性肿物，内部为间充质细胞产生的正常成熟的骨结构，即致密的正常骨。病灶几乎全都在颅骨和下颌骨。多发性骨瘤伴有结肠息肉、软组织纤维瘤和皮肤的皮样囊肿，被称为 Gardner 综合征。

【诊断标准】

1. 临床表现　骨瘤的发病年龄以 30～50 岁多见，男女比例为 2∶1，发病部位 70% 在额窦和筛窦内，少见于长短管状骨。患者无症状且肿瘤发展缓慢。

2. 影像学检查　普通的 X 线表现有两种类型：一种为致密型，肿瘤骨密度高，圆形或椭圆形，边缘清晰，周围无反应性软组织肿胀，周围无骨膜反应（图 16-3）；另一种为疏松型，骨质密度低，肿瘤常常较大，周围有硬化带。

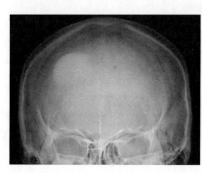 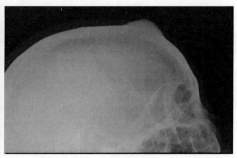

图 16-3　女性，45 岁，颅骨骨瘤，头颅正侧位 X 线正侧位片
显示额骨圆形高密度肿物，突出颅骨表面（致密型）

3. 病理学特点　镜下见致密粗大的骨小梁，骨小梁成熟同正常骨的板层，少见或见不到哈佛管，骨细胞的数量不一。

【治疗原则】

无症状的骨瘤可不予治疗，有邻近组织构成压迫出现相应症状者，可行手术切除，切除后包括少量正常骨质。术后很少复发。

（二）骨样骨瘤

【概述】

骨样骨瘤由异常骨样组织、成骨细胞组成，其外包绕着反应性骨质。是第三种常见良性骨肿瘤，仅次于骨软骨瘤和内生软骨瘤，约占良性骨肿瘤的 12%。

【诊断标准】

1. 临床表现　典型的表现是患者长骨有持续数月的钝痛，夜间加重，服用水杨酸制剂或非甾体消炎药可缓解。年龄在 5～20 岁，男性和女性的比例为 2∶1。70%～80% 的病损在长骨，最常见于股骨、胫骨和肱骨的骨干或骨骺端，其次是脊柱、足、手骨。

2. 影像学特征　大多数在骨干皮质内，呈现小的圆形或椭圆形的放射透明巢，直径通常小于 1.5cm，常有致密的硬化骨包绕。CT 对发现瘤巢最有价值，可显示一个局限的小的低密度的瘤，周围包绕着大范围的高密度反应骨的形成，需与疲劳骨折、骨髓炎、骨脓肿、骨岛鉴别（Atesok et al. 2011）。

3. 病理特征　大体标本，骨样骨瘤是一圆或椭圆的，樱桃红或红棕色的，直径为1cm或更小的肿瘤。

组织学上，骨样骨瘤由界限清楚的交织呈网状的不规则的骨小梁和骨样矿化基质组成，可见局灶性骨母细胞在骨小梁边缘排列，有大量扩张毛细血管的纤维血管结构提供给肿瘤血运，骨样骨瘤瘤巢内合成大量前列腺素刺激神经纤维引起疼痛。

【治疗原则】

骨样骨瘤的标准治疗是完整切除瘤巢（图16 – 4），外科治疗是极为有效的，可以立即完全消除症状。现在微创射频消融治疗骨样骨瘤也获得了良好的效果（Noordin et al. 2018；Koch et al. 2018）。

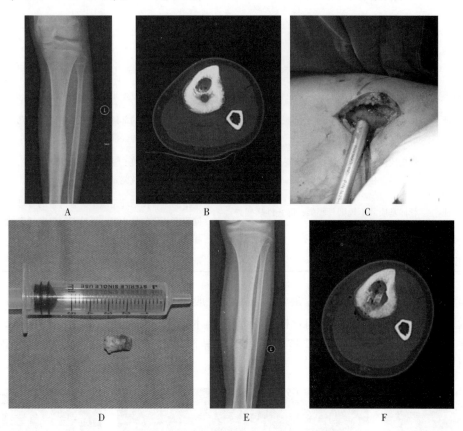

图16 – 4　男性，14岁，骨样骨瘤行肿瘤切除术

A 术前 X 线片可见左胫骨中下段后侧方皮质梭形增厚；B 术前 CT 可清楚显示瘤巢；C 术中小切口暴露病变部位，使用直径超过瘤巢的环钻，将瘤巢及周围硬化皮质环形凿除；D 肿瘤标本照片；E 肿瘤切除术后 X 线片；F 术后 CT 显示瘤巢已完整切除

（三）骨母细胞瘤

【概述】

骨母细胞瘤是一少见的良性肿瘤，由异常的骨小梁或骨样结构构成，常较骨样骨瘤大，直径为几厘米，但反应骨少或没有，比骨样骨瘤发病率约少四倍。

【诊断标准】

1. 临床表现　发病者年龄较骨样骨瘤大，大多数在 10～30 岁，最常见于椎体的附件，其他好发部位包括长骨，特别是股骨、胫骨。无典型的临床表现，主要是进行性疼痛，常为钝痛，有时夜间加重，与骨样骨瘤相比，疼痛缺乏局限性，水杨酸制剂很少能缓解。病损较大，可触及肿块。因其较大且好发于脊柱，常有神经症状，由脊髓或神经根压迫引起，表现为麻木、针刺感、放射痛、脊柱僵硬甚至瘫痪。骨样骨瘤和骨母细胞瘤的发病特点与治疗对比可见表 16 - 10。

表 16 - 10　骨样骨瘤和骨母细胞瘤的典型临床特征对比分析

	骨样骨瘤	骨母细胞瘤
发生率	占所有良性骨肿瘤的 12%	占所有良性骨肿瘤的 3%
年龄	5～25 岁	10～25 岁
性别	男：女为 2：1	男：女为 2：1
大小	单发，直径 <2cm（通常 <1.5cm）	单发，直径 >2cm（平均 3.5～4cm）
部位	>50% 的病变发生于股骨和胫骨	>35% 的病变发生于脊柱附件
临床特征	典型的夜间痛，非甾体类消炎药有效；邻近关节部位可引起跛行	进行性加重的局部疼痛，非甾体类消炎药无效，可压迫脊髓引起神经症状
影像特征	骨皮质内"瘤巢"，被致密硬化骨包绕；CT 更明显，核磁可见水肿	溶骨膨胀性改变，边界欠清，反应骨少；CT 有利于明确范围，核磁示与脊髓关系
病理特征	骨样基质和不规则骨小梁；静止性病变	丰富的血管性结缔组织中，有大量的骨母细胞和不同程度钙化的骨小梁。可见不同程度继发的动脉瘤样骨囊肿变性。为活跃性或侵袭性病变
治疗	瘤巢切除或射频消融	刮除易复发，建议完整切除

2. 影像学检查　标准 X 线片最常用，X 线一般表现为圆或椭圆，直径 3～6cm 病变，中等量反应骨包绕，其边缘不如骨样骨瘤清晰。术前 CT 可更好地确定受侵范围，特别是脊柱（图 16 - 5，图 16 - 6）。核素扫描无特异性，但可用于显示一些 X 线片不明显的病损。

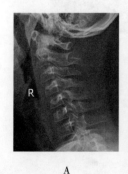
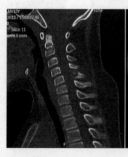
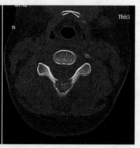
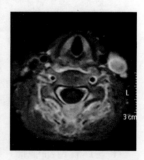

A　　　　　　　　　　B　　　　　　　　　　C

图 16 - 5　男性，13 岁，C₅ 棘突骨母细胞瘤

A 术前 X 线；B 术前 CT 显示 C₅ 附件溶骨区膨胀，钙化，周边有反应骨壳；C 术前 MRI 显示 C₅ 椎体附件破坏

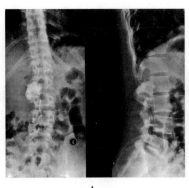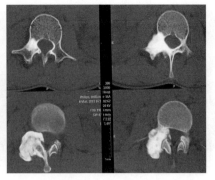

图 16-6　男性，21 岁，L₃附件骨母细胞瘤，X 线片及 CT 显示肿瘤成骨明显

3. 病理特征　肉眼所见为红或棕红，小部分因血管少而呈现褐色，硬化反应骨相对较少，皮质较薄、膨胀。

镜下与骨样骨瘤有相似的组织学特征，丰富的血管性结缔组织中，有大量的骨母细胞和不同程度钙化的骨小梁。可见不同程度继发的动脉瘤样骨囊肿变性。

【治疗原则】

多数骨母细胞瘤行刮除和植骨术，术后复发率近 10%～20%。对侵袭性的应行边缘或广泛整块切除。

（四）骨软骨瘤

【概述】

骨软骨瘤即外生性骨疣，是最常见的良性骨肿瘤，占所有良性骨肿瘤的 30%（20%～50%）。可分为单发性与多发性两种，单发性占 85%。

【诊断标准】

1. 临床表现　单发性骨软骨瘤是发生在骨表面的骨性突起，常见于儿童或青少年，男性多见。肿瘤生长缓慢，疼痛轻微或完全无症状，局部探查可触及一硬性包块，无压痛，骨软骨瘤在长骨的干骺端（占 50%），特别是股骨下端（30%）、胫骨上端、肱骨上端最为好发。下肢发病多于上肢（2∶1）。骨盆、肩胛骨、脊柱相对少见。位于关节附近的可引起关节活动受限，也可以邻近神经血管而引起压迫症状。骨软骨瘤常可发生骨折引起局部疼痛，骨软骨瘤的恶变率约为 1%。

2. 影像学检查　典型的影像学表现是在骺板附近骨表面的骨性突起与受累骨皮质相连部可有窄蒂和宽基底两种，但其特点是受累骨与骨软骨瘤皮质相连续，之间没有间断，病变的松质骨与邻近的骨干髓腔相通。骨软骨瘤的生长趋向与肌腱或韧带所产生力的方向一致，一般是骨骺端向骨干方向生长。肿瘤表面有透明软骨覆盖，称为软骨帽，其厚薄不一（图 16-7）。薄者，X 线不易显影；厚者则可见菜花样致密阴影，但边界清楚。软骨帽的厚薄与生长年龄相关。越年轻的患者，软骨帽可相对较厚，成年时则较薄。儿童软骨帽超过 3cm 时才考虑恶性变可能，而成年人软骨帽超过 1cm 则有恶性变的可能。

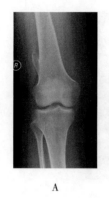
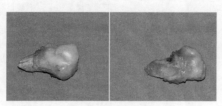
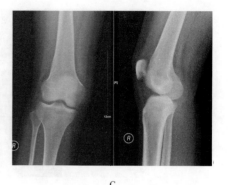

A   B   C

图 16 – 7 女性，17 岁，骨软骨瘤行肿瘤切除术

A 术前 X 线可见右股骨下端外侧外生性肿物，与骨皮质相连；B 术中切除标本显示肿瘤
表面有典型的软骨帽，股骨与骨软骨瘤皮质相连续；C 肿瘤切除术后 X 线片

4. 病理组织学检查 肿瘤的纵切面中，显示三层典型结构：①表层为血管稀少的胶原结缔组织，与周围骨膜衔接并与周围组织隔开。②中层为灰兰色的透明软骨，即软骨帽盖，类似于正常的软骨，一般为几毫米厚。③基层为肿瘤的主体，外缘为皮质骨与正常骨相连，内部为松质骨，与宿主骨髓腔相通。镜下生长期骨软骨瘤患者的软骨帽的组织学表现类似于骨骺板。

【治疗原则】

无症状或发展缓慢者可以不做手术，密切观察。外科手术指征：成年后持续生长；出现疼痛；影响关节活动；肿瘤较大影响外观；有邻近骨骼、血管、神经压迫；位于中轴部位，如骨盆、肩胛骨、脊柱等；怀疑有恶变倾向。手术时应做骨软骨瘤的膜外游离，充分显露，并于基底部周围的正常骨边缘做整块切除（图 16 – 8、图 16 – 9）。基底部切除过少，局部可遗留有骨性突起。软骨帽切除不净，易于复发。位于中轴骨骼（即躯干、头颅、胸廓骨骼）的骨软骨瘤，即使没有恶变征象，手术切除也应相应广泛，以减少术后复发（Alabdullrahman et al. 2019）。

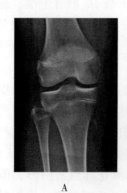
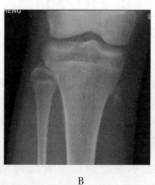
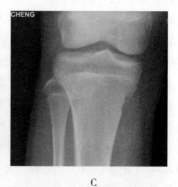

A   B   C

图 16 – 8 男性，14 岁，踢球时外伤疼痛

摄片发现右胫骨上端骨软骨瘤骨折（A），保守治疗三个月后无效（B），予以手术切除，疼痛消失（C）

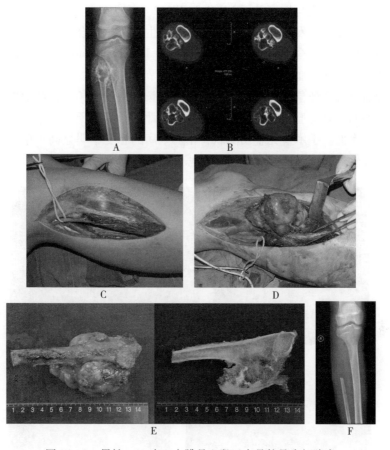

图 16 - 9　男性, 13 岁, 右腓骨上段巨大骨软骨瘤切除术

A 术前 X 线片; B 术前 CT 可见右腓骨近端巨大膨胀性生长肿物; C 术中照片显示游离腓总神经;
D 肿瘤分离、切除照片; E 基底骨软骨瘤切除标本, 可见受累骨与骨软骨瘤皮质相连续, 病变的松
质骨与邻近的骨干髓腔相通; F 术后 X 线片, 患者术中腓总神经保留完整, 术后腓总神经功能正常

(五) 遗传性多发骨软骨瘤

多发骨软骨瘤主要有三个特征: ①遗传性, 为常染色体显性遗传; ②骨短缩与畸形;
③易恶变为软骨肉瘤。与单发性骨软骨瘤相比, 其发病率为 1∶10。发病年龄较单发性骨
软骨瘤早, 20 岁以后少见。男性多于女性, 发病比率约为 3∶1。多发性骨性包块通常较
对称是本瘤最重要的症状和体征 (图 16 - 10)。

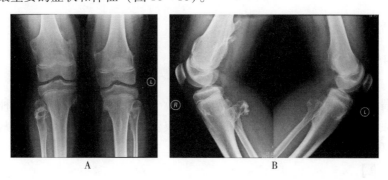

图 16 - 10　男性, 12 岁, 双侧股骨下端, 胫腓骨上端多发骨软骨瘤

多发骨软骨瘤的发生与抑癌基因 EXT1 和 EXT2 突变失功能有关。

多发性骨软骨瘤与单发骨软骨瘤一样，随人体生长，骺闭合后也停止生长。由于其多发性，外科治疗难以做到全部切除，所以选择外科手术的指征是：①肿瘤较大影响美观；②有临床症状，压破邻近血管神经；③引起邻近关节活动障碍；④存在畸形，切除肿瘤纠正畸形；⑤肿瘤有恶变征象，瘤体在成年后继续生长或突然生长，影像学提示有恶变或那些位于中轴骨骼的骨软骨瘤（图 16 - 11）。多发性骨软骨瘤的预后与单发相同。手术后效果好，局部复发率低。手术应完整切除软骨帽。本病的恶变率明显高于单发，多为单个肿瘤恶变为周围性软骨肉瘤。既往文献报道其恶变率为 25%，现在认为 3% ~ 5%。

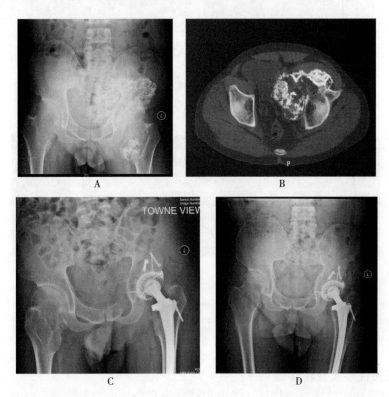

图 16 - 11　男性，29 岁，多发骨软骨瘤病，髋臼骨软骨瘤恶变，行髋臼和
小粗隆部位肿瘤整块切除，髋臼自体股骨头重建，全髋关节置换术
A 术前 X 线片；B 术前 CT 片；C 术后 X 线片；D 术后 6 年复查无复发，髋关节外侧
异位骨化，但患者无不适，行走正常

三、良性骨肿瘤的刮除术

（一）内生软骨瘤

【概述】

内生软骨瘤为良性骨内肿瘤，由分化良好的软骨小叶组成。它可能是一种起始于软骨的错构瘤。发病率高，仅次于外生骨疣，占所有良性骨肿瘤的 13%。男女发病率相同，临床上可见于任何年龄组，15 ~ 35 岁多见。

【诊断标准】

1. 临床表现　2/3 位于手部的短管状骨，干骺端，髓腔中心，大部分位于近节指骨，其次为掌骨、中节指骨以及远节指骨，手部尺侧多于桡侧。很少一部分位于足之管状骨。

单发软骨瘤在长管状骨发病率约占25%，上肢多于下肢，主要为肱骨和胫骨，此外亦见于躯干骨和髂骨，多无症状。

长骨内生软骨瘤主要需要与Ⅰ级软骨肉瘤鉴别：长度＞5cm，内皮质侵蚀，病理上可见双核肿瘤细胞。一般单发内生软骨瘤恶变罕见，低于1%。

内生软骨瘤生长缓慢，体积小，几乎无血管，故长期无症状。若有症状，主要是因为部位表浅，如手部的管状骨易因骨膨胀刺激引起局部肿痛，或因病理骨折引起疼痛。而在四肢长骨，大部分内生软骨瘤均无症状，仅因其他疾病或病理骨折在拍X线片时被发现。

2. 影像学表现　内生软骨瘤表现为边界清楚的溶骨区，有时由于肿瘤软骨的分叶状结构形成多环状，肿瘤生长较慢，有硬化缘，骨皮质变薄、有轻度膨胀（图16－12）。位于长骨的内生软骨瘤在干骺端呈中心性或偏心性生长，大小不等，以溶骨为主，可伴有钙化阴影。

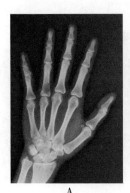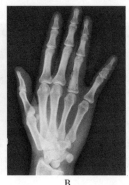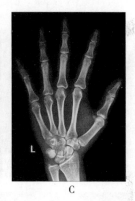

图16－12　女性，29岁，外伤后疼痛就诊

A. 术前X线片可见左手第四指骨近端溶骨性破坏，皮质变薄，边界清楚，可见病理性骨折线；
B. 肿瘤刮除、植骨术后X线片；C. 术后半年复查，病变完全愈合良好，无复发迹象

CT上病变表现为烟圈样或爆米花样，比X线片更能明确钙化的情况。MRI能清晰显示髓腔内侵犯范围。骨扫描提示病变处浓聚。肿瘤生长活跃阶段，浓聚更明显。

3. 病理组织学特点

（1）肉眼特点　由于其主要为透明软骨，故在肉眼下很有特点。肿瘤组织由白而亮的透明软骨形成分叶状，几乎无血液。

（2）镜下特点　为分化良好的成熟软骨组织，软骨细胞分布疏松，呈圆形，核浓染，细胞群成串排列，多为单核，双核细胞罕见。

【治疗原则】

手部的内生软骨瘤若无症状可以暂不处理，也可刮除植骨治疗。刮除彻底很少复发。

位于长骨的无症状的、已钙化的内生软骨瘤亦无须治疗，定期观察即可（图16－13）。怀疑Ⅰ级软骨肉瘤可能的病例仍可采用刮除植骨的方法（图16－14），长骨纵轴开窗足够大，超过病变范围远近端1cm，肿瘤清除后使用高速磨钻去除内皮质硬化的骨嵴，辅

助液氮冷冻瘤腔壁灭活，术后复发率不高。Mohler 报道 46 例肢体 I 级软骨肉瘤刮除后仅有 2 例复发（4.3%）（Mohler et al. 2010）。Hickey 系统综述了 190 例肢体 I 级软骨肉瘤患者（78 例瘤内刮除，112 例整块切除），术后共有 5 例局部复发和 3 例远处转移，两组复发率和转移率没有任何差异（Hickey et al. 2011）。

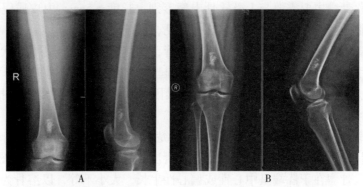

图 16－13　患者女性，54 岁，右股骨远端内生软骨瘤

A X 线平片；B 随诊一年后 X 线片显示病灶没有变化，继续观察

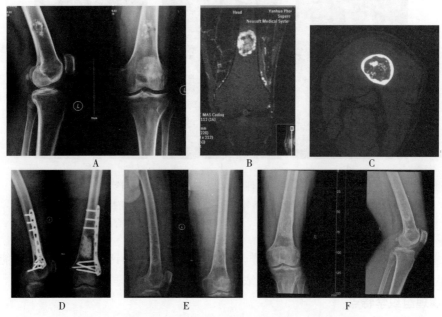

图 16－14　患者男性，62 岁，左股骨远端髓内 I 级软骨肉瘤，

予以刮除、瘤腔灭活植骨、内固定术

ABC 术前 X 线、MRI、CT 显示左股骨远端髓腔内占位，内皮质侵蚀；D 术后 X 线片显示肿瘤刮除植骨内
固定情况；E 术后 1.5 年拆除内固定术后 X 线片；F 术后 6 年随访 X 线片及核磁显示无肿瘤复发

附 1：多发内生软骨瘤病　多发内生软骨瘤病是 1899 年 Ollier 首先描述，故称为 Ollier 氏病，与多发骨软骨瘤不同。本病无遗传倾向。与体细胞 IDH1 和 IDH2 突变相关。病变同单发内生软骨瘤相类似，但呈多发性、不对称性分布，多在身体的一侧发病（图 16－15），男多于女。与单发性软骨瘤不同，多发内生软骨瘤潜伏期短，近 90% 的病例发生在 10 岁以前。

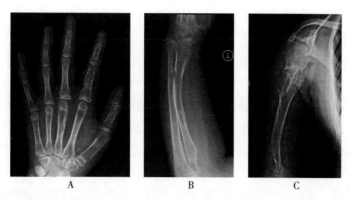

图 16 - 15　男性，15 岁，左手第多发指骨、掌骨（A），左侧桡骨近端（B）及肱骨近端（C）内生软骨瘤，伴左侧桡骨弯曲、肱骨短缩畸形

该病没有药物治疗。引起症状的多发内生软骨瘤可能需外科治疗，有时需切除或截肢，特别是发生于一列或多列指。骨畸形可通过截骨矫正。有骨折倾向的，可以进行病灶切除，相应内固定。疑有恶变的病例，可行广泛切除。

附 2：Maffucci 综合征　　Maffucci 综合征是一种以多发的内生软骨瘤合并软组织血管瘤为特点的、少见的先天性、非遗传性中胚层发育不良。Maffucci 综合征男、女发病率相同，发病年龄及部位分布特点与 Ollier's 病相同。除了有 Ollier's 病所具有的临床体征外，还具有软组织多发血管瘤，肢体的短缩、畸形常是最易见到的体征。易恶变为软骨肉瘤。治疗原则同多发内生软骨瘤病。

多发内生软骨瘤容易发生恶变，恶变率为 5% ~ 50%，通常恶变为软骨肉瘤，也有纤维肉瘤、恶性纤维组织细胞瘤、骨肉瘤。2011 年，欧洲 26 个国家都收集了 161 病例（144 Ollier，17 Maffucci），恶变为软骨肉瘤的发生率为 40%，骨盆部位最容易恶变（Verdegaal et al. 2011）。

（二）软骨母细胞瘤

【概述】

软骨母细胞瘤是儿童期发生在骨骺的病变，占所有骨肿瘤的 1% ~ 2%，良性骨肿瘤的 5%，仅有骨巨细胞瘤的约 20%。与其他骨肿瘤不同，这类肿瘤总发生在骨骺或骨突，即继发钙化中心部位。85% 发生在 5 ~ 25 岁，生长板闭合后的病例占 1/3，男性比女性更易受累（2：1）。最常见的发生部位是肱骨近端，其他常见部位包括股骨远端和胫骨近端。足部常见于距骨和跟骨。组蛋白 H3F3B 基因突变 K36M 对软骨母细胞瘤具有 70% ~ 95% 的特异性。

【诊断标准】

1. 临床表现　　软骨母细胞瘤很少无症状偶然发现，最主要的症状是疼痛，局部压痛肿胀，出现不同程度的功能障碍。因为部位邻近关节，1/3 的病例可出现症状性的关节积液。

2. 影像学表现　　影像学上，软骨母细胞瘤为溶骨性病变，中心或偏心，硬化缘清晰，50% 病例病变中央可见点状或分叶状钙化。可跨过生长板，向干骺端扩展，10% ~ 25% 的病例可形成动脉瘤样改变。软骨母细胞瘤组织学上有点类似巨细胞瘤，可在出血区见多量巨细胞。大部分软骨母细胞瘤生长活跃，为良性活跃性肿瘤。

【治疗原则】

对软骨母细胞瘤通常建议手术治疗，因为病变在儿童可对关节周围组织造成破坏，方法包括瘤内扩大切除术，局部复发率10%～35%。生长板闭合前的病例刮除后复发的概率是闭合后的4.4倍。刮除术后植骨多用（图16-16），虽然认为填充骨水泥可能更有利于降低术后复发率，但由于担心骨水泥对生长板的影响，还是植骨多用。骨水泥用于肿瘤范围较大或复发后再次扩大刮除的病例可以考虑。对复发后无法再次手术刮除的病例，可能需要行扩大切缘切除或广泛切除。对于比较小的病变（＜1.5cm），且在手术比较困难的部位（比如股骨头、胫骨上端后方），现在认为射频消融可以达到同刮除相同的有效控制复发的临床效果，只是可能学习曲线比较长（Lalam et al. 2014）。

软骨母细胞瘤自发转变为恶性肿瘤的情况极其罕见。同骨巨细胞瘤一样，软骨母细胞瘤可能在放疗后发生肉瘤变。通常认为软骨母细胞瘤是良性肿瘤，但仍有1%的病例发生肺部转移的报道。因此局部病变和胸部影像学随访十分必要。总体而言，软骨母细胞瘤的预后较好。

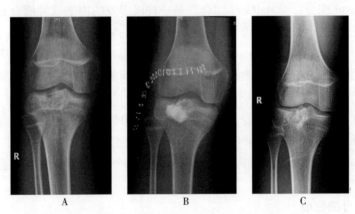

图16-16　男，14岁，右胫骨骨端软骨母细胞瘤

A 术前 X 线片可见右胫骨近端病变；B 行病灶刮除、植骨；C 刮除植骨术后1年未见复发

（三）软骨黏液性纤维瘤（CMF）

【概述】

软骨黏液性纤维瘤少见，占＜0.5%的所有骨肿瘤，20～30岁多见，男性稍多于女性。

【诊断标准】

1. 临床表现　软骨黏液性纤维瘤表现为疼痛和肿块，疼痛不像软骨母细胞瘤那么明显，也可能是偶然发现，病变部位可扪及肿块，按压疼痛。由于肿瘤距关节尚有一定距离，关节功能影响较小。病理性骨折少见。

2. 影像学表现　表现为长骨干骺端体积较大、分叶状的溶骨性破坏，皮质变薄，边缘硬化，典型的为"扇贝样或蛋壳样"改变。干骺端的病变可能侵犯至生长板或骨干，胫骨近端的干骺端最常见（图16-17），占28%～52%，其次为髂骨、肋骨、股骨远端、足和胫骨远端，而肱骨近端极其罕见。

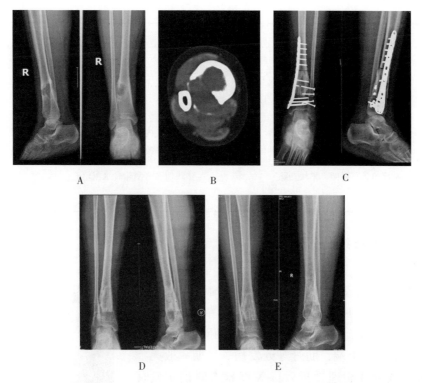

图 16 – 17　女性，47 岁，右胫骨下端软骨黏液性纤维瘤

A 术前 X 线片显示右胫骨下端占位；B 术前 CT 显示骨质破坏伴软组织包块；C 行瘤段截除、灭活再植，
钢板内固定术；D 术后 20 个月完全愈合，拆除内固定；E 随访至术后 7 年，无复发，患者下肢功能良好

3. 病理表现　显微镜下软骨黏液性纤维瘤由黏液瘤、纤维和类软骨三种成分组成，在分叶的边缘可见到巨细胞。鉴别诊断：骨巨细胞瘤（GCT）、单房性骨囊肿（UBC）、动脉瘤样骨囊肿（ABC）、纤维结构不良（FD）、软骨肉瘤。

【治疗原则】

软骨黏液性纤维瘤为 2 级或 3 级肿瘤，不可能自愈或消失，建议手术治疗。整块切除术后复发率低，瘤内刮除后复发率为 20% ~ 30%，建议填充骨水泥降低复发率。由于软骨黏液性纤维瘤发病率低，罕见恶变和肺转移的报道。与软骨母细胞的对比可见表 16 – 11（De Mattos，et al. 2013）。

表 16 – 11　软骨母细胞和软骨黏液性纤维瘤的对比

	软骨母细胞瘤	软骨黏液性纤维瘤
发病率	所有骨肿瘤的 1% ~ 2%	<0.5%
年龄分布	5 ~ 25 岁，男：女为 2：1	20 ~ 30 岁，男性稍多
发病部位	骨端（肱骨近端、股骨远端、胫骨近端）	干骺端（胫骨近端、髂骨、股骨远端）
疼痛症状	更明显	隐痛
分级	2 或 3 级	2 或 3 级
功能障碍	靠近关节，关节积液，跛行	少见影响行走

209

	软骨母细胞瘤	软骨黏液性纤维瘤
病理性骨折	少见	少见
肿块	很少扪及	局部肿胀，突出肿块常见
病变大小	通常较小，<4cm	体积大
影像学表现	界限清晰边缘硬化偏心；圆形或椭圆溶骨性病变；临近生长板，可见钙化	干骺端髓内偏心病变，骨皮质变薄；典型为多枚蛋壳或扇贝样改变；病灶内钙化不常见
治疗	刮除植骨、射频、整块切除	整块切除、刮除骨水泥填充
刮除复发率	8%~13%	20%~25%

（四）非骨化性纤维瘤

【概述】

非骨化性纤维瘤又称为纤维性皮质缺损，占良性骨肿瘤的2%。常见于10~20岁的患者。可单发或多发，最常见于股骨下端的干骺端皮质，也可在胫骨上端、腓骨、股骨上端、肱骨上端，肋骨等处发病。早期一般无症状，多在外伤或合并病理骨折后行X线检查时偶尔发现（图16-18）。

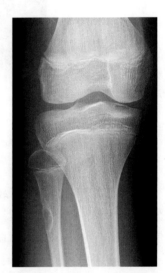

图16-18 男性，12岁，偶然发现右腓骨近端非骨化性纤维瘤

【诊断标准】

1. 影像学表现 非骨化性纤维瘤的X线表现为轻度膨胀的透明区，多为圆形、卵圆形或多囊性骨质缺损区，内有分隔，偏心性生长，边缘锐利，周围有一薄的硬化带，病变沿受侵骨纵轴生长。肿瘤外的骨皮质可因肿瘤的膨胀而变薄，有时仅为一蛋壳样外皮。除非发生病理骨折，否则没有骨膜反应。

2. 病理表现 非骨化性纤维瘤在骨内被一硬化的骨壳所包围，病变本身由坚韧而致密的纤维组织所构成，切面柔韧，可呈黄色或棕色，视其中类脂质的含量而定。

显微镜下病变由梭形组织细胞、多核巨细胞及泡沫细胞组成。在病灶内看不到骨组织的形成。

【治疗原则】

纤维性皮质缺损是非常良性及常见的疾患，多数人认为是发育过程中的一种状态而非真正的肿瘤，可自行痊愈。在成年人的X线检查中，发现无临床症状的且已自行骨化痊愈的陈旧病变并不罕见。对多数病例而言，除非有持续性的疼痛或合并有反复性的病理骨折，外科治疗并不是必需的。最有效的外科治疗是局部切刮植骨术，必要时可使用内固定（图16-19、图16-20）。局部复发非常少，也并不需要其他辅助治疗，非骨化性纤维瘤几乎无恶变报道。

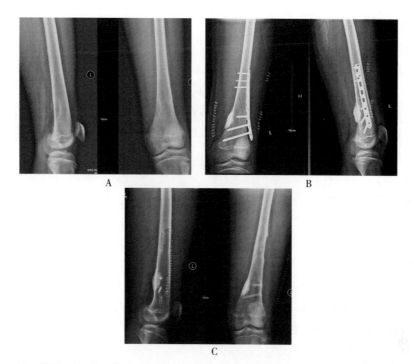

图 16 – 19　男性，13 岁，外伤后发现左股骨下端干骺端典型非骨化性纤维瘤伴病理性骨折

A 术前 X 线正侧位；B 手术刮除病变植骨同时予以内固定；C 骨折愈合后于术后 1 年拆除内固定

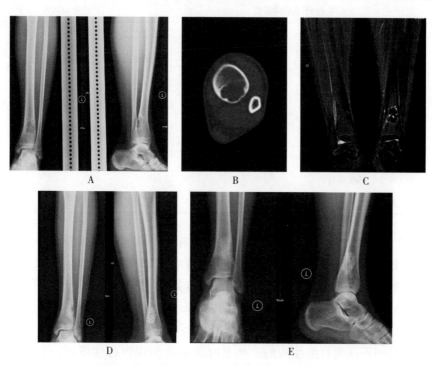

图 16 – 20　男，14 岁，左胫骨非骨化性纤维瘤

A 术前 X 线片显示左胫骨下段外后侧皮质溶骨性破坏，可见薄的硬化带；B 术前 CT 提示左胫骨下段膨胀性、溶骨性病变，未见分隔及骨嵴，略呈肥皂泡样变；C 术前 MRI T2 抑脂像可见左胫骨下段偏心膨胀性骨质破坏，可见混杂高信号影，考虑肿瘤内出血；D 肿瘤刮除、植骨术后正侧位片；E 术后 18 个月 X 线片显示骨愈合良好

（五）骨性纤维结构不良

【概述】

骨性纤维结构不良是一类罕见的自限性疾病，占所有原发骨肿瘤<0.2%。通常只发生于小于10岁的儿童的胫骨，男孩较女孩稍多见，常无症状；往往累及骨干，造成皮质前方弯曲；也可发生在腓骨。骨性纤维结构不良（OFD）既往曾称为长骨的骨化性纤维瘤，现在认为是两种不同的疾病，骨化性纤维瘤多用于描述发生于颌骨和鼻窦骨部位的肿瘤。

【诊断标准】

1. 临床表现　患者可以是摄片偶然发现，有或无疼痛，肿胀或胫骨前弓畸形，少数可能因病理性骨折就诊发现。

2. 影像学表现　影像学上，胫骨前方骨皮质可见溶骨性病变，周围包绕硬化性边缘，被形容为"肥皂泡样"改变，可以出现多个透亮区，硬化边缘包绕，与纤维结构不良、造釉细胞瘤的影像学表现类似（表16-12）。既往认为骨性纤维结构不良可能是长骨造釉细胞瘤的前期病变，但Westacott等对25例患者28处病变保守治疗（只有其中8例患者治疗病理性骨折或纠正畸形，病变未处理），平均随访8.3年，无一例发展为造釉细胞瘤（Westacott et al. 2019）。

表16-12　骨纤维结构不良和造釉细胞瘤的对比

	骨性纤维结构不良	造釉细胞瘤
发病率	<0.2%原发骨肿瘤	<1%原发恶性骨肿瘤
性质	良性	低度恶性
年龄	0~20岁（平均10岁）	20~30岁
部位	胫骨骨干	胫骨骨干、同侧腓骨
临床表现	疼痛、肿胀、胫骨前弓	相似，病理性骨折稍多见
影像学	皮质内溶骨，边缘硬化，"肥皂泡"样改变	相似，范围大，髓内或软组织侵犯
治疗	保守、刮除植骨	整块切除
转移	无	10%~30%

3. 病理学　组织学上，正常的板层松质骨被异常的纤维组织和异常排列的编织骨小梁所替代，该骨小梁是纤维性基质化生而来。与纤维异常增殖组织学特点类似，但后者骨小梁表面缺乏成骨细胞的环绕，称为骨小梁裸露征象。骨性纤维结构不良的组织学特征为骨小梁表面覆衬成骨细胞，称为骨小梁被包裹征象。

【治疗原则】

骨性纤维结构不良为自限性疾病，儿童时期不会出现进行性发展，青春期后可能自限。可以佩戴支具避免畸形加重。早期进行刮除植骨手术的失败率很高。如果确实有必要手术，应尽可能在患者青春期后进行。对于病变范围大，病理性骨折或畸形重的患者，考虑手术治疗（图16-21）。

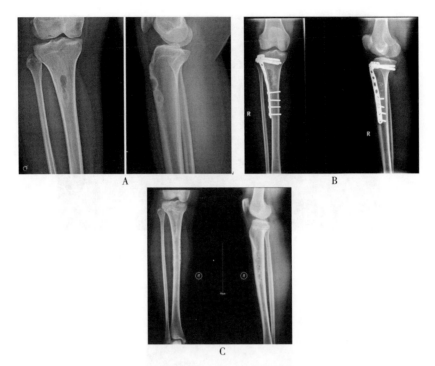

图 16-21 女性，19岁，右胫骨近端骨性纤维结构不良

A 术前 X 线正侧位片显示胫骨中上段骨皮质囊状破坏，可见分隔，边缘硬化；B 肿瘤刮除、
植骨，钢板内固定术后 X 线片；C 术后 3 年肿瘤无复发，拆除内固定

（六）纤维结构不良

【概述】

纤维结构不良是骨纤维组织增殖，骨的发育停止在未成熟的编织骨阶段，而不能形成正常的板层骨小梁。病变可单发或多发，多发型的纤维结构不良偶可有内分泌（性早熟）和皮肤异常（牛奶咖啡斑），并伴有骨骼生长停滞者，称为 Albright 综合征，这表明本病更可能是一种发育异常而非肿瘤，WHO 归其在肿瘤综合征之中。多发型纤维结构不良伴软组织多发性纤维瘤和纤维黏液瘤，称之为 Mazabraud 综合征。现在认为纤维结构不良的病因主要与 GNAS1 基因突变有关（G 蛋白的 α 亚基突变）（Hartley et al. 2019）。

【诊断标准】

1. 临床表现 纤维结构不良占所有良性骨肿瘤的 5% ~7%。临床上将纤维结构不良分为三型：单发型、多发型和 Albright 综合征（内分泌紊乱型）。75% ~80% 的病例是单骨病变，多骨病变合并有内分泌紊乱的仅占约 3%。单骨病变和多骨病变的性别分布相同，而 Albright 综合征明显多发于女性。

单发型纤维结构不良：可见于 5 ~20 岁，单发通常无症状，或因别的原因摄片偶然发现。单骨型肋骨最常见，占 28%，长管状骨多见于股骨近端（23%），其次为胫骨，病变常侵犯干骺端（图 16-22、图 16-23）。颅面骨占 20%。

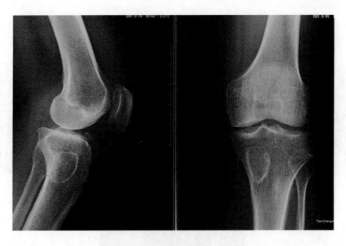

图 16 – 22　男性，54 岁，偶然摄片发现左胫骨上端单发纤维结构不良，定期复查

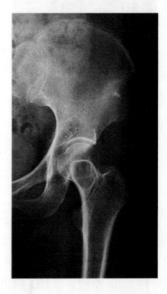

图 16 – 23　女性，75 岁，左股骨颈单发纤维结构不良

多发型纤维结构不良：通常发生于 10 岁之前，发生早晚与严重程度和病变范围相关。病变侵犯全身多数骨骼，常偏于一侧肢体，双侧受累时并不对称，并产生各种畸形。发生在股骨，因多次病理骨折产生畸形如髋内翻或成角，短肢畸形，严重的呈"牧羊杖"畸形，产生跛行。发生在胫骨出现膝外翻或膝内翻、胫骨前凸、小腿过长等畸形（图 16 – 24）。若发生在颅骨，可出现眼球突出并向外下方移位，额部突出的特殊"狮面"面容。偶可发生在脊柱，多为腰椎，颈胸椎受累则更少见，可产生后凸、侧凸畸形。

化验检查：血及尿常规，血清钙及无机磷均在正常范围。多发型和 Albright 综合征约有 1/3 的病例碱性磷酸酶增高。

2. 影像学表现　长管状骨的干骺端或骨干，中心位或偏心位，病变的 X 线表现为模糊的髓腔内放射透明（低密度）区，常被形容为"磨砂玻璃状"。骨质有不同程度的扩张，皮质骨变薄，病变区与正常骨质间界线明显，可看到反应性硬化缘带，不产生骨膜反

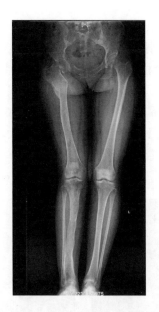

图 16 – 24　女性，21 岁，右侧骨盆、股骨、胫骨多发纤维
结构不良伴有股骨上段骨折畸形愈合、成角短缩畸形

应。病变部位在股骨颈或股骨上端可形成"牧羊杖"畸形（图 16 – 25）。脊柱的病变界线
亦清楚，膨胀，X 线有低密度区，其内部呈分隔状或条纹状，可因病理性骨折而塌陷。

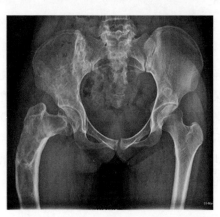

图 16 – 25　女性，30 岁，右股骨段和髂骨纤维结构不良，
病变膨胀，呈多囊状，伴髋内翻畸形，呈典型"牧羊拐"样畸形

3. 病理　剖面为苍白致密组织，有一定的弹性的砂砾感，这种组织不富于血管，尤
其是单骨受累者，整个溶骨区内可能有囊性变。

在光学显微镜下，在细小的骨小梁结构间有成束的组织即成纤维组织，而骨小梁周边
无骨母细胞排列。纤维结构不良的骨小梁一般呈编织结构，不能形成板层骨。

单发型需要与单纯性骨囊肿、骨母细胞瘤、骨纤维结构不良和软骨黏液性纤维瘤等鉴
别，多发型需与甲状旁腺功能亢进产生的多发性纤维囊性骨炎、畸形性骨炎等鉴别。

【治疗原则】

大多数患者，无论单骨型还是多骨型，无症状者不需治疗，只需观察，预防病理性骨

折的发生。手术适应证为畸形进行性加重，溶骨范围持续增大伴疼痛，即将出现或已出现病理性骨折或怀疑恶变。刮除植骨可能对小的单骨型病变有效，对于儿童，多发型病变行刮除植骨罕见成功，刮除后无论植入的松质骨还是皮质骨，并不能达到正常的骨爬行替代，而是很快被吸收且被不成熟的纤维骨替代。手术局限于有限的治疗，治疗病理性骨折或对 18 岁以上的对畸形行截骨矫正和内固定（图 16 – 26）。上肢非负重骨的刮除植骨效果好，下肢负重骨效果差。建议下肢负重骨采取结构性大块植骨联合内固定，内固定虽不能改变病变过程，但可给受累骨骼提供机械支持。如自体骨腓骨干移植联合动力加压螺钉（DHS）治疗股骨颈部的病变取得了良好的效果（Parekh et al. 2004）。

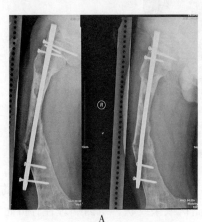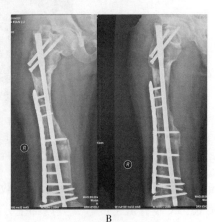

图 16 – 26　男性，29 岁，股骨纤维结构不良股骨畸形矫形
内固定失败（A），再次手术矫正（B）

二膦酸盐制剂可以减轻疼痛症状和疾病相关的骨质疏松。二膦酸盐制剂可以抑制破骨细胞引起的骨吸收进程，保留骨量，降低病理性骨折发生的可能性。现在也有使用狄诺塞麦可以减轻纤维结构不良患者疼痛症状的报道（Polyzos et al. 2019）。

放射治疗对纤维结构不良无效，反可引起恶变，可恶变为纤维肉瘤或骨肉瘤，软骨肉瘤比较罕见。纤维结构不良不经放射治疗也可发生恶变，多发型明显高于单发型，预后很差，恶变率低于 1%，Albright 综合征报道恶变率为 4%。

（七）单纯性骨囊肿

【概述】

单纯性骨囊肿，多称为单房性骨囊肿，也有称之为孤立性骨囊肿等，是一种常见的骨的良性病变，占所有良性骨肿瘤的 3%，常见于青少年及儿童，男性发病率高于女性，多见于四肢的长管状骨（90% 在肱骨近端，其次为股骨近端和胫骨近端），而在短管状骨很少见到，扁平骨更少，通常的发病部位在长管状骨的干骺端或靠近生长板处，并且逐渐向骨干移行，大多呈单房性改变，但也有多房者，该病具有自限性和自愈性。病因尚不清楚。

【诊断标准】

1. 临床表现　临床上一般无任何症状，有的病例局部有隐痛、酸痛或轻压痛，局部包块或骨增粗，有 2/3 的患者因病理骨折而就诊。

临床上将骨囊肿分为以下二型。

（1）活动型（活动期）　患者年龄在 10 岁以下，囊肿与骨骺板接近，距离小于 5mm。

说明病变正处在不断发展，膨胀的过程中，任何方法治疗都易复发。

（2）潜伏型（静止期）　患者年龄在 10 岁以上，囊肿距骨骺板较远，距离大于 5mm。表明病变稳定，很少有进展趋向。囊肿多为单房，有时为多房。此期治疗后的复发率较低。

2. 影像学表现　骨囊肿的 X 线表现是一单发纯溶骨性的病变，皮质变薄，轻中度膨胀，无骨膜反应，除非有病理性骨折（图 16 - 27）。无周围骨皮质破坏和软组织侵犯。病变位于长骨干骺部，中心性，长轴与骨干方向一致，病变皮质厚薄程度不同，但与正常皮质有明显分界。随着年龄的增长，囊肿可逐渐向骨干移行。

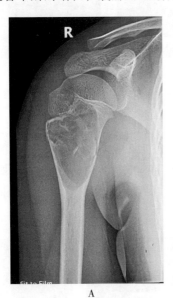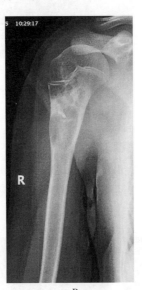

图 16 - 27　患者男性，10 岁，右肱骨近端骨囊肿

A X 线片显示干骺端囊状中心性破坏，膨胀，边界清，骨皮质菲薄，可见骨折缝；
B 随诊一年后复查 X 线片显示，囊肿逐渐向骨干部位移行

病理骨折为最常见的合并症，可显示为细裂纹或完全骨折，偶有移位。骨折可致游离骨片落入囊内，即"碎片陷落征"，也称"落叶征"。有时骨片不能从皮质上完全游离而出现"悬片或折叶征"。骨折后局部可产生骨膜反应，骨折愈合后囊腔内出现不规则骨嵴。

3. 病理特征　囊腔壁被薄层膜覆盖，囊腔中有澄清或半透明的黄色液体。当合并有病理骨折时，囊内的液体则为血性。囊肿周围为光滑的骨壁，在骨壁上有高低不同的骨嵴。

在显微镜下，无特殊的组织学表现。单层间皮细胞壁的覆盖膜可为疏松结缔组织，或为粗厚而富于血管的结缔组织。并发骨折时可看到骨膜新骨形成。

需与动脉瘤样骨囊肿、骨巨细胞瘤、非骨化性纤维瘤和单发纤维结构不良鉴别。

【治疗原则】

4. 治疗　年龄很重要，越年轻病变越活跃，手术治疗术后复发的风险 4 倍于年龄较大儿童。该病具有自限性和自愈性，因此非手术疗法起到非常重要的作用。肱骨的骨囊肿，无论是否有病理性骨折，均可以首先保守治疗观察，必要时手术。股骨上端骨囊肿手术主要是预防或治疗病理性骨折的发生（Noordin et al. 2018）。

（1）瘤腔内激素注射：甲基泼尼松龙 80 ~ 120mg，透视下病变内置入两根穿刺针，一根用于抽液减压，另一根注射激素（图 16 - 28）。隔月摄片复查，一般需要重复多次注射。

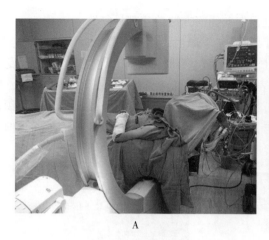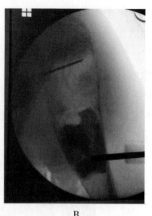

图 16 - 28　肱骨上段骨囊肿经皮穿刺，激素注射并人工骨注射术中透视照片

（2）病灶刮除植骨术：充分显露后，开足够大的骨窗，一般应与病灶的长短相一致，以使骨囊腔内各个角落均在直视之下，彻底刮除病灶特别是近骨窗的周围及骨嵴间的凹陷处以及囊壁包膜，用95%乙醇处理骨壁后充分植骨。很少用骨水泥填充。对于股骨上端病变，尤其是靠近股骨颈的病变，刮除病灶后应使用金属内固定物以防止病理骨折（图 16 - 29）。

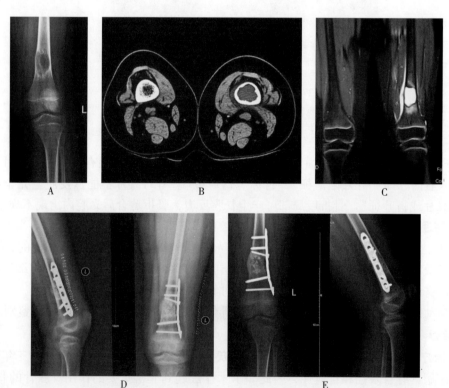

图 16 - 29　男性，10 岁，左股骨远端骨囊肿

A 术前 X 线片提示股骨下段囊状中心性破坏，膨胀，边界清，骨皮质变薄；B 术前 CT 可见左股骨远端囊状溶骨性破坏，骨皮质明显变薄；C 术前 MRI T2 抑脂像冠状位可见左股骨下段骨内高 信号均质病变，边界清楚；D 肿瘤刮除、植骨，内固定术后 X 线片；E 术后三个月复查 X 线片

综上所述，手术是成年骨囊肿病理性骨折的首选治疗方法，复发率低，对于儿童特别是 X 线证实为活动期的，则应采用保守治疗或激素注射。也就是说儿童骨囊肿手术有可能不可避免地要出现术后复发。

（八）动脉瘤样骨囊肿（ABC）

【概述】

动脉瘤样骨囊肿 70% 是原发，30% 是其他疾病的反应过程的一部分，如包含在骨巨细胞瘤和骨肉瘤等病变内。原发的病变多数在 10～20 岁时发病，女性多于男性（2∶1），病变呈膨胀性、多房性、充血性，可发生于几乎所有骨骼，但长管状骨的干骺端和脊柱为其好发部位（Rapp et al. 2012）。

【诊断标准】

1. 临床表现　最常见的部位为长管状骨（占 50%），依次为股骨远端、胫骨近端和肱骨近端；在长管状骨中病变位于干骺端，扩张性偏心生长，可侵犯骨皮质及周围软组织，有部分类似恶性肿瘤征象。动脉瘤样骨囊肿的生长一般也不越过骺生长板，但骨成熟后病变可发展至骨端。有 20%～30% 病变发生于脊柱，可侵及椎体或后柱，也可二者同时受累，邻近椎体也可受侵。发生在骨盆的动脉瘤样骨囊肿常常是巨大的。

主要临床特征为进行性局部疼痛和肿胀。脊柱发生病变时疼痛症状明显，椎体和附件的破坏，压缩而发生脊柱畸形，可出现脊髓压迫症状，压迫症状可逐渐加重甚至发生截瘫。病变附近的关节可因肿胀、疼痛出现活动受限，关节腔积液。

70% 的原发性动脉瘤样骨囊肿具有染色体重排造成的 USP6 基因上调，继发者没有。

2. 影像学表现　病变呈纯溶骨性破坏及膨胀是动脉瘤样骨囊肿 X 线片的特点，边界清楚，可有突出到病变内的骨性间隔构成多房腔的壁（图 16–30A）。动脉瘤样骨囊肿与正常骨的边界是非常清楚的。

CT 和 MRI 能清楚显示病变范围、结构、密度、骨皮质和骨壳的情况（图 16–30B），也可显示病变内液 - 液平面和钙化骨化及软组织肿块。

在血管造影中，病变染色强烈，造影剂保留时间较长，可发现异常扭曲血管、窦状瘘或静脉瘘形成，但并无输入或输出性的血管显影。

动脉瘤样骨囊肿的同位素骨扫描可见到一个中心性的放射性稀疏区，周围被放射性浓聚区域所包围，形成"面包圈征象（Doughnut sign）"。

3. 病理特征　大体标本看整个病变是一个巨大的充血的囊腔，囊腔内的血不凝结。有完整骨膜附于病变骨上，其囊壁可以为薄骨壳，也可以仅由一层骨膜构成。

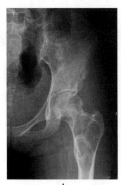
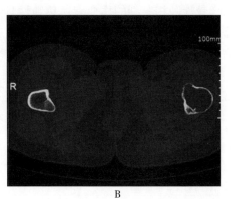

A　　　　　　　　　　B

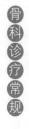

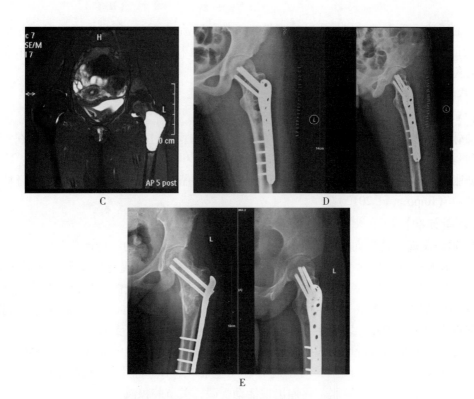

图 16 - 30 女性，21 岁，动脉瘤样骨囊肿

术前 X 线片可见左股骨近端膨胀性骨质破坏，边界清，可见硬化缘；B 术前 CT 提示左股骨近端
溶骨性病变，其内可见分隔；C 术前 MRI T2 抑脂像左股骨近端高信号骨内病变；D 肿瘤刮除、
内固定术后片；E 术后 3 个月复查 X 线片

在光学显微镜下，应当区分病变为原发的或继发性的，如果除了动脉瘤样骨囊肿的区域之外，还有其他骨的病变，无论是良性或恶性的，都应当诊断继发性的动脉瘤样骨囊肿。

真正的动脉瘤样骨囊肿组织是构成血腔壁及间隙的组织，为纤维性组织，富有小毛细血管及多核巨细胞，有大量含铁血黄素存在。

可与动脉瘤样骨囊肿并存的良性或恶性病变有软骨母细胞瘤、软骨黏液纤维瘤、骨巨细胞瘤、骨母细胞瘤、纤维结构不良、血管瘤甚至成骨肉瘤，但很少与骨的转移癌并存。在原发病复发时，动脉瘤样骨囊肿也可能复发。

需与动脉瘤样骨囊肿相鉴别的病变有：单纯性骨囊肿（表 16 - 13）、骨母细胞瘤、软骨黏液样纤维瘤、骨巨细胞瘤、甲状旁腺功能亢进性黄色瘤、纤维结构不良、软骨母细胞瘤、血管内皮瘤、毛细血管扩张性骨肉瘤及其他溶骨性恶性肿瘤。

表 16 - 13　UBC 和 ABC 的典型临床特征对比分析（Mascard et al. 2015）

	UBC	ABC
发生率	占所有良性骨肿瘤的 3%	占所有良性骨肿瘤的 1%
年龄	0 ~ 20 岁	10 ~ 20 岁
性别	男：女为 3：1	男：女为 1：2
特性	良性反应性的病变，非肿瘤	局灶侵袭性肿瘤

	UBC	ABC
部位	90% 在肱骨干骺端	50% 在长骨干骺端，20%~30% 在脊柱
临床特征	无症状，偶然发现或骨折后发现	隐性钝痛，脊柱部位引起压迫症状
影像特征	长骨干骺端中心，溶骨膨胀，皮质变薄	长骨干骺端偏向膨胀，脊柱后柱
病理特征	薄层纤维膜和浆液	充血囊腔，有分隔，皮质膨胀明显；可能继发于其他肿瘤病变
临床治疗	保守或刮除	刮除、完整切除、介入治疗

【治疗原则】

动脉瘤样骨囊肿的发展过程是多种多样的。有时表现为侵袭性的生长，而有些病例病变生长缓慢并且逐渐成熟直到自然消失。

1. 瘤内刮除 刮除病灶时，应开足够大的骨窗，可使用苯酚、无水乙醇等来灭活囊壁，也可用骨水泥来填充残腔以降低复发率。刮除后复发率为 12%。刮除局部病变后，用液氮倾入骨腔内，使局部迅速降温，冷冻深度可达 1~2mm，灭活残存的组织，然后再植骨可将复发率减少至 5%。年龄 <12 岁，生长板未闭，病理上细胞活跃，刮除不彻底，中轴骨部位是术后复发的危险因素。

2. 整块切除 整块切除有可能将术后复发率降低至零，但相应带来手术高风险（如脊柱）或肢体骨缺损，然而对于某些部位如髂骨、腓骨、锁骨等整块切除可取得较好的效果（图 16-31）。

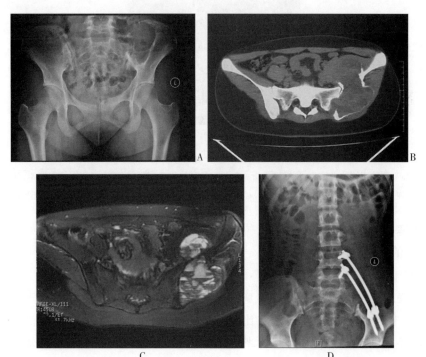

图 16-31　女性，17 岁，左髂骨巨大动脉瘤样骨囊肿

A 术前 X 线可见巨大溶骨性破坏；B 术前 CT 可见髂骨内外包块，包块周围硬化边缘；

C 核磁显示典型"液-液平"；D 整块切除、内固定

3. 瘤腔内注射硬化剂　经皮注射硬化剂聚多卡醇囊肿愈合率达 90%，与刮除植骨愈合率相仿，且并发症低。缺点是需要多次注射，一般 3 次。玉米醇溶蛋白和无水乙醇注射也有报道，粒子植入也有报道。激素注射无效，且不提倡。

4. 介入治疗　外科手术相对困难部位（椎体、骨盆等）的动脉瘤样骨囊肿可选择性栓塞囊肿的营养血管，这种方法既可以与外科方法联合使用（图 16-32），也可以作为一种单独的疗法。反复多次栓塞有效率达 94%。

5. 放射治疗　放射治疗对诱导囊肿骨化有效。然而，放疗的方法只在病变巨大，而且部位特殊，术后复发无法再次手术时才应考虑，因为出现放疗合并症的比率是非常高的，而且有诱导恶变的可能性。

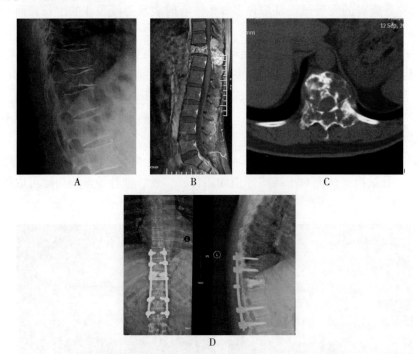

图 16-32　女性，48 岁，T_{11} 椎体动脉瘤样骨囊肿

A 术前 X 腰椎正侧位可见 T_{11} 压缩性骨折；B 术前 MRI 可见 T_{11} 椎体病变，侵犯附件和椎体，椎体
病理性压缩骨折，脊髓压迫不全瘫；C 术前 CT；D 行病灶刮除、骨水泥填充，后路内固定

6. 迪诺赛麦　少数初步尝试应用，其有效性仍需进一步验证（Polyzos et al. 2019）。

（九）骨的嗜酸性肉芽肿（EG）

【诊断标准】

1. 临床表现　骨的嗜伊红肉芽肿病因不明，骨单发多见，发病率低于所有骨肿瘤的 1%，男孩较女孩多见，发病率之比为（2～3）：1，5～15 岁为发病高峰。儿童最多见的是椎体、长骨和下颌骨，成人则颅骨和肋骨比较多见，手、足的短管状骨很少受累。常表现为疼痛和肿胀。儿童发生于长管状骨的部位为干骺端和骨干，罕见侵犯生长板。发生在脊柱多于椎体，最常受累的是胸椎，其次为颈椎和腰椎（DiCaprio et al. 2014）。

2. 影像学表现　放射线片上，长骨的嗜伊红肉芽肿表现为界线清晰或模糊的溶骨性破坏，可能出现骨髓水肿和软组织包块，或可有骨膜反应，表现为恶性肿瘤征象。椎体表现为溶骨性破坏，40%表现为典型的"缗钱椎"，但椎弓根、附件正常，故椎体向后方突出者较少见。

【治疗原则】

1. 长骨单发病变　局限性或单发性患者很有可能在几个月至几年时间后自发缓解而预后良好，因此保守治疗已经成为常用的方法。病灶内激素注射对于比较小的病灶，即病变累及小于1/2管状骨直径，可以注射40mg甲基泼尼松龙丁二酸钠；如果病灶较大，位于骨盆部位，建议注射160mg。6个月后可重复，本方法被认为是一种有效的和安全的治疗方法，可有效缓解疼痛和刺激骨愈合。单发性的骨损害病灶较大或疼痛症状重，预防或治疗病理性骨折行刮骨术（图16-33，图16-34）。

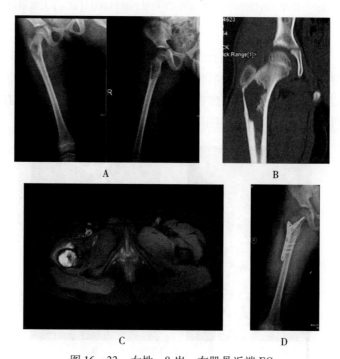

图16-33　女性，8岁，右股骨近端EG

A术前X线片可见右股骨近端溶骨性骨质破坏，无硬化缘，边界欠清；B术前CT可见溶骨性破坏，骨皮质变薄；C术前MRI T2抑脂像可见右股骨近端髓腔内混杂高信号病变，周围肌肉可见斑片状高信号影；D肿瘤刮除、植骨，内固定术后片

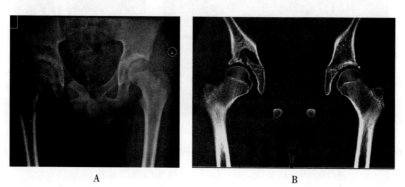

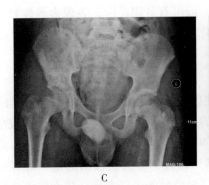
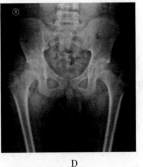

C   D

图 16 - 34　男性，12 岁，因右髋关节疼痛就诊

A 术前骨盆正位片发现右髋臼病变；B 术前 CT 可见右髋臼溶骨性破坏；C 微创刮除植骨、
激素注射术后片；D 1 年后复查，植骨完全愈合

2. 脊柱病变　尽管患儿影像学可能表现为典型的扁平椎（图 16 - 35），但上下椎间盘正常，无椎管内侵犯或软组织包块，另外患者一般没有症状，建议保守治疗。大多数患者椎体高度可有不同程度地恢复。对于疼痛，休息或止痛药物不能缓解，有神经压迫或脊柱不稳症状的患儿可以考虑手术治疗（图 16 - 36）。

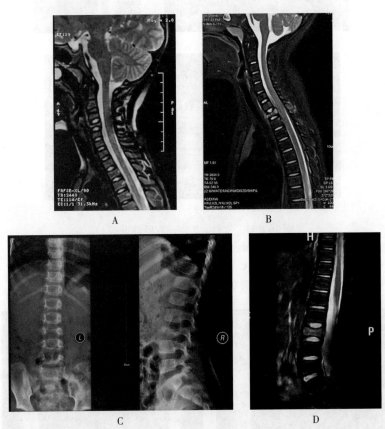

图 16 - 35　A 男性，7 岁，C_4 椎体嗜酸性肉芽肿；B 女性，4 岁，T_1 椎体嗜酸性肉芽肿；
C、D 女性，10 岁，L3 椎体嗜酸性肉芽肿

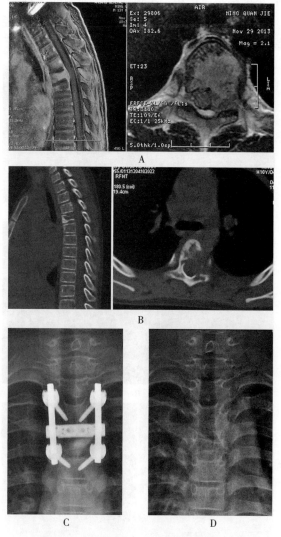

图 16 – 36　男性，10 岁，T₄嗜酸性肉芽肿

术前 MRI、CT 显示脊髓压迫，不全瘫（A、B）；手术后路减压内固定（C）；

术后恢复好，1 年后取出内固定（D）

3. 其他治疗手段　当疾病威胁到重要器官的功能时，如视神经周围或脊髓的病变，局部注射激素以及外科手术不能进行时，可考虑以低剂量（6~10Gy）放射治疗。单发骨病变，不合并内脏受累，不建议化疗。

（十）骨内血管瘤

【概述】

骨内血管瘤是发展缓慢的血管来源的少见良性骨肿瘤，常见于脊柱椎体和颅骨，长骨或扁平骨罕见，一般在股骨、胫骨和肱骨干骺端髓腔内，极少在骨膜下，诊断困难。

【诊断标准】

1. 临床表现　脊柱血管瘤通常无症状，绝大多数为偶然发现。只有 1% 的脊柱血管瘤可能因为骨折、脊髓神经根压迫引起症状。

2. 影像学表现 骨小梁稀疏、增粗，椎体血管瘤典型的 X 线表现为"栅栏状"改变。CT 表现为"蜂窝征"或"圆点征"血管瘤侵犯椎管出现脊髓和神经根压迫（图 16 - 37），椎管内肿瘤由于后纵韧带的阻挡，在核磁上表现为典型的"双乳征"（图 16 - 38B）。

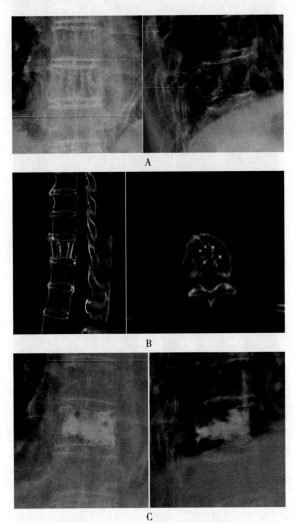

图 16 - 37　女性，66 岁，胸椎血管瘤

A 术前胸椎正侧位可见 T10 椎体呈"栅栏样"改变；B 术前 CT 见 T10 椎体及附件呈"栅栏样"或
"蜂窝状""网眼状"改变，边界欠清；C 椎体成形术后 X 线片

鉴别诊断：骨巨细胞瘤，也常见于椎体，为偏心性骨质破坏，常见软组织包块，出现脊髓神经根压迫，患者一般症状较重；动脉瘤样骨囊肿，附件多见，可侵犯椎体。转移瘤，多见于老年人，多伴有恶性肿瘤病史，肿瘤标志物可提示。

【治疗原则】

对于偶然发现的无症状椎体血管瘤，一般不建议积极治疗，可以定期观察。出现疼痛症状或病理性骨折风险的血管瘤，现在多采取微创骨水泥注射（PVP 或 PKP），无水乙醇注射少用。对于出现脊髓压迫症状患者，需要手术减压，椎体切除出血汹涌（图 16 - 38）。但椎体不要求切除，椎体内骨水泥注射可有效控制术中出血和病变发展（Thakur et al. 2012）。

放疗有效，对于手术操作困难或术后预防复发，可行放疗，但需警惕放疗后肉瘤变。

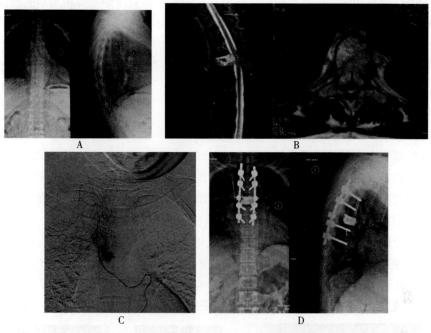

图 16 - 38　女性，66 岁，T₅椎体血管瘤

A 术前 X 线可见 T5 椎体"栅栏样"改变；B MRI 显示椎管内侵犯脊髓压迫不全瘫，呈现典型的"双乳征"；C 供瘤血管栓塞；D 行椎管减压、椎体骨水泥成形、后路内固定术

（十一）骨巨细胞瘤

【概述】

骨巨细胞瘤占全部良性骨肿瘤的 5% ~ 10%，多在 20 ~ 40 岁发病。女性发病率高于男性。50% ~ 65% 的病例发生于股骨远端和胫骨近端，髌骨亦可发病。在脊柱最多见于骶骨，活动性的椎体少见，附件很少受累。在长骨由于其常位于大关节周围，所以可导致关节疼痛、肿胀，活动受限。有时患者可能以病理性骨折就诊。在影像学上，骨巨细胞瘤常为位于长骨骨端、偏心膨胀的溶骨性病灶，边缘硬化不明显（图 16 - 39A），可突破骨皮质形成软组织包块。CT 明确病变范围、骨破坏程度；MRI 显示为不均质高信号，增强强化明显，若肿瘤合并动脉瘤样骨囊肿可见液 - 液平。骨扫描排查多发骨巨细胞瘤可能。骨巨细胞瘤为良性侵袭性肿瘤。组蛋白 H3.3 由位于第 1 号染色体上的 H3F3A 基因和第 17 号染色体上的 H3F3B 基因编码。位于 1 号染色体上的 H3F3A 基因突变导致的 G34W（34 位甘氨酸被色氨酸替代）见于 95% ~ 100% 的长骨骨巨细胞瘤，为骨巨细胞瘤特异的诊断（Raskin et al. 2013）。

【诊断标准】

1. Campanacci X 线分级

（1）Ⅰ级　病变完全位于骨内，边界清楚，未累及骨皮质。

（2）Ⅱ级　病变位于骨内，边界清楚，骨皮质膨胀，但皮质连续性存在。

（3）Ⅲ级　病变破坏骨皮质，形成软组织包块。

2. 鉴别诊断　很多肿瘤组织学表现均与骨巨细胞瘤类似，但并非真正的骨巨细胞瘤。大多数与其相似的病变均好发于小儿，诸如动脉瘤样骨囊肿、软骨母细胞瘤、单纯骨囊肿、骨样骨瘤以及骨母细胞瘤。毛细血管扩张型骨肉瘤等恶性肿瘤有时亦难与骨巨细胞瘤相鉴别。原发及继发的甲状旁腺功能亢进导致的棕色瘤为常见的需要与骨巨细胞瘤相鉴别的瘤样病损。

3. 肺转移　与软骨母细胞瘤类似，有1%～5%的良性骨巨细胞瘤发生肺转移。复发的病灶发生转移的概率为6%。所以，肺部状况评估对于骨巨细胞瘤的诊断及随访十分重要。发生肺转移后生存率仍较高，肺部病灶有时甚至可自行消退。放疗可能导致本病恶变为骨肉瘤或高级别多形性肉瘤，但比较罕见（<1%）。

【治疗原则】

1. 瘤内刮除术　适用于长骨骨巨细胞瘤 Capamnacci Ⅰ/Ⅱ级，但Ⅲ级并不是刮除术的禁忌证，如肿瘤突出皮质外软组织包块不大，肿瘤未侵犯至关节软骨，瘤腔周围2/3皮质完整、无病理性骨折发生的初治病例。透视下开窗的长度应该超过肿瘤的最大径至少1cm，开窗的范围达到瘤腔各个角落均在可视范围内，不留死角。刮除应达到扩大刮除术的要求，即肿瘤刮除后，应使用高速磨钻去除正常至少1cm的松质骨和1mm的皮质骨，如果关节软骨下骨暴露，应予以保留。瘤腔壁予以苯酚、过氧化氢、液氮、无水乙醇、高渗盐水、氩气刀或高温电刀灼烧等辅助治疗手段治疗骨巨细胞瘤，残腔以骨水泥或植骨填充（图16-39、图16-40）。此种方法术后复发率为10%～20%。肿瘤刮除彻底是降低复发的最重要因素，另外大量文献表明填充骨水泥比植骨有利于进一步降低复发率（Klenke et al. 2011）。

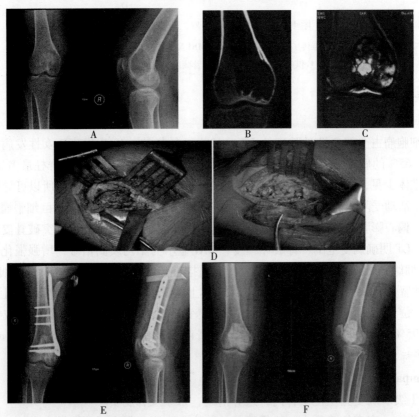

图16-39　女性，29岁，右股骨远端 GCT（Ⅱ级）

A 术前 X 线片显示右股骨下段内侧一溶骨性破坏区，呈膨胀性生长，骨皮质变薄，未见骨膜反应；B 术前 CT 显示右股骨远端内侧溶骨性破坏，并在 CT 引导下穿刺活检；C 术前膝关节 MRI 显示股骨远端内侧病灶，T1 为低信号，T2 为混杂高信号；D 肿瘤刮除、自体髂骨移植结合异体骨粒填充，钢板内固定；E 术后 X 线片；F 术后3年肿瘤未复发，拆除内固定

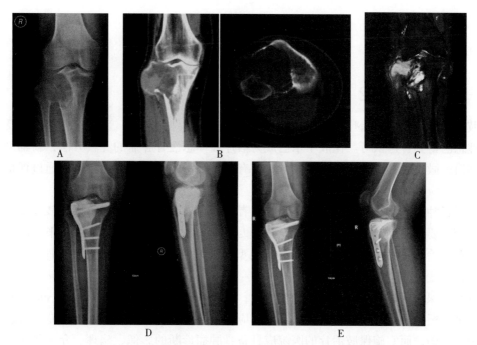

图 16 - 40 男性，29 岁，右胫骨近端外侧 GCT（3 级）

A 术前 X 线片；B 术前 CT 可见右胫骨溶骨性破坏伴软组织包块；C 术前 MRI；D 肿瘤刮除、
骨水泥填充钢板内固定；E 术后 1 年复查肿瘤未复发，行走正常

2. 病理性骨折的处理 长骨骨端骨巨细胞瘤病理性骨折后处理比较棘手，这种情况虽然为关节内骨折，但并不代表一定需要进行关节置换，如果关节可以保留，刮除并不增加复发率。建议可待骨折愈合后再手术。

3. 边缘或广泛切除术 适用于病变累及髂骨、腓骨近端等部位时，可直接予以切除。对于反复复发、软组织受累严重或骨质严重破坏时可行整块切除术。重建方法包括应用异体骨、人工假体或关节融合术，最常使用的还是关节置换。对于椎体和髋臼骨巨细胞瘤，无法达到刮除彻底，建议实行边缘或整块切除术。

4. 其他辅助治疗 对于反复复发、无法切除的病灶可行反复栓塞作为治疗或辅助治疗手段。放疗有效只是应用于无法手术部位的复发肿瘤控制，但有诱导恶变的风险。二膦酸盐制剂作为常规使用。迪诺赛麦（Dinosumab）为 RANKL 的单克隆抗体，阻断巨细胞的 RANK 通路，从而阻止了骨细胞的溶骨行为。最初迪诺赛麦应用于反复多次术后复发、无法手术切除、手术切除风险巨大或手术切除可能造成患者严重功能障碍的情况。现在多用于手术降级和减少术中出血。现在越来越多的研究及临床观察证明，迪诺赛麦并不能消除肿瘤复发，只是抑制了肿瘤的生长和骨破坏，术前应用反而造成刮除困难，真正治愈骨巨细胞瘤还是依靠处理的彻底性（Agarwal，2018）。

5. 特殊部位骨巨细胞瘤的治疗进展 骶骨骨巨细胞瘤占骨巨细胞瘤总数的 3% ~ 7%。骶骨由于其解剖部位特殊，肿瘤包裹骶神经。现在对于骶骨骨巨细胞瘤仍以刮除为主，关键是控制术中出血，有利于肿瘤的清理彻底。术前应用 1 ~ 3 次迪诺赛麦，术前供瘤动脉栓塞，以及术中低位腹主动脉球囊的应用，增加了手术的安全性，保留了骶神经功能，降低了术后复发率（Lim et al. 2020）。

第三节　骨原发恶性肿瘤

一、保肢手术概论

肢体恶性骨肿瘤的治疗在国内外已进入一个比较成熟的阶段，新辅助化疗及广泛性切除的理念已得到普遍认可。保肢手术已成为治疗肢体恶性骨肿瘤的经典方法，新辅助化疗能早期消灭微小转移灶并能缩小原发肿瘤，有利于随后的保肢治疗，还可以通过评估肿瘤对化疗的反应，提供体内化疗敏感性信息。

恶性骨肿瘤的治疗目标是不但要提高患者的生存率，而且要保存良好的肢体功能。保肢手术的首要目的是避免局部复发，其次是尽可能多地保留功能。近30年来，国内骨肉瘤的诊断与治疗技术已取得飞跃进步，经典型骨肉瘤、尤文肉瘤等原发恶性骨肿瘤的五年生存率有了显著提高，无瘤生存率可达60%~70%，总生存率达到60%~80%；90%的患者可以实施保肢治疗（Bernthal et al.，2012；Bielack et al.，2002；Meyers et al.，2005）。

对于怀疑恶性骨肿瘤的患者，在活检前应转诊至骨肿瘤诊疗中心或具备专业骨肿瘤诊疗系统的机构，而实施保肢治疗的医院应具备骨肿瘤诊断的影像、病理、介入等多学科专家团队，具备骨肿瘤专科和具有恶性骨肿瘤化疗经验的肿瘤内科；主诊医生负责落实患者整体治疗计划并与多学科团队协作会诊，中心还应具备完善的护理和康复团队，可以保证恶性骨肿瘤患者获得最好的治疗效果。

（一）肿瘤分期

Enneking外科分期最为常用（Enneking，1986），其是根据肿瘤的外科分级（G）、外科部位（T）和有无转移（M）对肿瘤进行分期的。恶性肿瘤用罗马数字Ⅰ~Ⅲ表示，Ⅰ期是低度恶性肿瘤，Ⅱ期是高度恶性肿瘤。Ⅰ、Ⅱ期肿瘤再根据解剖间室分为间室内（A）和间室外（B），发生转移的病例，无论分级高、低和间室内、外，均为Ⅲ期。恶性骨肿瘤化疗前后分别进行分期确定，用于指导外科手术。

外科等级（G）反映生物学行为及侵袭性程度，取决于组织病理学检查、影像学表现、临床病程以及生化检验，病变可分成G0-良性，G1-低度恶性，G2-高度恶性。从组织学和放射学来看，良性病变是指分化好、没有细胞异形性、没有核分裂相、位于囊内、周围没有反应区、增长中有钝性的压力、很少破坏自然屏障。虽然一些侵袭性稍大的病变可穿透包囊并侵入囊外组织，但是没有卫星灶和区域性跳跃转移或远隔血源或淋巴转移。

分期的目的主要是指出在某一病变的情况下，不同手术的相对危险性，而不只是对某一患者的某一肿瘤类型提出明确方案。患者的年龄、性别、期望和生活方式，手术的目的性，医生的技巧、经验和能获得何种辅助治疗等因素，都应考虑进去。复发率取决于手术的边界，有些解剖部位较易获得需要的边界，例如大腿后部比大腿前部的复发率高两倍，前臂的掌侧比背侧的复发率高两倍。

（二）诊断方法

肢体恶性骨肿瘤的诊断主要依靠临床、影像和病理检查三结合。相对稳定的多学科团队协作参与诊断过程，可以更加准确地做出诊断与鉴别诊断。

1. 影像学检查

（1）X 线片　原发病灶摄正、侧位 X 线片。

（2）CT（增强）　病灶和胸部，胸部检查要求薄层 + 冠状位。

（3）MR 检查　T1、T2 加权及增强 MRI。

（4）骨扫描　全身 + 放射浓集区断层。

（5）PET – CT　对于评估全身病变和判断化疗效果的作用显著。

2. 活检　正确的活检对于明确诊断和成功保肢非常重要。建议活检由手术医师完成，提倡粗针穿刺活检。活检时应考虑后期的保肢和重建。活检针道应尽可能靠近预计手术切口附近，并能够在最终手术时连同肿瘤组织一并整块切除，且不要穿越无瘤的解剖间室、关节和神经血管束；对青少年患者活检针道不要穿越骨骺。另外，如为多发病灶，选择容易到达的部位进行活检。不正确的活检，由于肿瘤出血污染肢体重要的血管神经，可能丧失保肢的机会，增加术后肿瘤复发的风险（Pollock and Stalley，2004）。

（三）新辅助化疗

既往截肢是传统肢体骨肉瘤的治疗方式，但患者的五年生存率低于 20%。新辅助化疗，即在手术前给予化疗药物，使肿瘤缩小，有利于肿瘤的广泛切除，90%～95% 的肢体可以成功保肢。由于新辅助化疗早期对肺转移的控制或消除，保肢患者的五年生存率提高到 60%～70%。现在新辅助化疗、保肢手术和术后辅助化疗已经成为全世界通用的骨肉瘤的标准治疗模式（Whelan et al.，2015；Bielack et al.，2002；Meyers et al.，2005）。

1. 新辅助化疗的目的　控制原发灶，尽早杀灭远处微小转移灶，缩小肿瘤及周围炎性水肿反应区，以利于后续的保肢手术；观察肿瘤对化疗的敏感性，为进一步制定个体化的术后化疗方案奠定基础。

新辅助化疗也存在风险，部分患者接受新辅助化疗后病灶增大和（或）体质下降，导致无法行保肢手术。

2. 新辅助化疗的药物使用原则　序贯用药或联合用药，每个患者至少要选用两种以上药物，根据药物说明书，静脉或动脉给药。

初次用药按照标准方案的药物剂量计算给药剂量，尽量维持总的药物剂量强度。在严密观察化疗效果的前提下，建议至少用药 2 个周期；根据所选用的标准方案要求间隔用药。

术前化疗后对手术切除标本进行病理分级，化疗后肿瘤细胞坏死率大于 90% 的患者，其 5 年生存率可达 80%～90%；而肿瘤细胞坏死率小于 90% 的患者，生存率则低于 60%，术后应调整术后化疗方案，但是否有助于提高总生存率并无定论。术后辅助化疗一般不少于 3 周期。

3. 新辅助化疗的药物　蒽环类［多柔比星（ADM）、比柔比星（THP）、表柔比星（EPI）］、铂类［顺铂（DDP）、洛铂（LBP）］、甲氨蝶呤（HDMTX – CF）、异环磷酰胺（IFO）。

4. 化疗后评估　完成新辅助化疗后，应结合临床症状、体征及影像学检查再次详细评估肿瘤情况；建议给药 2 次以上或至少 1 个周期后进行评估。化疗反应良好的表现包括：临床症状减轻、肿瘤的影像学界限较清晰、肿瘤组织出现骨化、肿块缩小。化疗反应较好的高级别骨肉瘤患者，如果能达到广泛的外科边界，应首选保肢治疗，因为保肢手术可以避免致残所导致的心理冲击。而当保肢治疗无法达到足够的外科边界时应进行截肢手术。

（四）保肢手术

1. 适应证　随着医学影像学的发展，新辅助化疗的开展，外科技术的提高和重建材料的发展，恶性骨肿瘤的保肢手术得以推广。广泛切除即在肿瘤反应区外正常组织内切除，这是恶性骨肿瘤治疗成功的基石。保肢手术的局部复发率为 5% ~ 10%，生存率和局部复发率与截肢相同。通过手术重建保留患者的肢体，而且还能获得足够的手术边界，可避免截肢给患者和家属带来的巨大的身心创伤，患者术后可以获得接近正常人的生活质量（Mason et al. , 2013；Aksnes et al. , 2008）。

保肢手术适应证：①Enneking ⅡA 期、对化疗敏感的 ⅡB 期骨肉瘤及对化疗敏感、转移灶可控的 Ⅲ 期恶性骨肿瘤；②化疗反应好的有病理骨折的四肢恶性骨肿瘤；③可以或预期达到广泛切除的外科边缘；④主要血管神经未受累；⑤全身情况良好，体能状态评分（Kamofsky 评分）＞60；⑥保留肢体及肢体功能的愿望强烈及经济上能承受化疗和保肢的费用；⑦有良好的软组织覆盖条件。简单来说就是肿瘤切除可以获得安全的无瘤边界，保留肢体的功能优于截肢后安装的义肢即可进行保肢手术。

化疗反应差，瘤体巨大、分化极差，肿瘤周围的主要神经血管受侵犯，肿瘤生长至皮肤外伴软组织感染患者建议截肢。现在对于肿瘤虽然侵犯重要血管，但肢体重要的神经未受累，手术可以达到肿瘤和血管一起广泛切除；行人工血管置换，仍可以达到保肢的要求。总之，现在虽然恶性骨肿瘤的保肢手术迅速成为主流，但保肢原则仍必须坚持"生命第一，肢体第二"；单纯为保肢而保肢，牺牲肿瘤的切除边界而勉强保肢的做法是不可取的。

2. 保肢手术计划　正常组织解剖屏障为肿瘤切除的边界提供了参考依据。肌膜、血管鞘膜为薄屏障，等同于 2cm 的正常组织，骨膜、关节囊为厚屏障，等同于 3cm 的正常组织，关节软骨等同于 5cm 的正常组织。正常手术计划局限于骨内的 ⅡA 期骨肉瘤，尽管这种情况相对少见。由于没有突破骨皮质，所以肿瘤周围的正常肌肉均可保留。一般 ⅡB 期肿瘤多见，需要将活检通道、肿瘤、肿瘤假包膜、周围反应区及正常 2 ~ 3cm 的肌肉一并切除，在肿瘤以外 3 ~ 5cm 截骨，即切除的标本环周均为正常组织，可达到广泛切除的要求（Kawaguchi et al. , 2004）。对于肢体主要血管的处理，如果术前核磁提示肿瘤与血管鞘膜之间有正常的脂肪间隔，可以保留血管鞘膜；否则，需要将鞘膜切开，将正常的血管游离出，将鞘膜与肿瘤一并切除。因骨肉瘤一般位于关节附近，所以关节腔内可有反应性积液，但肿瘤并未侵入关节，可采用经关节内切除，如术前已明确肿瘤侵入关节者，应采用经关节外切除。

3. 保肢手术方法　保肢手术允许多种重建技术联合或单独使用，重建方法包括瘤骨骨壳灭活再植术、异体骨半关节移植术、人工假体置换术和关节融合术等，现在以人工关节置换术最为常用。保肢手术的并发症主要为手术相关的并发症和置换材料相关的并发症。手术相关的并发症主要包括神经血管损伤、伤口感染和局部复发等。置换材料相关的并发症主要包括自体骨或异体骨感染、骨折、骨折不愈合，假体松动、折断或感染等。肿瘤切除部位的软组织重建是保肢手术的重要组成部分。

（1）肿瘤型人工假体　肿瘤型人工假体是最常用的保肢手术重建方法。发育成熟的青少年及成人膝关节周围肿瘤切除后建议选用旋转铰链型组配假体。另外，应根据患者骨骼基本情况选择骨水泥或非骨水泥固定方式。股骨上端假体原则上选择双动半髋置换；对于肱骨上端肿瘤，Malawer I 型切除是较常见的外科切除方式，重建假体建议选用半肩假体；其他少见部位选择个体化设计的假体。有条件的机构亦可选择修复性节段 3D 打印假体用于保肢治疗。文献报道，肿瘤型人工假体五年生存率，上肢为 85% ~ 89.7%，下肢为 69% ~78.0%；翻修率为 34% ~40%（Jeys et al.，2008）。

与其他重建方法相比，金属假体重建的优点包括：内固定物耐用，术后即刻的稳定性较好，短期及长期的功能预后较好，术后关节活动度好，最重要的是术后并发症的发生率较异体骨重建低。内固定假体用于关节的优点是骨骼肌稳定性及关节活动可立即恢复，不会出现骨不连接，患者活动肢体无须等待骨质愈合，这对于生存期较短的患者十分重要。

与异体移植物一样，内固定假体置换有很多合并症。感染的发生率为 2% ~9%，常常需要取出假体。不同的解剖区域感染发生率不同，以近端胫骨最高（因该处的软组织最少）。尽可能多地使用腓肠肌肌瓣转移覆盖胫骨假体，会减少感染的发生率。假体一期翻修回植往往无法控制深部感染，需要外科清创、放置临时性抗生素浸入的骨水泥及使用静脉抗生素等。

造成假体失败的主要原因是无菌性松动，这是内固定假体的特有问题，是假体重建主要的并发症。文献报道无菌性松动的发生率为 0 ~56%，其发生率与假体的部位有关，总体来说，胫骨上段假体的失败率最高，肱骨上段假体的预后最好。患者年龄也影响假体存活，年轻患者的失败率明显增高。切除骨组织的数量也影响假体松动。

在假体的设计和固定方式上加以改进可以减少松动率，如选用水泥型柄，将假体与骨连接处假体领部设计为羟基磷灰石（HA）喷涂能有效减少无菌性松动的发生率。宿主骨与假体连接处的植骨可以增加皮质外骨桥的形成，因为皮质外骨桥的形成可以阻止假体碎屑进入骨 – 假体界面，从而达到预防无菌性松动的目的。此外，儿童患者无菌性松动的发生率明显高于成人。目前有的观点认为无菌性松动是导致假体出现并发症的过程而非结果，如果不积极处理无菌性松动势必会导致衬垫磨损、假体折断等机械性并发症。减少应力的假体可以提高假体的使用寿命，老式的假体只允许关节面朝一个方向运动，假体柄受压大，松动率高；而新的旋转铰链式假体可向各个方向运动，受力均匀。

（2）自体骨或大段异体骨重建　利用自体和（或）同种异体骨重建肿瘤切除后的骨缺损，依靠骨与骨之间的愈合达到长期可靠的骨重建，包括保留关节的重建和关节融合术。

①长节段异体骨移植：大块的异体移植骨已广泛用于保肢重建手术。大型骨库可提供各种型号及尺寸的骨移植物。这类骨移植物能让软组织附着，保留肌肉功能，保持关节稳定性。骨移植物可提供存活组织的再生骨架，更重要的是能让所有正常的连接组织（包括存活骨、软骨、肌腱、韧带）充满基质，维持组织的结构完整。异体移植物的主要问题有骨折、不连接、感染（Mankin et al.，1996）。骨折的总发生率为 16% ~ 19%，骨折后约 75% 以上的患者可通过内固定或骨移植解决。骨移植物与宿主骨的结合慢于正常骨之间的结合，骨移植物不连接的发生率约为 17%，且无法区分正常愈合、延迟愈合及不愈合，其中有一半患者在经过骨移植或其他治疗后愈合。感染的发生率为 6% ~13%，由于移植物没有血管，感染很难根除，大部分患者需取出移植物，大块的骨盆移植物感染的发生率更

高。在移植物周围放置血供好的肌肉及软组织可以减少感染发生，特别是近端胫骨这种皮肤菲薄的地方。使用抗生素浸透的骨水泥可以降低感染的发生率，也能延缓骨质吸收。

②灭活重建：如果肿瘤没有造成严重的骨破坏，可切除肿瘤骨段，加以灭活再放回缺损处。在那些没有大型骨库、内固定假体又相对昂贵的国家，植入灭活骨是主要的重建方式，甚至在发达国家，由于灭活骨在免疫学及结构上十分匹配，也有一定的使用价值。使用灭活骨要经过严格的灭活，常用的方法包括长时间高温、反复在液氮中冰冻及大剂量放射线照射等。灭活过程在杀死所有的肿瘤细胞时也会造成不同程度的移植物质量下降，如液氮冰冻会明显降低骨的机械强度，灭活骨形成蛋白。目前，在日本、韩国等国家最常使用的灭活方法是所谓"巴斯德"法，即使用60℃左右的盐水浸泡30分钟，报道称该方法在灭活肿瘤骨的同时，还可以保留骨形成蛋白。我国常使用的方法为95%的乙醇或10%~20%的高渗盐水浸泡瘤骨30分钟，但使用95%的乙醇浸泡瘤骨已被证实有很高的局部复发率，目前已放弃使用。

单中心报告该方法的并发症包括：感染率为13%，局部复发率为9.6%，放射瘤骨灭活再植的骨折发生率为20%。

③异体骨或灭活骨+人工关节复合体：可以减少异体骨关节移植带来的关节软骨退变的并发症，并有利于软组织附丽；在肱骨上端、股骨上端、胫骨上端的保肢重建中具有优势。该方法的并发症发生率为23%。

④自体移植物：自体移植物可以防止免疫反应发生及感染性疾病的传播，但在大块骨缺损中不如异体移植物使用广泛。采集自体骨时，需使用一套单独的器械及手套，采骨区不能让肿瘤污染。最常见的采骨区是髂嵴的疏松海绵状骨，过去常用于刺激新骨形成、促进骨折愈合。腓骨、髂嵴、肋骨的大块骨可用以提供结构支持，但这些地方的采骨量十分有限，一般少于实际骨缺损。自体移植物的感染率低于大块的非血管化移植物。血管化自体移植物最常见的是游离腓骨。血管化移植物由于有血供，在理论上有一些优点，如感染机会少、疲劳损伤少、有可能增生修复等。

一般推荐带血管游离腓骨复合其他修复材料重建长节段负重骨缺损，特别是对于下肢长骨切除长度超过15cm、年龄超过18岁的患者，采用异体骨或其他生物材料节段移植时使用复合带血管游离腓骨移植可以明显减少并发症发生率。

异体骨复合带血管游离腓骨成功率为93.5%，但该方法存在供区手术并发症、异体骨不愈合、异体骨骨折等风险。

⑤骨搬移：适应证有限，对于儿童保留骨骺或保留关节的治疗，患者可以获益；长节段的骨搬移可能会发生针道感染、相邻关节活动受限、骨不连等并发症。

（3）软组织重建　软组织重建应与骨关节重建同期进行，包括韧带重建和附丽、关节囊修复等关节稳定相关的组织结构，建议尽可能一期完成软组织覆盖。

胫骨上端肿瘤广泛切除不可避免地要牺牲髌韧带止点，术后需要将髌韧带重新修复，重建伸膝动力装置，同时由于胫骨上端特殊的解剖结构，胫骨上段骨缺损重建后，需要将腓肠肌内侧头翻转覆盖，良好的软组织覆盖也是此部位成功保肢需要考虑的重要因素。另外，需要动力重建的常见部位为肩袖及股骨粗隆臀中肌止点重建。

软组织重建的基本目的是为假体等提供足够的覆盖，恢复肌肉力量和关节稳定性。为了取得最大的功能和确保假体有足够的覆盖，必须使用各种局部肌肉转移皮瓣。肌肉转位也能提高关节的稳定性。在这一过程中，精细地处理软组织并保留局部血供是至关重要的。假体有完整的肌肉覆盖，能将假体周围感染的风险降到最低。

4. 儿童保肢手术

（1）保留骨骺保肢术　经过严格选择适应证实施的保留骨骺保肢术10年保肢率达到90%～97%，保留骨骺术后应用美国骨骼肌肉系统肿瘤协会保肢手术疗效评分（MSTS）膝关节功能可达90%以上，最新临床研究报告局部复发率约为7%。该方法适用于儿童骨干或干骺端骨肉瘤，及新辅助化疗有效但骺板和骨骺未被肿瘤累及的患儿。术前应基于MRI评估肿瘤边缘与骺板和骨骺的关系，目前普遍采用San Julian影像学方法判断儿童干骺端骨肿瘤的侵袭情况，其中Ⅰ型为肿瘤与骺板相邻，肿瘤边缘与骺板距离超过2cm，为绝对适应证；Ⅱ型为肿瘤与骺板距离不足2cm或相邻；Ⅲ型为骺板与肿瘤部分接触，距离关节端软骨下骨超过2cm，Ⅱ型和Ⅲ型是相对适应证。另外，不建议为了平衡肢体长度而破坏健侧对应的骨骺。

（2）可延长肿瘤型人工关节假体　该方法适用于发育期儿童股骨下端或胫骨上端骨肉瘤切除后的骨缺损，预期残余生长能力<4cm。肢体预期生长能力参照Anderson和Paley方法计算。

长期回顾性研究显示，该方法有较高的并发症，最常见的是软组织并发症（46%），其次是假体结构故障（28%），感染和无菌松动分别是17%和8%；平均延长4.4次，相关并发症的处理平均2.5次。

（3）半关节假体置换　该方法适用于年龄不足11岁患儿的股骨下端和胫骨上端骨肉瘤切除后的缺损重建，具有双轴运动轨迹的半膝关节假体理论上可以减少金属假体对于患儿胫骨关节软骨的磨损。

5. 术后处理与并发症防治　任何类型的保肢重建术并发症均不少见，总体发生率可达20%～30%。慢性疾病状态、全身化疗、营养不足、凝血系统紊乱等可以增加并发症的发生率。同时，重建假体或异体骨等机械或生物学因素也会给保肢治疗带来较高的局部并发症发生率。严重的假体周围感染及肿瘤局部复发，将导致保肢治疗失败。

（1）感染　保肢术后局部感染风险长期存在，术后感染率为8%～15%，最常见的是葡萄球菌感染。

①异体骨：感染率为9%～25%，近期发表的长期临床研究显示，经清创和抗生素治疗后的有效率为18%；72%的病例取出异体骨后使用人工假体重建，再次感染率为12%。

②人工关节假体：下肢肿瘤型人工假体重建后的感染率为8%～10%，大多数的感染发生在术后2年以内，70%的深部感染发生在术后12个月内。一旦发生感染，截肢率为23.5%～87%。

鉴于新辅助化疗、广泛切除手术、长节段肿瘤型金属假体植入等是造成保肢术后感染的高危因素；因此建议按照Ⅱ类伤口使用抗生素。参照《抗菌药物临床应用指导原则（2015年版）》选择用药。抗生素的使用时间建议以伤口引流时间进行参照，拔除引流管后可停用。

（2）异体骨不愈合及骨折　异体骨不愈合及骨折的发生率分别是12%～63%和17%～34%，年龄超过18岁、异体骨长度超过15cm、放射灭菌、单纯髓内针或锁定髓内针固定、骨干部位移植等是其风险因素。复合自体带血管腓骨移植是减少和预防异体骨不愈合及骨折的有效解决途径。

（3）假体松动与假体机械故障　假体髓针的无菌性松动是股骨下端肿瘤型人工关节置换的主要并发症，发生率为5%～11%，形成原因复杂。新型的可旋转轴心假体、股骨髓针矢状位弧度、髓针生物固定、生物涂层等技术的应用，使肿瘤型人工假体的髓内固定松动率较单纯铰链型明显减少。

假体机械故障发生率较低，为3%～6%；假体部件断裂、铰链装置脱位、垫片损坏等均定义为假体机械故障。

（4）肿瘤局部复发　保肢治疗存在肿瘤局部复发的风险，局部复发率为5.4%～10%。骨肉瘤保肢术后局部复发对患者总体生存率有影响，五年无瘤存活率为10%～40%；经典型高级别骨肉瘤术后2年内复发的预后不佳。

多因素分析证明，局部未达到安全的外科边缘、化疗组织学反应不良和化疗期间肿瘤增大是骨肉瘤局部复发的危险因素；截肢和再次保肢手术均可作为保肢手术局部复发的治疗选项，两者长期生存率比较差异无统计学意义；建议复发病灶切除范围至少超过肿瘤边缘正常组织。复发病灶＞5cm同时伴有转移病灶是预后不佳的独立因素。

6. 保肢治疗的疗效评价

（1）肢体功能　推荐使用美国骨骼肌肉系统肿瘤协会保肢手术疗效评分系统（MSTS）。该评分系统使用简便，可以较全面地反映患肢和患者整体的功能水平，结果有可重复性和可信性。

（2）肿瘤控制　包括局部与全身控制，推荐使用实体肿瘤的疗效评价标准1.1版。

7. 康复指导

（1）功能锻炼　以主动锻炼为主，被动锻炼为辅。除肌腱重建需要局部固定外，术后24小时即可行功能锻炼；应根据手术部位与重建方式决定肢体功能锻炼的具体方法。

（2）与术后化疗的关系　保肢术后的辅助化疗是经典型骨肉瘤治疗的重要组成部分，手术联合新辅助和辅助化疗方案可提高经典型骨肉瘤患者的临床疗效。伤口愈合后即可实施辅助化疗，建议化疗在术后3周内实施。

研究显示拖延术后化疗时间，特别是对于新辅助化疗后组织学反应不好的患者，会增加局部复发的风险。术后感染急性期、伤口不愈合者不应给予化疗。慢性感染迁延期是否可以实施辅助化疗目前尚无明确指导建议，但可行个体化治疗。

8. 随访　保肢治疗后2年内每3个月随访1次；2～5年内每6个月随访1次；5～10年内每年随访1次。

虽然恶性骨肿瘤的保肢治疗在国内已经取得了很大的进步，新的治疗方法和理念已得到广泛推广，恶性骨肿瘤患者的生存率有了显著的提高，但是，目前存在最大的问题还是患者的长期随访，这是循证医学最基本的问题。如果没有循证医学的基础，就不可能对以往的治疗手段进行评价，治疗方法就不可能取得进步，因而，长期随访是临床科学发展的生命线。

二、常见恶性骨肿瘤的诊治

（一）骨肉瘤（经典型）

【概述】

骨肉瘤一般指经典型骨肉瘤，是原发髓内高度恶性的肿瘤，是以由增殖肿瘤细胞直接产生骨或骨样组织为特点的恶性肿瘤。

【诊断标准】

1. 流行病学

（1）年龄　最常发生在 10 ~ 20 岁阶段，60% 发生在 25 岁以下。

（2）性别　男性好发，男、女性发病率的比值为 3：2。

（3）部位　好发在四肢长骨上；尤其是股骨远端、胫骨近端和肱骨近端。这种肿瘤好发于干骺段（91%）或是骨干（9%）。尽管长骨是原发传统骨肉瘤最常见的发病部位，但是非长骨（如下颌骨、盆骨、脊柱和颅骨等）的病变随年龄的增长发病率可能增长，可以出现多中心的或跳跃性的病灶。

（4）发病率　（4 ~ 5）/1000000。

2. 临床表现　骨肉瘤最常见的临床表现是疼痛和肿块。症状基本上持续超过几周或几个月。疼痛可放射至邻近关节，初期疼痛多为间断性隐痛，随病情发展疼痛逐渐加重，多发展为持续性疼痛，休息、制动或者一般止痛药无法缓解。随后疼痛部位可以触及到肿块，可伴有关节活动受限，但关节积液并不常见。体格检查发现可能局限肿块，有疼痛和压痛。运动受限，局部发热和毛细血管扩张。在病情进展期，常见到局部炎症表现和静脉曲张。病理性骨折发生在 5% ~ 10% 的患者中，多见于以溶骨性病变为主的骨肉瘤。尽管转移瘤可发生在许多部位，但是肺转移瘤还是最为常见的重要的系统性疾病。骨骼是其次好发的转移部位。约 80% 的患者在肿瘤发现前肺内可能就已经存在微小转移灶。

3. 化验检查　血浆碱性磷酸酶（AKP）和乳酸脱氢酶（LDH）中度至大幅度的升高，大多数病例可以观察到 AKP 的升高，且与肿瘤细胞的成骨活动有关，但是肿瘤组织中 AKP 水平和血浆中 AKP 水平没有确切的数量关系。较 AKP 的诊断价值更为重要的是该指标对于预后的意义，如果手术完整地切除了肿瘤，AKP 可以下降至正常水平；如果术后该指标没有下降到正常水平，或仍处于较高水平则多提示存在肿瘤转移或肿瘤有残留。

4. 影像学检查

（1）X 线表现　一些骨肉瘤成骨明显（"成骨型"）；另一些则以溶骨性破坏为主，可见呈蜂窝状、退行性变或呈毛细血管扩张样改变的肿瘤。传统骨肉瘤的影像学表现是极其多样的，可能表现为完全成骨性的或是溶骨性的。大多数病例表现为溶骨性和成骨性混合病灶，并伴随皮质骨破坏和肿瘤侵犯软组织。肿瘤穿破皮质，侵入到软组织内会形成最具特征的影像学改变，即特征性骨膜反应。垂直于骨膜呈放射样平行排列的针状骨膜反应，即"怒发冲冠"征，或排列成由骨膜上一点向外放射，即日光放射征。Codman 三角，此种骨膜反应是由反应骨形成，后者位于被穿破皮质肿瘤组织所顶起的正常骨外膜和肿瘤向骨外浸润部位与皮质骨之间。

（2）CT　在术前判断肿瘤的范围上有帮助。

（3）MRI　在术前判断肿瘤的范围上有帮助。

（4）^{99m}Tc 核素骨扫描　可提供关于骨转移，多中心和系统疾病的信息。

5. 病理学表现　经典骨肉瘤被认为是一种"梭形细胞肉瘤"。诊断骨肉瘤在病理切片上必须见到骨样基质。后者是致密的、粉红色的、多型性的细胞间物质。有时需要区分它与其他的嗜酸性细胞外物质如纤维和淀粉。经典型骨肉瘤可分成三种主要亚型：成骨型（50%）、成软骨型（25%）和成纤维型（25%）骨肉瘤。其他少见的骨肉瘤亚型包括：

毛细血管扩张性骨肉瘤、小细胞骨肉瘤、骨旁骨肉瘤、骨膜骨肉瘤、高度恶性的表面骨肉瘤、低恶性度中心性骨肉瘤、多中心骨肉瘤、继发性骨肉瘤（Paget 病）等。

6. 鉴别诊断　鉴别诊断主要通过病史、影像学和组织病理检查。

（1）慢性骨髓炎　慢性骨髓炎发病隐匿，患者主诉为轻至中度骨痛，无全身症状，很少有功能障碍。实验室检查很少有阳性发现，大部分患者血细胞沉降率轻度增快，血培养很少阳性。X 线表现为干骺端髓腔内斑片状、虫蚀样骨破坏和层状葱皮样的骨膜反应。骨髓炎的骨破坏同时有骨质增生，骨破坏与修复性、反应性增生同时存在。当骨破坏广泛后则多有死骨出现，死骨是诊断骨髓炎的特殊征象。骨髓炎的破坏有向骨骺蔓延的倾向。骨髓炎的病程进展后软组织肿胀可逐渐消退，无软组织包块出现。活检有助于诊断。

（2）尤文肉瘤　尤文肉瘤是儿童第二位常见的原发恶性骨肿瘤，常发生于长骨和骨盆，经常侵犯骨干。骨膜反应可呈葱皮样改变，但增生的骨膜中多可见到不规则的骨破坏，邻近软组织也往往有瘤组织侵入，CT 和 MRI 可清楚显示。临床上多疼痛剧烈，伴有发热、白细胞轻度升高。

（3）骨巨细胞瘤　骨巨细胞瘤好发年龄为 20 ~ 40 岁，常见于长骨骨端，偏心的圆形或椭圆形溶骨性破坏，逐渐向四周膨胀性发展，但以横向发展更明显。肿瘤膨胀改变明显后受侵骨皮质变薄，骨外膜在皮质外有新生骨形成，形成薄的骨包壳。包壳可呈分页状、多房状。X 线平片表现为多房样，包绕溶骨性破坏密度减低区，其内不见钙化或骨化致密影。

（4）疲劳骨折　疲劳骨折多见于新兵和各种运动员，发病部位以跖趾骨多见，其次为胫骨。主要表现为局部隐痛或钝痛，负重行走后加重，休息后好转。体检见局部牙痛，有时有局部软组织肿胀，少数患者可触及硬块。X 线表现为局限性大量平行骨膜反应、骨痂及大量骨髓内生骨痂，MRI 可发现骨折缝。

【治疗原则】

骨肉瘤的治疗以大剂量个体化新辅助化疗和手术为主。目前，在新辅助化疗和正确的手术方案的基础上，5 年无瘤生存率为 50% ~ 70%。手术的方案应根据术前化疗的效果及肿瘤的外科分期而定。此外，还要参考患者、家庭的意愿，患者的年龄、心理状态，肿瘤的部位、大小，软组织、神经血管束的情况，可预见的术后功能等。有计划地、合理地应用现有的治疗手段，以期最大幅度地根治、控制肿瘤，提高治愈率，改善患者的生活质量。

1. 术前化疗　Ⅱ、Ⅲ期骨肉瘤的化疗应该在骨肿瘤专科进行，并由具有足够经验的骨肿瘤专家或在其指导下施行。化疗的疗效评价参照临床、影像和术后 Huvos 化疗坏死率分级。

（1）推荐药物　阿霉素、顺铂、大剂量甲氨蝶呤和异环磷酰胺。

（2）给药方式　序贯用药和联合用药，静脉或动静脉联合给药（甲氨蝶呤和异环磷酰胺不适合动脉给药）。

（3）用药时间　1 ~ 2 周期，1 ~ 2 个月。

2. 手术治疗

（1）手术治疗原则　手术切除是骨肉瘤的主要治疗手段，分为保肢手术和截肢手术，现在 90% 以上的肢体骨肉瘤患者可成功保肢。在保肢成为肢体肿瘤外科治疗的主流的今天，患者的生存率并未下降，局部复发率为 5% ~ 10%，与截肢治疗的生存率、局部复发率相同。骨肉瘤广泛性切除术为在肿瘤周围正常肌肉和软组织内切除，截骨在 MRI 确定的髓腔内肿瘤侵犯范围上 3 ~ 5cm，肿瘤切除各外科边界均为阴性。

（2）保肢手术的适应证

①四肢和部分中轴骨的肿瘤，软组织内的侵犯程度中等；

②主要神经血管束未被侵犯，肿瘤能获得最佳边界切除；

③无转移病灶或转移灶可以治愈；

④患者一般情况良好，无感染征象，能积极配合治疗。

（3）保肢手术的禁忌证　瘤体巨大、分化极差、软组织条件不好的复发瘤，或者肿瘤周围的主要神经血管受到肿瘤的侵犯以截肢为宜。

（4）保肢手术的重建方法　保肢手术的重建方法包括瘤骨骨壳灭活再植术、异体骨半关节移植术、人工假体置换术（最常用）和关节融合术等。

（5）保肢术后肢体功能评价　参照 1993 年美国骨肿瘤学会评分系统（MSTS 评分）。该功能评分系统是基于分析疼痛、功能活动及心理接受程度等全身因素及分析上肢（手的位置，手部活动及抬举能力）或下肢（是否需要外部支持，行走能力和步态）的局部因素而建立的。这六种因素的每一种分为 0、1、2、3、4、5 六个级别。

3. 术后化疗

（1）术前化疗敏感　维持术前化疗药物种类和剂量强度。

（2）术前化疗不敏感　加大剂量强度或加用二线药物，如紫杉醇、VP - 16、VEGF 拮抗剂等。

（3）给药方式　序贯用药和联合用药。

（4）用药时间　5 ~ 6 个月（4 ~ 5 周期），保证化疗剂量强度。

4. 骨肉瘤肺转移的治疗　肺转移灶治疗的关键是早期发现，早期治疗，应行改变化疗方案，增大药物剂量或尝试新的药物，并积极手术切除肺转移灶。

5. 放射治疗　目前已不属于原发骨肉瘤的常规治疗之一。由于单纯保肢手术的局部复发率较低，缺乏使用辅助放疗的适应证。成骨肉瘤放疗所需的有效剂量很高，约 6000cGY，虽然 7000 - 8000cGY 的剂量效果更好，但对周围正常组织的损伤也大。联用高剂量放疗和化疗，仍可以发现存活的肿瘤组织，因此，放疗不能单独作为大多数骨肉瘤的首要选择。在某些特殊的病变区，如头面部或脊柱，或保肢术后复发，患者拒绝截肢或无法再次手术的部位，仅作为局部姑息治疗的一种方法。

6. 随访　所有接受治疗的患者都应进行随访。目标包括：监测骨肉瘤复发、肺或其他部位转移，指导保肢术后肢体功能锻炼，评估全身状态，为患者和家属提供心理支持等。术后 2 年内每 3 个月随访一次，2 ~ 5 年内每 6 月监测一次，5 ~ 10 年内每年监测一次。监测应包括体检，局部 X 线，胸部 CT，全身骨扫描等。每次随诊时都应进行病情评估和功能评分。复发患者应该再次进行化疗；广泛切除或截肢；无法手术者可考虑局部姑息放疗。

（二）软骨肉瘤

【概述】

软骨肉瘤是软骨分化的恶性肿瘤。不同于软骨瘤，这种肿瘤含有大量的肿瘤细胞，细胞异型性更明显，含有相当数量的丰满的肿瘤细胞，细胞胞核较大，或者含有双核细胞。

核分裂相少见。黏液化、钙化或骨化都可能存在。

【诊断标准】

1. 流行病学

（1）年龄　大多数患者年龄大于 50 岁，发病高峰在 40～70 岁。

（2）性别　男性稍常见。

（3）部位　常见发病部位是盆骨（髂骨为最常见的病灶骨），随后是在股骨近端、肱骨近端、股骨远端和肋骨。

（4）发病率　占恶性骨肿瘤的大约 20%。

2. 临床表现　单独或是同时存在的局部肿胀和疼痛，都是重要的症状。这些症状很常见，并持续很长时间。肿瘤生长缓慢，向周围软组织伸展，但是转移少见，并且多发生在晚期。转移的病例一般为高度恶性。最常见的转移部位为肺脏，其他的少见部位包括骨、肝、淋巴结转移。

3. X 线表现　发生在长骨干骺段和骨干的原发 CHS 呈现梭形膨胀，伴有皮质骨增厚。表现为散在分布的点状射线透明区和环样不透明（矿化）区。皮质骨侵蚀和破坏是常见的，皮质骨的破坏往往同时伴有皮质骨的增厚，有时候伴有软组织肿物形成。

4. CT　可提示基质钙化。

5. MRI　有助于描绘肿瘤的范围和明确软组织受累情况。

6. 病理学表现　根据软骨肉瘤的起源可以将其分为原发性和继发性，根据肿瘤的位置可以将肿瘤分为外周型和中心型。宿主骨内膜的不规则破坏是与内生软骨瘤相鉴别的重要特征。基于肿瘤细胞核的大小，核的染色（浓染）和细胞数目，软骨肉瘤分为三个等级。

（1）一级　肿瘤细胞数目中等，有浓染的、大小一致的圆核。偶尔可发现双核细胞。与内生软骨瘤的细胞学相似。

（2）二级　肿瘤细胞数目较多，核的异形程度、浓染程度和核的大小都较大。

（3）三级　病变的细胞数目更多，细胞的多形性和异形性都要高于第二级。容易见到细胞的有丝分裂。

大多数的原发 CHS 都是一级或二级。三级 CHS 较少被报道。一级软骨肉瘤约占 60%，二级软骨肉瘤约占 35%，只有 3%～5% 为三级软骨肉瘤。

软骨肉瘤的其他病理亚型包括：去分化软骨肉瘤、继发性软骨肉瘤、间叶型软骨肉瘤、透明细胞软骨肉瘤等。

【治疗原则】

（1）软骨肉瘤的治疗首选手术。

（2）外科边界不但决定于肿瘤的病理分级，也决定于肿瘤所在部位的局部条件，例如肿瘤的皮质骨侵犯范围以及软组织肿块的情况。

（3）多数软骨肉瘤分化较好，但是切除不彻底非常容易局部复发。

（4）软骨肉瘤放、化疗不敏感。

（三）Ewing 肉瘤/原始神经外胚层肿瘤

【概述】

Ewing 肉瘤/原始神经外胚层肿瘤被定义为具有不同程度神经外胚层特点的小圆细胞肿

瘤。Ewing 肉瘤在光镜或电镜下、免疫组化中缺乏神经外胚层特征，而原始神经外胚层肿瘤则指那些具有丰富神经外胚层特征的肿瘤。Ewing 肉瘤和原始神经外胚层肿瘤均属于 Ewing 肉瘤家族。这个家族的肿瘤存在特征性的染色体移位。其中 85% 的病例为 t（11；12），染色体臂 22q12 上 EWS 基因的 5' 端和染色体 11q24 上 FLI 基因的 3' 端的融合，形成特征性的融合基因 EWS - FLi1；10% ~ 15% 的病例存在其他功能类似的基因改变，即 t（21；22）（q22；q12），融合基因 EWS 迁移到染色体臂 21Q22 上的 ETS 和 ERG 上。

【诊断标准】

1. 流行病学

（1）年龄　80% 的患者小于 20 岁，而发病高峰年龄为 10 ~ 20 岁，大于 30 岁的患者很少见。

（2）性别　男女比例约为 1.4 : 1。

（3）部位　好发于长骨的骨干和干骺端，盆骨和肋骨也是常见的累及部位，而脊柱、肩胛骨则较少被累及。

（4）发病率　约占原发恶性骨肿瘤的 6% ~ 8%。

2. 临床表现　局部的疼痛是最常见的临床症状，同时伴有局部肿胀或触及肿块。对患者进行全身检查时经常发现发热、贫血、白细胞增多和血细胞沉降率增快等表现。但病理性骨折并不常见。

3. X 线表现　一个发生于长骨或扁平骨骨干上的边界不清的骨化灶是最常见的特征，而渗透性或虫蚀样骨破坏伴洋葱样多层骨膜反应也是其特征之一，肿瘤的皮质也可以厚薄不均。Ewing 肉瘤常表现为一个巨大的、边界不清的肿物。Ewing 肉瘤在影像学上应与骨肉瘤、神经母细胞瘤、骨髓炎、嗜酸性肉芽肿等疾病鉴别。

4. 病理学表现　大多数肿瘤是由形态一致的具有圆形核的小圆细胞组成，这些细胞大而不规则，具有明显的核仁和完好的染色体，但缺乏清晰的或嗜酸性的细胞浆，细胞质膜也不清楚。在这种细胞的胞浆中，含有 PAS 染色阳性的糖原，而在恶性淋巴瘤中没有这一成分，以此可以作为鉴别上述两种肿瘤的简单方法。

【治疗原则】

（1）Ewing 肉瘤/原始神经外胚层肿瘤对于放、化疗比较敏感，因而放、化疗是常规的治疗措施。

（2）对于肿瘤发生在四肢的患者应进行手术切除。

（3）对于肿瘤位于脊椎、骨盆的病例可根据病情考虑手术或放疗。

在现代治疗技术的支持下，Ewing 肉瘤/原始神经外胚层肿瘤的预后已有了很大提高，目前的生存率已达到 50% 左右。比较重要的预后因素包括肿瘤的分期、解剖部位、大小。在诊断时已发生转移，生长在脊椎、盆骨上的肿瘤，预后不良。

（四）浆细胞性骨髓瘤

【概述】

浆细胞性骨髓瘤是源于骨髓浆细胞的单克隆性瘤样增殖，通常为多中心性，能最终浸润到全身各个器官。其特点是溶骨性骨损害，骨痛，高钙血症，浆细胞恶性增生和由于异常的免疫球蛋白链（淀粉样物）沉积引起的包括肾脏在内的全身各个脏器功能紊乱。

【诊断标准】

1. 流行病学

（1）年龄　多发生于 40 岁以上，大部分患者的年龄在 60 岁和 70 岁左右。

（2）性别　性别差异不大。

（3）部位　首先侵犯的往往是那些在成年后仍保留红骨髓的骨骼，好发部位依次为：脊椎、肋骨、颅骨、骨盆、股骨、锁骨和肩胛骨。

2. 临床表现　广泛的溶骨性损害引起的骨痛、病理性骨折、高钙血症和贫血。最常见的临床表现是骨痛，程度和持续时间不尽相同，可以向脊柱和前胸放射。最初的症状往往是下腰部和髋部疼痛，有时可以伴有神经症状。椎体压缩骨折后肿瘤会进入椎管，引起脊髓和神经根受压。肋骨和其他长骨的骨折也很常见。50% 以上的病例伴随贫血、异常出血倾向、肾功能不全等表现。消瘦、发热也很常见。

3. 实验室检查

（1）血常规　贫血可为首见征象，血片中的红细胞排列成钱串状，晚期有全血细胞减少；血细胞沉降率显著增快。

（2）骨髓　骨髓检查显示骨髓瘤细胞增生。

（3）血清蛋白　电泳中可见单克隆免疫球蛋白形成的尖峰和 M - 蛋白带。

（4）免疫电泳　可确定骨髓瘤的类型。

（5）血清 β_2 微球蛋白增高。

（6）血钙测定　骨质广泛破坏，可出现高钙血症。

（7）尿和肾功能检查　90% 以上患者有蛋白尿，血尿素氮、肌酐、尿酸多可增高。

4. 影像学表现

（1）X 线表现　不同病例的影像学表现不尽相同，大多数经典的多发性骨髓瘤病例在影像学上均可见到圆形和类圆形的溶骨性破坏，呈补丁样改变。病灶最初往往是小的圆形透亮点，边界清楚，周围没有硬化，病灶逐渐增大，并融合成片。病变发生在肋骨、胸骨和一些长骨的时候，往往会膨胀性改变，皮质变薄，这种表现被称为气球样改变，在早期孤立性病灶和病变进展缓慢时常见。脊椎、肋骨和长骨的病理性骨折在各种类型的骨髓瘤中均常见。骨皮质的侵蚀很常见，但是明显的骨膜新骨形成少见。

（2）CT　能发现 X 线片所不能显示的很微小的病变。

（3）MRI　能发现 X 线片所不能显示的很微小的病变。

（4）^{99m}Tc 骨扫描　转移性癌和恶性淋巴瘤在骨扫描上通常是阳性的，然而骨髓瘤引起的病变通常为阴性。

5. 病理学表现　浆细胞性骨髓瘤是由圆形或卵圆形瘤细胞组成的瘤体，通过参照浆细胞谱系中表明的细胞成熟度的不同，从而有助于预后的判断。从组织学上看，这些瘤细胞显示具有丰富的稠密的嗜酸性粒细胞的胞浆，且细胞轮廓明显可见。瘤细胞核呈偏心状，染色质簇集于四周，常显示呈车辐状，核仁明显可见。分化较好的瘤细胞核分裂相罕见。

【治疗原则】

（1）对于肿瘤已经扩散的病例，化疗联合放疗是最好的治疗方案，尽管化疗在很多病例当中只起到暂时延缓病情进展的作用，但恰当的联合用药确实可以延长患者生存时间。

（2）放射治疗对骨髓瘤局部有效，尤其适用于那些无法进行手术的病例。

（3）脊椎肿瘤可以进行放射治疗，但对于肿瘤穿破骨质，进入椎管并造成脊髓和神经根压迫的时候，应该先进行减压手术，随后再行放疗。

（4）当长骨发生病理性骨折的时候，确切的内固定是必要的，术后再行放疗。

第四节　软组织肉瘤

【概述】

软组织是指人体除了网状内皮系统、神经胶质和实质器官的各种支撑组织以外的非上皮和骨外组织，包括骨骼肌、脂肪、纤维组织及血管，通常也包括周围神经系统。在胚胎学上，软组织主要由中胚层分化而来，部分来自神经外胚层。

软组织肿瘤是根据与成熟组织的相似性作为组织发生的基础进行分类。例如，脂肪瘤和脂肪肉瘤，是正常脂肪组织不同分化的肿瘤。软组织肿瘤通常被分成良性和恶性两大类。

良性肿瘤，通常更接近正常组织，其自主生长能力有限，很少出现局部浸润，手术后局部复发概率很低。相反，恶性软组织肿瘤则是局部侵袭性生长，呈浸润性、破坏性生长，有复发和远处转移的能力。需要根治性手术，有些还需要手术前后辅助其他治疗，比如放，化疗等。本章内容以软组织肉瘤为重点。

软组织肉瘤（STS）是起源于中胚层结缔组织的恶性肿瘤，可以发生于骨外任何解剖部位。有超过 50 种不同组织亚型的软组织肉瘤，其中大部分少见。软组织肉瘤与其他肿瘤的区别在于它能发生于人体的任何部位，可发生于任何年龄，不分性别，虽然多见于中老年人，但是儿童和青年人群中也常有发生。在成年人恶性肿瘤中软组织肉瘤发病率占总数的 1%，在儿童中软组织肉瘤发病率占所有肿瘤的 7% ~ 10%。

1. 分类

软组织肿瘤的分类目前有几个版本，较为常用的有 WHO 分类方法和 Enzinger & weiss 软组织肿瘤分类方法。

每一种组织分类都分为良性组和恶性组。此外，在某些肿瘤的分类中，有些肿瘤被分在交界组（临界或低度恶性潜能），提示其有局部的高复发性和低转移风险。在原发和复发肿瘤中，许多肿瘤保持着相同的分化类型，但偶尔它们也会改变其分化类型，甚至沿多方向分化。

多形性未分化肉瘤（恶性纤维组织细胞瘤）和脂肪肉瘤是成人最常见的软组织肉瘤，在全部肉瘤中占 35% ~ 45%。横纹肌肉瘤、神经母细胞瘤和骨外尤文肉瘤/原始神经外胚层瘤（ES/PNET）是儿童最常见的软组织肉瘤。软组织肿瘤的组织学分类见表 16 - 14。

2. 流行病学

软组织肿瘤的发病率，特别是良恶性肿瘤之间的比率，几乎不可能精确测定。在数量上，良性软组织肿瘤的数量比恶性软组织肿瘤多的多。但是，事实上许多良性肿瘤，如脂肪瘤和血管瘤，对于大众来说，一般不进行活检，使得大多数医疗机构无法统计出数据。

另一方面，恶性软组织肿瘤最终都需要医学的介入。与癌症相比，肉瘤的发生率很低，在所有癌症中所占比例不足 1%，我国目前还没有软组织肉瘤发病率的统计报告。2006 年，美国新确诊软组织肉瘤患者 9530 例（表 16 - 15）。

表 16 – 14　软组织肉瘤的组织学分类

纤维母细胞/肌纤维母细胞瘤	脂肪肿瘤
良性	良性
结节性筋膜炎	脂肪瘤
增生性筋膜炎/肌炎	血管脂肪瘤
器官相关的假肉瘤肌纤维母细胞增生	肌间脂肪瘤
缺血性筋膜炎	软骨样脂肪瘤
腱鞘纤维瘤	梭形细胞/多形性脂肪瘤
皮肤多形性纤维瘤	脂母细胞瘤/脂母细胞瘤病
项型纤维瘤/Gardner 相关纤维瘤	髓内脂肪瘤
弹力纤维瘤	冬眠瘤
鼻咽血管纤维瘤	脂肪瘤病
瘢痕疙瘩	交界性
胶原性纤维瘤（促纤维增生性纤维母细胞瘤）	非典型性脂肪瘤（浅表型高分化脂肪肉瘤）
婴儿纤维性错构瘤	恶性
婴儿指端纤维瘤病	高分化脂肪肉瘤
肌纤维瘤/肌纤维瘤病	脂肪瘤样
幼年玻璃样纤维瘤病	硬化性
牙龈纤维瘤病	梭形
颈部纤维瘤病	炎症型
幼儿纤维瘤病	黏液样/圆细胞脂肪肉瘤
钙化性腱膜纤维瘤	多形性脂肪肉瘤
钙化性纤维性假瘤	去分化性脂肪肉瘤
交界性	
成人性纤维瘤病	
浅表（掌、跖、阴茎、指节）	
深部（腹外、腹部、腹内）	
恶性	
纤维肉瘤	
多形性未分化肉瘤/恶性纤维组织细胞瘤	
席纹状/多形性型	
黏液型	
巨细胞型	
炎症型	
平滑肌肿瘤及相关病变	胃肠道外间质肿瘤
良性	良性
平滑肌瘤	恶性
血管平滑肌瘤	
淋巴结内肌纤维母细胞瘤	
乳腺肌纤维母细胞瘤	
生殖道良性间质瘤	
血管肌纤维母细胞瘤	
富于细胞的血管纤维瘤/男性生殖道血管肌纤维母细胞瘤	
侵袭性血管黏液瘤	
浅表宫颈阴道肌纤维母细胞瘤	
静脉内平滑肌瘤病	
腹膜播散性平滑肌瘤病	
恶性	
平滑肌肉瘤	

骨骼肌肿瘤	血管和淋巴管肿瘤
良性	良性
心脏横纹肌瘤	乳头状内皮细胞增生
成人型横纹肌瘤	血管瘤
胎儿型横纹肌瘤	毛细血管瘤
黏液样（经典型）	海绵状血管瘤
交界性（富于细胞型，幼年性）	静脉血管瘤
生殖器横纹肌瘤	动静脉血管瘤
恶性	化脓性肉芽肿
胚胎型横纹肌肉瘤	获得性簇状血管瘤
普通型	鞋钉样血管瘤
葡萄状	梭形细胞血管瘤
梭形细胞型	淋巴管瘤
腺泡状横纹肌肉瘤	淋巴管肌瘤/淋巴管肌瘤病
多形性横纹肌肉瘤	血管瘤病
硬化型横纹肌肉瘤	淋巴管瘤病
其他（横纹肌样特征、间变特征）	交界性
伴神经节细胞的横纹肌肉瘤（外胚层间叶瘤）	上皮样血管内皮瘤
	鞋钉样血管内皮瘤（网状，Dabska 型）
	上皮肉瘤样血管内皮瘤
	Kaposi 样血管内皮细胞瘤
	多形性血管内皮瘤
	恶性
	血管肉瘤
	卡波西（Kaposi）肉瘤
血管周细胞肿瘤	
良性	
血管球瘤	滑膜肿瘤
普通型	良性
血管球瘤（血管球－静脉畸形）	腱鞘滑膜巨细胞瘤
血管球肌瘤	局限型
球血管瘤病	弥漫型
肌周细胞瘤	恶性
鼻腔血管外皮细胞瘤样肿瘤	恶性腱鞘滑膜巨细胞瘤
恶性	
恶性血管球瘤	
	外周神经鞘肿瘤及相关病变
	良性
间皮肿瘤	创伤性神经瘤
良性	黏膜性神经瘤
腺瘤样瘤	环层神经瘤
交界性	栅栏状包被性神经瘤
多囊性间皮瘤	Morton 指（趾）间神经瘤
高分化乳头状间皮瘤	神经鞘腱鞘囊肿
恶性	神经肌肉错构瘤
弥漫型间皮瘤	神经纤维瘤
上皮型	普通型（局限型）
肉瘤样型	弥漫型
双相型	丛状

上皮样

色素型

神经鞘瘤

普通型

富于细胞型

丛状

退变型

上皮样

神经母细胞瘤样

黑色素性神经鞘瘤

神经束膜瘤

神经内

神经外

颗粒细胞瘤

神经鞘黏液瘤

黏液样

富于细胞型

异位性脑膜瘤

胶质异位

恶性

恶性周围神经鞘瘤（MPNST）

普通型

MPNST 伴横纹肌母细胞瘤分化（恶性蝾螈瘤）

腺样恶性周围神经鞘瘤

上皮样恶性周围神经鞘瘤

恶性颗粒细胞瘤

肌腱和腱膜透明细胞肉瘤

恶性黑色素性神经鞘瘤

脊髓外室管膜瘤

原始神经外胚层肿瘤及相关病变

良性

节细胞神经瘤　　　　　　　　　　　　　　　副神经节瘤（神经节细胞瘤）

婴儿色素性神经外胚层肿瘤（视网膜原基肿瘤）　良性

恶性　　　　　　　　　　　　　　　　　　　恶性

神经母细胞瘤

节细胞神经母细胞瘤

尤文肉瘤/原始神经外胚层肿瘤

婴儿恶性色素性神经外胚层肿瘤

骨外的骨与软骨肿瘤　　　　　　　　　　　　其他肿瘤

良性　　　　　　　　　　　　　　　　　　　良性

骨化性肌炎　　　　　　　　　　　　　　　　瘤样钙质沉积

指端纤维骨性假瘤　　　　　　　　　　　　　先天性颗粒细胞瘤

进行性骨化性纤维发育不良　　　　　　　　　黏液瘤

骨外软骨瘤/骨软骨瘤　　　　　　　　　　　皮肤

骨外骨瘤　　　　　　　　　　　　　　　　　肌间

恶性　　　　　　　　　　　　　　　　　　　关节旁黏液瘤

骨外软骨肉瘤　　　　　　　　　　　　　　　腱鞘囊肿

高分化软骨肉瘤　　　　　　　　　　　　　　淀粉样肿瘤

黏液样软骨肉瘤	交界性
间质性软骨肉瘤	骨化性纤维黏液瘤
骨外骨肉瘤	炎性黏液透明肿瘤
	混合瘤/肌上皮瘤/副脊索瘤
	多形性透明样变血管扩张性肿瘤
	血管外皮细胞瘤/孤立性纤维瘤/巨细胞血管纤维瘤
	血管周围上皮样细胞瘤家族
	恶性
	滑膜肉瘤
	软组织腺泡状肉瘤
	上皮样肉瘤
	促结缔组织增生性小圆细胞肿瘤
	恶性肾外横纹肌样肿瘤

表 16 – 15　预计不同部位新发肿瘤病例数（美国，2006 年）

部位	新发肿瘤病例数
前列腺	234460
乳腺	214640
肺	174470
结肠与直肠	148610
软组织	9530
骨与关节	2760

　　在世界各地，软组织肉瘤的发生率和分布似乎是相似的。软组织肉瘤可能发生在人体的各个部位，但绝大部分分布在四肢、躯干和腹膜后间隙。和癌症一样，肉瘤可发生在任何年龄段，老年患者更常见，15 岁以下患者占 15%，55 岁以上患者占 40%。

　　软组织肉瘤在男性患者更常见，在组织学类型中，有年龄相关性。例如，胚胎性横纹肌肉瘤几乎都见于年轻患者。多形性未分化肉瘤（恶性纤维组织细胞瘤）主要见于老年患者，很少发生于 10 岁以下儿童。目前软组织肿瘤尚没有种族差异的报道。

　　我国的资料也有较大宗软组织肉瘤数据报道，方志伟 2009 年报道了 1118 例软组织肉瘤发病情况，男性 652 例，女性 466 例，男女之比为 1.4：1。以恶性纤维组织细胞瘤发病最多，为 394 例（35.24%），其余依次为滑膜肉瘤 191 例（17.08%），脂肪肉瘤 182 例（16.28%），横纹肌肉瘤 141 例（12.61%），再其次为纤维肉瘤 64 例（5.73%），恶性神经鞘膜瘤 36 例（3.22%），透明细胞肉瘤 30 例（2.68%）；其他肿瘤均在 2% 以下。发病年龄为 1~89 岁，发生于 31~70 岁人群者共 785 例（70.2%），其中以 51~60 岁人群最多，为 238 例（21.2%），41~50 岁次之，计 227 例（20.3%）。恶性纤维组织细胞瘤及脂肪肉瘤均好发于 40 岁以上人群，分别占 79.9% 和 73.6%。而 64.4% 的滑膜肉瘤发生于 21~50 岁。见表 16 – 16。

表 16-16 1118 例软组织肉瘤发病年龄分布

肿瘤类型/年龄	0~10	11~20	21~30	31~40	41~50	51~60	61~70	71~80	81~90	合计（%）
未分类肉瘤	1	1		4	4	2	4	2		18 (1.61)
上皮样肉瘤		2	1	4	1	1	2	1		12 (1.07)
纤维肉瘤		5	10	16	13	6	9	3	2	64 (5.73)
恶性纤维组织细胞瘤	4	13	20	42	79	112	74	41	9	394 (35.24)
脂肪肉瘤	3	4	16	25	50	52	20	10	2	182 (16.28)
平滑肌肉瘤	2		5	3	4	3	4		1	22 (1.97)
横纹肌肉瘤	24	25	11	19	21	22	11	7	1	141 (12.61)
恶性间叶瘤					1	1				2 (0.18)
滑膜肉瘤		21	46	39	38	28	15	4		191 (17.08)
透明细胞肉瘤		6		6	6	1	3	2		30 (2.68)
血管肉瘤	1		1		1	4	2	1		10 (0.89)
腺泡状软组织肉瘤			3	2		2		1		8 (0.72)
恶性血管外皮瘤	1	1	2	1	1		1	1		8 (0.72)
恶性神经鞘膜瘤	1	2	6	8	8	4	5	2		36 (3.22)
总计	37	80	126	170	227	238	150	75	15	1118 (100)

1118 例软组织肉瘤可发生于全身各部位，以下肢和臀部最多，为 461 例（41.23%），其次是上肢及肩部，为 210 例（18.78%），两者共 671 例（60%）。滑膜肉瘤、脂肪肉瘤及恶性纤维组织细胞瘤均好发于下肢及臀部，分别为 51.3%、51.6% 和 37.8%。

横纹肌肉瘤多见于上肢和下肢（58.8%），半数以上的纤维肉瘤（56.2%）发生于下肢、臀部及腹壁。在下肢及臀部的软组织肉瘤中，恶性纤维组织细胞瘤、滑膜肉瘤、脂肪肉瘤和横纹肌肉瘤分别为 149 例（32.3%）、98 例（21.2%）、94 例（20.3%）和 52 例（11.3%），共 393 例（85.2%）。上肢的 210 例软组织肉瘤中，上述四种肿瘤分别为 76 例、39 例、30 例和 27 例，占上肢软组织肉瘤的 81.9%，结果见表 16-17。

表 16-17 1118 例软组织肉瘤发病部位分布

肿瘤类型	头面颈部	下肢及臀部	上肢及肩部	胸部	腹壁	骨盆	躯干	两或多处	其他部位	合计
未分类肉瘤	4	6	2	3	1	1			1	18
上皮样肉瘤		2	5			2		1		10
纤维肉瘤	3	23	8	7	13	5	5			64
恶性纤维组织细胞瘤	14	149	76	47	22	51	32		3	394
脂肪肉瘤	2	94	30	18	3	17	15	1	2	182
平滑肌肉瘤		3	3	2	7	3	2		2	22
横纹肌肉瘤	16	56	27	13	7	16	5		1	141
恶性间叶瘤		2								2
滑膜肉瘤	6	98	39	13	12	19	4			191

肿瘤类型	头面颈部	下肢及臀部	上肢及肩部	胸部	腹壁	骨盆	躯干	两或多处	其他部位	合计
透明细胞肉瘤	3	10	10	1	2	1	3			30
血管肉瘤	6	1	1		1				1	10
腺泡状软组织肉瘤		6	1				1			8
恶性血管外皮瘤		3	1	1	1	1	1			8
恶性神经鞘膜瘤	6	6	7	3		8	6			36
总计（%）	60 (5.37)	461 (41.23)	210 (18.78)	108 (9.67)	69 (6.17)	124 (11.09)	74 (6.62)	2 (0.18)	10 (0.89)	1118 (100)

北京大学肿瘤医院骨与软组织肿瘤科2007年7月~2011年3月共收治214例软组织肉瘤患者。根据手术后病理分型发病率较高者为脂肪肉瘤、恶性纤维组织细胞瘤、隆突性皮肤纤维肉瘤、滑膜肉瘤和成人纤维肉瘤，分别占所收治例数的19.2%（41例）、13.6%（29例）、9.8%（21例）、9.8%（21例）。AJCC分期中以II_A期最多，I_A期占13.6%（29例）、I_B期占5.6%（12例）、II_A期占47.2%（101例）、II_B占期14.5%（31例）、III期占13.1%（28例）、IV期占6.1%（13例）。本组软组织肉瘤高发年龄段为51~60岁，占25.2%。发病率较高部位为下肢，大腿占31.3%（67例）、小腿占9.8%（21例）。

北京大学肿瘤医院的214例软组织肉瘤中有134例II、III期发生于肢体。134例中常见软组织肉瘤所占比例见图16-41。

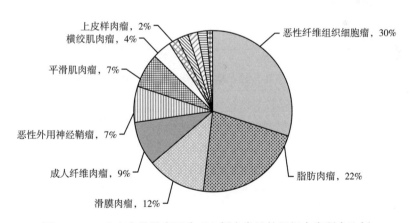

图16-41 北京大学肿瘤医院134例中常见软组织肉瘤所占比例

3. 生物学行为及预后

（1）软组织肉瘤的生物学行为 说到软组织肉瘤的生物学行为及预后就不得不提到美国癌症联合委员会（American Joint Committee on Cancer，AJCC）的分期系统（表16-18，表16-19），和目前比较流行的法国国家联邦癌症中心（la Federation National des Centres de Lutte Contre le Cancer，FNCLCC）（表16-20，表16-21）及美国国家癌症中心（National Cancer Institute，NCI）采用的三级分级方法（表16-22，表16-23）。

美国国立综合癌症网络（National Comprehensive Cancer Network，NCCN）采用的是 FNCLCC 系统的三级分级方法。NCI 分级的依据是肿瘤的组织学类型、部位和坏死程度，FNCLCC 分级的依据是肿瘤的分化程度、有丝分裂计数和肿瘤坏死程度。不同类型的肉瘤都有对应的组织学分级，例如，皮肤隆突性纤维肉瘤属于 G_1，而滑膜肉瘤、横纹肌肉瘤等多属于 G_3。另外，不同亚型之间还存在一定的差别，例如，在脂肪肉瘤中，高分化者属于 G_1，黏液样者属于 G_2，而圆细胞性、去分化及多形性者都属于 G_3。在最后的分期中，G_1 的肿瘤都归属为 I 期，G_2 和部分 G_3（$T_1N_0M_0$）归属为 II 期，T_2 以上和部分 $G_{2/3}$（$T_2N_0M_0$）归属为 III 期，有远处转移者归属为 IV 期。

表 16－18　2017 年 AJCC 第八版软组织肉瘤 TNM 分期（肢体与躯干）

原发肿瘤（T）	区域淋巴结（N）	远处转移（M）	组织学分级（G）
T_x：原发肿瘤无法评估	N_x：区域淋巴结无法评估	M_x：无法评估远处转移	G_x：无法评价组织学分级
T_0：未见明显原发肿瘤	N_0：无区域淋巴结转移	M_0：无远处转移	G_1：分化、核分裂相及坏死评分 2－3
T_1：原发肿瘤最大径不超过 5cm	N_1：区域淋巴结转移	M_1：伴远处转移	G_2：分化、核分裂相及坏死评分 4－5
T_{1a}：表浅肿瘤	（注：区域淋巴结转移者即为 IV 期。）		
T_{1b}：深部肿瘤			
T_2：原发肿瘤最大径超过 5cm			G_2：分化、核分裂相及坏死评分 6－8
T_{2a}：表浅肿瘤			
T_{2b}：深部肿瘤			
（注：表浅肿瘤指肿物位于浅筋膜浅层而未侵入该筋膜，深部肿瘤指肿物位于浅筋膜深层或侵犯浅筋膜两侧。）			

表 16－19　2017 年 AJCC 第八版软组织肉瘤预后分组（肢体与躯干）

	T	N	M	
I$_A$期	T_1	N_0	M_0	G_1，G_x
I$_B$期	$T_{2/3/4}$	N_0	M_0	G_1，G_x
II 期	T_1	N_0	M_0	$G_{2/3}$
III$_A$期	T_2	N_0	M_0	$G_{2/3}$
III$_B$期	$T_{3/4}$	N_0	M_0	$G_{2/3}$
IV 期	任何 T	N_1	M_0	任何 G
	任何 T	任何 N	M_1	任何 G

表 16－20　FNCLCC 分级系统分级参数

参数	标准
肿瘤分化	
1 分	类似正常成人间叶组织的肉瘤（例如低级别平滑肌肉瘤）
2 分	组织学类型确定的肉瘤（例如黏液样脂肪瘤）

参数	标准
3 分	胚胎性及未分化肉瘤；类型不确定的肉瘤，滑膜来源肉瘤，软组织骨肉瘤，尤文肉瘤/原始神经外胚层肿瘤
有丝分裂计数	
1 分	0 ~ 9/10 HPF
2 分	10 ~ 19/10 HPF
3 分	≥20/10 HPF
肿瘤坏死（镜下）	
0 分	没有坏死
1 分	≤50% 肿瘤坏死
2 分	>50% 肿瘤坏死
组织学分级	
1 级	总分 2 ~ 3 分
2 级	总分 4 ~ 5 分
3 级	总分 6 ~ 8 分

表 16 – 21　根据最新版 FNCLCC 系统组织类型制定的肿瘤分化评分

组织学类型	肿瘤分化评分
高分化脂肪肉瘤	1
黏液样脂肪肉瘤	2
圆形细胞脂肪肉瘤	3
多形性脂肪肉瘤	3
去分化脂肪肉瘤	3
高分化纤维肉瘤	1
普通型纤维肉瘤	2
低分化纤维肉瘤	3
高分化恶性外周神经鞘瘤	1
普通型恶性外周神经鞘瘤	2
低分化恶性外周神经鞘瘤	3
上皮样恶性外周神经鞘瘤	3
恶性蝾螈瘤	3
高分化恶性血管外皮细胞瘤	2
普通型恶性血管外皮细胞瘤	3
黏液样恶性纤维组织细胞瘤	2
典型的车辐状/多形性恶性纤维组织细胞瘤	2
巨细胞和炎症型恶性纤维组织细胞瘤	3
高分化平滑肌肉瘤	1
普通型平滑肌肉瘤	2

组织学类型	肿瘤分化评分
低分化/多形性/上皮样平滑肌肉瘤	3
双相/单相滑膜肉瘤	3
胚胎性/腺泡状/多形性横纹肌肉瘤	3
高分化软骨肉瘤	1
黏液样软骨肉瘤	2
间叶性软骨肉瘤	3
普通型血管肉瘤	2
低分化/上皮样血管肉瘤	3
骨外骨肉瘤	3
Ewing 肉瘤/原始神经外胚层肿瘤	3
腺泡状软组织肉瘤	3
上皮样肉瘤	3
恶性横纹肌样瘤	3
透明细胞肉瘤	3
未分化肉瘤	3

表 16-22　NCI（美国国家癌症中心）分级

G_1（Grade 1）	G_2（Grade 2）	G_3（Grade 3）
高分化脂肪肉瘤	多形性脂肪肉瘤	腺泡状横纹肌肉瘤
黏液型脂肪肉瘤	纤维肉瘤	软组织骨肉瘤
深部的皮肤隆突性纤维肉瘤	多形性未分化肉瘤	原始神经外胚层肿瘤
一些平滑肌肉瘤	恶性血管外皮细胞瘤	腺泡状软组织肉瘤
上皮样血管内皮瘤	滑膜肉瘤	间叶性软骨肉瘤
梭形细胞型血管内皮瘤	平滑肌肉瘤	或坏死 >15%
幼儿性纤维肉瘤	神经纤维肉瘤	
皮下黏液性纤维肉瘤	或坏死≤15%	

表 16-23　根据 NCI 系统组织学类型指定的组织学分级

组织学类型	1 级	2 级	3 级
高分化脂肪肉瘤	+		
黏液样脂肪肉瘤	+		
圆形细胞脂肪肉瘤		+	+
多形性脂肪肉瘤			+
纤维肉瘤		+	+
MFH，多形性		+	+
MFH，炎症型		+	+
MFH，黏液样		+	

组织学类型	1级	2级	3级
隆突性皮肤纤维肉瘤	+		
恶性颗粒细胞瘤		+	+
平滑肌肉瘤	+	+	+
恶性血管外皮细胞瘤	+	+	+
横纹肌肉瘤（所有类型）			+
软骨肉瘤	+	+	+
黏液样软骨肉瘤	+	+	
间叶性软骨肉瘤			+
骨肉瘤			+
骨外 Ewing 肉瘤			+
滑膜肉瘤			+
上皮样肉瘤		+	+
透明细胞肉瘤		+	+
浅表 MPNST		+	
上皮样 MPNST		+	+
恶性蝾螈瘤			+
血管肉瘤		+	+
腺泡状软组织肉瘤			+
Kaposi 肉瘤		+	+

NCI：国立癌症研究中心；MFH：恶性纤维组织细胞瘤；MPNST：恶性外周神经鞘瘤

（2）软组织肉瘤的预后因素

①肿瘤大小：肿瘤大小与局部复发和远处转移有关，AJCC 分期系统用直径 5cm 作为决定预后的一个重要指标。一项针对高级别恶性纤维组织细胞瘤的回顾性研究发现，肿瘤最大径 >5cm 是影响转移的独立因素。Lahat 等人在一项对 1091 例原发性 STS 的回顾性研究中发现，肿瘤最大径 ≤5cm 组、5～15cm 组和 >15cm 组的 5 年生存率有显著性差异，分别为 85%、68% 和 52%，并建议在分期中应增加大小组别。对于较小的 STS，治疗效果良好。日本一项回顾性研究分析了属于 AJCC 分期中 T_1 期（肿瘤最大径 ≤5cm）的 96 名患者，此组患者经过手术及辅助治疗后，5 年无病生存率达到 93%，5 年总生存率为 94.1%。但也有报道，高度恶性的肿瘤即使其直径较小，在 5 年后也会增加转移的风险。

②深度：筋膜是强有力的人体内天然屏障，肉瘤难以穿透。多数肉瘤局限于原发组织内，只有到了晚期才能穿透筋膜到达邻近的间室中。AJCC 第 8 版分期中将肿瘤深度分为两种：表浅肿瘤指肿瘤位于深筋膜浅层且未侵犯深筋膜层；深部肿瘤指肿瘤位于深筋膜深层、肿瘤位于深筋膜浅层但已侵犯深筋膜或肿瘤同时位于深筋膜浅层及深层。腹膜后、纵隔及盆腔肉瘤都归属于深部肿瘤。有研究发现位于肢体深部的 STS 患者有较低的无复发生存率、无转移生存率和总生存率。但另一项研究发现：当联合考虑肿瘤的大小和组织学分级时，通过多因素分析显示肿瘤深度并不能影响预后。

③组织学类型：STS 是一类来源于间叶组织的肿瘤，不同的组织学类型，肿瘤生物学上的差异影响着疾病的预后。在 2002 版 WHO 软组织肿瘤分类中，根据不同组织类型，肿瘤分为良性、中间性（局部侵袭性）、中间性（偶见转移性）、恶性共 4 类。美国的一项对 8294 例 STS 的回顾性研究发现，肿瘤的组织学类型是影响 STS 预后的独立因素。滑膜肉瘤、横纹肌肉瘤、Ewing 肉瘤被认为是高风险肉瘤，比隆突性皮肤纤维肉瘤易发生转移。有研究发现，横纹肌肉瘤患者的 5 年生存率较患有其他类型肉瘤者低（56% vs 85%，P < 0.001），且该组织学类型是影响预后的独立因素。同一亚型的 STS 预后也不相同，黏液性恶性纤维组织细胞瘤与多形性恶性纤维组织细胞瘤的转移风险不同；同是来源于血管的肿瘤，血管肉瘤要比血管内皮细胞瘤更有侵袭性。

不同组织学类型对化疗的敏感性也不同。滑膜肉瘤对异环磷酰胺反应敏感；平滑肌肉瘤对异环磷酰胺的反应不佳，联合使用吉西他滨和多西紫杉醇或者单用曲贝替定却有很好的治疗效果；血管肉瘤对紫杉醇类药物表现出较高敏感性，尤其是脂质体阿霉素；透明细胞肉瘤和腺泡状软组织肉瘤对化疗药物不敏感。STS 或许需要依照不同的组织学类型"因材施教"，而不是按照统一的标准进行诊断和治疗。

④组织学分级：分级是基于一系列细胞形态学的特点，将转移风险的高低分成若干级别。目前以 NCI（美国国家癌症中心）和 FNCLCC（法国联邦国家癌症中心）的分级系统应用最广。近年来大量文献报道组织学分级是影响 STS 预后的重要因素。有研究分析了 17364 例 STS 的组织学分级对生存率的影响，结果发现：死亡风险随着肿瘤组织学分级的升高而增加，低度恶性的风险为 8%，中度恶性者为 25.9%，高度恶性者为 38.3%。另一项对于亚洲肢体 STS 患者的预后因素研究发现，组织学分级是影响预后的独立因素，高级别肉瘤的患者较低级别者面临 10 倍的复发风险，12.7 倍的转移风险和 16.2 倍的死亡风险。

在指导临床治疗方面，高级别（G_3）的患者有转移的可能，适合化疗。低级别（G_1）由于转移率低，不适合化疗。对于 G_2 的病例，有作者建议肿瘤位于深部软组织，且最大径 >5cm 的病例，将其按照 G_3 肉瘤处理。而浅表肿瘤，且最大径 <5cm 者，同 G_1 肿瘤治疗方式。

（3）常见软组织肉瘤的预后　我们现在还没有常见软组织肉瘤 5 年生存率研究结果的报道，在此引用日本国立癌症中心骨与软组织肿瘤科的资料作为参考（表 16 - 24）。

表 16 - 24　2006 - 2015 恶性软组织肿瘤（日本国立癌症中心资料 2020 年）

病理类型	病例数	5 年生存率
高分化脂肪肉瘤	86	97%
黏液性纤维肉瘤	67	83%
去分化脂肪肉瘤	62	79%
黏液性脂肪肉瘤	57	90%
多形性未分化肉瘤	53	69%
滑膜肉瘤	37	73%
平滑肌肉瘤	20	77%

【诊断标准】

1. 临床诊断

（1）年龄和性别　与癌症一样，软组织肉瘤可以发生于任何年龄，15 岁以下患者占 15%，55 岁以上占 40%。不同组织学类型中，有年龄相关性。胚胎性横纹肌肉瘤几乎都见于年轻人，而多形性未分化肉瘤（恶性纤维组织细胞瘤）主要见于中老年患者。滑膜肉瘤好发于 15~35 岁，脂肪肉瘤 30~55 岁多见，恶性周围神经鞘瘤多见于 40 岁左右。男性多于女性，方志伟报道男女之比为 1.4∶1。

（2）症状和体征

①肿块：大多软组织肿瘤表现为无痛性肿块，只有不到 30% 的患者诉有疼痛，所以延误诊治很常见。较深的肿块早期不易被发现，有些患者可以出现肿瘤压迫症状（图 16-42）。

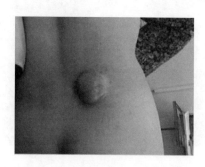

图 16-42　皮肤隆突性纤维肉瘤，体表突起于皮肤的肿瘤

四肢的软组织肉瘤最常见于大腿的屈侧，有时肿瘤可达 20cm。触诊可感到肿瘤较正常组织硬，个别患者有压痛。高度恶性肿瘤可见静脉的怒张和由于皮肤水肿引起的发亮。

②区域引流区淋巴结的肿大：成人软组织肉瘤发生局部淋巴结转移的概率很低，但是血管肉瘤、横纹肌肉瘤、透明细胞肉瘤和上皮样肉瘤出现局部淋巴结转移的风险较高，应该仔细检查有无淋巴结肿大。

2. 影像学诊断

（1）X 线片

①肿瘤的位置：清晰的 CR 片子可以根据肿瘤的位置了解到肿瘤是位于肌肉内、肌间还是皮下（图 16-43）。

②肿瘤的性质：根据肿瘤透 X 线的不同判断肿瘤的性质。比如脂肪瘤、脂肪母细胞瘤

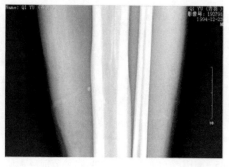

图 16-43　血管瘤可见软组织内的静脉石

和脂肪分化的肿瘤通过脂肪组织的强透光性即可判定。一部分血管瘤可以见到X线片上的静脉石。

另外，有钙化和骨化的肿瘤比如软组织软骨瘤、骨外骨肉瘤、骨外软骨肉瘤等可以从CR片上发现。其次如神经鞘瘤、滑膜肉瘤也可以见到钙化和骨化的影像学变化。

③评判术前治疗的效果：骨外骨肉瘤或骨外尤文肉瘤经过术前化疗后拍片可以看出化疗效果，如化疗后肿瘤影缩小等现象。

（2）CT　CT检查可以对肿瘤的大小、轮廓得到直观的图像，尤其是增强CT可以清楚地显示肿瘤和主要的血管之间的关系。另外，软组织肉瘤如果发生侵犯骨皮质的情况也能在CT上清楚地显示出来，其对于骨侵犯的判断优于X线片（图16-44）。

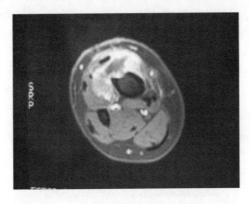

图16-44　滑膜肉瘤侵犯胫骨前侧骨皮质

（3）MRI　MRI是软组织肿瘤诊断治疗很好的帮手，由于其不像X线和CT检查有放射剂量的担忧，所以在临床工作中被广泛应用。它不只是横断面，纵断面也可以成像，特别是对于肿瘤周围的肌肉可以显示出和肿瘤明确的界限，对于设计手术切除范围很有帮助（图16-45）。

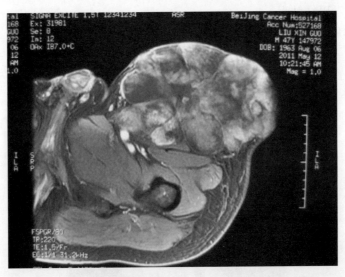

图16-45　MRI清晰地显示了左侧髋关节前巨大脂肪肉瘤

（4）超声　超声检查简便易行，对身体又无损害，尤其是患者因肢体感到肿胀来门诊就诊，不能确定是否有肿瘤的时候做个超声检查很实用。另外，对于多发、较小不易触摸到的肿瘤，术前做超声检查对肿瘤定位很有帮助。

总之，软组织肿瘤最有意义的影像学特征如下所述。

①确定病变的部位，包括皮下、肌间、肌内、关节内。

②确定病变的形态、外形轮廓、信号强度和范围、与邻近重要脏器和血管神经的关系，如果是转移病灶还可以确定转移的部位和数量（引流区淋巴结和肺转移）。

③用于评估治疗效果，比如术前化疗前后的影像学资料可以评估化疗的效果，肺转移瘤化疗后可以观察转移瘤是否有缩小，转移瘤数量是否减少。

具有特征性影像学表现的软组织肿瘤有脂肪瘤、血管瘤、神经鞘瘤、囊肿、滑膜软骨瘤病、色素沉着绒毛结节性滑膜炎。以上这些肿瘤往往不需要术前活检，单纯从影像学就可以做出诊断。

3. 病理学诊断

（1）穿刺活检　随着临床术前联合治疗的广泛运用，以及穿刺活检的方便、并发症少等优势，穿刺的病理诊断正在广泛地运用到多种肿瘤的术前诊断中。软组织肿瘤尤其是软组织肉瘤手术前如果能够得到准确的病理结果对于指导手术的切除范围、术前是否需要辅助治疗具有重要的参考意义。根据经验，有三类患者常需要做穿刺病理诊断：①≥5cm 或位置较深较硬的肿瘤患者；②要求明确诊断的患者；③肿瘤手术后怀疑复发或者有肿瘤残留的患者。穿刺诊断的方法采用的是 B 超引导下穿刺（图 16 - 46）。

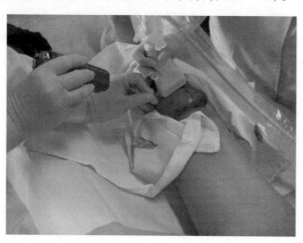

图 16 - 46　B 超引导下穿刺

穿刺活检的注意事项如下所述。

①穿刺的进针点和针道应该在设计的手术切口内，手术时切除穿刺针道，防止针道肿瘤残留，以降低复发率。

②穿刺应取肿瘤实质，避免穿刺肿瘤坏死组织、瘤内积血等影响诊断的组织。

③对血供较丰富的肿瘤穿刺完后，将穿刺针眼压迫止血，穿刺后可在诊室外观察30分钟，看穿刺部位是否仍有渗血，若有，则采取相应的处理。

④穿刺标本尽快送检，如有细胞诊断学科室，可同时送细胞学检查。

（2）切开活检　虽然软组织肉瘤的病理诊断大部分通过门诊穿刺活检就可以获取，但还是有少部分患者单靠穿刺活检不能得到明确的诊断，这种情况下为明确诊断可行切开活检。切开活检可以取得足够量的标本，为进一步做肿瘤的分子诊断提供材料。

①切开活检的手术切口也应设计在将来切口的手术范围内，便于下次手术时将切开活检切口一起切除，降低由于切开活检时切口污染可能残留的肿瘤。

②切开活检时，操作动作轻柔，不过多污染切口周围正常组织，必要时在止血带下切检。

③为了证实确实取到了能够明确诊断的肿瘤组织，术中可送冰冻病理确认，否则术后石蜡切片报告未见肿瘤组织将给治疗带来麻烦。

（3）切除活检　一部分肿瘤较小，又位于皮下，常常在门诊局部麻醉下切除肿瘤送病理检查。如果报告为恶性肿瘤要尽快入院做补充扩大切除手术。

（4）术中冰冻病理切检　术中送冰冻病理检查见于如下情况。

①怀疑手术的切缘不够。有时肉眼看切缘肿瘤已经切除干净，但是镜下可能阳性，此时送切缘冰冻病理检查很有必要。若冰冻病理报告切缘阳性，还需要进一步切除。临近重要神经、血管、脏器不能完全切除时于切缘阳性处放置银夹标记，便于术后放疗的精确定位。

②做切开活检时为证实确实取到肿瘤组织，用来证明切开活检成功。

【治疗原则】

软组织肉瘤发病率不高，每年的发病率约为6/10万，占所有成人恶性肿瘤的1%、儿童恶性肿瘤的15%。外科手术是治疗软组织肉瘤的主要手段，自从20世纪80年代以来，软组织肿瘤的外科治疗有了很大的进展。研究者们发现，不经过根治性切除的软组织肉瘤局部复发率非常高；然而，根治性切除或者截肢可能会带来严重的功能损失。经过多年来对软组织肿瘤切缘与复发率的研究，以及放疗、化疗等综合治疗手段的进步，具有保留功能的手术逐渐成为软组织肿瘤治疗中的主流。

1. 手术治疗

（1）四肢软组织肿瘤　软组织肿瘤种类繁杂，彼此之间特性差异巨大，因而应尽量指定患者到专业的肉瘤治疗中心治疗。这样不仅能保证患者获得规范的切除手术，也能获得个体化的重建方式。

直至20世纪70年代，对于肢体软组织肿瘤的标准治疗方法还是包括截肢在内的大范围切除术。在20世纪80年代早期，肢体软组织肿瘤的大范围切除或截肢率或可高达50%。而1981年，Enneking等人通过提出"解剖屏障"的概念而改良了软组织手术外科边界的定义。解剖屏障指的是包裹于肿瘤周围、能够抵挡肿瘤侵袭的解剖结构。最初的解剖屏障指的是肌肉筋膜，后来血管外膜、神经鞘膜及骨膜也被纳入了解剖屏障的概念。肿瘤只要在解剖屏障内被完整切除，就被认为是"根治性切除"。根治性切除后可以获得阴性切缘，且潜在的局部复发率较低。若切除时以一层健康组织包裹肿瘤（距离肿瘤切缘＞2cm），我们将其定义为"广泛切除"。虽然广泛切除也可以达到切缘阴性，但局部复发率可能达到20%～30%。若切除时肿瘤周围的健康组织距离肿瘤切缘＜2cm，此时定义为"边缘切除"。美国病理协会推荐所有距离肿瘤2cm的切缘均应仔细测量距离肿瘤的详细距离。

目前对于肢体的软组织肿瘤，保肢手术是主流的手术方式。但是在实行保肢手术之前，手术医生应判断患者是否适合保肢。一般来讲需要关注以下两点：①保肢手术能够达到安全的手术边界；②保肢手术后获得的功能必须优于或者等同于截肢后安装假体的功能。

保肢手术的相对禁忌证包括：①主要的神经血管束受侵，可预见保肢后肢体的功能不佳；②肿瘤侵犯或污染了多个解剖间室；③肿瘤侵犯大面积皮肤难以进行安全的重建手术。总之，是否行保肢手术，需要肿瘤医生根据不同患者的肿瘤位置、侵犯严重程度、患者身体状况、预计是否接受术后其他治疗及患者和家属本人意愿来综合考虑。

手术前根据影像学检查及病理检查对肿瘤本身的特性进行评估。手术切口必须包含并切除所有活检通道，通常推荐采用椭圆形切口，将活检切口包含在内。一般来讲，切除边界需要距离活检切口和肉眼肿瘤边缘 2~4cm。若局部肿瘤边缘无法达到根治性或广泛切除标准，可采用术中标记以便术后辅助放疗。

需要强调，"切除范围距离肿瘤边缘 >2cm"是广泛切除的标准，而并非指南的要求。2015 年美国国立综合癌症网络（NCCN）指南"建议"切缘距离肿瘤边缘应大于 1cm，但是为保护如血管、神经或关节等重要结构，边缘切除也可以接受。2014 年的欧洲肿瘤内科学会（ESMO）指南并未明确说明肿瘤切缘，建议应结合肿瘤位置、解剖屏障（如筋膜、骨膜等）、综合治疗（如新辅助化疗、放疗）及肿瘤亚型综合考虑。Gerrand 等人研究发现，为保护关键结构，局部的边缘切除或镜下阳性切缘是可以接受的。O'Donnell 等人发现，对于因保护关键结构而切缘阳性的患者，其 5 年无局部复发生存率为 85%；而切除关键结构的患者，其 5 年无复发生存率仅提高到 91%。2018 年 Derek J. Erstad 的研究发现，首次治疗即截肢的患者和先行保肢手术复发后再行截肢的患者，其疾病特异性生存和无转移生存率都没有明显差别。因此，为保护功能，适当的牺牲切缘也可以接受。若日后发生局部复发，再考虑截肢也为时未晚。

在中日肉瘤协作论坛会议上，来自于日本东京医科齿科大学 Keisuke Ae 博士总结了癌研病院骨与软组织肿瘤科 1978~2008 年 1827 例软组织肉瘤手术，从中选出原发高恶性肉瘤 517 例，研究局部控制率与外科手术切缘（最小切除距离）的关系。

对比两种切缘组的局部控制率，B 组（有屏障结构组）338 例，NB 组（无屏障结构组）179 例。关于切缘和局部复发的关系，得出结果是：如果不考虑是否有屏障结构，B + NB 组的总的局部控制率：切缘大于 6cm，19 例，控制率 100%；5cm，12 例，100%；4cm，8 例，83%；3cm，20 例，94%；2cm，76 例，93%；1cm，234 例，91%；0cm，148，75%。0cm 与 1cm 切缘组的局部控制率有统计学差异。

无屏障结构组的外科切缘与局部控制率：从 0-1-2cm 切缘组，局部控制率有显著改善，在 2cm 达到稳定（>90%），0cm 和 2cm 切缘组间有统计学差异。因此将 2cm 的切除距离定义为合适的切缘，而 0cm 定义为边缘切除。

有屏障结构组的外科切缘与局部控制率：0cm 组和 1cm 也有较高的局部控制率，因此认为屏障结构对局部控制率的影响不依赖于实际切除距离。

在 0cm 切缘的情况下，有屏障组的局部控制率为 86%，无屏障组的局部控制率为 57%，有显著统计学差异。在 1cm 切缘的情况下，有屏障组的局部控制率为 94%，无屏障组的局部控制率为 71%，有显著统计学差异。在 2cm 切缘的情况下，有屏障组的局部控制率为94%，无屏障组的局部控制率为93%，无统计学差异。

所以当切缘在0~1cm时，有屏障能显著提高局部控制率，因为2cm已被证明是合适的标准切缘，因此在2cm组未观察到显著差异。

对于软组织肉瘤手术采取适当的切除缘是保障局部控制率的重要因素，所以软组织肉瘤切除要达到合适充分的切缘。

术中重视无瘤原则非常必要，应尽可能完整地切除肿瘤，尤其是深部的肿瘤，切除时应避免进入肿瘤腔。手术中注意尽量采用钝性分离及牵引，避免锐利器械刺穿肿瘤污染术野。必要时术中可行冰冻活检，确保能够取得阴性切缘。放置引流时，应尽量使引流与切口位于同一条直线上，并尽量靠近切口，因为引流可能会导致潜在的肿瘤污染。

然而需要注意的是，虽然必要时可考虑进行冰冻病理检查，但软组织肉瘤的术中冰冻病理准确性存疑。因为术前放疗或低级别的肿瘤（如脂肪肉瘤或隆突性皮肤纤维肉瘤）都可导致梭形肿瘤细胞与健康但受压的组织细胞难以区分。

手术切缘应根据肿瘤的特性进行个体化制定。部分软组织肿瘤进展缓慢，如高分化脂肪肉瘤（或称非典型脂肪瘤），若广泛切除可能影响肢体功能，可以考虑沿其假包膜进行切除，因为其复发率很低，且转移率和去分化率均不到5%。若出现局部复发，再考虑进行广泛切除。而另一个例子就是皮肤隆突性纤维肉瘤。该肉瘤的特点在于其独特的沿着皮下广泛浸润的生长方式，使得即使对其广泛切除，也常常可能会有局部的阳性切缘。若广泛切除可能会造成患者的外表受损，可以采用Mohs手术或者观察，直至肿瘤复发再行二次手术。主要因为该肿瘤也是极少发生远处转移，但需要排除是否为纤维肉瘤亚型。

若出现需要保护肢体功能而牺牲切缘的情况，可以考虑围手术期放疗。2020年的NC-CN指南推荐对Ⅱ~Ⅲ期的软组织肉瘤患者进行术前或术后放疗。Alektiar分析了保肢治疗后切缘阳性的高级别软组织肉瘤患者，术后放疗组的5年局部控制率为74%，而单纯手术组仅为56%；Kim等人也发现保肢手术后阳性或边缘切除的负面效果可以由术后辅助放疗抵消。但是需要注意放疗与手术的间隔，我们认为放疗与手术间隔4周左右可降低伤口不愈合的可能性。对于曾行术前放疗的患者进行软组织重建时，尽量采用肌皮瓣重建而非皮肤移植，因为放疗后皮肤移植发生坏死的可能性明显增高。

软组织肿瘤切除后的重建方式多种多样，包括皮片移植、肌皮瓣修复（游离皮瓣、带蒂皮瓣或转移皮瓣）、神经移植、血管重建、骨移植等。软组织肉瘤侵犯主要动脉相对并不常见，若侵犯动脉，可以使用相应的静脉或人工血管重建，而受侵的静脉常常可以切除，尤其是术前静脉已经受压、功能受限的情况下。神经移植可以恢复部分的神经功能，尤其是在下肢的手术中。而在上肢手术中，由于神经切除后会造成严重的手部功能障碍，神经移植的效果可能并不令人满意。

最常见的软组织重建方法是皮片移植、邻近肌瓣或转移（肌）皮瓣修复。

皮片移植是未接受放疗过的表浅病变修复的良好方法，因为其底下的肌肉和筋膜可为移植皮片提供良好的血供，且手术简单，耗时较短。但是需要长期负重的区域皮片移植愈合较慢，效果较差，比如坐骨区域或足负重区。另外，若底层肌肉缺损较多，也不适合进行皮片移植。

肌皮瓣修复是软组织肉瘤手术重建的有效、可广泛应用的方法。全身各处都有可移植的皮瓣，可根据手术部位的不同选取合适的皮瓣。本文列举了四肢及躯干软组织肉瘤手术中常见的组织瓣（表 16 – 25）。

表 16 – 25　四肢及躯干软组织肿瘤中常见的组织瓣

受区部位	可选用组织瓣
胸壁	背阔肌肌皮瓣，胸大肌肌皮瓣，腹直肌肌皮瓣，侧胸皮瓣，肋间皮瓣，斜方肌瓣，腹外斜肌肌皮瓣
背部	背阔肌肌皮瓣，腰背皮瓣，腰骶皮瓣，腰臀皮瓣，骶棘肌肌皮瓣，胸大肌肌皮瓣
肘部	上臂内侧皮瓣，上臂外侧皮瓣，前臂桡侧皮瓣，前臂尺侧皮瓣，肱桡肌肌皮瓣，肋间皮瓣，背阔肌肌皮瓣，胸大肌肌皮瓣
手掌、手背及腕部	前臂桡侧皮瓣，前臂尺侧皮瓣，前臂背侧皮瓣，手背桡侧皮瓣，手背尺侧皮瓣，手指侧方皮瓣
腹壁及骨盆	腹直肌瓣，阔筋膜张肌瓣，臀大肌瓣，股薄肌瓣，骨直肌瓣
大腿及膝部	腓肠肌肌皮瓣，膝内侧皮瓣，膝下内侧皮瓣，股后侧皮瓣，股内侧肌肌皮瓣，远侧缝匠肌肌皮瓣，小腿内侧皮瓣，小腿外侧皮瓣，股直肌瓣，腹直肌瓣
小腿	腓肠肌瓣，比目鱼肌瓣，小腿内侧皮瓣，小腿外侧皮瓣，小腿前外侧皮瓣，小腿后侧皮瓣，胫前肌肌瓣，小腿筋膜皮瓣
足	足背皮瓣，足底内侧皮瓣，足外侧皮瓣，足底外侧皮瓣，足内侧皮瓣，小腿内侧皮瓣，小腿外侧皮瓣

进行肌皮瓣移植时应注意以下注意事项。

①掌握供区组织的血管神经解剖及可能出现的解剖变异，避免损伤。

②选用正常部位的皮肤和肌肉，尽量避免接受过手术、创伤或放疗后的区域作为供区。

③正确设计供区皮瓣大小，一般来讲由于皮瓣游离后要缩小，因此设计时较创面面积要大 2～3cm² 为宜。

④合理设计皮瓣，正确标明皮瓣旋转点及旋转半径，保证皮瓣转移后能无张力覆盖创面。

⑤保护动脉穿支，切取肌皮瓣应保护肌皮动脉穿支，避免血运受损。

⑥必要时切取完整的深筋膜，尤其是皮瓣面积超过肌肉范围时，这对于皮瓣远端成活有重要意义。

⑦注意止血，合理放置引流，避免加压包扎影响血运。

⑧隧道宽敞，避免血管蒂受压或扭转。

⑨肌皮瓣移位后应固定，避免血运受影响。

⑩术后观察血运，及时对症处理。如包扎过紧时及时松开敷料；有血肿时及时清除血肿；血管蒂受压扭转缺血者必要时及时手术探查。

（2）非计划性软组织肉瘤切除后补充切除　北京大学肿瘤医院骨与软组织肿瘤科 2007 年 7 月至 2011 年 3 月收治的外院误诊为良性肿瘤而行局部切除的原发软组织肉瘤患者 78 例。临床主要观察重点为肿瘤的转移复发，分析影响预后因素包括肿瘤大小、位置、深浅、组织学评分及术后辅助治疗情况。得到如下结果：初次术后肿瘤残留共有 40 例，占 52%。补充广泛切除术后，中位随访时间是 17.4 月，其中复发 3 例，转移 5 例，死亡 3 例。Kaplan – Meier 法计算 1 年无瘤生存率为 93.6%，3 年无瘤生存率 92.3%。残留组和非残留组生存无差异。所以患者在非计划性切除后肿瘤残留率较高，接受补充广泛切除术是有必要的。补充广泛切除的原因多为术前无明确病理诊断，无影像学检查。软组织肉瘤发病率较低，在临床上应慎重处理。

（3）腹膜后软组织肿瘤　腹膜后软组织肉瘤约占所有软组织肉瘤的15%，以脂肪肉瘤（50%）和平滑肌肉瘤（16%）为主，预后却较其他部位的软组织肉瘤为差。不同文献报道的腹膜后软组织肉瘤10年生存率仅为30%。其原因可能在于：①腹膜后器官和血管丰富，难以取得良好的手术切缘；②腹膜后肉瘤常常发现较晚，体积巨大（＞10cm）。这使得腹膜后软组织肿瘤术后复发率极高（5年复发率41%~58%）。

虽然复发率很高，但手术治疗仍然是腹膜后软组织肿瘤治疗的核心方法，扩大手术范围仍然是降低复发率的主要方式。因为无法通过术前影像预测肿瘤是否已经浸润邻近器官，所以只能采取切除肿瘤周边一切器官的方式来保证获得安全的切缘。为达到肿瘤的边缘或扩大切除，常常需要切除单侧肾、结肠、局部腹膜和部分腰大肌。若肿瘤位于躯体左侧，可以一并切除肾和胰尾。近年来通过扩大手术范围，确实使得腹膜后软组织肿瘤患者的生存率得到提高。但是目前如何在手术范围与尽量保留器官之间取得平衡仍然存在争议。比如，目前对于肾周包膜能否视为有效的解剖间室就存在不同意见。有文献表明术后病理显示仅有9%的腹膜后软组织肉瘤存在肾实质的浸润。而2003年Singer的研究表明，对于肾门的肿瘤若进行肾周脂肪内的切除，并不影响5年疾病无进展生存。此外，扩大手术范围所提高的生存率主要在低级别的肉瘤患者中有效，如脂肪肉瘤和孤立型纤维瘤。对于高级别的肿瘤，如平滑肌肉瘤，单纯手术常常难以取得满意的疗效，结合化疗是必要的治疗手段。

腹膜后软组织肉瘤解剖复杂、易于复发，初治时的手术范围具有重要意义。对于首次发现的软组织肉瘤患者，应建议到专业的肉瘤中心就诊。

2. 放疗　之前，放疗常被用于难以根治性切除的软组织肉瘤患者的辅助治疗，然而20世纪末的两项随机试验为放疗打下了坚实的基础。1996年一项纳入了164名患者的随机试验，将患者分别分为术后辅助放疗组和无放疗组，5年间两组的局部控制率有明显差别（放疗组82%，无放疗组69%，$P = 0.04$）；1998年Yang等人通过随机实验发现，术后辅助放疗组的患者术后局部复发率较无放疗组的患者明显降低（1.4% VS 24.3%）。目前NCCN指南推荐（2020. V2）对于Ⅱ期、Ⅲ期患者应进行术前或术后放疗；对于ⅠA期或ⅠB期的患者，如果术中切缘未净，也可以考虑术后放疗。

术前放疗有很多优点：①术前放疗的容积更小，因为没有必要覆盖手术野；②术前放疗能降低手术过程中的肿瘤种植风险；③不管肿瘤对放疗是否敏感，术前放疗都能使肿瘤的假包膜增厚，简化手术操作，降低复发风险；④对于肿瘤巨大、局部切除困难的肉瘤，指南建议先进行术前放疗，这样一些原本不可切除的肉瘤通过放疗后也可能有机会手术切除。但是，对于容易手术切除者是否应该进行术前放疗，目前还没有充足的临床证据。

对于术前放疗与术后放疗的优劣，目前还没有定论。2002年，加拿大肉瘤协作组进行了一项三期随机对照试验，纳入了190名患者，随机分为术前放疗组和术后放疗组。其结果发现，两组之间的局部控制率并无明显差别；术前放疗在减轻局部纤维化（32% VS 48%）、水肿（15.5% VS 23.2%）和关节僵硬（17.8% VS 23.2%）方面较术后放疗有优势，但是却增加了术后伤口并发症发生率（35% VS 17%）。通过分析美国国家癌症数据库中 27969 名肢体软组织肉瘤患者得到的数据发现，经过术前放疗组的 R_0 切除率高于无放疗组和术后放疗组的患者（90% 术前放疗组，80% 无放疗组，75% 术后放疗组，$P < 0.001$）。目前 NCCN 指南并未强调放疗与手术的顺序，但是一般认为，年轻、无合并症的患者更能耐受术后伤口并发症，可以优先考虑术前放疗；而高龄、合并症较多的患者对伤口并发症的耐受能力较差。此外，虽然放疗可能造成肢体水肿、活动能力和力量下降，但长期来看多数可以缓解，对生活质量影响不大。

传统的放疗方式是体外照射放疗。近年来随着技术进步，出现了各种新式放疗方式，如调强放疗、术中放疗、放射性粒子植入等。这些新技术有助于进一步增强放疗的作用，同时减少放疗的副反应。一般而言放疗的推荐剂量是 50Gy，每次以 1.8~2.0Gy 的剂量进行。进行过术前放疗的患者，术中若无肿瘤残余，则不推荐术后继续放疗。若术后切缘阳性，可考虑观察或增强放疗。

如果要采用增强放疗，一般采用如下方案。

（1）体外照射放疗 镜下微转移，16~18Gy；肉眼可见残留，20~26Gy。

（2）短距离放射治疗（低剂量频率） 镜下微转移，16~18Gy；肉眼可见残留，20~26Gy。

（3）短距离放射治疗（高剂量频率） 镜下微转移，16~18Gy，每次 3~4Gy，每日 2 次；肉眼可见残留，18~24Gy。

对于腹膜后软组织肉瘤，目前是否行放疗仍然是一个存在争议的话题。NCCN 指南建议可以在腹膜后软组织肉瘤患者中考虑术前放疗，但是对于术后患者，除非是极特殊的情况，否则一般不建议进行术后放疗。2019 年美国肿瘤协会年会（ASCO）上汇报了一项多中心三期随机对照研究结果（STRASS-1），对比了腹膜后软组织肉瘤患者术前放疗联合手术或单纯手术的生存差异，其结果显示两组的 3 年无复发生存率无明显差别（60.4% VS 58.7%）；尤其是在平滑肌肉瘤中，术前放疗没有显示出任何作用；在高分化脂肪肉瘤和去分化脂肪肉瘤中两组的无复发生存率可能有一定差别（71.6% VS 60.4%）。但是这一亚组分析的阳性结果并未在其他研究中得到重复。2019 年 TARPSWG 的一项研究对比了腹膜后高分化脂肪肉瘤和去分化脂肪肉瘤患者进行单纯手术或手术联合围手术期放疗的生存差异，发现两组患者在总生存期和远处转移率方面都没有明显区别。因而对于腹膜后软组织肿瘤，是否行放疗可能需要肿瘤外科医生与放疗科医生进行讨论并根据患者的具体情况制定个体化治疗方案。术前放疗可能能够提高部分难切手术的 R_0/R_1 切除率，因而必要时也可作为治疗选项。

3. 化疗 软组织肉瘤最初的新辅助化疗研究是 2001 年欧洲癌症研究治疗协作组（EORTC）进行的一项二期临床试验，患者分为两组，分别进行 3 周的术前化疗或直接手术，化疗方案为多柔比星联合异环磷酰胺。随访显示，两组患者 5 年的无疾病生存率（56% VS 52%）和总生存率（64% VS 65%）没有明显差别。然而在一项回顾性研究中，研究者发现术前化疗在高级别、直径 >10cm 的肢体软组织肉瘤患者中有所获益。另外，一项纳入了 48 名肢体高级别、直径 >8cm 的软组织肉瘤患者的试验表明，围手术期 MAID 方案化疗（美斯纳，多柔比星，异环磷酰胺和达卡巴嗪）可使患者获益，其 5 年局部控制率、无远处转移率、无疾病生存率和总生存率分别为 92%、75%、70% 和 87%，均好于历史对照组。美国肿瘤放射治疗协作组织（RTOG）一项试验纳入了66名患者，其特点在于肿瘤较大（直径>8cm），高级别（Ⅱ～Ⅲ级），肿瘤位于肢体。通过围手术期化疗，使得局部控制率、无疾病生存率和总生存率均得到了改善。结合其他小型回顾性试验发现，对于高级别、肿瘤较大（一般>10cm）的软组织肉瘤，术前化疗可以使患者获益。NCCN同样建议对Ⅲ期肢体软组织肿瘤患者，可考虑术前化疗。

术后化疗对于肢体软组织肉瘤是否有效同样存在争议。约有20个随机对照试验和2个Meta分析对术后化疗的意义进行了研究。1997年Sarcoma Meta - Analysis Collaboration总结了14个研究，纳入了1568名患者，评估了以多柔比星为基础的术后化疗在软组织肉瘤患者中的有效性。结果发现，术后化疗显著改善了患者的无复发生存率，但是10年的总生存率却仅提高了4%。2008年另一项Meta分析在1997年的研究基础上额外纳入了4个随机对照研究，共计1953名患者，其结果显示术后化疗较单纯手术可改善总生存率，但效果并不明显（HR = 0.77）。EORTC在1995～2003年进行了迄今为止最大规模的软组织肉瘤术后化疗对比试验，患者在术后接受5周期的多柔比星联合异环磷酰胺方案化疗或单纯观察。其结果显示，对于位于肢体的高级别、直径较大的软组织肉瘤，术后化疗具有改善无复发生存率和总生存率的趋势。

在目前的NCCN指南中，推荐Ⅲ期肢体软组织肉瘤可考虑进行围手术期化疗。目前对于非特异性的软组织肉瘤，首选的化疗方案是阿霉素（多柔比星或表柔比星）联合异环磷酰胺，或可选择吉西他滨联合多西他赛。对于非多形性横纹肌肉瘤，首选的化疗方案与尤文肉瘤相同，为长春新碱、放线菌素及异环磷酰胺；或长春新碱、多柔比星加异环磷酰胺与异环磷酰胺、依托泊苷轮流使用。对于血管肉瘤，首选方案则为紫杉醇，或与非特性软组织肉瘤一样选用阿霉素联合异环磷酰胺的方案。在2020年ASCO会议上日本报告了一组143例T2bN0M0复发无转移的G2、G3软组织肉瘤化疗的对照研究结果，AI方案（阿霉素＋异环磷酰胺）70例，GD方案（吉西他滨＋多稀紫杉醇）73例。经过对照研究临床试验（JCOG1306），得出的结论是AI方案优于GD方案，AI方案仍为四肢和躯干高级别STS围手术期的标准化疗方案。

对于腹膜后软组织肉瘤，目前化疗的地位仍不明确，相关的前瞻性研究仍十分缺乏，目前的证据多是基于回顾性研究得出。NCCN指南对于化疗的推荐并不明确，对于术前的腹膜后软组织肉瘤，可以考虑化疗；对于术后的腹膜后软组织肉瘤患者，NCCN建议对易于转移的亚型，如去分化脂肪肉瘤或平滑肌肉瘤，可考虑进行化疗。然而目前的回顾性研究证据不足。2014年一项纳入了132名患者的回顾性研究表明，接受术前新辅助化疗的腹膜后软组织肉瘤患者并不比直接手术的患者有生存上的获益；2015年一项利用美国国家癌症数据库的倾向得分匹配分析研究结果甚至发现，围手术期的化疗对腹膜后软组织肉瘤患者有害。因而目前仍无明确证据显示腹膜后软组织肉瘤围手术期化疗的作用。

由于软组织肉瘤发病率低、亚型众多，因此目前所发表的关于软组织肉瘤围手术期化疗的研究都不可避免地遇到了研究人数不足、临床病理复杂、分型众多等一系列不利于得出明确结论的现实困难。进一步对不同分型的软组织肉瘤进行亚组分析十分必要。

4. 免疫治疗 人体的免疫分为固有免疫系统和获得免疫系统，可以识别肿瘤细胞的新生抗原，促进肿瘤内部淋巴细胞的浸润（TILs），进而起到杀伤肿瘤的作用。然而免疫系统与肿瘤的关系并非单纯的猎手与猎物的关系：肿瘤在被免疫系统杀灭的同时也在逐步适应、控制肿瘤周边的免疫环境，这一过程在现代肿瘤免疫学中被称为"免疫编辑"。目前"免疫编辑"的理论认为，肿瘤在发展的过程中，其与免疫系统的关系经过了"3E"阶段，即清除（elimination）、平衡（equilibrium）和逃逸（escape）。清除是指免疫系统识别并杀灭肿瘤细胞；平衡是指肿瘤通过免疫编辑调节周边的免疫微环境，实现肿瘤细胞增殖和被免疫系统杀灭的动态平衡；逃逸是指经过了平衡阶段免疫系统对肿瘤细胞的自然选择后，能存活的肿瘤细胞具有了抑制肿瘤周边免疫功能的能力，其生长进入了不受控制的阶段。其中，平衡期是肿瘤发展出免疫逃逸能力最关键的时期，在此期间，肿瘤细胞通过增加免疫检查点（immune checkpoint）的表达、减少主要组织相容性复合体（MHC）的表达、促进 T 调节细胞（Tregs）在肿瘤微环境中的聚集等方式来控制肿瘤周边的免疫环境。这一过程可能持续 20 年之久。

通过研究肿瘤细胞发生免疫逃逸的机制，我们可以针对性地调节肿瘤内部的免疫微环境，增强免疫系统对肿瘤细胞的杀伤作用。目前，对于实体肿瘤免疫治疗的研究方向主要有：①开发免疫检查点抑制剂（ICI），拮抗肿瘤细胞对细胞毒性 T 细胞的抑制作用；②选择性地在体外增殖具有特殊肿瘤抗原受体的 T 细胞，回输入体内发挥抗肿瘤作用；③通过溶瘤病毒等增加肿瘤细胞抗原表达，或通过疫苗增强免疫系统对肿瘤细胞的识别能力；④清除肿瘤微环境中的 Tregs 细胞。

（1）免疫检查点抑制剂　T 细胞免疫功能的强度受信号通路调节，包括刺激信号和抑制信号，这些信号被称作免疫检查点。免疫检查点的意义在于保持免疫系统对自身组织的识别，防止发生自身免疫疾病。然而，肿瘤细胞可以调节自身免疫检查点蛋白的表达，抑制肿瘤微环境中的免疫系统功能，促进免疫逃逸的发生。目前研究最透彻的两个免疫检查点受体是 CTLA-4（cytoxic T-lymphocyte-associated antigen 4，又称 CD152）和 PD-1（programmed cell death protein，又称 CD279）。

CTLA-4 是最早发现的免疫检查点受体，它在 T 细胞上表达，通过与 CD28 竞争性地结合 CD80 和 CD86，起到抑制 T 细胞激活的作用。CTLA-4 抑制剂 Ipilimumab 在转移性黑色素瘤患者中取得了成功，将中位总生存期从 6.4 个月提高到了 10.1 个月，但是在肉瘤中单用 CTLA-4 抑制剂效果不佳。在 6 名晚期滑膜肉瘤患者中应用 Ipilimumab 1~3 周期后发现，患者的反应率为 0%。此外，Ipilimumab 的副反应发生率较高，3~4 级免疫相关的副反应发生率为 10%~15%，最常见的副反应是腹泻，有 27%~31% 的患者出现了该症状。考虑到 Ipilimumab 副反应率相对较高，对肉瘤患者效果不佳，目前 Ipilimumab 基本上仅与其他 ICI 联用。

PD-1 是免疫细胞上的受体，与周围正常组织细胞或肿瘤细胞上的 PD-L1 或 PD-L2 结合后抑制 T 细胞的活性。PD-1 主要在激活的 T 细胞和 B 细胞中表达，是激活型 T 细胞的一种表面受体，PD-1 有两个配体，分别是 PD-L1 和 PD-L2。机体内的肿瘤微环境会诱导浸润的 T 细胞高表达 PD-1 分子，肿瘤细胞会高表达 PD-1 的配体 PD-L1 和 PD-L2，导致肿瘤微环境中 PD-1 通路持续激活，PD-L1 与 PD-1 联接后，T 细胞功能被抑制，不能向免疫系统发出攻击肿瘤的信号。PD-1/PD-L1 抑制剂可以阻断 PD-1 与 PD-L1 的结合，阻断负向调控信号，使 T 细胞恢复活性，从而增强免疫应答。PD-1 和 PD-L1 的抑制剂在多种肿瘤中疗效显著。对 PD-1 受体进行抑制具有如下优势：①PD-1 主要在免疫效应期发挥作用，相比于 CTLA-4 抑制剂其副反应更小；②PD-1 不仅存在于 T 细胞中，在 NK 细胞和 B 细胞上也有表达，抑制了 PD-1 受体也能促进这部分细胞发挥溶瘤作用。在转移性或局部不可切除肉瘤患者中进行的 SARC-028 试验发现，分别有 18% 的软组织来源肉瘤患者和 5% 的骨来源肉瘤患者达到了客观缓解，尤其是在未分化多形性肉瘤（40%）和分化差的/去分化脂肪肉瘤（20%）中效果更为显著。

由于 PD-1 和 CTLA-4 抑制剂单独应用于软组织肉瘤效果均不尽满意，2015 年开展的 ALLIANCE A091401 试验致力于探索 PD-1 抑制剂单药和 PD-1 抑制剂联合 CTLA-4 抑制剂对于局部不可切除或转移性软组织肉瘤患者的效果对比。单药组和联合用药组的客观缓解率分别为 5% 和 16%，中位无进展生存期分别为 1.7 个月和 4.1 个月，中位总生存期分别为 10.7 个月和 14.3 个月，严重的治疗相关不良反应分别为 19% 和 26%。联合 PD-1 和 CTLA-4 抑制剂在某些肉瘤亚型中能取得相对较好的效果，其副反应可以耐受。

（2）获得性细胞免疫（ACT） 获得性细胞免疫疗法，即 ACT 疗法，最初采取的是从肿瘤组织获得 TIL 后进行扩增，回输入人体对肿瘤细胞进行杀伤。在转移性黑色素瘤中该疗法取得了成功，其客观缓解率可达到 30% 以上。然而该疗法需要从肿瘤组织中获取足够的 TIL，对于其适应人群——晚期肉瘤患者来说这一点并不容易。随后 Richard A. Morgan 等通过逆转录病毒将特异性的 T 细胞受体（TCR）导入从外周血获得的淋巴细胞中，使得这一部分淋巴细胞具有抗肿瘤的特异性。而之前发现的肿瘤 - 睾丸抗原（CTA）为这一新疗法提供了可能的靶点。CTA 是具有如下特征的一类蛋白的总称：①其前体 mRNA 主要在睾丸组织中表达，在其他正常组织中一般不表达；②在特定的肿瘤中具有高表达；③在肿瘤细胞的各个世代中表达均具有稳定性。NY-ESO-1 就是这样一种 CTA，它在 70%~80% 的滑膜肉瘤中都有表达。通过基因转录技术从外周血中获取 T 淋巴细胞，使其表达 NY-ESO-1 特异性的 TCR，将其输入经过淋巴细胞减灭的晚期滑膜肉瘤患者中，可以观察到 50%~60% 的患者达到了客观临床缓解，而且循环 T 细胞至少能在患者体内存在 6 个月之久。这为晚期滑膜肉瘤患者提供了一个新的、长期有效的治疗选择。

此外，目前另外一种 ACT 治疗选择是 CAR-T 疗法。CAR-T，即融合抗原受体 T 细胞。CAR-T 细胞表面具有抗原特异性的受体，能够结合某一种抗原。目前最常见的应用方向是针对 CD-19 的 CAR-T 疗法，应用于 B 细胞淋巴瘤中。CAR-T 疗法目前在肉瘤患者中应用较少。其中一项小型的针对 HER2 阳性的肉瘤的临床试验结果发现，输入 CAR-T 后可在肿瘤组织内检出相应的细胞，在 6 周后 CAR-T 细胞仍可在体内被检出；在 15.8% 的患者中观察到了肿瘤缩小，其中 1 名达到了 90% 以上的坏死率。目前除 HER-2 之外，GD2 抗原也是 CAR-T 疗法研究的其中一个目标。

5. 靶向治疗 近年来随着对软组织肉瘤认识的深入，各种治疗靶点逐渐被开发出来，有一部分靶向药物展现出了良好的治疗效果。下面对目前软组织肉瘤治疗常用的靶点作一简介。

（1）酪氨酸激酶受体抑制剂 酪氨酸激酶受体是体内广泛存在的一类酶联受体，具有多种类型，包括表皮生长因子受体（EGFR）、血小板生长因子受体（PDGFR）、巨噬细胞集落刺激生长因子受体（M-CSF 受体）、胰岛素和胰岛素样生长因子-1 受体（IGF-1 受体）及血管内皮生长因子受体（VEGFR）等。伊马替尼和舒尼替尼是传统的酪氨酸激酶受体抑制剂，在转移性的软组织肉瘤患者中也体现出了疗效。Cassier 等人在局部晚期或转移性的腱鞘滑膜巨细胞瘤患者中应用伊马替尼后发现 19% 的患者肿瘤缩小。Morosi 等人在 35 名转移性的孤立型纤维瘤患者中应用了舒尼替尼，结果发现有超过一半的患者可以使疾病获得控制，中位无进展生存期为 6 个月。Stacchiotti 等人在 9 名转移性腺泡状软组织肉瘤患者中使用了索拉菲尼，其结果显示 5 名患者肿瘤缩小，平均无进展生存期为 17 个月。此外，索拉菲尼在一项小队列孤立性纤维瘤患者的研究中被证明有效。

近年来广泛应用的另一类酪氨酸激酶受体抑制剂是多靶点的抑制药物，包括阿帕替尼、帕唑帕尼及安罗替尼等。帕唑帕尼是经过美国 FDA 批准、进入 NCCN 指南的靶向治疗药物，在多项软组织肉瘤临床试验中取得了相对满意的效果。如 EORTC 62072 研究，纳入了非脂肪源性，且一线化疗方案失败的 369 名转移性肉瘤患者，将其随机分为接受帕唑帕尼组和安慰剂组，研究结果发现帕唑帕尼可显著延长患者的无病生存期（4.6 月 vs 1.6 月）。需要注意的是，目前临床证据表明，帕唑帕尼主要对非脂肪源性软组织肉瘤有效。

另一个值得一提的药物是安罗替尼，这是由国内开发研制的多靶点酪氨酸激酶受体抑制剂，可以抑制 VEGFR1、VEGFR2、VEGFR3、PDGFR 及 FGFR 等多个靶点。国内由中国医学科学院肿瘤医院、北京大学肿瘤医院、上海第六人民医院等共同参与的 ⅡB 期前瞻性临床试验纳入了 166 名使用安罗替尼的转移性软组织肉瘤患者，其客观缓解率达到了 13%，中位无进展生存期和总生存期分别为 5.6 个月和 12 个月，证明安罗替尼对软组织肉瘤患者有效。目前多个安罗替尼相关临床试验正在进行中。

（2）mTOR 抑制剂　PI3K/AKT/mTOR 通路与体内代谢，细胞生长、增殖和存活等关键调节因子密切相关，并且在癌症和神经退行性疾病中过度激活。其信号通路具体过程如下：PIP3 与信号蛋白 AKT 和 PDK1 结合，促使 PDK1 磷酸化 AKT 蛋白，进而使 AKT 蛋白活化；活化的 AKT 磷酸化多种酶、激酶等信号通路下游因子，从而参与细胞增殖、分化、凋亡和葡萄糖转运等多种细胞功能的调节。mTOR 是 PI3K/AKT 信号通路下游的丝氨酸/苏氨酸蛋白激酶，其 C 端与磷脂酰肌醇激酶（PI3K）催化域同源，能够协调细胞生长、代谢，影响转录和蛋白质合成，调节细胞的凋亡、自噬等，目前已发现 mTOR 在各种细胞过程中被激活，比如肿瘤形成、血管生成、胰岛素抵抗、脂肪形成及淋巴细胞活化，并在多种癌症中表达失调。

mTOR 包括 mTORC1 和 mTORC2 两种复合体，这两种复合体均属于 PIKK（磷脂酰肌醇 3 - 激酶相关激酶）蛋白家族。其位于不同的亚细胞区，进而可以调节不同的细胞进程。前者主要促进蛋白质合成、脂肪生成、能量代谢、抑制自噬作用和溶酶体形成；后者主要在肌动蛋白细胞骨架、细胞存活及代谢方面发挥作用。

目前已知的 mTOR 抑制剂参与的信号通路包括：①影响基因转录和蛋白质合成，参与细胞生长增殖过程；②影响 T 细胞中细胞因子表达，参与免疫抑制；③影响运动代谢等疾病发病。

目前临床上常用的 mTOR 抑制剂包括依维莫司、坦罗莫司、西罗莫司等。在血管周上皮样细胞瘤（PEComas）、淋巴管平滑肌瘤病及血管平滑肌脂肪瘤中均显示出疗效。淋巴管平滑肌瘤病是一种进展性的囊性肺病，患者常出现进行性呼吸困难、活动耐量下降。McCormack 在 89 名患有淋巴管平滑肌瘤病的患者中进行了西罗莫司与安慰剂的对照试验，发现口服西罗莫司后患者的肺功能能够稳定，生活质量好转，且血清中的血管内皮生长因子 D（VEDF - D）含量下降。Benson 等人总结了 10 名应用西罗莫司或坦罗莫司的 PEComas 患者，在 7 名可评估的患者中，结果显示 5 名患者（50%）出现了部分缓解，1 名疾病稳定（10%），因而考虑 mTOR 抑制剂是 PEComas 的有效治疗药物。

（3）间变性淋巴瘤激酶（ALK）抑制剂　ALK 最早是在间变性大细胞淋巴瘤的一个亚型中被发现，随后在弥漫性大 B 细胞淋巴瘤和炎症性肌纤维母细胞瘤中均发现有多种类型的 ALK 基因重排，证明 ALK 是致癌驱动基因之一。目前发现在存在 ALK 基因突变的炎症肌纤维母细胞瘤中，克唑替尼可取得较好疗效。目前新型的 ALK 抑制剂还有 2014 年新审批的 Ceritinib，当前适应证是有 ALK 阳性的转移性非小细胞肺癌。

（4）细胞周期蛋白依赖性激酶 - 4（CDK - 4）抑制剂　CDK - 4 是细胞周期蛋白依赖性激酶家族的成员，其编码蛋白质是 Ser/Thr 蛋白激酶家族成员，对细胞周期 G_1 期进展非常重要。在高分化脂肪肉瘤和低分化脂肪肉瘤中常见 CDK - 4 高表达。帕博西尼（Palbociclib）是针对 CDK - 4 的靶向药物，在 CDK - 4 高表达的高分化脂肪肉瘤和去分化脂肪肉瘤中具有一定疗效。M. A. Dickson 等人纳入了 30 名高分化或低分化脂肪肉瘤患者，应用帕博西尼后患者的中位无进展生存期为 18 个月，有 1 名患者肿瘤部分缩小。

总之，NCCN 指南推荐软组织肉瘤系统治疗方案（2020. version 2.0）见表 16 - 26。

表 16 - 26　NCCN 指南推荐软组织肉瘤系统治疗方案（2020. version 2.0）

非特异亚型的软组织肉瘤		
推荐方案	可选方案	其他方案（在特定情形下）
新辅助/辅助化疗 • AIM（多柔比星，异环磷酰胺，美斯钠） • 异环磷酰胺，表柔比星，美斯钠	• AD（多柔比星，达卡巴嗪）- 若异环磷酰胺不适用 • 多柔比星 • 吉西他滨，多西他赛	• 异环磷酰胺
进展期/转移肿瘤的一线治疗 • 基于蒽环类药物的方案： • 多柔比星 • 表柔比星 • 脂质体多柔比星 • AD（多柔比星，达卡巴嗪） • AIM（多柔比星，异环磷酰胺，美斯钠） • MAID（美斯钠，多柔比星，异环磷酰胺，达卡巴嗪） • 异环磷酰胺，表柔比星，美斯钠	• 基于吉西他滨的方案： • 吉西他滨 • 吉西他滨，多西他赛 • 吉西他滨，长春瑞滨 • 吉西他滨，达卡巴嗪	• 帕唑帕尼（不适用于静脉化疗的患者） • 拉罗替尼（Larotrectinib，NTRK 基因融合的肉瘤） • 恩曲替尼（Entrectinib，NTRK 基因融合的肉瘤）
进展期/转移肿瘤的后续治疗 • 艾瑞布林（脂肪肉瘤 1 级推荐，其他亚型 2A 级推荐） • 帕唑帕尼（非脂肪源性肉瘤） • 曲贝替定（脂肪肉瘤和平滑肌肉瘤 1 级推荐）	• 达卡巴嗪 • 异环磷酰胺 • 替莫唑胺 • 长春瑞滨 • 瑞格菲尼	

非多形性横纹肌肉瘤		
推荐方案	可选方案	其他方案
• 长春新碱，放线菌素，环磷酰胺 • 长春新碱，多柔比星，环磷酰胺与异环磷酰胺和依托泊苷交替使用	• 长春新碱，多柔比星，环磷酰胺 • 长春新碱，多柔比星，异环磷酰胺 • 环磷酰胺，拓扑替康 • 异环磷酰胺，多柔比星 • 伊利替康，长春新碱 • 长春新碱，放线菌素 • 卡铂，依托泊苷 • 长春瑞滨，低剂量环磷酰胺 • 长春新碱，伊利替康，替莫唑胺 • 多柔比星 • 伊利替康 • 拓扑替康 • 长春瑞滨 • 大剂量甲氨蝶呤 • 曲贝替定	

血管肉瘤		
推荐方案	可选方案	其他方案
• 紫杉醇 • 基于蒽环类或吉西他滨的方案（参考非特异亚型的软组织肉瘤方案）	• 多西他赛 • 长春瑞滨 • 索拉菲尼 • 舒尼替尼 • 贝伐单抗 • 帕唑帕尼 • 其他非特异亚型软组织肉瘤的推荐方案	

孤立型纤维瘤		
推荐方案	可选方案	其他方案
• 贝伐单抗和替莫唑胺 • 舒尼替尼 • 索拉菲尼 • 帕唑帕尼	• 其他非特异亚型软组织肉瘤的推荐方案	

腱鞘滑膜巨细胞瘤/色素性绒毛结节性滑膜炎		
推荐方案	可选方案	其他方案
• Pexidartinib（1 级推荐） • 伊马替尼		

腺泡状软组织肉瘤（ASPS）		
推荐方案	可选方案	其他方案
• 舒尼替尼 • 帕唑帕尼 • 帕博利珠单抗		

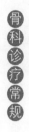

PEComa，复发性血管平滑肌脂肪瘤，淋巴管平滑肌瘤病		
推荐方案	可选方案	其他方案
• 舒尼替尼 • 帕唑帕尼 • 帕博利珠单抗		

有 ALK 基因突变的炎症肌纤维母细胞瘤		
推荐方案	可选方案	其他方案
• 舒尼替尼 • 帕唑帕尼 • 帕博利珠单抗		

腹膜后高分化/去分化脂肪肉瘤		
推荐方案	可选方案	其他方案
		• 帕博西尼

未分化多形性肉瘤		
推荐方案	可选方案	其他方案
• 其他非特异亚型软 组织肉瘤的推荐方案	• 帕博利珠单抗	

上皮样肉瘤		
推荐方案	可选方案	其他方案
• 他泽司他		

第六篇　发育与代谢性疾病篇

第十七章　骨与软骨发育及代谢性疾病

第一节　骨与软骨发育障碍性疾病

一、成骨发育不全症

【概述】

成骨发育不全症即成骨不全症，又称脆骨病，是一组以骨骼脆性增加及胶原代谢紊乱为特征的全身结缔组织病。病变不仅限于骨骼，也可累及其他结缔组织，包括眼、皮肤、巩膜、牙齿等。一般认为本病为遗传疾病，以常染色体显性遗传为主，少数也可为常染色体隐性遗传。

【诊断标准】

1. 典型临床表现　发生率在新生儿中大约 0.05‰。典型三联征包括蓝色巩膜、成齿不全及全身性骨质疏松，还可有耳聋、关节松弛、头面畸形等，常因反复骨折就诊。先天型患者身材矮小、多发骨折、长骨弯曲，可因颅内出血或反复呼吸道感染致死。

2. X 线表现　骨质疏松常见。长骨细长、弯曲，骨皮质变薄，干骺端膨大；颅骨钙化延迟；椎体呈双凹扁形，可有脊柱侧凸等畸形。骨折常为多发性，周围骨痂呈球形，可超过骨折断面直径的 2~3 倍，易误诊为骨肉瘤。

3. 化验检查　一般正常，可有 AKP 升高，与胶原代谢有关的指标异常，如尿羟脯氨酸增加。

4. 鉴别诊断

（1）佝偻病　主要区别为骺板增宽，呈毛刷状，血清钙、磷及碱性磷酸酶异常。

（2）维生素 C 缺乏症　主要区别为可有皮下、肌肉、骨膜下出血点，或剧痛、假性瘫痪等。

（3）骨肉瘤　当骨折部位出现大量骨痂时应进行全身检查，必要时活检以排除骨肉瘤的可能。

【治疗原则】

1. 预防骨折　对患儿注意保护，佩戴支具，防止出现骨折。

2. 治疗骨与畸形　可用外固定，也可采用髓内钉技术，既能治疗骨折、也可预防再骨折，术后很少出现骨不连。

3. 药物　目前尚无效果肯定的药物，可选择的有二膦酸盐、氟化物、维生素 D、降钙素和性激素等。

二、软骨发育障碍性疾病（软骨发育不全）

【概述】

软骨发育不全是一种由于软骨内骨化缺陷造成的先天性发育异常，由于基因突变或者环境影响而导致长骨生长板增殖缺陷。可为常染色体显性遗传，有家族史。由于软骨发育异常，长骨生长受阻，而膜内化骨正常，因而骨的粗细正常。主要表现为四肢短小，是最常见的一种侏儒症；主要影响长骨，智力及体力发育良好，患者常作为剧团或马戏团的杂技小丑。

【诊断标准】

1. 临床表现 侏儒是最常见的体征，四肢短，躯干相对较长，头颅与身体不相称，胸椎后突，腰椎前突，使臀部特征性地突出。下肢呈弓形，智力发育正常，牙齿好，肌力亦强，性功能正常。

2. X线表现 颅盖大，前额突出，顶骨及枕骨亦较隆突，但颅底短小，枕大孔变小而呈漏斗型，其直径可能只有正常人的1/2；长骨变短，骨干厚，髓腔变小，在膝关节部位，常见骨端呈"V"形分开，而骨骺的骨化中心正好嵌入这V形切迹之中，下肢弓形，腓骨长于胫骨，上肢尺骨长于桡骨；椎体厚度减少，但脊柱全长的减少要比四肢长度的减少相对少很多；骨盆狭窄，髂骨扁而圆；肋骨短，胸骨宽而厚。肩胛角不锐利，肩胛盂浅而小；脊髓造影可见椎管狭小，有多处椎间盘后突。

3. 化验检查 多无异常。

4. 鉴别诊断

（1）软骨发育不良 明显的单侧性，受累肢体短小。常见有膝外翻，尺骨短小，桡骨弯曲变形，手足指（趾）有多发性软骨瘤。

（2）骨骺发育不良 无家族史，常见所有大骨骺均受累，身材矮小，四肢短，关节僵硬，面部、颅骨及脊柱均正常。X线片可见骨骺不规则。

【治疗原则】

（1）本病无特殊治疗方法。

（2）主要为对症治疗。必要时可行截骨术以矫正下肢弯曲畸形，一般在患者成年骨发育停止后进行。如果椎管狭窄或神经根受压，可行椎管减压或神经松解术。

（3）外科手术是目前有效的治疗方法，基因治疗是未来的发展方向。

三、骨质异常增生性疾病（骨硬化症）

【概述】

骨硬化症又称石骨症，是一种少见的遗传性疾病。属常染色体显性及隐性遗传，前者多为良性，后者为恶性，死亡率高，有明显的遗传倾向及家族史。骨硬化是指骨骼密度增加伴有轻微的形状改变。

【诊断标准】

1. 分型 可分两型，即成人型（良性型）和幼儿型（也为恶性型）。易发生骨折，多位于骨干部，其愈合不延迟。因骨髓腔变窄，引起进行性贫血，髓外造血器官可代偿性增大。氟中毒时重者显示不同程度的躯干关节酸痛，活动受限。氟斑牙为易见体征。

（1）良性型　多见于成年人，通常无症状或症状轻微，常因自发性骨折或体格检查时被发现。偶有肝脾肿大和视听障碍。当骨硬化增生引起茎乳孔缩窄时，可出现面瘫。贫血见于半数良性型患者。

（2）恶性型　主要见于婴幼儿，特点为进行性贫血，血小板减少，肝脾肿大，淋巴腺病，脑积水和自发性骨折。由于颅底畸形可出现颅神经压迫症状，常有失明。患者对感染的抵抗力降低。病程进展快，常因严重贫血、脑积水和反复感染等原因早期死亡。少数可生存至儿童期。患儿生长迟缓，智力和性发育不良，常伴发佝偻病、龋齿和骨髓炎。

2. X线特征　全身骨密度增加是显著的放射学特征，长骨的穿透性摄片揭示在骨骺区有生长障碍线，骨干有纵向条纹。随着疾病的进展，长骨的两端，尤其是肱骨近端和股骨远端形成"烧瓶"状，在椎骨、骨盆以及管状骨有骨内成骨，颅骨增厚，脊柱表现为"橄榄球衫"样。

3. 化验检查　无特殊异常。

4. 鉴别诊断

（1）中毒　铅、磷、铋或维生素D中毒，多可通过病史、中毒症状及化验鉴别。氟骨症有骨内膜骨化及关节周围软组织钙化，一般累及短管状骨。

（2）致密性成骨不全症　此病除硬化外，常合并锁骨肩峰发育不良。一般不发生贫血或颅神经系统症状。

（3）骨髓硬化症　主要表现为全血减少，与幼年型较难区别。

（4）硬化型骨病　区别在于本病患者身材高，颜面及下颌大，第二、三并指畸形，末节指骨、指甲退化。可死于颅内压增高或脑疝。

【治疗原则】

（1）如并发骨折，按一般骨折治疗处理。

（2）预防及治疗龋齿，避免出现下颌骨骨髓炎。

（3）合并脾大、脾功能亢进可行脾切除。

第二节　营养障碍性骨疾病

一、佝偻病

【概述】

佝偻病俗称缺钙，属钙化性疾病，即新形成的骨有机质不能以正常方式进行钙化而引起的骨骼疾患。在婴儿期较为常见，是由于维生素D缺乏引起体内钙、磷代谢紊乱，而使骨骼钙化不良的一种疾病。佝偻病发病缓慢，不容易引起重视。佝偻病使小儿抵抗力降低，容易合并肺炎及腹泻等疾病，影响小儿生长发育。

【诊断标准】

1. 病史　有与病因相关的病史，如饮食营养状况、生活环境、出生史等。

2. 临床表现　囟门增大、轻度的方颅、肋软骨沟、肋骨串珠、鸡胸、漏斗胸、O或X形腿、骨骺膨大、出牙晚、行走晚、关节松弛等。幼儿可有手足抽搐、惊厥甚至喉痉挛。

3. 协助诊断 佛斯特征（Chvostek's sign）、陶瑟征（Trousseau's sign）、腓骨反射可协助诊断。

4. X线检查 急性期钙化带模糊，干骺端增宽，边缘呈毛刷状或杯口状改变，骨骺软骨加宽，下肢长骨弯曲，但凹侧皮质可增厚。

5. 化验检查 可有血钙、血磷均降低，碱性磷酸酶增高，尿钙减少。此外，维生素D的代谢测定有帮助。

6. 鉴别诊断

（1）原发性甲状旁腺功能亢进症 典型表现为全身骨质疏松，棕色瘤，病理性骨折和骨畸形，无手足抽搐，但轻型患者易混淆。高血钙、高尿钙和尿cAMP增高为其特点。

（2）骨质疏松症 与佝偻病不同点在于X线无骨皮质的绒毛状改变，骨小梁清晰可见；血钙、血磷多无明显变化，尿钙多高于正常。

此外，不同原因的佝偻病也应该进行鉴别。

【治疗原则】

（1）日光浴及人工紫外线照射。

（2）富含维生素D与钙的饮食疗法。

（3）钙剂与维生素D治疗。

（4）畸形矫正，包括支具矫形与截骨矫形术。

（5）妊娠及哺乳期妇女注意补充维生素D。缺乏户外活动者补充维生素D。

二、骨软化症

【概述】

骨软化症即成人的佝偻病，也称软骨病，即骨矿化不足，新形成的骨基质钙化障碍。它是发生在骨骺板已闭合的成人骨矿化障碍。发生在生长发育已完成的成年人为软骨病，发生在儿童则为佝偻病。多数病因同佝偻病；少数因肝、肾病变，酶缺陷，抗惊厥药物引起。

【诊断标准】

1. 病史 有与病因相关的病史。

2. 临床表现 早期症状不明显，症状逐渐加重，多见于妊娠、多产的妇女及体弱多病的老人，最常见的症状是骨痛、肌无力和骨压痛。重度患者有脊柱后凸、身体变矮、骨盆变形等现象，但肌痉挛及手足抽搐的发生并不多见。肌无力是一个重要的表现，开始时上楼梯或坐位起立时很吃力，病情加剧时完全不能行走。在骨痛与肌无力同时存在的情况下，患者步态特殊，摇摇摆摆，被称为"鸭步"或"企鹅步"态。骨压痛多见于胸骨、肋骨、骨盆及大关节处，不能触碰，触之疼痛难忍。有的有自发性、多发性或假性骨折，如股骨转子下骨折或椎体的压缩性骨折。神经系统可有四肢麻木感等。

3. X线检查 最常见的现象是骨质疏松、骨密度下降、骨骼畸形和骨折、骨皮质变薄，呈绒毛状。可有假骨折线形成（Looster带）。

4. 实验室检查 同佝偻病。

【治疗原则】

（1）补充维生素 D。

（2）骨折及畸形做相应的治疗，骨折固定术或畸形矫正术。

第三节　内分泌障碍性骨病

一、甲状旁腺功能亢进症

【概述】

甲状旁腺功能亢进是指由于任何原因导致甲状旁腺激素（PTH）合成及分泌过多，累及骨骼、泌尿等多个系统的内分泌疾病。

甲状旁腺功能亢进症（以下简称甲旁亢）可分为原发性、继发性、三发性和假性 4 种。原发性甲旁亢（PHPT）是由于甲状旁腺本身病变引起的甲状旁腺激素（PTH）合成、分泌过多，引起的钙、磷和骨代谢紊乱的一种全身性疾病。表现为骨吸收增加的骨骼病变、肾结石、高钙血症和低磷血症等。甲状旁腺的病变主要为腺瘤、增生和腺癌 3 种。部分原发性甲旁亢为多发性内分泌腺瘤 I 型或 Ia 型中的组成部分。继发性甲旁亢是由于各种原因所致的低钙血症或维生素 D，刺激甲状旁腺，使之增生肥大，分泌过多的 PTH，见于肾功能不全、骨质软化症和小肠吸收不良等。三发性甲旁亢是在继发性甲旁亢的基础上，由于腺体受到持久和强烈的刺激，部分增生组织转变为腺瘤，自主地分泌过多的 PTH，主要见于肾功能衰竭和长期补充中性磷后。这里主要简述原发性甲旁亢。

近 30 年来，随着常规血钙检测的开展，PHPT 的患病率明显增高，每年约为 4/100000。主要是中年人发病，高峰发病年龄是 70 岁，并且随着年龄增长，其患病率也逐渐升高；男女患者比例大约是 1∶（3~4）。

大多数原发性甲状旁腺功能亢进症是偶发性的，但甲状旁腺功能亢进可能与罕见的家族性疾病如多发性内分泌肿瘤（MEN－1 和 MEN－2）有关。在散发性和家族性病例中，某些基因的突变与肿瘤的发展有关，例如甲状旁腺功能亢进－下颌肿瘤综合征。头颈放疗，慢性低钙或低维生素 D 状态以及锂疗法可引起甲状旁腺功能亢进症的高发。病理特征包括腺瘤（80%）、增生（15% 至 20%）或癌瘤（<1%）。

【诊断标准】

通常，原发性甲状旁腺功能亢进症可通过血清钙和 PTH 水平升高来确认，但需排除 PTH 升高的其他原因（即继发性甲状旁腺功能亢进）。继发性甲状旁腺功能亢进症中的血清钙通常较低。原发性甲旁亢的诊断分为两个步骤：定性诊断；定位诊断。

（一）甲旁亢的定性诊断

凡具有骨骼病变、泌尿系结石和高钙血症的临床表现，单独存在或两三个征象复合并存时，血钙、碱性磷酸酶和 PTH 增高、血磷值降低、尿钙排量增多支持甲旁亢的诊断。用 ^{99m} 锝的西他米比进行甲状旁腺定位可以发现潜在的腺瘤，以帮助进行手术计划。甲状旁腺超声还用于定位甲状旁腺腺瘤。对于所有甲旁亢的患者，建议将脊柱、髋部和前臂的骨密度用于评估骨质疏松症和脆性骨折的风险。在甲旁亢中，皮质骨丢失（即前臂或髋部）大于小梁骨丢失（即脊柱），可以考虑使用肾脏超声检查来评估无症状的肾结石。因此典型的甲旁亢临床上不难诊断。

（二）甲旁亢的定位诊断

1. 颈部超声检查　诊断符合率约 70%。如第一次颈部手术失败，相当一部分患者的病变甲状旁腺仍在颈部，因此重复 B 超检查仍属必要。

2. 放射性核素检查　①^{99m}锝 – 甲氧基异丁基异腈（^{99m}Tc – MIBI）扫描显像符合率在 90% 以上，也能检出迷走于纵隔的病变；②^{125}碘（^{125}I）和硒（^{75}Se）蛋氨酸计算机减影技术可发现 82% 的病变；③锝（^{99m}Tc）和铊（^{201}TI）双重同位素减影扫描可检出直径 1cm 以上的病变。注意：假阴性见于甲状旁腺肿瘤有囊性变，有液化出血，液体将显影剂稀释；甲状旁腺埋于甲状腺内等。假阳性见于甲状腺结节干扰。

3. 颈部和纵隔 CT 扫描　对颈部的病变甲状旁腺定位意义不大。对位于前上纵隔腺瘤的检出率为 67%。可检出直径 1cm 以上的病变。

（三）临床表现

大多数原发性甲状旁腺功能亢进症患者无症状。通常在偶然发现高钙血症或评估骨量减少的患者中考虑诊断此病。症状的发展随疾病进展的严重程度和速度而变化，并反映了疾病过程中的高钙血症和甲状旁腺功能亢进。主要是以高血钙、骨骼病变和泌尿系统病变为主的症状，可单独出现或合并存在，一般进展缓慢，常数月或数年才引起患者的注意而就诊。原发性甲状旁腺功能亢进症临床表现多样，除高钙血症致中枢神经系统、消化道、神经肌肉症状外，还可累及心血管、骨骼、泌尿系等器官系统。患者往往主诉局部症状多，若医生追问病史、体检不仔细，忽略诸如乏力、困倦、食欲不振、恶心、便秘、全身骨质疏松、泌尿系结石等症状和体征，化验不全面，更易产生误诊。症状可包括：心血管症状（高血压，Q – T 间隔缩短，心动过缓，心律不齐，瓣膜钙化，左心室肥大，平均颈动脉内膜中层厚度增加）；胃肠道症状（厌食，恶心，呕吐，便秘，腹痛，消化性溃疡，胰腺炎）；泌尿生殖道症状（肾结石症，肾钙化病，肾功能不全，多饮，多尿，夜尿症，肾性尿崩症，肾小管性酸中毒）；肌肉骨骼症状（无力，肌病，骨痛，骨质减少，骨质疏松，痛风，假痛风，软骨钙化病，囊性纤维性囊炎，骨膜下骨吸收）；中枢神经系统症状（神志不清，焦虑，疲劳，嗜睡，肥胖，抑郁，昏迷）；其他症状（瘙痒，转移性钙化，带状角膜病变）。

1. 高钙血症的症状　血钙水平增高可导致多个系统症状。

（1）中枢神经系统　淡漠、消沉、性格改变、智力迟钝、记忆力减退、烦躁、过敏、多疑多虑、失眠、情绪不稳定和突然衰老等。偶见明显的精神病，幻觉、狂躁，严重者甚至昏迷。

（2）周围神经 – 肌肉系统　易疲劳、四肢肌肉软弱，近端肌肉尤甚，重者发生肌肉萎缩。可伴有肌电图异常。这种肌肉软弱和萎缩在甲旁亢手术治疗后可获纠正。

（3）消化系统　高血钙致神经肌肉激惹性降低，胃肠道平滑肌张力降低，胃肠蠕动缓慢，引起食欲不振、腹胀、便秘、严重高钙血症可有恶心、呕吐、泛酸、上腹痛。高血钙可刺激胃泌素分泌，胃酸增多，溃疡病较多见。随着甲旁亢的手术治疗，高钙血症被纠正的同时，高胃酸、高胃泌素血症和溃疡病均可得到纠正。甲旁亢患者钙离子易沉着于有碱性胰液的胰管和胰腺内，激活胰蛋白酶原和胰蛋白酶，约 5% 左右的患者有急性或慢性胰腺炎发作。临床上慢性胰腺炎为原发性甲旁亢的一个重要诊断线索，一般胰腺炎时血钙值降低，如患者血钙值正常或增高，应除外原发性甲旁亢。严重时可出现高血钙危象：严重病例可出现重度高钙血症，伴明显脱水，威胁生命，应紧急处理。

2. 骨骼病变 典型病变是广泛骨丢失、纤维囊性骨炎、囊肿棕色瘤形成、病理性骨折和骨畸形。主要表现为广泛的骨关节疼痛，伴明显压痛多由下肢和腰部开始，逐渐发展至全身，以致活动受限，卧床不起，翻身亦困难。重者有骨畸形，如胸廓塌陷变窄、椎体变形、骨盆畸形、四肢弯曲和身材变矮。约30%的患者有自发性病理性骨折和纤维性囊性骨炎，有囊样改变的骨常呈局限性膨隆并有压痛，好发于颌骨、肋骨、锁骨外1/3端及长骨，易被误诊为骨巨细胞肉瘤，该处常易发生骨折，骨囊肿是部分甲旁亢患者的唯一表现。骨髓被纤维结缔组织填充而出现继发性贫血和白细胞减少等。国内报道的病例80%以骨骼病变表现为主或与泌尿系结石同时存在。

3. 泌尿系症状 PTH的生理作用为增加肾远曲小管中钙的重吸收率，并抑制肾近及远曲小管中磷的重吸收。在PTH过多时，尿磷排出量增多，为血磷偏低的原因。PTH的主要全身性作用为提高血钙浓度，在PTH过量时，高血钙使肾小球滤过的钙量大为增加，超过了PTH增加肾远曲小管重吸收钙的效果，故尿钙排量增多。因此患者常有烦渴、多饮和多尿。可发生反复的肾脏或输尿管结石，表现为肾绞痛或输尿管痉挛的症状，血尿、乳白尿或尿砂石等，也可有肾钙盐沉着症。容易并发泌尿感染，晚期则发生肾功能不全。原发性甲旁亢患者肾结石的发生率为40%左右。在肾结石患者中，原发性甲旁亢为其病因者占2.5%左右。国内报道仅有单纯肾结石而无骨病变的甲旁亢患者较少见。

4. 其他症状 软组织钙化影响肌腱和软骨等处，可引起非特异性关节痛，累及手指关节，有时主要在近端指间关节。皮肤钙盐沉积可引起皮肤瘙痒。新生儿出现低钙性手足抽搐要追查其母有无甲旁亢的可能。

5. 体征 多数病例无特殊体征，骨骼有压痛、畸形、局部隆起和身材缩短等。在颈部可触及肿物者为10%～30%。少数患者钙沉积在角膜。早期需用裂隙灯方能查出。心电图示心动过速，Q-T间期缩短，有时伴心律失常。肾脏受损可有继发性高血压。

（四）X线检查

X线表现和病变的严重程度相关，典型的表现为普遍性骨质疏松，常为全身性，表现为骨密度降低，骨小梁稀少，皮质变薄呈不均匀板层状，或骨小梁粗糙呈网状结构，这是由于骨小梁被吸收后，为纤维组织代替，并有不规则新骨形成所致。典型病例可见：头颅相显示毛玻璃样或颗粒状，少数见局限性透亮区。骨膜下吸收是甲旁亢出现最早和特异性最高的X线征象。指（趾）骨有骨膜下吸收，皮质外缘呈花边样改变以中指桡侧更为明显和常见。软骨下骨也可有类似表现，称为软骨下骨吸收，见于耻骨联合、骶髂关节和锁骨的两端。牙周膜下牙槽骨硬板消失。纤维性囊性骨炎在骨局部形成大小不等的透亮区，长骨骨干多见，也可见于骨盆、肋骨、锁骨和掌骨等部位。骨破坏区呈囊肿样变，可融合膨大，内含棕色液体，即棕色瘤。囊肿部位或承重部位好发生病理性骨折，常为多发性。腹部平片示肾或输尿管结石、肾钙化。

骨密度测定和骨超声速率检查显示骨量丢失和骨强度降低。皮质骨的骨量丢失早于松质骨，且丢失程度更为明显。

（五）实验室检查

1. 血清钙 正常人血总钙值为2.2～2.7mmol/L，血清游离钙值为（1.18±0.05）

mmol/L。甲旁亢时血清总钙值呈现持续性增高或波动性增高，少数患者血清总钙值持续正常。血游离钙测定结果较血总钙测定对诊断更为敏感和正确。但要注意合并维生素 D 缺乏、骨质软化症、肾功能不全、胰腺炎、甲状旁腺腺瘤栓塞和低蛋白血症等因素，血清总钙值正常，但游离钙值常增高。注意：判断血清总钙水平应使用血清白蛋白水平校正。白蛋白浓度 < 40g/L 时，每降低 10g/L，血清总钙降低 0.20mmol/L。血清总钙多次 > 2.75mmol/L 或游离钙 > 1.28mmol/L 应视为疑似病例。

2. 血清磷 正常值成人为 0.97 ~ 1.45mmol/L，儿童为 1.29 ~ 2.10mmol/L。甲旁亢时，近端小管排酸能力受损，造成轻度高氯性酸中毒，甲旁亢患者氯/磷（Cl/P）比值 > 33；而其他原因引起的高钙血症患者 Cl/P 比值 < 33。

3. 血清碱性磷酸酶 Bodansky 法正常值：婴儿 < 30 单位，儿童 5 ~ 14 单位，成人 1.5 ~ 4 单位；King – Armstrong 法：儿童 3 ~ 13 金氏单位（106 ~ 213 单位/L）和成人 5 ~ 28 金氏单位（32 ~ 107 单位/L）。儿童的骨骼生长活跃，其正常值较成人高 2 ~ 3 倍。骨发生病变时，碱性磷酸酶升高，反映骨组织成骨细胞活跃程度，成骨细胞活动与破骨细胞活动相耦联。原发性甲旁亢时，排除了肝胆系统的疾病存在，则血碱性磷酸酶增高反映骨病变的存在，病变愈严重，碱性磷酸酶值愈高。

4. 血 PTH 测定血 PTH 水平可直接了解甲状旁腺的功能。原发性甲旁亢，血 PTH 水平增高，血钙浓度增高或正常高限；继发性甲旁亢，血 PTH 水平增高，血钙降低或正常低限；因肿瘤或维生素 D 过量等非甲旁亢引起的高钙血症，由于 PTH 分泌受抑制，血 PTH 低于正常或测不到。

（六）鉴别诊断

1. 高钙血症

（1）恶性肿瘤 ①局部溶骨性高钙血症（LOH）：原发性血液系统肿瘤或非血液肿瘤伴骨骼转移，最常见为多发性骨髓瘤〔可有局部和全身骨痛、骨质破坏、特异的免疫球蛋白增高、红细胞沉降率增快、尿中本周蛋白阳性，血尿轻链 Kap 和 Lam 增高，骨髓可见瘤细胞〕，也常见于淋巴瘤和乳腺癌；②恶性肿瘤体液性高钙血症：以往曾称为假性甲旁亢、异位性甲旁亢，现已明确于绝大多数病例是由于肿瘤释放甲状旁腺激素相关蛋白（PTHrP）入血，作用于 PTH/PTHrP 受体所致，由多种鳞癌、腺癌、内分泌肿瘤等所引起；③肿瘤产生过量 1,25 双羟维生素 D_3 为多种不同病理类型的淋巴瘤；④肿瘤伴真正的异位 PTH 分泌：经敏感而特异的 PTH 测试法及 PTH、PTHrP 分子探针检查等证实。甚少见，为小细胞肺癌、肺鳞癌、胸腺癌、未分化神经内分泌瘤、卵巢腺癌、甲状腺乳头状癌。在原发性甲旁亢的鉴别诊断中需注意此种可能性。

（2）家族性低尿钙性高钙血症 24 小时尿钙多 < 250mg，最有鉴别诊断价值的是血清钙清除率与血清肌酐清除率之比值小于 0.01。

（3）结节病 有高血钙、高尿钙、低血磷和碱性磷酸酶增高（累及肝引起），与甲旁亢颇相似。但无普遍性脱钙。有血浆球蛋白升高。鉴别可摄胸片，血 PTH 正常或降低。类固醇抑制试验有鉴别意义。

（4）维生素 A、维生素 D 过量 有明确的病史可供帮助，此症有轻度碱中毒，而甲旁亢有轻度酸中毒。皮质醇抑制试验可以帮助鉴别。钙摄入不足或维生素 D 缺乏、慢性腹泻、慢性肝病等引起的佝偻病或骨软化症患者，血钙低或正常，不会高于正常，而且尿钙低，血 PTH 水平高。

（5）药物性高钙血症，多有服药史，停药后血钙浓度逐渐恢复正常。

2. 代谢性骨病

（1）骨质疏松症　血清钙、磷和碱性磷酸酶都正常，为普遍性脱钙和骨质疏松。

（2）骨质软化症　可能与慢性消化系统、泌尿系疾病以及长期哺乳等有关。主要表现为：血清钙、磷正常或降低，血碱性磷酸酶和 PTH 均可增高，尿钙和磷排量减少。骨 X 线有椎体双凹变形、假骨折等特征性表现。

（3）肾性骨营养不良　骨骼病变有纤维性囊性骨炎、骨硬化、骨软化和骨质疏松四种。血钙值降低或正常，血磷增高，尿钙排量减少或正常，有明显的肾功能损害。多数患者表现为骨痛、活动障碍、骨质疏松，可能伴有全身症状，如乏力、胃肠蠕动减弱、食欲不振、恶心、便秘等。纤维囊性骨炎，以扁骨和管状骨多发大小不等囊性变为主。

3. 多发性内分泌肿瘤Ⅰ型或Ⅰa型　甲旁亢的临床表现相对较轻，病理以增生者居多，可在不同的病程期间出现。Ⅰ型常伴有胰腺内分泌腺瘤（胰岛细胞瘤、胃泌素瘤或胰高血糖素瘤）和垂体腺瘤；Ⅰa型常伴有甲状腺髓样癌和嗜铬细胞瘤。

【治疗原则】

治疗的方式取决于疾病的进展和哪些患者能从手术中获益。

（1）对于有症状的原发性甲状旁腺功能亢进症，手术是唯一的明确治疗方法。手术可以使钙水平正常化，降低肾结石的风险，提高骨矿物质密度和降低骨折风险，并提高生活质量。有症状或有并发症的原发性甲旁亢患者应手术治疗。手术适应证：①所有年龄小于 50 岁的患者；②高钙血症；③肌酐清除率 <60ml/min；④24 小时尿钙 >10mmol/dl；⑤通过 X 射线、超声或 CT 检查是否存在肾结石病或肾钙化病；⑥骨质疏松症双能 X 射线吸收法（DXA）得出的骨矿物质密度（BMD）：腰椎、全髋、股骨颈或远端三分之一半径处的 T 分数≤2.5。X 射线、CT、MRI 进行椎体骨折或 DXA 进行椎体骨折评估（VFA）。

（2）无症状　而仅有轻度高钙血症的甲旁亢病例需随访观察，如有以下情况则需手术治疗：①骨吸收病变的 X 线表现；②肾功能减退；③活动性尿路结石；④血钙水平 33mmol/L；⑤血完整甲状旁腺激素（iPTH）较正常增高 2 倍以上；⑥骨密度降低，低于同性别、同年龄平均值的 2 个标准差，或低于同性别青年人平均值的 2.5 个标准差（腰椎、髓部和腕部）；⑦严重的精神病、溃疡病、胰腺炎和高血压等。

（3）甲状旁腺手术后可出现低钙血症，多在手术后数小时至 7 天发生。轻者手、足、唇和面部发麻，重则手足搐搦。一般术前碱性磷酸酶很高，又有纤维性囊性骨炎者则术后会有严重的低钙血症，口服碳酸钙、乳酸钙或葡萄糖酸钙，相当于元素钙 1～3g。手足搐搦明显者可以静脉推注 10% 葡萄糖酸钙 10～20ml，缓慢推入。难治顽固性低钙血症可以静脉滴注葡萄糖酸钙，同时补充维生素 D_2 或维持 D_3，开始剂量 3 万～5 万单位/天，以后酌情减少用量，常可缓解症状。

（4）有骨科并发症时，按照骨科原则进行治疗：如骨折复位、固定、支具保护等。

（5）对于所有有症状的甲旁亢患者应考虑甲状旁腺切除术。如果禁止手术或不希望手术，可以使用西那卡塞和双膦酸盐。无症状的患者可以通过连续的钙、肌酐、eGFR 和骨矿物质密度测量进行监测，疾病进展可能需要手术治疗。可以通过限制导致高钙血症的因素（例如脱水、固定、噻嗪类利尿剂）并保持正常的钙和维生素 D 摄入量来对大多数患者进行医学治疗。骨质减少和高骨折风险的患者可能需要抗吸收治疗，例如双膦酸盐。

二、甲状旁腺功能减退症

【概述】

甲状旁腺激素（PTH）分泌或功能降低会导致甲状旁腺功能减退。在原发性甲状旁腺功能减退症（简称甲旁减）中，甲状旁腺的缺失或功能异常会导致 PTH 分泌不足，继而发生低钙血症和高磷血症。外科性甲状旁腺功能低下是最常见的病因，其次是自身免疫性疾病。患有 1 型自身免疫性多腺综合征的个体通常出现在儿童期/青春期，患有念珠菌病、甲状旁腺功能低下和肾上腺功能不全。PTH 的功能受损（即 PTH 抵抗）也会导致血钙过低和高磷血症，但在这种情况下测得的 PTH 水平升高。GNAS1 基因中的母源传播突变导致 PTH 抵抗（即假性甲状旁腺功能减退）。它具有一些特征性特征，包括发育延迟、身材矮小、相貌圆润和第 4 掌骨短，称为奥尔布赖特遗传性骨营养不良（AHO）。父本传播表现为无 PTH 抵抗的 AHO。

一般当甲状旁腺激素减少至正常的 50% 以下（血钙降低到 < 8mg/dl）时，才会出现手足搐搦等轻微临床症状。常见的临床造成甲状旁腺激素合成和分泌不足的原因有：①术后甲状旁腺功能低下；是最常见的原因；②甲状旁腺的破坏：自身免疫性多腺综合征 1型、颈部的放疗、浸润性疾病（例如，转移性癌、威尔逊病、血色素沉着症、地中海贫血、肉芽肿性疾病）；③甲状旁腺的发育缺陷：孤立的甲状旁腺功能低下、分支发育不良（DiGeorge 综合征）、甲状旁腺功能减退 - 迟发性畸形综合征、甲状旁腺功能低下 - 耳聋 - 肾发育不良综合征、与甲状旁腺功能低下有关的线粒体功能障碍；④甲状旁腺的功能和分泌缺陷：钙敏感受体的激活突变会改变受体的设定点并减少 PTH 分泌、激活针对钙敏感受体的抗体会改变受体的设定点并减少 PTH 分泌、对 PTH 抵抗（即对 PTH 作用无反应的靶器官）。

PTH 不足造成高血磷，低血钙，尿钙，尿磷低。血钙降低时神经肌肉兴奋性增高，可致麻木、肌肉痉挛、手足搐搦。高血磷携带钙离子向骨及软组织沉积，骨转换减慢，部分患者骨密度增加，皮肤、血管壁和脑可有钙盐沉着。颅内钙盐沉积形成钙化灶，引起神经精神症状、癫痫。

【诊断标准】

1. 分型

（1）特发性甲旁减　为病因不明的甲旁减。近年来其中一些已查明原因，如先天性甲状旁腺不发育，DiGeorge 综合征，多内分泌腺自家免疫综合征等。

（2）甲状旁腺激素正常的甲旁减（假 - 假性甲旁减，PPHP）　又称 Albright 遗传性骨营养不良（AHO）。本病的特点是体态异常，如身材矮小，圆脸，短指（趾）畸形。甲状旁腺功能和生化检查均正常，对外源性 PTH 反应也正常。

（3）甲状旁腺激素增高的甲旁减（假性甲旁减，PHP）　PHP 的特点是先天性发育异常，伴有体态异常，血 PTH 高于正常，基本缺陷是靶器官对 PTH 不起反应。典型的先天性发育异常有身材矮小、圆脸、斜视、肥胖、短颈、短指（趾）、第 4 掌骨短、智力低下。临床类型如下所述。

①PHPIa 型：本型常呈家族性发病，其遗传基础为鸟嘌呤核苷结合蛋白（G8）缺乏，

G9 活性下降明显抑制细胞内环磷酸腺苷（cAMP）的产生，出现 PTH 抵抗的表现。这一亚型的患者几乎均有体态异常。还常可伴有其他内分泌异常，如原发性甲状腺功能减退，性腺功能减退，轻重程度不一，轻者需作激发试验才能确诊。绝大多数患者基础促甲状腺激素（TSH）水平升高，且对 TRH 呈过强反应，发生甲减的机制可能是 TSH 有原发性抵抗。

②PHPIb 型：本型 G8 活性正常，大多数患者无 AHO 表型。除了对 PTH 有抵抗外，常无其他内分泌试验异常。

③PTH2 型：本型的特点是有甲旁减的生化表现，血 TPH 增高，PTH 可使肾脏靶细胞生成 cAMP，故尿 cAMP 正常，但 cAMP 后不能进一步发挥生理效应，故肾排磷反应低于正常。

④PHP 伴纤维囊性骨炎：有些生化上有甲旁减，但血清 PTH 升高的患者，同时具有 PTH 过多的骨骼改变，如纤维囊性骨炎，这可能是一种独立的疾病，为选择性肾缺陷。

⑤假性特发性甲旁减：主要缺陷是 PTH 前体转变为活性 PTH 过程发生障碍，从甲状旁腺释放没有生物活性的 PTH 前体或片断，测血 PTH 浓度升高。患者有甲旁减的表现。

2. 临床表现

（1）神经肌肉症状　血钙水平轻度降低时，患者仅有感觉异常，四肢发麻刺痛。当血钙降低到 <8mg/dl，可出现典型的手足搐搦症状。发作时手足肌肉呈强直性收缩，双侧对称性，拇指内收，其余 4 指并紧，指间关节伸直，掌指关节及腕关节屈曲，呈现所谓助产士手。严重者向上发展，引起肘关节屈曲，上臂内收，紧靠胸前。双足呈现强直性伸展，内翻，膝关节及髋关节屈曲。严重病例全身骨骼肌及平滑肌痉挛，可发生喉痉挛、支气管痉挛，出现哮喘、喉鸣、窒息、呼吸暂停等危象。肠痉挛可引起腹痛、腹泻。发作过程中成人神志始终清醒，小儿可不省人事，症状可持续数分钟、数小时，也可持续几天。有些患者病情较轻，可做诱发试验：①面神经叩击试验（Chvostek 征）；②束臂加压试验（Trousseau 征，也称陶瑟征）；③深呼吸试验。

（2）精神症状　长期低血钙致头痛、焦虑、烦躁、幻觉、性格改变，有时误诊为癔症。较为严重的神经症状为癫痫，可以是大发作型、小发作型或颞叶癫痫，甚至为患者的首发症状或主要症状。

（3）外胚层器官营养性损害　表现有白内障，皮肤粗糙、脱屑，头发粗、干燥、易脱落，指甲薄脆易裂、有横沟，牙齿易脱落，牙釉质发育障碍。

（4）异位钙化　钙质沉着在皮下、血管壁、肌腱、四肢及关节周围的软组织中，可引起关节僵直疼痛。脑基底颅内其他部位发生钙化，诱发癫痫。CT 检查颅内钙化阳性率可达 45% 以上。

3. X 线检查　可见骨密度增加，颅骨 X 线片可见基底节钙化。但阳性率较低。

4. 颅脑 CT　扫描具有以下几种典型表现：①双侧基底节区、丘脑、小脑齿状核表现为对称性高密度广泛分布的大小不等的钙化灶；②双侧额、顶叶皮质下或皮髓质交界区对称性分布大小不等的片状、弧形及条带状高密度钙化影；③内囊区无钙化，呈"内囊空白征"，中线结构居中，无占位效应。Ellswmth - Howard 试验用于鉴别原发性与假性甲旁减。

5. 心电图　呈低钙改变，Q - T 间期延长，T 波低平而小，传导阻滞。

6. 实验室检查　血钙低（常 <2mmol/L），血磷升高（常 >2mmol/L），血 AKP 正常

或降低，尿钙、尿磷降低。肾小管重吸收磷率增高。血 PTH 降低，滴注外源性 PTH 后，尿磷和尿 cAMP 明显增加。假性甲旁减血 PTH 高于正常。

7. 鉴别诊断

甲状旁腺功能减退症的特征是由于 PTH 分泌不足引起的低钙血症和高磷血症。临床凡发现有反复抽搐发作病史，并伴有低血钙、高血磷，又具有典型 CT 表现的患者，都能确立本病的诊断。但本病必须与假性甲状旁腺功能减退症和特发性家族性脑血管亚铁钙沉着症相鉴别。三者 CT 表现上相似，后期均有基底神经节、大脑、小脑的钙化，CT 上鉴别较困难。但两者临床表现与本病不尽相同，可资鉴别。假性甲状旁腺功能减退是一种较罕见的家庭性疾病，主要表现在多种先天性生长和骨骼发育缺陷，而本病一般无此改变。特发性家庭性脑血管亚铁钙沉着是以进行性精神障碍、智力低下、痴呆语言和严重生长障碍等为特征的一组临床症候群，易与本病区别。

（1）甲状旁腺功能减退症　从头部 CT 上表现的钙化影很难鉴别，但临床常表现为低血钙性搐搦，有甲状旁腺疾病史，血生化检查为低血钙、高血磷及血清低甲状旁腺素。

（2）假性甲状旁腺功能减退症　有明确的病史或血清钙、磷，甲状旁腺素异常改变。

（3）结节性硬化　该病同时伴有癫痫样症状和智力低下，与假性甲状旁腺功能减退症状相似，但其钙化灶呈结节状，分布于脑室管膜下，常合并面部皮脂腺瘤，且血清钙、磷及 PTH 均正常。

（4）寄生虫钙化　脑寄生虫钙化主要有脑囊虫病、脑包虫病、脑弓形虫病等。脑囊虫病钙化呈散在的多发性结节状，弥散分布整个脑实质。脑包虫病可见脑内网形或类圆形囊肿，边界锐利，可有不完整的薄壳状钙化，无囊周水肿，无周边强化，占位征象明显。脑弓形虫病以脑内点状及线条样钙化为其特征性表现，常合并脑内低密度、脑积水及其他发育畸形。血清免疫学检查阳性，血清钙、磷及 PTH 均正常。

（5）脑结核病　结核性脑膜炎钙化多发生在鞍区和颅底，呈散在的斑点状。脑结核瘤呈结节状、蛋壳状钙化，临床结核症状明显。血清钙、磷及 PTH 均正常。

（6）继发性甲状旁腺功能亢进　该病 CT 扫描显示大脑镰和小脑幕广泛不规则钙化，双侧基底节可见对称性的钙化灶。实验室检查表现为血清钙升高。

（7）脑三叉血管瘤病　为先天性疾病，临床较为少见，主要临床表现为癫痫、智力障碍及偏瘫。患者体表血管痣多见，同时伴颅脑 CT 表现为脑实质内脑回样、条带样、波浪状钙化，增强扫描出现异常强化的血管。血清钙、磷及 PTH 正常。

另外，还需与碱性磷酸酶活性紊乱疾病、外伤后血肿后遗症、脑炎等感染性疾病、CO 中毒等缺血缺氧性疾病及生理性钙化等鉴别。

【治疗原则】

甲旁减治疗的目的包括中止手足搐搦发作，消除症状，使血清钙正常或接近正常，尿钙排泄不多于 400mg/d。

1. 手足搐搦发作时处理　应立即静脉缓慢注射 10% 葡萄糖酸钙 10～20ml，必要时 1～2 小时后重复注射。如为术后一过性甲旁减，数天至两周内甲状旁腺功能可望恢复。

2. 间歇期治疗

（1）饮食中注意摄入高钙、低磷食物。

（2）补充钙剂应长期口服钙剂，每日服含钙元素 1～2g 的药物钙（1000mg 元素钙需供给乳酸钙 7.7g，葡萄糖酸钙 11g，氯化钙 3.7g，或碳酸钙 2.5g）。维持血钙接近正常水平，以 2.13～2.25mmol/L 为宜（既可防止手足搐搦发作，又可使尿钙不至于过高，避免尿路结石、肾钙质沉积、肾功能减退，并可防止维生素 D 中毒）。钙尔奇 D 含碳酸钙 1.5g（钙元素 600mg），维生素 D_3 125U。凯思立 D 含碳酸钙 1.25g（钙元素 500mg），维生素 D_3 200U。也有不含维生素 D_3 的这两种制剂，可以选用。

（3）补充维生素 D 制剂　单用钙剂效果不佳者，需加用维生素 D 制剂，常用剂量为：维生素 D_3 3 万～10 万 U/天，25（OH）$_2D_3$ 1～4μg/d；1, 25（OH）$_2D_3$ 0.75～1.5/15μg/d。用药期间应定期复查血、尿钙水平，及时调整剂量。避免维生素 D 过量中毒，高血钙。

（4）维生素 D 和钙剂治疗效果不佳时，应检测血镁，血镁低者补充镁制剂。早期诊断和及时治疗，不仅可以消除低血钙所造成的神经精神症状，而且可以缓解各种病变的进一步发展。

3. PTH 替代治疗

（1）PTH 的使用方法　25～75μg/天，1～2 次/天皮下注射。对于皮下注射法难以奏效的患者，可采用 PTH（1-34）脉冲式皮下输注法，亦可减少 PTH 用量（25～35μg/天）。

（2）潜在风险：①因存在诱发骨肉瘤风险，PTH 未被批准用于儿童和 24 岁以下成人；②PTH 为肽类激素，只能注射不能口服，而且昂贵，故患者不易接受；③PTH 进入循环后的半衰期仅 5 分钟，如何使 24 小时都能得到有效调节，还需要深入研究；④甲状旁腺功能减退症患者人群体小，难以取得足够样本量来研究其药物安全性、长期影响和最佳用量。

4. 外科移植治疗　甲状旁腺自体移植：完全或次全甲状腺切除术或甲状旁腺切除术，行颈部探查后甲状旁腺功能低下和随后的低钙血症是常见的问题。如果担心术后甲状旁腺功能低下，应进行甲状旁腺自体移植一到两个甲状旁腺到前臂或胸锁乳突肌，以防止术后甲状旁腺功能低下。也有学者提出异体甲状旁腺移植和异种甲状旁腺移植学说，尚处在试验研究阶段。

外科移植治疗开展较早，其临床应用的主要问题是对术后甲状旁腺功能减退症发生可能性的准确评估、移植物的保存和异体移植的排斥反应等，另外，移植甲状旁腺数与功能表达的关系等也存有争议，尚需循证医学证据。

5. 基因治疗　用于甲状旁腺功能减退症治疗的重组表达体系主要有 pcDNA3.1·PTH、pCKM-mPTH、pcDPG（pcDNA3.1-PTH-GFP）、MSCVPTH 以及 PTH-attB 联合 ØC3I 整合酶等。基因治疗甲状旁腺功能减退症优势明显，可以解决钙剂和维生素 D 治疗的不良反应问题，比 PTH 替代治疗更接近生理且维持时间长，还可以解决移植治疗的排斥强、来源少等问题，此外，基因治疗制作简便、费用低廉、易于推广，前景十分可观。但该研究想要应用于临床，还面临基因在体内不能持续表达和表达水平不高、PTH 表达和分泌的调节、基因治疗的安全性等问题，仍有待进一步的研究。

三、骨质疏松症

【概述】

骨质疏松症（OP）是最常见的骨骼疾病，是一种以骨量低，骨组织微结构损坏，骨脆性增加，易发生骨折为特征的全身性骨病。骨质疏松症分为原发性和继发性两大类。原发性骨质疏松症包括绝经后骨质疏松症（Ⅰ型）、老年骨质疏松症（Ⅱ型）和特发性骨质疏松症（包括青少年型）。骨质疏松影响80%的女性和60%的男性。骨质疏松症是一种与增龄相关的骨骼疾病，目前我国60岁以上人口已超过2.1亿（约占总人口的15.5%），65岁以上人口近1.4亿（约占总人口的10.1%），是世界上老年人口绝对数最大的国家。据估算2006年我国骨质疏松症患者近7000万，骨量减少者已超过2亿人。

原发性骨质疏松主要由年龄老化、器官生理功能退行性改变和性激素分泌减少引起，分为两型：①Ⅰ型骨质疏松症：特征为骨小梁加速和不成比例的丢失，并与由于雌激素缺乏而引起的椎体和前臂远端骨折有关。主要是以绝经后妇女的雌激素分泌明显减少为诱导、破骨细胞为介导而引起的骨吸收大于骨形成的高转换型的骨质疏松症。好发于绝经后5～15年的妇女，较男性年发生率高6倍。绝经后骨质疏松症的特点是肠钙吸收减少、骨丢失加剧，且以骨小梁丢失明显。骨丢失先发生在中轴骨（脊柱），以后逐渐波及周围骨（桡骨远端、股骨上端、胫腓骨下端）。骨质疏松症骨折以胸椎、腰椎和桡骨远端为主。反映骨吸收和骨形成的生化标志物大都高于正常值。②Ⅱ型为老年性骨质疏松症，>70岁以上的男性和女性均发生；以小梁和皮质骨丢失为特征，并伴有髋部、长骨和椎骨骨折。

继发性骨质疏松症占骨质疏松症中20%的女性和40%的男性。引起继发性骨质疏松症的病因很多，临床上以内分泌代谢疾病、结缔组织疾病、肾脏疾病、消化道疾病和药物所致者多见。

特发性骨质疏松症是指儿童、青少年和成人期的不明原因的骨质疏松。它包括青少年、青壮年、妊娠、哺乳期骨质疏松。

本部分主要简述原发性骨质疏松症。

【诊断标准】

骨质疏松症的诊断基于全面的病史采集、体格检查、骨密度测定、影像学检查及必要的生化测定。

骨质疏松症是早期常无明显症状的代谢性骨病，常常在老年人发生脆性骨折时才被发现。最常见的是静悄悄无症状。椎体是老年人骨质疏松性骨折最常发生的部位，然而常被忽视，约有2/3以上椎体骨折患者未被诊断。老年人如出现腰、背突发疼痛或慢性疼痛和身高明显降低、驼背等症状和体征，应考虑已发生了骨质疏松症，并有脊椎压缩骨折的可能。绝经后妇女，当身高降低达4.0cm时，新发脊椎骨折的危险比增加20.6%，身高降低程度与新发骨折危险性之间存在明显的关系，绝经后1～3年身高降低不超过2.0cm可排除脊椎压缩骨折。因而，注意询问有关的症状和身高降低的程度也是老年人骨质疏松症筛查的常用简易方法。

1. 临床表现

（1）疼痛 骨质疏松症初期通常没有明显的临床表现，疼痛病情进展缓慢，早期常无明显症状或仅有乏力，腰背及四肢酸痛、不适等非特异性表现。随着病情的进展，骨量不断丢失，骨微结构破坏，可出现骨痛，脊柱变形，甚至发生骨质疏松骨折等后果。骨质疏松症患者可出现腰背疼痛或全身骨痛，疼痛通常在翻身时、起坐时及长时间行走后出现，夜间或负重活动时疼痛加重，并可能伴有肌肉痉挛，甚至活动受限。

（2）脊柱变形 脊柱畸形表现为驼背、脊柱侧凸、胸廓畸形、腹部受压等，严重者影响心肺功能。椎体骨折可有身高变矮。严重的骨腰椎压缩性骨折可能会导致腹部脏器功能异常，引起便秘、腹痛、腹胀、食欲降低等不适。

（3）脆性骨折　轻度外伤或日常活动后发生骨折为脆性骨折。多发生于承受压力或外力最大的部位，如脊柱的胸腰段、髋部、股骨颈、肱骨近端、桡骨远端、肋骨等。骨折可在无意中或受轻微外力时发生，弯腰、负重、下楼梯、打喷嚏、挤压、跌倒等均可引起。

（4）对心理状态及生活质量的影响　对患者心理状态的危害常被忽视，主要的心理异常包括恐惧、焦虑、抑郁、自信心丧失等，给患者造成巨大的心理负担。

2. X线检查　当骨量下降 >30% 时可出现变化：皮质变薄，髓腔增大，骨小梁变细、稀少或消失，骨密度降低。脊柱骨折主要表现为椎体的压缩性骨折，多为楔形压缩、平行压缩或双凹畸形 3 种，以胸 11、胸 12、腰 1、腰 2 椎体最多见。其他部位骨折多为线形骨折，偶见成角畸形。椎体呈鱼尾状变形，骨折后骨皮质突入椎体。

X线检查也是定性和半定量诊断骨质疏松症及其合并骨折的常用方法。当骨量丢失一定程度时，X 线片可显示骨小梁数减少、排列紊乱、密度降低、皮质变薄等改变。

对腰椎侧位 X 线片按照三分度法诊断：Ⅰ度为骨密度轻度减低，纵向小梁醒目；Ⅱ度为骨密度进一步减低，横向小梁减少，纵向小梁粗糙；Ⅲ度为骨密度明显降低，横向小梁几乎消失，纵向小梁不清楚，影像模糊。通过测量椎体前、中、后上下缘高度（6 点测量法）的比值、差距或与正常椎体高度比较的 SD 值，可诊断有无椎体压缩骨折，椎体高度减少超过正常椎体高度的 2.5 SD 或 3.0 SD 表明有压缩骨折，将椎体压缩最明显处上下高度与椎体后缘高度相差 20%～25%、25%～40%、40% 以上分别诊断为轻、中、重度压缩骨折。有压缩骨折的老年人即可明确诊断为严重骨质疏松症。此外，第二掌骨 Banett 指数、股骨 Singh 指数等的 X 线测量对骨质疏松诊断也有一定实用价值。

3. 骨密度测定　通过骨密度测定法可测知骨量是否减低及其程度，以判断骨强度的变化，是目前广泛使用的方法。临床常用双能 X 线吸收法（DEXA）及定量体层扫描。WHO 骨质疏松症诊断指南基于髋部或脊柱的骨矿物质密度（BMD）测量值，单位为 g/cm^2，并报告为 T 值评分。骨质疏松症的诊断主要基于 DXA 骨密度测量结果和（或）脆性骨折。对于患有骨质疏松的女性，建议每 1～2 年进行一次检查。

（1）基于骨密度测定的诊断　DXA 测量的骨密度是目前通用的骨质疏松症诊断指标，对于绝经后女性、50 岁以上男性参照 WHO 推荐诊断标准：骨密度值低于同性别、同种族健康成人的骨峰值 1 个标准差及以内属于正常，降低 1～2.5 个标准差为骨量低下，降低等于和超过 2.5 个标准差为骨质疏松，骨密度降低程度符合骨质疏松诊断标准，同时伴有一处或多处脆性骨折为严重骨质疏松。骨密度通常用 T 值表示。

（2）基于脆性骨折的诊断　脆性骨折是指受到轻微创伤或日常活动中发生的骨折。如髋部或椎体发生脆性骨折，不依赖于骨密度测定，临床上即可诊断骨质疏松症。而在肱骨近端、骨盆或前臂远端发生的脆性骨折，即使骨密度测定显示低骨量（-2.5 < T 值 < -1.0），也可诊断骨质疏松症。

4. 实验室检查　血钙、磷、碱性磷酸酶、甲状旁腺激素多异常，尿钙、磷多正常或偏高。

5. 骨代谢指标

（1）骨形成指标　碱性磷酸酶，骨钙素及血清Ⅰ型胶原羧基前肽多在正常范围或偏高。

（2）骨吸收指标　血抗酒石酸酸性磷酸酶活性增高，空腹2小时的尿钙/尿肌酐、尿羟脯氨酸/肌酐比值升高，尿吡啶啉和脱氧吡啶啉排量高。

（3）骨转换标记物测定　测量血液、尿液中骨重建所释放的骨形成和骨吸收标记物可了解骨转换状态，对骨质疏松症的骨重建病理特点进行判断，有助于骨质疏松症的病理分型诊断，可反映骨密度值发生改变前的骨重建变化，并对评价骨质疏松症的治疗效果和预测骨折风险有意义。骨形成标记物常用血清总碱性磷酸酶（TALP）、骨特异性碱性磷酸酶（BALD）、骨钙素（OC或BGP）和I型前胶原梭基端或氨基端前肽（PICP或PINP）等指标。临床上原发性甲旁亢、paget病、骨软化症、肾性骨营养不良症可见PINP和PICP升高，一种不明原因的遗传性高PICP者，血中PICP浓度比其家族中正常者高10倍以上。Cushing综合征时血PICP水平下降。

检测血1, 25 (OH) D_3、1, 25 (OH)$_2$$D_3$、甲状旁腺激素、降钙素、雌二醇和孕酮等骨代谢相关指标，游离T3、游离T4、促甲状腺激素、血糖等代谢内分泌生化指标及肝功能、肾功能。

对测定这些标志物结果的判断时，一定要密切结合患者的临床表现进行解释。到目前为止，任何单独一项或多项结合的标志物测定，都不足以用来作为骨质疏松症的诊断指标，更不能作为诊断标准。而将骨转换标志物检测作为对各种代谢性骨病临床诊断的重要辅助手段，有助于病因诊断、鉴别诊断和治疗决策。

6. 鉴别诊断

（1）排除非骨质疏松所致的骨密度降低

①骨质软化常有营养不良、胃肠道疾病、日照不足等诱因，血碱性磷酸酶、甲状旁腺激素常升高及尿钙减少等生化改变。X线示骨密度降低，骨小梁粗而模糊不清，形似双影；椎体呈双凹压缩畸形或呈鱼口状，并伴假性骨折等。

②其他可致骨密度减低的疾病有多发性骨髓瘤、成骨不全症等，虽较少见，也应注意。

（2）除外各种原因所致的继发性骨质疏松

①内分泌疾病：甲状腺功能亢进症、糖尿病、库欣综合征、性功能减退等引起的骨质疏松。

②药物：糖皮质激素、肝素、乙醇、咖啡因等引起的骨质疏松。

③其他原因：营养不良、慢性胃肠道疾病、肝肾功能不全、血液透析、腹膜透析、慢性金属（如镉、铅、铝等）中毒等引起的骨质疏松。

【治疗原则】

1. 健康教育　正确认识骨质疏松症，调整生活方式，提倡进食低盐、富含钙和适量蛋白质的合理膳食，改变吸烟、酗酒、饮含咖啡因饮料、避免过量饮用碳酸饮料等不良生活方式，不滥用影响骨代谢的药物，经常室外运动和充足光照，以积极预防本病的发生、发展；定期体检，早期发现和积极治疗。

2. 药物治疗　应协同用药，既抑制骨吸收，又促进骨形成，并改善临床症状，提高疗效。

（1）钙剂　增加钙的摄入可以纠正骨骼负钙平衡，有利于骨重建，大剂量钙剂还可以抑制骨吸收。推荐每日摄入元素钙800～1200mg。常用碳酸钙、葡萄糖酸钙、枸橼酸钙等

制剂。但单纯补钙难以增加骨密度。

（2）维生素 D　老年人肠道吸收功能减弱，维生素 D 可以促进肠钙吸收，增加血钙，抑制甲状旁腺功能，降低血甲状旁腺激素水平，减少骨吸收。维生素 D 用于骨质疏松症防治时剂量可为 800～1200IU/d。常用：阿法 D$_3$（0.25～0.75μg/d）、活性维生素 D（罗钙全，0.25～0.5μg/d）。同时应补钙，注意监测血钙，避免高钙血症。

（3）口服二膦酸盐（阿仑膦酸盐、利塞膦酸盐）　通过削弱破骨细胞活性来降低骨吸收。它们是治疗大多数骨质疏松症患者的一线疗法，具有降低骨折风险的有效功效。二膦酸酯的结合亲和力、剂量频率和给药途径不同。为了促进吸收，大多数口服二膦酸盐要空腹服用，并一杯水送下。指导患者保持坐姿或站立姿势 30～60 分钟。风险包括胃食管反流病、食管炎、颌骨坏死和非典型股骨骨折。唑来膦酸：经静脉输注给予的二膦酸盐，至少 15 分钟，每年一次，每次 5 毫克。急性肾衰竭患者忌用。常用：①依替膦酸二钠，40mg/天，于清晨空腹时口服，服药 1 小时后方可进餐或饮用含钙饮料，一般连服 2～3 周。通常需隔月治疗 1 个疗程。②阿仑膦酸钠，常用量为 10mg/天口服，用药期间无需间歇。

（4）生物制剂　RANKL 抑制剂迪诺塞麦是一种人类单克隆抗体，可抑制破骨细胞形成并防止吸收，用于治疗绝经后骨质疏松症。特异性 RANKL 的完全人源化单克隆抗体，能够抑制 RANKL 与其受体 RANK 的结合，减少破骨细胞形成、功能和存活，从而降低骨吸收、增加骨量、改善皮质骨或松质骨的强度。剂量是每 6 个月皮下注射 60 毫克。Romosozumab 是一种单克隆抗体，在最近的试验中，通过与硬化素结合，增加了骨形成并降低了骨吸收。

（5）甲状旁腺激素（PTH）　甲状旁腺激素是一种肽类激素，调节钙磷代谢，是维持机体钙平衡的主要激素，其外周代谢在肾脏、骨及肝脏中进行，并直接作用于骨和肾，靶细胞为成骨细胞及肾小管细胞。PTH 通过刺激成骨细胞增生分化、直接抑制成骨细胞凋亡，延长成骨作用时间，促进向成骨细胞转化及刺激成骨细胞产生 IGF-1 和转化生长因子发挥其骨合成作用。特立帕肽是一种重组人甲状旁腺激素，用于绝经后患有骨质疏松症的妇女，这些妇女极易发生骨折，尤其是椎骨骨折。它也用于患有高骨折风险的原发性或性腺功能减退的男性。通过在大腿或腹壁注射 20μg/次 qd SC 进行给药。建议使用不超过 2 年。它刺激骨形成并降低骨折的风险，但可能增加患有骨质疏松症的老年妇女中风的风险。常见的副作用包括头痛、肌痛、高钙血症和钙尿过多。涉及骨质疏松症的绝经后妇女中，涉及选择性的 1 型甲状旁腺激素受体激活剂阿巴拉帕肽的试验也显示出其降低了新的椎骨和非椎骨骨折的风险。

（6）降钙素类　是一种钙调节激素，能抑制破骨细胞的生物活性、减少破骨细胞数量，减少骨量丢失并增加骨量。降钙素类药物能明显缓解骨痛，对骨质疏松症及其骨折引起的骨痛有效。因致瘤性，连续使用一般不超过 3 个月。孕妇禁用，有过敏史或过敏反应者慎用或禁用。常用：①鲑鱼降钙素，皮下或肌内注射 50～100IU/d，1～2 次/天。②鳗鱼降钙素，20U/天，肌内注射，2 次/周。

（7）绝经激素治疗　雌激素抑制破骨细胞介导的骨吸收，增加骨量，是绝经后骨质疏松症的首选用药。常用：①结合雌激素片，0.625mg/d；②尼尔雌醇，1～2mg/w；③替勃龙片，2.5mg/d；④炔雌醇，10～20μg/d。用药期间应加服钙剂，定期行妇科和乳腺检查。有子宫内膜癌、阴道癌、乳腺癌家族史、子宫内膜异位症、活动性血栓性静脉炎、肝功能损害者应慎用或禁用。

（8）选择性雌激素受体调节剂类（SERMs）　不是雌激素，而是与雌激素受体结合后，在不同靶组织发挥类似或拮抗雌激素的不同生物效应，雷洛昔芬药物总体安全性良好，可增加骨密度，降低发生椎体骨折的风险。

3. 中药治疗　可能在增加钙摄入、促进钙吸收、抑制破骨细胞活性、促进骨形成等方面有一定作用。

4. 骨折的处理　应坚持抗骨质疏松药物与牵引、固定、复位或外科手术相结合，辅以物理治疗和康复治疗，尽快恢复运动功能，减少制动或废用所致的骨质疏松。对有畸形者应局部固定或采用其他矫形措施，防止畸形加剧。

第四节　代谢障碍性骨病

一、黏多糖病

【概述】

黏多糖病（MPS）又称为黏多糖贮积症，为一种先天性以黏多糖代谢障碍为特点的遗传性疾患。黏多糖是骨基质和结缔组织的重要组成部分之一。黏多糖病是由于某个或某些黏多糖降解所必需的溶酶体酶活化发生突变而引起的酶（硫酸酯酶或糖苷酶）缺乏致使蛋白多糖（糖蛋白）降解障碍，引起不同的酸性黏多糖不能分解而沉积于不同组织，产生各种病理改变而引起疾病，造成骨骼畸形、智能障碍、肝脾肿大、心血管病变等一系列临床症状和体征。临床表现为骨骼系统、神经系统等多系统、多器官发育异常。MPS 是一类遗传性代谢性疾病，对机体的损害广，临床表现复杂，发病率低，易于误诊。

【诊断标准】

1. 临床表现　该病为黏多糖广泛沉积于各种结缔组织内，并导致其病理改变，以心、脑、肝、脾损害为显著，常可累及骨、角膜、肌腱及心脏。由于黏多糖积蓄损害的部位及程度不同，临床及 X 线表现复杂多样。黏多糖病临床上分为 8 型及数个亚型（详见表 17 - 1 黏多糖病的分型和缺乏的酶），其临床表现各异（详见表 17 - 2 黏多糖各型的临床特点）。

2. 影像学的多系统表现

（1）骨骼系统　骨骼病变可能与骺板软骨细胞的正常增厚发生障碍有关。MPS 的 X 线表现为骨生长缓慢，成熟障碍，形态异常。颅骨呈舟状，部分患者蝶鞍增大或变浅。胸腰段脊柱可有后突，肋骨状如飘带。骨盆髋臼变浅，可有髋外翻。四肢骨骨干粗短，髓腔膨胀，皮质变薄，骨小梁可模糊。上肢较下肢明显，桡骨下端骨骺向尺侧成角，致尺桡骨远端关节面呈相对的倾斜位。掌、指骨增粗，掌骨近端、指骨远端变细变尖。可表现为颈椎管狭窄、脊柱后凸或侧后凸、髋关节发育不良、膝外翻和腕管综合征。

（2）神经系统　黏多糖浸润或填充于扩大的血管周围间隙，神经元和星形细胞变性以及周围脱髓鞘改变是黏多糖贮积症脑内异常影像学表现的病理基础。CT 显示皮层下、半卵圆中心和侧脑室三角区周围多发小斑片状低密度灶，散在分布，边缘清晰呈筛孔状改变，大小不一，脑室系统扩大，蛛网膜下隙增宽，脑皮质萎缩显得与年龄不一致。MRI 显示由脑室边缘向各脑叶呈放射状分布的小囊状结构，呈长 T1、长 T2 信号，Flair 低信号改变，与血管周围间隙一致，可累及基底节、深部白质、胼胝体及其周围区，各序列信号强度与脑脊液相似，虽然黏多糖沉积主要发生于神经元，但脑白质的改变更具影像特征，MPS 出现类似脑白质营养不良的白质变性并进行性加重，白质异常信号表明黏多糖浸润或沉积以及髓鞘形成不足，MRI 显示白质不同区域长 T1、长 T2 信号，脑后部表现较为突出。MRI 显示脑白质病变较 CT 敏感。黏多糖沉积于脑脊膜下导致脑脊液循环不畅，吸收障碍，引起不同程度的脑积水。由于脑萎缩桥静脉被拉长，轻度外伤常可致硬膜下血肿，也是该病较常见的并发症。

（3）其他系统　黏多糖病还可以导致消化系统的肝脏、脾脏增大。该病各型均可有眼部表现，以角膜浑浊、视网膜变性、视神经肿胀和萎缩、眼内压增高和青光眼等为主。眼球壁增厚，边界模糊；视神经增粗并球内段延长等。

【治疗原则】

本病目前尚无有效治疗方法。但早期诊断并行骨髓移植，其异常的生化指标可以改善和纠正。造血干细胞移植和酶替代疗法有助于延长患者生存期，提高生活质量，对于严重脊柱畸形，可行手术治疗。

表 17－1　黏多糖病的分型和缺乏的酶

类型	综合征名称	缺乏的酶	积累的黏多糖	遗传方式和基因位置
Ⅰ－H	Hurler	α－L－艾杜糖醛酸苷酶	DS、HS	常染色体隐性，4P16.3
Ⅰ－S	Scheie	同上（较轻）	DS、HS	同上
ⅠH/S	H－S 征	同上（介于 H－S 之间）	DS、HS	同上
Ⅱ型	Hunter	艾杜糖醛酸－2－硫酸酯酶	DS、HS	X 性连锁，隐性 q^{28}
轻		同上	DS、HS	Xq^{27}/Xq^{28} 边界
Ⅲ型	A SaffilippoA	硫酸酰胺酶	HS	常染色体隐性
	B SaffilippoB	α－N－乙酰葡萄糖胺酶	HS	
	C SaffilippoC	N－乙酰基转移酶	HS	
	D SaffilippoD	葡萄糖胺－6－硫酸酯酶	HS	同上 12q^{14}
Ⅳ型	A Mouqiuo	半乳糖－6－硫酸酯酶	KSC$_6$S	常染色体隐性
	B Mouquio（轻）	β－D 半乳糖酶	KS	
Ⅴ型	以前的 Scheie			
Ⅵ型	A Maroteaux－lamy	N－乙酰氨基葡萄糖－4－硫酸酯酶	DS	常染色体隐性，5q$^{12.3}$
	B 同上（轻）		DS	
Ⅶ	β－D 葡萄糖醛酸缺乏症	β－D 葡萄糖醛酸酶	DS、HS、(CS)	常染色体隐性 7q$^{21.1}$－q^{22}
Ⅷ	N－乙酰氨基葡萄糖－6－硫酸酯酶缺乏	同前	KS、HS	

注：DS：硫酸皮肤素；KS：硫酸角质素；HS：硫酸（类）肝素；CS：4－硫酸软骨素；C$_6$S：6－硫酸软骨素。

表 17 - 2　黏多糖各型的临床特点

类型	骨骼畸形	角膜云翳	智能	心血管病	肝脏	并发症和预后
I - H（Hunt-er 综合征）	多发骨畸形，关节强直，特殊面容	+ +，发生早	严重智能落后	心脏病 + +	肝大	儿童时期死于肺炎或心脏病
I - S	较 I - H 轻					寿命正常
I - H/ I - S	在 I - H 和 I - S 型之间					
II A	多发畸形，无驼背	无	落后	心血管病，肺	增大	< 15 岁死亡，产前测羊水酶活性
B	多发畸形	无	轻度	同上		> 30 岁
III A - D	较轻，且少见	无	轻 - 重度	无	轻度增大	生命 30 ~ 40 岁
IV	严重，且有特点	轻度	正常	主动脉瓣闭锁不全	不大	生命至成人
VI	中度骨畸形	轻度	正常	无	轻度增大	"?"
VII	特殊面容及多发畸形	轻度	正常或落后	主动脉病	肝脾渐大	"?"
VIII	侏儒，骨畸形	无	落后			与 III 或 IV 型相似

二、痛风

【概述】

痛风是指因血尿酸过高而沉积在关节、组织中造成多种损害的一组疾病，异质性较强，严重者可并发心脑血管疾病、肾功能衰竭，最终可危及生命。痛风是嘌呤代谢紊乱和（或）尿酸排泄减少所引起的一种晶体性关节炎，临床表现为高尿酸血症和代谢终末产物——尿酸钠盐（MSU）或尿酸结晶沉积于组织或器官引起的一组综合征。特点为急性关节炎、痛风石形成、痛风石性慢性关节炎及 MSU 肾病、尿酸性尿路结石等，严重者可出现关节致残、肾功能不全。痛风常与中心性肥胖、高脂血症、糖尿病、高血压以及心脏病伴发。

尿酸是人体内嘌呤核苷酸的分解代谢产物，嘌呤核苷酸 80% 由人体细胞代谢产生，20% 从食物中获得。嘌呤经肝脏氧化代谢变成尿酸，后者由肾脏和肠道排出。体温 37℃时，血清中 MSU 的饱和溶解度为 404.5μmol/L，通常定义当血清尿酸水平 > 420μmol/L 时，为高尿酸血症。正常情况下人体肾脏能够排出尿酸而维持尿酸在血液中的正常浓度水平，而高尿酸血症则常由嘌呤代谢紊乱和（或）尿酸排泄减少所导致。

高尿酸血症患者已占总人口 13.3%，而痛风患病率在 1% ~ 3%，且逐年上升。痛风是男性常见的一种关节炎性改变，其发病率逐年增长，> 65 岁的男性发病率高达 7%，> 85 岁的女性达 3%。

临床分为原发性和继发性两种类型。前者为先天性嘌呤代谢紊乱，机制不清；后者可由其他疾病所致，如肾病、血液病（白血病、多发骨髓瘤等）、化疗后或利尿药物引起。

本部分主要简述原发性痛风。

【诊断标准】

1. 拟诊标准 美国风湿病学会（ACR）1977 年痛风分类标准和 2015 年 ACR 和欧洲抗风湿病联盟（EULAR）共同制定的痛风分类标准，均将关节穿刺液镜检发现 MSU 作为诊断金标准：①95% 为男性，初次发作年龄一般为 40 岁以后，但近年来有年轻化的趋势；女性患者大多出现在绝经期后；②主要侵犯周围单一关节，首发多为第一跖趾关节，此后反复发作可累及跗、踝、指、腕关节，呈游走性；③起病突然，关节红肿热痛、活动受限，1~2 日内达高峰，日轻夜重，发作可自行终止；④反复发作，关节肥厚、畸形、僵硬；⑤在耳廓关节附近骨骼中、腱鞘软骨内、皮下组织等可存在痛风结节；⑥高尿酸血症（>420μmmol/L）。

其他相关因素：①长期使用利尿剂；②有原发性高血压、冠心病、2 型糖尿病、高脂血症、肾功能不全及肾结石者；③有痛风家族史者。

2. 临床表现 按痛风的自然病程可分为急性期、间歇期、慢性期，此外还需重点注意肾脏病变。

（1）急性期 发病前可无任何先兆。诱发因素有饱餐饮酒、过度疲劳、紧张、关节局部损伤、手术、受冷受潮等。急性单关节炎通常是痛风的首发症状，表现为夜间或凌晨关节痛而惊醒、进行性加重、剧痛如刀割样或咬噬样，疼痛于 24~48 小时达到高峰。关节局部发热、红肿及明显触痛，酷似急性感染，首次发作的关节炎多于数天或数周内自行缓解。首次发作多为单关节炎，60%~70% 首发于第一跖趾关节，在以后的病程中，90% 的患者反复该部位受累。足弓、踝、膝关节、腕和肘关节等也是常见的发病部位。可伴有全身表现，如发热、头痛、恶心、心悸、寒战、不适并伴白细胞升高，血细胞沉降率（ESR）增快。

（2）间歇期 急性关节炎发作缓解后，一般无明显后遗症状，有时仅有发作部位皮肤色素加深，呈黯红色或紫红色、脱屑、发痒，称为无症状间歇期。多数患者在初次发作后出现 1~2 年的间歇期，但间歇期长短差异很大，随着病情的进展，间歇期逐渐缩短。如果不进行防治，每年发作次数增多，症状持续时间延长，以致不能完全缓解，且受累关节增多，少数患者可有骶髂、胸锁或颈椎等部位受累，甚至累及关节周围滑囊、肌腱、腱鞘等处，症状渐趋不典型。

（3）慢性期 尿酸盐反复沉积使局部组织发生慢性异物样反应，沉积物周围被单核细胞、上皮细胞、巨噬细胞包绕，纤维组织增生形成结节，称为痛风石。痛风石多在起病 10 年后出现，是病程进入慢性的标志，可见于关节内、关节周围、皮下组织及内脏器官等。典型部位在耳廓，也常见于足趾、手指、腕、踝、肘等关节周围，隆起于皮下，外观为芝麻大到鸡蛋大的黄白色赘生物，表面菲薄，破溃后排出白色粉末状或糊状物，经久不愈，但较少继发感染。当痛风石发生于关节内，可造成关节软骨及骨质侵蚀破坏、增生、关节周围组织纤维化，出现持续关节肿痛、强直、畸形，甚至骨折，称为痛风石性慢性关节炎。

（4）肾脏病变 肾脏病理检查几乎均有损害，大约 1/3 患者在痛风病程中出现肾脏症状。

①尿酸盐肾病：尿酸盐结晶沉积于肾组织，特别是肾髓质和锥体部，可导致慢性间质性肾炎，使肾小管变形、萎缩、纤维化、硬化，进而累及肾小球血管床。表现为肾小管浓

缩功能下降、夜尿增多、低比重尿、血尿、蛋白尿、腰痛、水肿、高血压、晚期肾功能不全等。

②尿酸性尿路结石：尿液中尿酸浓度增加并沉积形成尿路结石，在痛风患者中总发生率在20%以上，且可能出现于痛风关节炎发病之前。较小者呈沙砾状随尿排出，可无症状。较大者梗阻尿路，引起肾绞痛、血尿、肾盂肾炎、肾盂积水等。由于痛风患者尿液pH值较低，尿酸盐大多转化为尿酸，而尿酸比尿酸盐溶解度更低，易形成纯尿酸结石，X线常不显影，少部分与草酸钙、磷酸钙等混合可显示结石阴影。

③急性尿酸性肾病：多见于继发性高尿酸血症，主要见于肿瘤放疗化疗后，血、尿尿酸突然明显升高，大量尿酸结晶沉积于肾小管、集合管、肾盂、输尿管，造成广泛严重的尿路阻塞，表现为少尿、无尿、急性肾功能衰竭，尿中可见大量尿酸结晶和红细胞。

3. 体征

（1）急性单关节炎表现受累关节局部皮肤紧张、红肿、灼热，触痛明显。

（2）部分患者体温升高。

（3）间歇期无体征或仅有局部皮肤色素沉着、脱屑等。

（4）耳廓、关节周围偏心性结节，破溃时有白色粉末状或糊状物溢出，经久不愈。

（5）慢性期受累关节持续肿胀、压痛、畸形甚至骨折。

（6）可伴水肿、高血压、肾区叩痛等。

4. X线检查 急性关节炎期可见关节周围软组织肿胀；慢性关节炎期可见关节间隙狭窄、关节面不规则、痛风石沉积，典型者骨质呈虫噬样或穿凿样缺损、边缘呈尖锐的增生硬化，常可见骨皮质翘样突出，严重者出现脱位、骨折。

5. 滑液及痛风石检查 急性关节炎期，行关节穿刺抽取滑液，在偏振光显微镜下，滑液中或白细胞内有负性双折光针状尿酸盐结晶，阳性率约为90%。穿刺或活检痛风石内容物，亦可发现同样形态的尿酸盐结晶。此项检查具有确诊意义，应视为痛风诊断的"金标准"。

6. 超声检查 由于大多尿酸性尿路结石X线检查不显影，可行肾脏超声检查。肾脏超声检查亦可了解肾损害的程度。

7. 实验室检查

（1）正常血尿酸（SUA）水平：男性为210～416μmol/L；女性为150～357μmol/L，绝经后接近男性。超过参考值时称高尿酸血症；高尿酸血症增高可源于尿酸产生过多和（或）排泄减少，或两者兼有。多在急性期可有明显的血尿酸增高，血细胞沉降率加快，白细胞增高，急性期关节穿刺液内可见大量针状尿酸盐结晶体，也可做皮下结节的检查。

（2）尿尿酸的测定：低嘌呤饮食5天后，留取24小时尿，采用尿酸酶法检测，正常水平为1.2～2.4mmol（200～400mg）。>3.6mmol（600mg），为尿酸生成过多型，仅占少数；多数<3.6mmol（600mg），为尿酸排泄减少型；实际上不少患者同时存在生成过多和排泄减少两种缺陷。通过尿尿酸测定，可初步判定高尿酸血症的分型，有助于降尿酸药物的选择及鉴别尿路结石的性质。

8. 鉴别诊断

（1）急性期应与风湿热、丹毒、蜂窝织炎、化脓性关节炎、创伤性关节炎、假性痛风等相鉴别。

（2）慢性期应与类风湿关节炎、银屑病性关节炎等相鉴别。

【治疗原则】

1. 治疗目的

（1）尽快控制和终止急性关节炎发作、防止复发。

（2）纠正高尿酸血症，清除沉积于关节、肾脏的尿酸盐结晶以逆转并发症。

（3）手术剔除痛风石，对毁损关节进行矫形手术，提高生活质量。

2. 一般治疗方法

（1）饮食　低热能摄入，保持理想体重；低脂、低盐；低或无嘌呤膳食，避免高嘌呤类食品；多饮水，保证尿量 >2000ml/d。服碳酸氢钠碱化尿液。

（2）避免危险因素　避免暴食、酗酒、受凉、受潮、过劳、精神紧张，防止关节损伤，慎用影响尿酸排泄的药物（如小剂量阿司匹林等）。

3. 急性痛风性关节炎的治疗

（1）一般治疗　卧床休息、抬高患肢、避免负重；及时调整影响血尿酸水平药物（如特异性的降尿酸药及利尿剂等）的剂量，以免加剧炎性反应、延长发作时间或引起转移性痛风；冷敷可有效减轻关节疼痛、肿胀和减少滑膜渗液量。

（2）药物治疗总体原则　急性发作期患者可卧床休息，患肢制动，局部冷敷，并尽早（越早使用，镇痛效果越好）给予药物控制炎症。对于反复发作的慢性痛风性关节炎，需要梳理除关节炎之外其他的合并症或并发症，严格掌握常规抗炎症药物的使用方法以及可能的不良反应。秋水仙碱或非甾体抗炎药（NSAIDs）是痛风急性发作的一线治疗药物，需要尽早使用，若秋水仙碱和 NSAIDs 有禁忌证可考虑选择糖皮质激素。

①非甾体类抗炎药（NSAIDs）：其主要不良反应有胃肠道症状、液体潴留，血压、血钾和肌酐升高。肾功能不好及老年患者尽可能选用半衰期较短的药物，并定期监测肾功能和电解质。高龄患者慎用。伴外周水肿、充血性心力衰竭、目前或曾患活动性消化性溃疡、胃肠道出血的患者最好避免使用。同时服用水杨酸类药物（即使是最低剂量）者，将使胃肠道风险加大。

②秋水仙碱：作用是消炎止痛，抑制炎性细胞趋化。应用于发作初 10~12 小时内，口服 0.5mg/小时或 1mg/2 小时。停药指标主要有：①疼痛、炎性反应明显缓解；②出现恶心、呕吐、腹泻等；③24 小时总量达 6mg。秋水仙碱的治疗剂量与中毒剂量接近，除胃肠道反应外，可有白细胞减少、再生障碍性贫血、肝细胞损害、脱发等。老年患者、肝肾功能不全、充血性心力衰竭者慎用。

③糖皮质激素和促肾上腺皮质激素（ACTH）：糖皮质激素用于秋水仙碱和 NSAIDs 无效或不能耐受者。首次应用剂量较大，如泼尼松每天 20~60mg，至见效后渐减量至停服。高龄、多器官损害及不能口服者，可经关节内给药。

4. 间歇期和慢性期的治疗　目的在于控制血尿酸在正常水平。有效的降尿酸治疗是将血尿酸水平维持在 <405μmol/L，目标值为 357μmol/L。降尿酸药物（ULA）分为促尿酸排泄药及抑制尿酸生成药两类。可从小剂量开始，渐加至治疗量，达目标值后改维持量，或开始使用 ULA 时，预防性服用秋水仙碱 0.5mg，1~2 次/日。根据患者年龄、肝肾损伤程度及病程长短尽量缩短秋水仙碱服用时间，或使用 NSAIDs。降尿酸治疗单药效果不佳、血尿酸 >535μmol/L、痛风石大量形成者可两类药合用。

（1）促尿酸排泄药　增加肾脏排泄尿酸，降低血尿酸浓度。适用于尿酸排泄减少型患者。肾功能正常或轻度异常（内生肌酐清除率＜30ml/min时无效）、无尿路结石及MSU肾病者均可选用。

①丙磺舒：0.25g，2次/日，渐增至0.5g，2次/日。主要不良反应为胃肠道反应、皮疹、过敏反应、骨髓抑制等，磺胺过敏者禁用。

②苯磺唑酮：50mg，2次/日。逐渐增至100mg，3次/日，最大剂量为600mg/日。主要不良反应为胃肠道反应、皮疹、过敏反应、骨髓抑制等，偶见肾毒性，有轻度水钠潴溜作用，慢性心功能不全者慎用。

③苯溴马隆：50mg，1次/日，渐增至100mg，1次/日。主要不良反应有胃肠道反应如腹泻，偶见皮疹、过敏性结膜炎及粒细胞减少等。

（2）抑制尿酸生成药　抑制黄嘌呤氧化酶，阻断黄嘌呤转化为尿酸，减少尿酸生成。用于尿酸产生过多型或不宜使用促尿酸排泄药者。目前这类药有别嘌醇和非布司他。

①别嘌醇：100mg，1次/日，渐增至100～200mg，3次/日。＜300mg时可每天一次，＞300mg分次口服，最大剂量800mg/d。主要不良反应有胃肠道反应、皮疹、药物热、骨髓抑制、肝肾功能损害等，偶有严重的毒性反应。肾功能不全者应减量使用。定期查肝、肾功能及血、尿常规等。

②非布司他：推荐初始剂量为20～40mg、1次/d，每次递增20mg，每日最大剂量80mg。

5. 肾脏病变的治疗　除控制血尿酸水平外，碱化尿液，多饮、多尿。利尿剂，可选螺内酯（安体舒通），亦可选用碳酸酐酶抑制剂乙酰唑胺。尿酸性尿路结石大部分可溶解、排出。体积大者可体外碎石或手术治疗。对于急性尿酸性肾病，除积极降低血尿酸外，应按急性肾功能衰竭处理。对于慢性肾功能不全者，可行透析治疗，必要时可做肾移植。

6. 无症状高尿酸血症的治疗　血尿酸水平＜535μmol/L。控制饮食、避免诱因、密切随访。反之应使用降尿酸药物治疗。如伴发高血压、糖尿病、心脑血管疾病等应在治疗伴发病的同时适当降低血尿酸。

7. 其他　大块痛风结石引起症状者可行手术切除。

三、Gaucher病

【概述】

Gaucher病也称葡萄糖脑苷脂病，病因是1q21染色体上基因变异所致葡萄糖脑苷脂酶缺乏，导致葡萄糖脑苷脂不能分解成半乳糖脑苷脂或葡萄糖和N-酰基鞘氨醇，因而葡萄糖脑苷脂大量蓄积在单核巨噬系统的细胞中，引起组织细胞大量增殖，是溶酶体贮积症病（LSD）中最常见的一种，是一种常染色体隐性遗传脂类代谢异常的疾病。本病少见，临床无特征性表现，常易造成误诊。

Gaucher病属于一种组织细胞代谢性疾病，临床很少见。可发生于任何年龄、性别。临床上分为3个亚型：慢性成人型（Ⅰ型）、急性婴儿型（Ⅱ型）和亚急性神经病变型（或少年型）（Ⅲ型）。Ⅰ型患者最常见，约占90%以上，起病隐匿，病程缓慢。临床常以贫血、脾肿大为早期症状。晚期可发现骨、关节病变。尤其在东欧、犹太人中常见。细胞内葡萄糖脑苷脂酶显著降低，脑内通常无改变。Ⅱ型较少见，见于1岁以内婴儿，发病早，病程进展快，主要累及中枢神经系统，预后差，常为致死型。临床上以贫血、肝脾肿大、严重的中枢神经系统表现为主。Ⅲ型介于Ⅰ型和Ⅱ型之间，见于儿童和少年。起病缓慢，进行性肝脾肿大。脑和内脏均有累及，可伴神经系统病状。

【诊断标准】

1. 临床特征　肝脾肿大、贫血、骨与关节的疼痛或破坏症状、生长发育落后、反复癫痫发作和共济失调等多系统症状。

2. X线检查　可见骨与关节的骨破坏，骨髓腔增宽，广泛骨质疏松。局限性骨质破坏的典型表现为股骨远端如烧瓶样膨大，并合并有股骨颈或椎体的压缩骨折。部分患者可致股骨头坏死。

3. 脑电图　可早期明确神经系统的病变，在神经系统症状出现前鉴别成人型与少年型。

4. 骨髓穿刺涂片　以瑞氏染色找到"Gaucher"细胞，血清酸性磷酸酶增高、凝血因子减少（如Ⅸ因子）的生化检测支持诊断。组织化学PAS、ACP染色有助于本病诊断，测定白细胞中D-葡萄糖苷脂的活性均降低。其中葡萄糖脑苷脂酶活性检测是戈谢病诊断最有效、最可靠的方法，当外周血白细胞或皮肤成纤维细胞中葡萄糖脑甘酯酶降低至正常值的30%以下时，即可确诊戈谢病。

5. 产前筛查　对产前高危胎儿做此酶活性检测，如属患病纯合子，可达到优生优育的目的。

6. 鉴别诊断

（1）Niemann-Pick病　也属脂类代谢性疾病，具有肝脾肿大及轻度贫血等临床症状。为常染色体隐性遗传性疾病。光镜下Niemann-Pick细胞体积较前者略小。胞浆泡沫状，PAS染色仅胞膜呈阳性反应。电镜下可见胞质内含有许多充满同心圆板层排列卵磷脂结构的次级溶酶体，形成所谓的斑马体，可与Gaucher病鉴别。

（2）脾白血病　急性白血病临床表现为贫血、发热，出血、白细胞明显偏高。血常规及骨髓检查均可见异常的瘤细胞。肝脾轻至中度肿大，除非慢粒白血病急变。可致巨脾。光镜下为弥漫一致的白血病瘤细胞浸润，细胞有明显异型性。

（3）脾原发性淋巴瘤　属结外淋巴瘤的一种．临床以左上腹疼痛和巨脾为特征，其组织学与结内淋巴瘤细胞一致，而Gaucher病为脾脏无痛性肿大，组织学可见特征性Gaucher细胞，免疫组化染色，前者有相关抗体以资鉴别。

（4）组织细胞增生性疾病　Langerhans细胞组织细胞增生症中的Hand-Schiiler-Christian病和Letterer-Siwe病偶尔可累及脾脏，引起脾肿大。光镜下见红髓弥漫性或结节状浸润，病变由Langerhans组织细胞、嗜酸性粒细胞、多核巨细胞和纤维母细胞等成分组成。Langerhans组织细胞中等大小，核有凹陷、折叠、扭曲或分叶，常有纵沟。免疫组织化学染色表达S-100蛋白和CDIα，而Gaucher细胞S-100蛋白阴性。恶性组织细胞增生症脾脏常显著肿大。光镜下示红髓充血、脾血窦和脾索内散布着许多不典型组织细胞，胞质内可找到吞噬的红细胞和其他血细胞。

【治疗原则】

治疗Gaucher病靠酶替代治疗及底物减少治疗，对症治疗为主，主要为支持疗法，包括脾切除及输血，以减轻症状，缩短病程。伴骨痛患者可使用镇痛剂或短期糖皮质激素治疗。

人胎盘 β - 葡萄糖苷酶替代疗法（ERT）的机制是以甘露糖为底物的葡萄糖脑苷脂酶能够特异性地与巨噬细胞表面的甘露糖受体相结合而被巨噬细胞吸收，并转运到胞内溶酶体上，从而阻断葡萄糖脑苷脂的沉积，使器官和组织中葡萄糖脑苷脂的负荷降低。ERT 具有延长生命和改善生活质量的作用，但其预防和治疗 Gaucher 病肺间质病的效果不佳。酶替代治疗对 Gaucher 病有广泛的耐受性，但有超敏反应，包括过敏反应，在伊米苷酶、维拉苷酶和他利苷酶中都有报道。酶替代治疗的主要缺点是需经静脉给药，无法通过血 - 脑屏障以及淋巴结，对神经相关的症状无法缓解。

底物减少治疗能够部分地抑制葡糖神经酰胺合酶的活性，限制葡糖神经酰胺的合成，从而平衡葡糖神经酰胺的生成与代谢。这种治疗方法适合有残存酶活性的患者。

造血干细胞移植，植入含有 β - 葡萄糖苷酶的细胞，能够一次性纠正酶缺陷，填补酶替代治疗的局限性，能够使进展期 Ⅱ 和 Ⅲ 型神经变化达到完全稳定，葡萄糖脑苷脂的清除率明显提高，完全纠正内脏和骨骼缺陷；其疗效尚有待于进一步的临床观察。新兴治疗方法如基因治疗、分子伴侣治疗正处在研究中。

第七篇 小儿骨科篇

第十八章 小儿常见骨与肌肉疾病

第一节 先天性肌性斜颈

【概述】

先天性肌性斜颈是小儿斜颈最常见的原因，由于一侧胸锁乳突肌挛缩所致，形成颈部歪斜，头偏向患侧，而下颌转向健侧，随年龄增长畸形日趋加重。1 岁内宜保守治疗，超过 1 岁应手术治疗。

发病原因不清，但与胎位异常有关，如臀位产高达 50%，另外难产或产伤也可发生，多认为是胸锁乳突肌缺血肌肉纤维化的结果。

【诊断标准】

1. 症状 一般于生后 1~2 周颈部一侧出现包块，位于胸锁乳突肌中下段，质硬呈圆形或椭圆形，可左右轻微活动，无压痛，于 2~3 个月逐渐缩小，6 个月后可全部消失而出现胸锁乳突肌挛缩，相继出现头部歪向患侧，下颌转向健侧，随着年龄的增加则出现面部不对称，患侧短而扁，健侧长而圆，双眼也不在同一水平面上。

2. 体征 头向患侧偏斜，下颌偏向健侧，患侧颈部可及质硬紧张的胸锁乳突肌，颈部活动受限，随年龄增长出现面部不对称。眼外眦到同侧口角的距离健侧大于患侧。

3. 实验室检查 摄颈椎正侧位片，可除外颈椎畸形。先天性肌性斜颈颈椎正侧位片颈椎骨质无异常。

4. 鉴别诊断

（1）先天性颈椎畸形 颈部短而粗，活动度减小，常见有颈椎半椎体、颈椎融合（Klippel-Feil 综合征）等。

（2）寰枢椎旋转性移位 多为 3~5 岁儿童，咽部炎症引起颈椎周围软组织充血，突然出现头颈部偏斜，活动受限，项肌紧张，颈椎开口位片及螺旋 CT 可见颈 1、2 椎体旋转性移位。

（3）眼科疾病 因视力障碍所致的症状性斜颈，但胸锁乳突肌无挛缩，头颈部旋转无受限。

（4）其他 颈部椎间盘病变、脊髓空洞症、一侧胸锁乳突肌缺如等均可引起头颈部倾斜。

【治疗原则】

1. 非手术治疗 年龄在 1 岁以下尤其是 6 个月以下婴儿宜采用康复保守疗法。

2. 手术治疗 1 岁以上，保守治疗无效，宜手术治疗，可选用胸锁乳突肌切断术或延长术。5~6 岁以上患儿宜采用胸锁乳突肌两极切断松解术。

3. 防止复发 术后应带颈托固定 2~4 周。

第二节 先天性尺桡骨近端融合

【概述】

前臂通常固定于旋前位，双侧受累者约占 60%。

一般有家族史，可能由父系遗传。胚胎第五周，尺桡骨软骨干之间不发生分离而骨化导致融合。

【诊断标准】

1. 症状 前臂旋转活动受限。

2. 体征 前臂固定在旋前位，旋后功能丧失，尺桡骨之间无活动性，肘关节屈伸活动可有部分受限，腕关节活动正常。日常生活影响程度与前臂旋前位畸形程度有关。患肢前臂瘦小、弯曲，正常桡骨头部位可见局部凹陷。

3. 实验室检查 X 线片上可分为两型：1 型，尺桡骨近端融合一起，之间无皮质骨，桡骨头与尺骨融合或桡骨头完全缺如；2 型，桡骨头向后脱位，其近端与尺骨近端上部融合。

4. 鉴别诊断 根据症状、体征及 X 线片表现，本病则不难诊断。

【治疗原则】

本病除有前臂骨性畸形以外，还有前臂骨间膜挛缩及前臂肌肉发育不良或缺如，因此任何的融合分离手术都不可能完全恢复其旋转功能。较为有效的方法为矫正前臂旋前位固定畸形，然后通过肩、肘关节的代偿活动，以满足日常生活的需要。多采用尺桡骨连接部位旋转截骨，手术创伤较大，血管神经容易受到牵拉和扭转性损伤。

第三节 先天性下尺桡关节半脱位

【概述】

先天性下尺桡关节半脱位是先天性腕部异常、骨骼生长障碍、桡骨远端骨生长体掌侧部分发育迟缓或骨骺早闭所致。又称为腕部进行性半脱位、外翻手、叉状手和 Madelung 畸形。

桡骨远端骨生长体发育障碍原因尚不清楚，可能系软骨发育不良，不对称性生长障碍与 Blount 病类似。常染色体显性遗传，多为两侧，女性多见。

【诊断标准】

1. 症状 主要症状是腕部畸形，一般在 8~12 岁最显著。畸形严重者可有腕部疼痛。

2. 体征 典型畸形为腕部的尺骨向背面明显突起，桡骨短并向掌侧弯曲。桡骨茎突和尺骨茎突在同一平面。桡尺关节脱位，腕部向两骨分离的间隙移位，桡偏畸形。腕部的背伸及尺偏活动受限明显。尺桡骨之间分离使前臂旋转受限，尤以旋后明显。

3. 实验室检查 X 线检查示，桡骨远侧弯曲，桡骨关节面向尺侧倾斜，腕骨排列呈圆锥形，尺骨长于桡骨，尺骨头位于腕部的背侧，并明显突起，桡尺关节脱位，骨间隙宽。

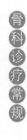

4. 鉴别诊断   如果观察到其他骨发育异常，可以排除本病。桡骨远端骨骺尺侧早期闭合，也可能是外伤或炎症所致，应予鉴别。

【治疗原则】

主要目的是解除疼痛和恢复腕部功能。多数患儿宜采用保守疗法，腕部疼痛和活动受限为手术的适应证。手术包括尺骨短缩和桡骨楔形截骨术矫正远侧弯曲畸形，一般在 11 ~ 13 岁进行。手术方法包括尺骨短缩术、桡骨远端弯曲矫正术、桡骨远端不对称性生长阻滞术、腕关节固定术等。

第四节　发育性髋关节发育不良

【概述】

本病通常包括股骨头脱位、半脱位及髋臼发育不良。由于部分患儿在新生儿期检查时表现正常但而后来被发现髋关节有脱位或半脱位，1992 年北美小儿外科学会由以往的先天性髋关节脱位（CDH）更名为发育性髋关节发育不良。其发病率为 0.1%，女婴为男婴的 5 倍，多见于第一胎，有家族史的占 10%。本病可伴有先天性斜颈等畸形。

关于本病病因的学说有四种：①机械压力学说：臀位产使髋关节异常屈曲易引起股骨头脱位，襁褓服包裹强迫髋关节伸直位而导致发育不良；②激素学说：分娩中可导致骨盆松弛的雌激素，也使新生儿的关节韧带松弛而引起脱位；③原发性髋臼发育不良学说；④遗传学说：70% 的先天性髋关节发育不良的患儿有阳性家族史。

【诊断标准】

1. 症状   新生儿期可表现为臀纹不对称或髋关节弹响。数周后髋关节发生外展受限和肢体短缩等。行走后患侧肢体短缩加剧而出现无痛性跛行。双侧髋脱位双下肢可等长，但走路呈鸭步摇摆，腰椎生理前凸加大。

2. 体征

（1）0 ~ 6 月：细致的临床检查更重要。Barlow 和 Ortolani 试验是最常用的普查方法。Ortolani 试验是看髋关节的可复位性；而 Barlow 法是试验髋关节的易脱位性。

（2）6 ~ 18 月：主要表现为肢体短缩、被动外展活动受限和 Galeazzi 征阳性。

（3）18 个月以上：在此基础上还表现为跛行步态或鸭状步态，套叠试验及 Trendelenburg 试验阳性。

3. 实验室检查

（1）X 线检查   新生儿期的髋臼指数 > 30°可诊断髋臼发育不良；6 ~ 18 月，股骨头离开 Perkin 象限的正常的内下象限，Shenton 线中断，髋臼变浅，髋臼指数超过 25°，股骨头外移，CE 角变小；18 个月以上，股骨头骨骺骨化延迟，股骨头脱出髋臼，髋臼发育不良及假臼形成。

（2）超声诊断   对小于 6 个月的患儿，应用超声的诊断价值优于 X 线检查，其对于早期诊断发育性髋关节发育不良的作用已越来越受到重视。

4. 鉴别诊断

（1）病理性髋脱位   常有新生儿期或婴儿期髋部感染史，X 线片可见股骨头缺损，可与之鉴别。

（2）先天性髋内翻　X线片显示颈干角明显变小，股骨头内下方与股骨颈之间可见三角形骨块，即可作出诊断。

（3）痉挛型髋脱位　有早产或出生窒息史，因肌力不平衡而引起髋脱位，其表现为走路晚、肌张力增高及病理征阳性可与之鉴别。

【治疗原则】

应根据患儿的年龄、脱位的病理变化选择不同的治疗方法。

（1）出生～6个月：Barlow 和 Ortolani 试验阳性者采用连衣挽具，Barlow 和 Ortolani 试验阴性者采用内收肌切断、皮牵引后手法复位及支架固定。

（2）6～18个月：包括术前牵引、内收肌切断、闭合复位或切开复位。

（3）18～36个月：一般需行切开复位、股骨截骨和骨盆截骨等联合手术。

（4）3～8岁：治疗较为困难，常用手术包括髂骨截骨、髋臼成形、髋臼游离截骨及髂骨髋臼内移截骨，且常需同时行股骨短缩截骨。

（5）大于8～10岁：因术后发生关节僵硬的机会非常大，只有单侧脱位才考虑切开复位及骨盆内移或髋臼延伸术；双侧脱位则需待成年后行全髋关节置换术。

【并发症及处理】

（1）股骨头缺血性坏死：治疗上根据X线的不同类型而采用不同的方法。

（2）再脱位：找出原因后再手术。

（3）关节僵硬：目前对其防治较为困难。

【预防】

开展健康知识教育及新生儿筛查，做到早期诊断、正确治疗。

第五节　股骨头缺血性坏死（Legg – Calvé – Perthes 病）

【概述】

本病又称为股骨头骨软骨病、股骨头无菌性坏死、扁平髋、Perthes 病。由 Legg（美国）、Calvé（法国）、Perthes（德国）三人于1910年分别同时报道此病。多见于4～10岁儿童。

目前认为该病是由于股骨头血供障碍导致股骨头骨骺不同程度的坏死，但其确切病因至今仍未明了。

【诊断标准】

1. 症状

（1）起病缓慢，病程较长。

（2）疼痛与跛行　间歇性，活动后加剧。疼痛部位常在髋关节前部，大腿内侧或膝部。晚期病例可出现短肢性跛行。

2. 体征

（1）髋关节活动受限　多方向活动均有不同程度受限，尤以外展内旋活动受限更明显。

（2）肌肉萎缩　患侧大腿和臀部肌肉萎缩，内收肌挛缩。

3. 实验室检查

X 线片检查常规摄骨盆正位及蛙式位片。

（1）早期　病变限于髋关节四周的软组织，表现关节囊阴影胀大，软组织增厚，关节间隙增宽，邻近骺板下方的干骺部因充血而脱钙。

（2）缺血坏死期　股骨头骨化中心密度增厚，致密区内出现多个囊性变，头骺化骨，核变扁。

（3）再生修复期　股骨头骨化，核进一步变扁，有碎裂或透亮区。

（4）愈合期　股骨头外形或恢复正常，或呈扁平，有半脱位，股骨颈短而宽，即扁平髋，成年可出现退行性关节炎。

4. Catterall X 线分型　Catterall 根据病理改变结合 X 线片股骨头受累情况将股骨头坏死分为四型，指导治疗和辨断预后。

（1）Ⅰ型：病变局限于股骨头前方，无干骺端囊性变。

（2）Ⅱ型：病变局限于股骨头前半部，前外侧区干骺端出现囊性变。

（3）Ⅲ型：病变延伸至股骨头后部，前外侧区干骺端呈弥漫性囊性变，可见"头内头"征象，股骨颈增宽；Ⅱ、Ⅲ型预后较差。

（4）Ⅳ型：病变扩展至整个股骨头，干骺端囊性变涉及中部或呈弥漫性，股骨颈短而宽，股骨头呈"蘑菇状"向前、向后、向外侧突出。Ⅳ型预后不佳。

5. 鉴别诊断

（1）血红蛋白病、白血病、淋巴瘤、血小板减少性紫癜和血友病　做相应的化验检查。

（2）甲状腺功能低下　多有智力问题，做相应的化验检查鉴别。

（3）多发骺发育不良、脊柱骺发育不良、黏多糖Ⅳ型摩固氏病　多为双侧病变。

（4）外伤性髋脱位后，并发股骨头缺血性坏死　从病史鉴别。

（5）股骨颈骨软骨病　有股骨颈局限病变。

【治疗原则】

1. 非手术治疗

（1）原则　由于 Perthes 病的病因至今不明，同时又是一自限性疾病，因此，治疗原则应防止股骨头受压变形，维持髋臼对股骨头包容，保持髋关节有一定的活动范围，有利于股骨头的生物塑形。非手术治疗时间为 1~1.5 年。

（2）方法

①卧床休息，患肢外展经皮牵引，有利于滑膜炎症消退，缓解肌肉痉挛和疼痛。

②外展内旋位石膏固定。

③外展内旋位行走支具固定。

2. 手术治疗

（1）原则　增加髋臼对股骨头的包容，恢复头臼同心圆，使坏死的股骨头在髋臼内磨合，生物塑形，为其修复提供比较符合生理环境的条件。因此，不宜采用复杂而创伤大的手术。应明确手术治疗有一定并发症，也不会缩短 Perthes 病的自然病程。

（2）治疗方法　根据病变程度、畸形特点及术者经验可选择不同治疗方法。

①肌肉痉挛、关节疼痛明显，休息，牵引配合长腿外展、内旋管型石膏固定。

②改善股骨头包容，恢复头臼同心圆的手术方法有 Salter 髂骨截骨、股骨近端内翻截骨术。Chiari 骨盆截骨术对缓解疼痛有益。大粗隆下移术可改善臀外展无力的跛行。

第六节　注射性臀肌挛缩症

【概述】

注射性臀肌挛缩症是一种医源性疾病，由于臀部肌肉接受多次注射药物所致的臀大肌或臀中肌的部分肌肉发生纤维瘢痕性挛缩，继而出现典型的临床症状。

由于反复多次臀部肌内注射药物（主要为抗生素）而致，根据解放军总医院统计，注射药物 68.3% 为青霉素，青霉素链霉素联合应用为 17.3%。

【诊断标准】

1. 症状　步态异常，特别是跑步时，双下肢呈轻度外旋、外展状。

2. 体征

（1）站立时，双下肢不能完全靠拢，轻度外旋。由于臀大肌上部肌肉挛缩，肌肉容积缩小，相对显现出臀部尖削的外形，称此为"尖臀征"。

（2）坐位时，双膝分开，不能靠拢，不能跷"二郎腿"。

（3）蹲位时的体征有两种表现：一部分患者表现为，在下蹲过程中，当髋关节屈曲近 90° 时，屈髋受限，不能完全蹲下，此时双膝向外闪动，划一弧形后，双膝才能靠拢，完全蹲下；另一部分患者则表现为下蹲时双髋呈外展、外旋位，双膝分开，症状如蛙屈曲之后肢，前一种体征称"划圈征"，后者称为"蛙腿征"。这两种不同的临床表现是由于病变程度及范围不同所致。后者的病变往往较前者严重而广泛。

（4）髋部弹响，屈伸髋关节时，在股骨大粗隆表面有索带滑过并产生弹响。

（5）臀部可触及一条与臀大肌纤维走行方向一致的挛缩束带，当髋关节内旋、内收时更为明显，其宽度为 2～7cm。

3. 实验室检查　骨盆 X 线检查可见"假性双髋外翻"，股骨颈干角大于 130°，股骨小粗隆明显可见。

4. 鉴别诊断

（1）髋关节疾病　可表现为步态异常，关节活动障碍，与本病主要鉴别为通过 X 线片所见加以区别。

（2）先天性髋关节外展肌肉挛缩症　多由于胎儿在宫内胎位异常所致，主要鉴别为该病累及单侧下肢且出生后即有表现，待年龄大走路后发现骨盆倾斜。

【治疗原则】

（1）行臀肌挛缩松解术。

（2）尽量减少臀肌注射含有苯甲醇溶媒的抗生素。

第七节　先天性和发育性髋内翻

【概述】

该病分为婴幼儿型及儿童型。婴幼儿型很罕见，出生时即有髋内翻，常伴有股骨近端发育不全、锁骨头颅骨发育不良等其他畸形，称为先天性髋内翻。儿童性更常见些，会走路后才被发现，不合并其他畸形，所以称为发育性髋内翻。

病因和发病机制仍不清楚，一般认为与股骨颈内侧骨化过程受抑制或干扰有关。

【诊断标准】

1. 症状　通常累及双侧致走路呈鸭行步态，如累及单侧则为跛行步态。

2. 体征　患肢短缩，大粗隆突出，髋关节外展和内收受限。Trendelenburg 征阳性，单侧者 Allis 征阳性。

3. 实验室检查　X 线片显示股骨颈干角减小，严重者可 <100°，股骨头内下方靠近颈部可见一个三角形骨块，呈倒 V 形透光区，大粗隆高位，HE 角增大（正常 <25°）。

4. 鉴别诊断

（1）先天性髋关节脱位　X 线片加以鉴别。

（2）股骨头坏死后遗髋内翻　借病史加以鉴别。

【治疗原则】

取决于患儿的年龄及髋内翻的程度。手术指征为年龄 >5 岁，颈干角 <110°。选择粗隆下外翻截骨钢板螺丝钉内固定或粗隆间外翻截骨直角钢板固定术。

第八节　胫骨结节骨软骨炎

【概述】

胫骨结节骨软骨炎又称 Osgood – Schlatter 病，多见于 11 ~ 15 岁运动量较大的男孩。特点为髌腱水肿和胫骨结节过度突出。

胫骨结节骨软骨炎主要是髌腱远端腱鞘炎，继发异位化骨。近年研究发现多数病例是附着在胫骨结节上的髌腱软组织损伤，髌腱发生轻度腱鞘炎，以后在发炎的腱上异位化骨。

【诊断标准】

1. 症状　患儿膝前方局限性疼痛，跑跳，上下楼梯时疼痛，屈膝时因局部受压疼痛加重，休息后疼痛消失。

2. 体征　体检可见髌腱肥厚，胫骨结节增大。压痛最重处在髌腱附着点，膝关节无滑膜增厚或积液。

3. 实验室检查　急性期侧位 X 线片表现有胫骨结节前方软组织水肿和髌腱增厚。本病晚期可有三种不同类型。第一型：胫骨结节突出，不规则；第二型：胫骨结节突出，不规则，同时在结节前下方有游离的小骨块；第三型：虽有游离的小骨块，但结节正常。小骨块是髌腱深层的异位化骨。

4. 鉴别诊断

（1）膝关节外伤，撕脱骨折。

（2）膝关节感染。

【治疗原则】

（1）本病可自愈，胫骨结节骨骺和胫骨干骺端骨骺融合后停止发展。

（2）治疗方法取决于疾病严重程度：①轻型限制活动 4～6 月；②重度病例需 4～6 月长腿管形行走石膏，随后限制活动 3～6 月。保守治疗失败的个别病例可考虑手术治疗。

第九节　膝内翻和膝外翻

【概述】

膝内翻和膝外翻是较为常见的下肢畸形，系膝部向外侧、内侧的成角畸形。本节阐述内容以发育性膝内、外翻为主，此种畸形多累及双侧。

本病大多数为发育性，即生理性改变。少数为病理性，系婴幼儿期间患佝偻病所致，其他原因如先天性畸形、骨骺损伤、骨折畸形愈合、脊髓灰质炎后遗症等。

【诊断标准】

1. 症状

（1）膝外翻患儿平卧双下肢自然位伸直或双足着地站立，双膝内侧紧密靠拢，双踝内侧间距加大，步态不灵活，走路时双膝内侧相互摩擦，双足间距加大，如严重者可并发髌骨向外脱位。

（2）膝内翻的临床表现与膝外翻相反，双足靠拢后双膝内侧间距加大，双下肢呈括弧状，也称"O"形腿。

2. 体征　膝外翻体检为平卧双下肢自然位伸直或双足着地站立时双膝关节并拢，双踝不能并拢，双踝间距大于 5cm。膝内翻体检为平卧双下肢自然位伸直或双足着地站立时双踝并拢，双膝间距大于 5cm。

3. 实验室检查　X 线正位片上测量正常男性股骨与胫骨轴线之间向外角度为 4～7 度，女性 5～9 度，大于此角为膝外翻，当股骨胫骨轴线为 0 度并向外侧成角时为膝内翻。测量干骺端－骨干角，生理性膝内翻小于 11 度。

4. 鉴别诊断

（1）先天性胫骨弯曲症（Blount 氏病，胫内翻）　为胫骨上端内侧骺板生长障碍，胫骨弯曲在近端骺板下方，角度明显且伴有胫骨向内旋转畸形。常为单侧，不对称性发病。

（2）多发内生软骨瘤（Ollier 病）　可致膝内外翻，但 X 线上可见有明确病变。

（3）先天性腓骨缺损　也可致胫骨弯曲，此症多为单侧，同时并有踝关节畸形。

（4）先天性胫腓骨后内侧成角畸形　此症为先天性单侧发病，骨成角多位于胫骨中下 1/3 处，同时并有足跟内翻。

（5）各种类型佝偻病、氟中度、外伤或感染　可造成骨骺生长紊乱、骨发育不良、软骨发育不良等，都可引起膝内翻、膝外翻畸形。

【治疗原则】

如有活动性佝偻病（包括抗 D 型）应行内科治疗，待完全治愈后，根据患儿的不同年龄选择治疗方法。

（1）2～6 岁患儿如畸形不严重，膝间距或踝间距在 5cm 以内的约 95% 的病例可自行矫正。如在随诊观察过程中畸形加重可采用下肢矫形支具控制其进展，膝外翻的可垫高内侧鞋跟（1/16～1/8 吋）。

（2）大于 12 岁患儿，膝外翻双内踝间距超过 10～15cm，应考虑手术治疗，手术方法如下：①股骨远端或胫骨近端单边骨骺阻滞术（骺板阻滞钉植入）；②股骨远端、胫骨近端楔形截骨术；③股骨远端、胫骨近端截骨后安装外固定架或伊氏架，逐渐牵伸、压缩矫正畸形；④股骨远端或胫骨近端单边骨骺固定术，此法适用于青少年，但要慎用。

第十节 习惯性髌骨脱位

【概述】

患儿每次屈膝时均发生髌骨脱位，为多因素产生向外侧牵拉髌骨的作用力的结果。本病病因和发病机制如下所述。

（1）软组织异常 膝关节内侧关节囊、内侧副韧带松弛；膝关节外侧软组织紧张。

（2）髌骨高位。

（3）股骨髁发育异常。

（4）股四头肌挛缩和（或）髂胫束附着点异常。可有外伤因素。

【诊断标准】

1. 症状 多见于女性，10岁后较多。无痛性跛行，易摔跤。

2. 体征 固定髌骨于中线位时，膝关节屈曲不能超过30°，随髌骨脱位，膝关节可充分屈曲。

Apprehension试验：患儿平卧，膝关节伸直使股四头肌松弛，可将髌骨推至外侧伴疼痛；松手后髌骨可复位，疼痛消失。

3. 实验室检查 摄膝关节屈膝轴位片确诊。

4. 鉴别诊断 先天性髌骨脱位：髌骨位于膝关节外侧不能复位。

【治疗原则】

（1）膝外侧松解术 改善髌骨位置，减少髌骨外移倾向。适用于幼儿或半脱位者。

（2）股四头肌成形术 股内侧肌止点向外下移位以加强髌骨内侧的肌肉拉力；股外侧肌止点向内下移位以减少髌骨外侧的肌肉拉力；松解股中间肌改善髌骨位置。

（3）半腱肌外移术及髌腱外侧半内移术 均调整髌骨远端力线。

（4）术后石膏固定6周，注意股四头肌锻炼。

第十一节 脑 瘫

【概述】

脑瘫是中枢神经系统的非进行性疾患，为婴儿期发病的感觉和运动致残的疾病。

据文献统计脑瘫的原因和起病时间在产前的约占18%（包括发育不良、遗传因素、感染，外伤和早产）；围产期问题占33%（如产伤、新生儿窒息、新生儿胆红素脑病）；产后的约占16%（包括感染、脑部外伤、溺水）；不明原因的约占23%；有遗传因素的约为10%。

【诊断标准】

1. 症状 肌张力的改变，常有以下几种形式。

（1）痉挛　为牵拉肢体时肌张力增高，快速牵拉时更为明显，即所谓的牵拉反射亢进。"僵硬"为在被动牵拉时阻力加大，而与牵拉的速度无关。僵硬可表现为均匀的，即铅管状僵硬；也可为间断性，即钝齿轮样僵硬。此表现在脑瘫中少见。新生儿发病初期可表现为肌张力低下。

（2）手足徐动　为一种不自主动作。手足徐动与痉挛同时存在的称张力性手足徐动。

（3）共济失调　是肌肉失去协调动作和平衡。

（4）张力障碍　为间断体位姿式的扭动。

（5）震颤　为不能控制的不自主的微小动作。

2. 体征　脑瘫的体征以所累及的肢体范围不同而异。影响某一个肢体的所谓的单肢瘫最少见。偏瘫较常见，只影响一侧的上下肢。上肢异常表现更为显著。轻偏瘫是较轻的一型。双肢瘫常见，下肢重于上肢、三肢瘫少见，三个肢体受累。四肢瘫波及全身，是常见而严重的一型。但是，双下肢瘫患儿的上肢也可有轻微异常。偏瘫的对侧也时有些异常，痉挛性四肢瘫和双下肢瘫的两侧的异常多不对称。

3. 实验室检查　术前行 CT 或 MRI 检查。

4. 鉴别诊断　有些疾病易与脑瘫混淆，进展慢的脊髓或脑的肿瘤可误诊为脑瘫。遇有困难应请神经科专家会诊。

【治疗原则】

本病复杂、影响部位广、临床表现和体征多种多样。因此治疗有不少困难。要求治疗要综合考虑，多学科联合，以康复训练为主，手术治疗为辅。

（1）选用协助患儿站立的用具，可使患儿腾出双手进行职业训练或自由活动。

（2）协助患儿活动的轮椅、小车以及先进的马达动力车可使患儿能接近独立活动。

（3）石膏矫形，可有效地克服初发的固定性畸形。

（4）夜间支具常用于预防矫形术后的畸形复发并有助于使患儿舒适止痛。

（5）肉毒杆菌毒素每次肌腹内局部注射 20 ~ 100U 可降低肌肉张力 3 ~ 6 个月，但药价昂贵，作用时间不够持久。

（6）鞘内注射 Baclofen 可降低四肢痉挛，并能增进上肢的功能和改善日常生活。但患儿中约 20% 因连续注射而引发并发症，其中约 5% 发生感染。

（7）脊神经后根切断术，选择性脊神经后根切断术（SPR）对降低肌痉挛，特别是痉挛性双肢瘫有效。约 70% 的患儿日后仍需矫形外科传统手术。然而后者应在后根切断术 1 ~ 2 年以后施行。

（8）支具的功效有限，但唯有踝足支具（AFO）有用。

（9）肌肉骨骼手术如选用得当确可改善功能，减轻不适，利于护理。单纯针对畸形并不是手术适应证，畸形复发者常见。

第十二节　先天性马蹄内翻足

【概述】

先天性马蹄内翻足是常见的足部先天性畸形，国外文献报告发病率为 1‰ ~ 3‰。男孩多见，约占 70%，双侧发病约为 50%。

先天性马蹄内翻足的病因学说繁多，可能与多种因素有关，如遗传因素、组织异常、神经肌肉畸形、胚胎发育异常、基因突变和其他因素等。

【诊断标准】

1. 症状及体征 先天性马蹄内翻足的畸形由三部分组成：后足内翻、马蹄（跟距骨跖屈所致），中足因第一跖骨下垂，前足内收旋后。同健侧对比，患足小而窄，小腿细、肌萎缩明显，但感觉正常。

2. 实验室检查 拍摄正侧位像均应取站立或足背屈位。临床常用的是测量跟距骨纵轴线的交角，即跟距角。正常足，正位片距骨中心的纵轴线经舟骨、楔骨达第一跖骨，而马蹄足跟骨中心的纵轴线可达第四跖骨，两线相交成跟距角，为20°~40°；侧位片的跟距骨角为35°~50°角。马蹄内翻足的正位片示跟、距骨二者重叠，均朝向五跖骨，跟距角减小甚至消失；侧位片示跟距角<35°，一般为20°或更小，跟距骨呈平行关系。

【治疗原则】

先天性马蹄内翻足的治疗原则是越早越好，应该在生后立即开始。

1. 保守治疗 小儿越小，生长速度越快。早期矫正可利用快速生长的有利因素纠正畸形，恢复骨和关节的正常位置，改善足背伸和外翻肌肌力，促进足的正常发育和塑形。

目前，Ponseti 的旋后外展手法矫正和系列长腿石膏管型固定被公认为首选的保守治疗方法。

（1）手法矫正方法 以右马蹄足为例，患儿平卧在床上，维持髋、膝关节屈曲位。术者用左手的示、中指握持双踝上方，左拇指顶压在足背外侧凸起的距骨头处，右手握持患儿的前足。手法矫正时术者的右手先背伸患足的第一跖骨（将前足置于旋后位上），然后再连续轻柔地外展前足。术者的左拇指作为支点，顶压在距骨头上起对抗作用。手法矫正连续进行10分钟，休息片刻后，再做一遍，连续进行3~5次。

（2）系列石膏管型固定 每7天更换石膏管型一次，共进行5~8次。去除石膏后，重复手法矫正，并在石膏固定时逐步增加前足外展的角度。当前足的内收、后足的内翻矫正后，于氯胺酮麻醉下经皮在腱腹移行处行跟腱切断，以纠正后足的马蹄畸形，然后石膏管型固定足于外展40°、背屈10°位共3周。切断的跟腱一般在3周左右纤维愈合，不影响足踝的跖屈力量。手法矫正和系列石膏固定结束后，需全天穿戴 Denis Brown 矫形鞋，以巩固矫形效果。当患儿能站立后改为夜间穿戴支具至少1年以上，防止畸形复发。

2. 手术治疗 目前国际上首选的手术方法是软组织松解术，最常用的是 Turco 和 McKay 手术。

（1）软组织松解术 手术年龄以6~18个月为最佳时机，足应>8cm。患儿足太小，血管神经及肌腱的解剖辨认困难，易出现手术合并症。患儿年龄大于18个月，已独立行走，软组织、骨和关节的继发性改变加重，影响手术矫正效果。

（2）肌腱转移术 胫前肌腱转移术适用于患儿站立时足外缘着地，行走时中足有内翻和旋后畸形；足内外侧肌力有动力性的不平衡，表现为足背伸时第一跖骨升高、中足呈旋后位。目前，该手术主要用于轻度、柔软的先天性马蹄内翻足的矫正以及保守治疗后的补充治疗。胫前肌腱转移至第3楔状骨或骰骨内侧时应注意肌腱勿改变其前踝支持带下的通道。

（3）骨性手术

①跟骰关节楔型截骨术：跟骰关节楔型截骨术通常称为 Evans 手术。通过跟骰关节的楔型截骨，基底在前外侧，顶点可达第 3 楔状骨，以缩短足外侧柱的长度。联合内后侧软组织松解，可作为治疗 4～10 岁先天性马蹄内翻足的首选术式以及治疗其他矫形术后仍有残余畸形或畸形复发者。4 岁以下患儿，跟骰关节多为软骨，关节融合较为困难，可在跟骨的前方做楔型切除或行骰骨的楔型截骨术，以短缩足的外侧柱，使足的内外侧柱达到平衡。

②跟骨外翻截骨术：该手术常称为 Dwyer 手术。适用于后足不能被动矫正的、固定性的内翻畸形。如合并后足的马蹄，则需同时行跟腱延长或后侧软组织松解术。跟骨外翻截骨术的优点是在矫正内翻畸形的同时保留距下关节的功能。手术入路是由后足外侧作弧形切口，与腓骨肌腱走行方向平行，做与跟骨轴线平行的楔型截骨，截骨的平面应平行于距下关节，去除骨块后将截骨远端稍向外推移，用斯氏针或 U 形钉做内固定，石膏管型制动6～8 周。

③三关节融合术：适用于 8 岁以上的先天性马蹄内翻足未经治疗者、软组织松解术后仍残余畸形或畸形复发以及矫枉过正导致的足外翻畸形。三关节融合术的效果比较确切、肯定，能很好地矫正马蹄内翻畸形，但对前脚内收的矫正效果似有不足。软组织松解术或肌腱转移术后残余畸形常见后足内翻、中足高弓旋后、足外缘负重，患儿穿鞋困难，行走时踝关节不稳、疼痛。矫枉过正致足外翻时，跟骨向外侧移位，负重点在距骨头处，也可产生踝部疼痛。距舟和跟骰关节截骨后应使用克氏针做内固定，尤其是距舟关节，以避免假关节形成。

三关节融合术容易出现的问题是矫正不足，遗留内翻和旋后畸形，因此手术时矫正足于轻度外翻和旋前位为宜。

④Ilizarov 外固定架：应用 Ilizarov 外固定架对严重僵硬的马蹄内翻足，作缓慢牵伸，并配合 "U" 形或 "V" 形截骨术，通过 1mm/d（分每次 0.25mm，4 次/d）的牵伸延长，对足部畸形的各个因素进行三维矫正。

第十三节　副舟骨

【概述】

副舟骨是指足部舟骨的异常增大，一般来说，增大的部分是一个单独的骨化中心，与舟骨之间为纤维性、软骨性或骨性连接。

副舟骨是足部跗骨当中最多见的副骨。发病率为 4%～14%，通常是双侧都存在，并且多见于女孩。

MuKusick 认为副舟骨具有常染色体显性遗传规律。

在 Ⅱ 型副舟骨与舟骨之间，有血管性间充组织、软骨，或者成骨细胞和破骨细胞存在。这些组织学表现持续存在，并伴随微型骨折。这些发现支持副舟骨的疼痛来自局部慢性、反复的应力刺激。关于副舟骨的疼痛，还有另外两种观点。一是认为疼痛来自骨性突起表面皮肤受到压迫；二是认为存在胫后肌附着部位的肌腱炎。但是，副舟骨的疼痛可能是上述原因之一或组合存在。

【诊断标准】

1. 症状 副舟骨表现为足底内侧中部比较坚实的隆起，常常合并扁平足。历史上一直认为此种扁平足和副舟骨之间存在因果关系，但是这种观点还缺乏充足的依据。

2. 体征 副舟骨患者有的是因为足底内侧隆起就诊，但是多数患儿是由于隆起部位的疼痛就诊。典型的临床表现是活泼好动的青春期女孩，有过轻微的创伤，隆起部位疼痛，胼胝形成，触痛，发红，偶尔出现肿胀。尽管副舟骨的发病率较高，但是临床上遇到足痛的病例，还是要全面检查，全面评估，不能将足痛都归结于副舟骨。

3. 实验室检查 一般来说，副舟骨通过足部的站立位 X 线片就能显示，但是，以中立斜位片更清楚。影像学方面，副舟骨分为三种类型。Ⅰ型，比较少见，呈豌豆样籽骨，位于胫后肌的附着点。Ⅱ型，最多见，呈子弹状，靠韧带或者软骨连接到舟骨的粗隆上。Ⅲ型的副舟骨较大，呈角形舟骨，可能是第二型副舟骨与舟骨融合之后形成。

【治疗原则】

1. 非手术治疗 非手术治疗通常能够缓解疼痛。应当避免剧烈和加重疼痛的活动。所穿的鞋子应当能够适应副舟骨局部的突起，副舟骨部位比较柔软，避免压迫或积压。足弓垫可以提升纵弓，因而改变副舟骨突起部位和鞋子的挤压，可能降低胫后肌的张力，缓解肌腱炎。如果疼痛较剧烈，持续时间较长，可用膝下支具固定制动 4~6 周。

2. 手术治疗 适用于长期保守治疗疼痛症状不见缓解的病例。传统的 Kidner 手术方法是切除副舟骨，胫后肌固定到舟骨上，恢复足的纵弓。现有多项研究表明，单纯切除副舟骨，或者削平舟骨膨大的部分，就可以获得 90% 或以上的满意率。该方法是通过劈开肌腱的入路，切口应当偏向内侧足背位置，防止切口瘢痕摩擦产生疼痛。

第十四节　先天性垂直距骨

【概述】

先天性垂直距骨于 1914 年首次为 Henken 报道，主要表现为足呈摇椅底畸形。该畸形同时具有固定性跟骨马蹄外翻和舟骨向距骨背侧脱位。

先天性垂直距骨的确切病因不明，可能的原因包括：肌肉不平衡，尤其是麻痹性疾患中胫前肌过度牵拉；宫内压迫，尤其在伴发关节挛缩症时。有报道同一家族三代发病，呈常染色体显性遗传。该畸形可能是孕 7 周至孕 12 周时足胚胎发育障碍的结果。

骨性解剖异常最具特征。舟骨与距骨颈相关节并发生绞索。舟骨近侧关节面向跖侧倾斜。距骨头上方变扁，其长轴切面呈卵圆形。跟骨相对于距骨向后外侧移位，与腓骨远端相接触，并倾斜呈马蹄。距骨轴线与跟骨轴线交角明显增大。距下关节异常，前关节面常缺如，中关节面发育不良。跟骨相对于骰骨的关节面向背侧外侧倾斜，跟骰关节不同程度的半脱位。这些畸形导致足内侧柱延长，外侧柱短缩。

相应的韧带结构亦明显异常。弹簧韧带变薄拉长，而三角韧带浅层的胫舟部分明显短缩。其他挛缩的韧带包括连接跟骨与舟骨、骰骨的分歧韧带、跟腓韧带、跟距骨间韧带。相应的胫前肌、趾长伸肌、腓骨短肌、小腿三头肌等亦发生挛缩。胫后肌和腓骨长短肌可滑向内外踝前方成为背伸肌。

【诊断标准】

1. 症状 约50%病例为双侧同时患病。典型的临床表现为摇椅底畸形。

2. 体征 足底突起,突起的顶部可触及距骨头。跟骨呈固定性马蹄,跟腱短缩。腓骨肌腱和胫前肌腱紧张,前足呈外翻、外旋畸形。足舟骨位于距骨颈,毗邻胫骨远端前缘。畸形可有一定的松软性,但不能手法矫正畸形。

3. 实验室检查 垂直距骨的X线片表现典型。侧位片示距骨直立,几乎与胫骨平行。跟骨马蹄畸形,距跟角度加大。足舟骨脱位于距骨背侧,若已骨化则可见其与胫骨远端前缘相邻。侧位X线片上,距骨轴线通过骰骨后方;而在正常足,距骨轴线通过骰骨。被动背屈时拍片距骨与跟骨仍跖屈。被动跖屈时拍片足舟骨不能复回距骨之上。

Lichtblau将垂直距骨分为三型。Ⅰ型为畸胎型,家族史阳性,常双侧患病,多伴有发育性髋关节脱位和智力障碍。患儿生后即出现僵硬的畸形,伸肌和跟腱十分紧张。Ⅱ型为神经型,伴发肌力不平衡。患儿多伴有脊髓脊膜膨出症或神经纤维瘤病,畸形和僵硬程度轻重不一。Ⅲ型为获得型,为宫内位置异常所致,不伴发其他疾患,单侧患病,畸形不重,可部分被动矫正。

4. 鉴别诊断 先天性垂直距骨生后即出现典型的畸形,拍侧位X线片可明确诊断。诊断时应行全面检查以判断有无伴发的神经肌肉疾患。

在婴儿早期,跟骨外翻畸形可被误诊为垂直距骨。患儿前足和后足均能背伸,后足不呈马蹄畸形,足底扁平而不突出,畸形不如垂直距骨僵硬可资鉴别。行走后,扁平足伴发跟腱短缩者亦可误诊为垂直距骨。区别在于扁平足站立时舟骨向背侧移位,当跖屈前足时舟骨可轻易复位;扁平足跟骨可轻易背伸,而垂直距骨畸形跟骨呈固定性马蹄;扁平足的外翻畸形为柔韧性,内收即可复位恢复足弓,而垂直距骨畸形僵硬不可整复。

【治疗原则】

(1)先天性垂直距骨治疗困难,容易复发。手法矫正、系列石膏固定治疗仅适用于较轻的病例。对于畸形明显患儿,手法整复石膏固定虽不能使距舟关节复位,但可使挛缩的肌腱、韧带和关节囊松弛,有利于手术操作。整复时先向远侧牵拉距骨使前足跖屈然后内翻以使舟骨复位,向上推挤跟骨并向下牵拉跟腱以矫正马蹄畸形。患足石膏固定于最大矫正位。

(2)手术治疗是主要的治疗方法。手术矫形的难度取决于畸形的严重程度、伴发疾病及患儿年龄。通常1~4岁儿童最好采用切开复位,重新恢复距舟和距下关节的排列。3岁或3岁以上儿童偶因严重的畸形,在切开复位的同时需将舟骨切除,以短缩内侧柱使前足复位。4~8岁儿童可以采用切开复位软组织松解并行Grice关节外距下关节融合术。12岁或12岁以上的儿童最好采用三关节融合术。

(3)术后屈膝40°、踝背伸10°~15°、跟骨内翻10°、前足跖屈内翻位长腿石膏固定。术后6周去克氏针,行走石膏继续固定4~6周。仅对神经型及关节挛缩症型需进一步支具治疗。

【预后】

早期矫形可避免肌腱延长,功能效果好。畸形严重、松解不广泛者效果差。手术失败的最常见原因为舟骨复位不彻底。距骨缺血性坏死为切开复位后严重的并发症,术中应仔细操作,尽量减少破坏距骨血运。距下关节融合术后,部分病例出现过度矫正,因而需严格其适应证。

第十九章　小儿常见骨折及脱位

第一节　寰枢椎旋转半脱位

【概述】

本病是儿童斜颈的常见原因。"寰枢椎旋转半脱位"是目前最广为接受的称谓，旋转半脱位和斜颈常表现为临时性，因而这类患者常可自愈或经简单治疗即可痊愈。

【诊断标准】

1. 症状

（1）有明确外伤史　车祸伤、挤压伤、坠落伤等病史，骨盆外伤史。

（2）局部肿胀、疼痛、畸形。

2. 体征

（1）常在上呼吸道感染、轻微外伤后自然发病，有时亦继发于严重创伤之后。

（2）斜颈表现为头部倾向一侧，下颏旋转向对侧，同时颈部尚有轻度屈曲。

（3）急性期，患儿拒绝主动转动头部，被动转头时可致显著疼痛。

3. 辅助检查

（1）X线检查　开口位。

（2）CT扫描可明确诊断。

【治疗原则】

（1）病程少于1周、症状轻微时建议给予止痛药及软项托固定。

（2）病程超过1周、症状较明显时应予以枕颌带牵引，并同时给予肌松剂及止痛药。

（3）病程在1月之内的患儿，予以卧床、枕颌带牵引后，多可完全缓解。

（4）病程持续1~3个月，宜采取头盆环牵引而逐渐复位。复位后寰枢关节常不稳定，需手术融合。

（5）病程超过3个月，则畸形显著固定。当伴有C1前移时则可发生严重的脊髓损害，常常预后不佳。

（6）慢性脱位经牵引、支具固定，偶可见效。可于头盆环上应用Ilizarov组件逐渐牵引及去旋转，复位后予以后路融合。

第二节　锁骨骨折

【概述】

锁骨骨折通常指锁骨干骨折。80%的锁骨损伤发生于骨干部分。锁骨骨折占儿童全身骨折的8%~15.5%。

【诊断标准】

1. 症状

（1）有外伤史或难产史。

（2）局部肿胀、疼痛、畸形。

（3）患肢拒动。

2. 体征

（1）患肢活动障碍。

（2）局部压痛、叩击痛阳性。

（3）活动时可触及骨擦音并有异常活动。

3. 辅助检查

（1）X线片可以明确诊断。

（2）CT诊断骨折及移位情况。

4. 分型

最常用的分型为Allman分型。

（1）Ⅰ型为中1/3骨折，此型最为常见，约占全部锁骨干骨折的80%。

（2）Ⅱ型为远端至喙锁韧带间的骨折。

（3）Ⅲ型为内侧1/3骨折。

【治疗原则】

1. 局部固定 锁骨具有很强的愈合能力，在没有外来骚扰的条件下几乎100%可以愈合，儿童锁骨骨折愈合后具有很强的再塑形能力。完全移位的骨折一般在6～9个月最多不超过2年可得到完全塑形。

最常用的外固定方法为8字绷带固定，患儿直立或端坐挺胸双手叉腰，双腋部衬以棉垫保护腋部神经，以绷带8字缠绕双肩交叉于背侧，松紧度以双桡动脉搏动不受影响，双手无麻木感为限。现在有市售锁骨带，原理同8字绷带，并带预置弹性衬垫，使用方便，固定可靠。固定时间通常4周，即可见连续外骨痂，届时去除外固定，保护下功能训练，3～4个月后骨性愈合，方可恢复体育运动。

2. 手术适应证 开放损伤需要清创；骨折压迫神经血管需要探查；骨折端有刺破皮肤的危险。如果手术切开复位，最好选用钢板螺钉内固定。

3. 手术并发症

（1）血管神经损伤。

（2）畸形愈合。

（3）迟延愈合和不愈合。

第三节　肱骨髁上骨折

【概述】

在儿童全部肢体骨折中，肱骨髁上骨折的发生率为儿童最常见骨折的第二位。此骨折主要发生在10岁以内儿童，髁上骨折的发病高峰出现在5～10岁，多有跌倒等外伤史。

【诊断标准】

1. 症状

（1）有明确外伤史。

（2）局部肿胀、疼痛、畸形。

2. 体征

（1）活动障碍。

（2）局部压痛、叩击痛阳性。

（3）活动时可触及骨擦音。

3. 辅助检查

（1）X 线片可以明确诊断。

（2）CT 可协助诊断轻微骨折及移位情况。

4. 分型　Gartland 根据骨折移位的程度提出分型方法，共分为三型。Ⅰ型：骨折无移位。Ⅱ型：有明显的骨折线，一侧骨皮质有连续，并有成角畸形和（或）轻微移位。Ⅲ型：完全移位，两骨折端之间无任何接触。

【治疗原则】

（1）儿童肱骨髁上骨折的治疗应以损伤较小的保守治疗为主，如闭合复位石膏固定、上肢牵引（Dunlop 牵引）等。1 周后摄 X 线片观察骨折位置，及时发现肿胀消退后可能的位置移动。损伤后 3～4 周，允许患者在保护下进行主动功能活动。Ⅱ型的髁上骨折可行手法整复矫正成角畸形，石膏固定 3～4 周。

（2）完全移位（Ⅲ型）的骨折治疗方法是闭合复位经皮穿针固定。以两根针从外侧交叉或平行穿入、内外侧穿针均可，同时用石膏后托保护肘关节于 90°屈曲位。

（3）手术切开治疗的适应证：基于切开复位手术可导致关节僵硬以及骨化性肌炎的危险，多反对用切开方法治疗髁上骨折。他们认为只有不到 1% 的髁上骨折需要切开复位。手术的绝对适应证有：①开放骨折；②严重的血管受损，特别是复位的操作导致血运障碍加重的病例。

（4）手术并发症　肱骨髁上骨折的合并症发生率很高。

①神经损伤：神经损伤总发生率大约为 7%，其中以桡神经损伤最常见。

②血管损伤：伸直型髁上骨折中发生血管损伤是儿童骨折中最严重的并发症。轻症可致肌肉纤维化，严重时可发生坏疽而需截肢。出现血管受损的体征，就应迅速处理如早期探查肱动脉。

③活动障碍：轻微的活动丧失不会对患者的肘关节功能产生明显的影响。不恰当的切开复位造成的肘关节活动障碍在临床上屡见不鲜，而且这种功能障碍往往是永久性的，应引起临床医生的高度重视。

④骨化性肌炎：骨化性肌炎正规治疗后的发生率很低。临床上骨化性肌炎绝大多数为粗暴手法揉捏所致，延期手术切开复位也是容易引起骨化性肌炎的一个重要原因，对患儿肘部及上肢功能的影响非常大。

⑤成角畸形：冠状面上的成角畸形不能塑型而产生肘内翻或肘外翻畸形。其中肘内翻最常见并造成很难接受的外观畸形，发生率从 9% 到 58%。畸形的产生是远骨折段的成角和旋转所致，而不是生长发育的结果。大多数学者的研究均表明复位不良是产生肘内翻畸

形的最重要因素。

第四节　肱骨外髁骨折

【概述】

儿童肱骨外髁骨折较常见，在小儿肘关节骨折中，其发生率仅次于肱骨髁上骨折与孟氏骨折而居第三位。与髁上骨折相比较，外髁骨折的诊断和治疗上出现失误的机会更多。

【诊断标准】

1. 症状

（1）有明确肘部、患肢外伤史。

（2）局部肿胀、疼痛、畸形。

2. 体征

（1）活动障碍。

（2）局部压痛、叩击痛阳性。

（3）活动时可触及骨擦音。

（4）肘关节活动受限。

3. 辅助检查

（1）X线片可以明确诊断。

（2）CT、MRI可协助诊断轻微骨折及移位情况。

【治疗原则】

1. 仅需制动的骨折　无移位骨折可用石膏后托制动而获得良好结果，可在前臂中立位和屈肘90°位石膏后托制动。但切记选择这种治疗是有风险的，医生应当对骨折发生继发性移位有充分的认识并保持高度警惕，同时必须向患儿家长详细地解释清楚继发移位的问题，在家长充分理解的基础上方能获得配合。石膏固定后第3天、1周、2周患者必须返回医院拍片以确认骨折的位置，如骨折块出现继发性移位则及时采取措施，可行切开复位内固定以确保骨折得到良好位置。

2. 闭合复位和手法整复后经皮穿针　单独应用闭合方法即使获得复位也很难维持令人满意的复位位置，经皮穿针技术受到客观条件的制约（需在成像清晰的X线透视机下进行），并且操作困难，很难达到骨折块的解剖复位，而且手法整复的操作会造成进一步的损伤从而影响到最终的功能结果。对移位的外髁骨折不应当使用闭合复位方法治疗，此时应立即通过手术而在直视下复位骨折块并内固定。

3. 需要切开复位的骨折　由于闭合复位方法导致患者的功能和外观结果不佳，现在绝大多数学者均推荐切开复位方法。约70%的外髁骨折需要切开复位治疗，并且原始损伤即移位的外髁骨折应立即行切开复位内固定，这一点不存在任何争议。固定方式可采用三种类型：第一种是用某种类型的缝线；第二种是使用光滑的钢针；第三种类型是选择小型的松质骨螺丝钉。①缝线固定：缝线固定是最早使用的方法之一，不推崇此种固定方法。②钢针固定：光滑的钢针是固定骨折块的最常用方法，也应当是最佳的选择。为预防骨块旋转最少需要两根针固定。已证实直径2mm以下光滑的克氏针穿过骨骺不会造成生长紊乱，钢针可平行或交叉状固定骨块。新鲜骨折切开复位内固定3周后通常已有足够的

314

稳定性，允许去除外固定石膏并鼓励患者开始保护性的肘关节主动活动练习，术后 6 周拍片证实骨折愈合后拔除克氏针。③螺丝钉固定：可使用一枚细的松质骨螺丝钉经骨折块的干骺端部分将其固定到近骨折段的干骺端，最好是不需预先钻孔的自攻螺纹钉。由于螺丝钉仅通过干骺端，极少产生继发的生长紊乱。

4. 并发症

（1）延迟愈合、不愈合、畸形愈合。

（2）缺血坏死、骺阻滞、外髁过度生长、成角畸形。

（3）神经损伤（急性和迟发）。

（4）骨化性肌炎以及滑车的鱼尾样畸形。

第五节 肱骨内髁骨折

【概述】

肱骨内髁骨折累及关节内和关节外两部分，为 Salter – Harris 骺损伤的Ⅳ型。

【诊断标准】

1. 症状

（1）有明确外伤史。

（2）局部肿胀、疼痛、畸形。

2. 体征

（1）活动障碍。

（2）局部压痛、叩击痛阳性。

（3）活动时可触及骨擦音。

3. 辅助检查

（1）X 线片可以明确诊断。

（2）CT 可协助诊断轻微骨折及移位情况。

【治疗原则】

（1）无移位骨折可选用功能位石膏固定。

（2）移位骨折应首选切开复位内固定术。经后内侧切口可以显露骨折块，并可对骨折部位和尺神经直视观察。相对坚强的固定是绝对必要的，用光滑的克氏针即可获得满意的固定效果。必须用两根针固定。不要试图手法整复以达到骨折块的复位，这是非常困难的。即使骨折块得到复位，由于前臂屈肌的牵拉作用也很容易再次移位。

（3）并发症 ①骨折不愈合；②肘内翻畸形。

第六节 桡骨头半脱位

【概述】

平均年龄为 2～3 岁，最小的患者仅为 2 个月，7 岁以上儿童很少发生此病。性别无明显差异，大约 70% 的病例为左上肢受累。桡骨头半脱位是一种很常见的损伤，此病的复发率高达30%。

【诊断标准】

1. 病史 在确定桡骨头半脱位中很关键，通常都会有对患儿肘部的一个突然的纵向牵拉，部分患儿病史为跌倒时患肢压于身后。

2. 症状

（1）肘部外侧疼痛，患儿不愿使用患肢。

（2）上肢垂在侧方而前臂轻度旋前。

3. 体征

（1）旋转前臂或屈肘动作可造成疼痛和抗拒。

（2）桡骨头和环状韧带部位有局限性压痛，有些病例疼痛可向远侧扩散并涉及到腕部。

4. 辅助检查 X线片均没有桡骨头移位的表现，MRI可协助诊断。

【治疗原则】

诊断明确后行手法整复，医生应采用各种方法转移患儿的注意，然后以轻柔的手法迅速完成整复动作。术者一手抓住肱骨远端向后牵拉，另一只手抓住患儿患手向下牵拉，旋后的同时屈肘可完成复位；复位困难时可加大旋后力度同时拇指向下挤压桡骨小头多可成功复位。当环状韧带复位时，都会听到或感觉到弹响。

第七节 尺桡骨骨折

【概述】

儿童尺桡骨骨折不论在治疗上还是预后上与成人骨折都有很大的区别，儿童有很大的生长塑形能力，保守治疗是儿童尺桡骨骨折首选的治疗方法，儿童尺桡骨远端骺损伤是涉及生长机制的损伤，处理不当会导致继发的生长发育畸形。

【诊断标准】

1. 症状

（1）有明确外伤史。

（2）局部肿胀、疼痛、畸形。

2. 体征

（1）活动障碍。

（2）局部压痛、叩击痛阳性。

（3）活动时可触及骨擦音。

3. 辅助检查

（1）X线片可以明确诊断。

（2）CT可协助诊断轻微骨折。

【治疗原则】

（1）首选闭合复位、石膏或夹板外固定。

（2）前臂尺桡骨双骨或单骨完全骨折要全在良好麻醉肌肉松弛条件下进行闭合复位。

（3）前臂尺桡骨完全骨折切开复位内固定。手术切开复位内固定应当遵循以下原则：①严重的开放骨折；②骨生长即将停止，生长塑形潜力不足以矫正残留畸形；③闭合复位失败；④由于骨折端组织嵌顿造成不能复位；⑤短期内多次再骨折；⑥再骨折后畸形明显加重；⑦病理骨折。最常用的方法是钢板螺丝钉内固定和髓内针内固定，此外还有应用外固定架的方法。

（4）并发症及处理

①再骨折：即便愈合过程顺利也有发生再骨折的可能。常发生在6个月内，再骨折后往往畸形明显加重。

②肢体缺血：整复后石膏外固定物压迫，创伤后肌间隔内压力增加，骨折同时合并血管损伤，都是造成肢体缺血的原因。整复后患肢剧痛（缺血早期剧痛，晚期感觉丧失或活动能力丧失），明显肿胀，颜色苍白或青紫，手指感觉丧失或活动能力丧失，都是肢体缺血的表现，特别是当被动伸指时剧痛是肌膜间隔综合征Volkman缺血挛缩的早期表现。

③神经损伤：小儿前臂尺桡骨骨折同时合并正中神经、尺神经、骨间背侧神经损伤的病例均有过报道，多数为一过性神经损伤，以后多可恢复。

④尺桡骨融合：这是前臂骨折最严重的并发症之一，损伤本身有可能导致尺桡骨交叉愈合，手术切开复位也是可能的原因。

⑤感染：切开复位过程中污染是造成感染最常见的原因，创伤也可以造成局部的缺血停滞，导致创伤性骨髓炎。

第八节　儿童孟氏骨折

【概述】

孟氏骨折是一种前臂与肘关节的复合损伤，1814年意大利医生Monteggia首先对尺骨近侧1/3骨折合并桡骨头前脱位进行描述，以后人们即称此类损伤为孟氏骨折。

【诊断标准】

1. 症状

（1）有明确外伤史。

（2）前臂和肘关节肿胀、疼痛、畸形。

2. 体征

（1）压痛限于尺骨骨折处及肱桡关节部位。

（2）可以触及脱位的桡骨头。

（3）肘关节屈伸和前臂旋转活动均受限。

3. 辅助检查　正侧位X线片可明确诊断。

4. 分型　孟氏骨折依损伤机制可分为以下四型。

（1）Ⅰ型（伸展型）　约占73%，为尺骨骨折向掌侧成角，合并桡骨头向前脱位。

（2）Ⅱ型（屈曲型）　约占3%，为尺骨干骨折向背侧成角，合并桡骨头向后脱位。此型多见于成人，儿童少见。

（3）Ⅲ型（内收型）　约占23%，为尺骨干骺端骨折向外侧成角，合并桡骨头向外侧或前外侧脱位。此型常伴有桡神经损伤。

（4）Ⅳ型 非常少见，仅占1%，为尺桡骨骨折合并桡骨头向前脱位。

【治疗原则】

1. 新鲜孟氏骨折的治疗

（1）闭合复位可有两种方法 一是先整复尺骨，矫正尺骨畸形，恢复前臂长度，桡骨头大部可复位；二是先整复脱位的桡骨头恢复前臂长度，尺骨畸形也可大部矫正。Ⅰ型和Ⅲ型孟氏骨折整复后应用长臂石膏后托，屈肘小于90°，前臂旋后位固定。Ⅱ型孟氏骨折整复后应用长臂前后托，肘关节于伸直位，前臂旋前位固定。

（2）手术切开复位指征 ①桡骨头闭合复位失败；②尺骨斜行骨折极不稳定，整复后很容易在石膏固定过程中再移位。

2. 陈旧孟氏骨折的治疗 孟氏骨折超过两周者，则不能再进行闭合复位，应尽早做桡骨头切开复位，环状韧带成形或重建术。

第九节 胸腰椎损伤

【概述】

儿童脊柱骨折仅占全部脊柱损伤的2%~5%，绝大多数为颈椎损伤，而胸腰椎损伤更容易造成严重的后果。骨折部位及损伤机制可因年龄而异。婴儿胸腰椎损伤可源于虐婴，10岁以下儿童多为交通伤或跌落伤，10岁以上儿童则常常由于交通事故（40%）、运动（自行车、摩托车、雪橇运动）致伤（37%）、娱乐场损伤或火器伤。

【诊断标准】

1. 症状

（1）有明确外伤史 车祸伤、挤压伤、坠落伤等病史。

（2）受损脊椎的疼痛、肿胀、畸形。

2. 体征

（1）行走不能、肌肉痉挛。

（2）受损脊椎压痛。

（3）肢体活动障碍。伤后2小时至4天才发生的迟发型截瘫，提示营养脊髓的血管损伤。

3. 辅助检查

（1）X线检查 屈曲压缩骨折椎体明显楔形变、暴力较大时，椎环破裂。

（2）CT扫描可明确诊断骨折部位和性质，以及骨折块移位情况。

（3）MRI可更清晰显示儿童脊髓或马尾损伤。但MRI仍然存在假阳性及假阴性，且金属内固定器械的应用是MRI检查的相对禁忌证。

【治疗原则】

1. 屈曲型损伤

（1）单纯压缩骨折患者，短期卧床休息或予支具乃至石膏固定。

（2）椎体软骨终板损伤导致的后凸畸形必须经手术处理才能矫正。

2. Chance 骨折

（1）闭合复位恢复腰前凸、石膏固定。

（2）韧带损伤需要手术复位、椎体融合。

（3）内固定的选择取决于患儿年龄：年幼儿应用钢丝捆绑、石膏固定；青少年则可使用加压固定器械。

3. 牵拉及剪式损伤

（1）不稳定损伤如椎体半脱位或骨折－脱位，处理与成人一样，必须复位，至急性期症状消失后考虑手术复位内固定。

（2）神经损伤患儿的脱位需要立即复位。

（3）爆裂型骨折应早期应用 Harrington 及 Lugue 氏棒使脱位复位并维持骨折端稳定，同时必须行骨折椎体上下至少一个椎体水平的脊柱后路融合。

（4）儿童急诊行减压手术的适应证与成人相同：①开放损伤；②脊柱不全损伤伴进行性神经损害；③不稳定骨折－脱位。

4. 合并症

（1）生长阻滞。

（2）神经损伤。

（3）脊柱畸形。

第十节　股骨干骨折

【概述】

小儿股骨干骨折是下肢常见的创伤，占全部小儿骨折与骺损伤的 2%，占下肢骨折的 10%，男女之比为 2：1，发病年龄峰值在 5 岁。

【诊断标准】

1. 症状

（1）有明确外伤史。

（2）局部肿胀、疼痛、畸形。

2. 体征

（1）患肢活动障碍。

（2）局部压痛、叩击痛阳性。

（3）活动时可触及骨擦音并有异常活动。

3. 辅助检查

（1）X 线片可以明确诊断。

（2）CT 诊断骨折及移位情况。

【治疗原则】

1. 股骨干骨折的治疗方法

（1）皮牵引　皮牵引按牵引方向分为：直接牵引（Buck 牵引）、合力牵引（Russell牵引）与垂直悬吊牵引（Bryant 牵引）。

（2）骨牵引　优点是避免了皮牵引交界面的相应问题并能提供更大的牵引力，缺点是有针道并发症的可能性。骨牵引更适合于年龄较大、需要较大牵引力的病例。

①胫骨骨牵引：胫骨结节骨牵引在儿童一般很少用，因为存在干扰胫骨结节的生长发育出现膝反屈的可能性。可行胫骨上端骨牵引，牵引针应避开胫骨结节及胫骨近端骨骺。

②股骨骨牵引：股骨远端骺生长板是近水平方向的，在行髁上牵引时，进针位置选择在髌上一横指，容易避开对股骨远端骺生长板的损伤。针的入口与出口皮肤应以小尖刀刺开一个小口，以防针对皮肤的压迫。

（3）石膏固定 髋人字石膏应包括患侧肢体全长及健侧大腿，有移位短缩的小龄儿童股骨干骨折牵引两周后再用髋人字石膏。

（4）手术治疗

①切开骨折端直视下复位，然后用钢板螺丝钉或髓内钉内固定。

②外固定架或髓内钉在透视下完成骨折复位与固定。

2. 特殊的股骨干骨折的治疗

（1）开放骨折 开放的股骨干骨折在小儿比较少见，但近年来发生率有所增加。治疗上除上述原则外，应彻底清创，预防感染，以及时给予抗生素治疗。

（2）产伤骨折 产伤骨折可通过 Pavlik 挽具或早期髋人字石膏制动而得到满意的效果，体位为中度髋外展45°，屈曲90°，以及外旋45°，更简单的可采用极度屈髋、屈膝位躯干固定。

（3）髁上骨折 特殊的肌肉力量导致髁上骨折远骨折断端的向后移位，可采用屈膝位的牵引，或闭合复位后经皮穿针，交叉固定后再管型石膏制动。髁上骨折有损伤血管神经的可能，必须提高警惕。

（4）病理骨折 病理骨折一般发生在全身骨质疏松或骨质破坏的基础上，这些骨折不易愈合，总是出现骨连接障碍或畸形，尽管可能不影响功能，但对家长来说都很难接受，而且还很容易再骨折，所以这类骨折应固定时间尽可能地长些，一般较常规固定多2~3周。

局部骨缺损造成的病理骨折，一般常见于股骨上段的单发性骨囊肿，骨干的纤维发育不良，干骺端的非骨化性纤维瘤，嗜伊红肉芽肿，动脉瘤样骨囊肿，先天性成骨不全，如病变范围广，或有再骨折的可能，髓内固定不失为一种可行的方法，它可以长久地保留在髓腔内，以防止再骨折。

（5）并发症

①短缩愈合：短缩愈合是儿童股骨干骨折中最常见的问题。我们的目标是将短缩在治疗期间控制在1cm以内，在大多数情况下，患儿及家长对1cm以内的短缩是没有察觉的，而对1~2cm之间的短缩便会引起重视，超过2cm的短缩便会出现跛行，继而出现脊柱侧凸、背痛等。

②成角畸形愈合：成角畸形与致残的关系取决于患儿的年龄，取决于生长再塑形的潜在能力。新生儿和小婴儿在矢状面的成角高达45°，也可接受，特别是股骨中上1/3骨折，而对于青春期股骨远端骨折哪怕是10°侧方成角畸形也是不能接受的。

③旋转畸形愈合：在临床治疗中，旋转畸形很难通过生长塑形获得矫正。轻度的旋转畸形不会显示明显的异常步态，明显的旋转畸形不仅步态异常，还会出现功能障碍，应当注意预防出现，明显有功能障碍的旋转畸形需手术旋转截骨矫正。

④不愈合或迟延愈合：一般闭合的股骨干骨折都能愈合，包括骨折端嵌入软组织的骨

折，不愈合或迟延愈合的病例，多发生于开放骨折或不恰当手术治疗的骨折，感染或内固定材料不合适是主要原因。

⑤肢体缺血：小儿股骨干骨折合并血管损伤的发生概率很低，血管损伤的发生可与股骨干骨折及股骨上端骺损伤有着直接的关系，我们可通过触摸远端动脉搏动或血管造影来诊断，若遇到血管损伤应及时处理。由牵引造成的肢体缺血也有报道，若遇到此类情况应立即去除牵引，必要时做肌间隔的减张术。

⑥休克：闭合的单纯股骨干骨折很少发生休克，休克多发生于多发损伤或感染严重的患儿。

⑦肠系膜上动脉综合征：这是由于髋人字石膏固定，引起的压迫肠系膜上动脉后的一组表现，可有胃肠反应及自主神经症状，解除压迫或改变体位，便可缓解。

⑧胫骨骨骺损伤：一般由使用胫骨结节骨牵引造成，胫骨结节骺早闭出现膝后翻，所以我们不主张使用胫骨结节骨牵引。

⑨针道感染：当针穿过极少的皮质时也会造成皮质豁开，直接拉于皮下造成感染，很多针道感染与骨牵引针穿针位置倾斜有关。

⑩髋外翻：常见于放置髓内针时损伤了大粗隆的骨骺，就可发生髋外翻。

⑪发热：特发性"骨折热"在小儿股骨干骨折很常见，体温可达38°以上，少儿组的患儿最多见，但需在排除任何发热原因后，才能做出此诊断。

⑫骨折血肿感染：骨折血肿感染是很少见的并发症，它一般发生在有局部和全身感染的基础上。

⑬腓神经麻痹：常发生于腓骨部位受压，表现为踝关节背伸、伸趾、伸踇、足外翻、无力，应及时解除压迫。

⑭再骨折：再骨折在小儿不常见。它通常多发生于较大的或青春期患儿的病理性骨折，或由于长期卧床后骨疏松，或因钢板螺丝钉内固定钢板的应力屏障所致。若遇此并发症可行传统牵引治疗或再做切开范围内固定治疗。

第十一节　胫腓骨骨干骨折

【概述】

根据损伤情况分为闭合性骨折和开放性骨折。儿童小腿骨折中，70%的为单独胫骨骨折，30%是完全胫腓骨双骨折。

【诊断标准】

一、闭合性骨折

1. 症状

（1）有明确外伤史。

（2）局部肿胀、疼痛、畸形。

2. 体征

（1）患肢活动障碍。

（2）局部压痛、叩击痛阳性。

（3）活动时可触及骨擦音并有异常活动。

（4）伴有胫神经损伤时患儿不能主动抬足、伸踇趾、伸趾。

3. 辅助检查

（1）X线片可以明确诊断。

（2）CT诊断骨折及移位情况。

（3）骨干骨折合并血管损伤足背动脉和胫后动脉搏动减弱或消失。

二、开放性骨折

对开放性骨折的分级：Ⅰ度，低能量损伤而引起，骨折端刺破皮肤，伤口长度小于1cm；Ⅱ度，皮肤和软组织的挫伤，但无骨和肌肉组织的缺如，伤口长度大于1cm；ⅢA高能量损伤，伤口长度大于10cm广泛的软组织挫伤，肌肉坏死和骨膜破坏、粉碎性骨折；ⅢB，ⅢA＋骨的缺如和神经的损伤；ⅢC合并血管的损伤；特殊类型的骨折：枪伤、农用机械伤、节段性骨折和节段性骨缺损。

【治疗原则】

1. 保守治疗

（1）整复　儿童胫腓骨骨折多数是无移位的骨折，一般都可通过简单的手法复位和石膏外固定来治疗。对于有移位的骨折，可在麻醉下，使肌肉松弛，在透视下整复。复位标准：对位，骨折至少要达到50%以上的复位；对线，任何方向的成角不能大于5°～10°；由于胫骨骨折后因骨折的刺激而导致胫骨的过度生长较少，所以复位时要注意维持长度。对于年龄10岁以上的女孩更应尽可能地达到解剖复位。如要使得双小腿达到完全地等长则任何形式的短缩均应避免。儿童胫腓骨骨折闭合复位后可接受的短缩量一般为1～5岁的儿童5～10mm，5～10岁的儿童0～5mm。

（2）固定　骨折复位后，用长腿前、后石膏托固定。对于不稳定性骨折，石膏固定时应使膝关节固定在45°的屈曲位以控制旋转，此位置同时有助于防止患儿早期负重。新生儿需固定2～3周；学龄前儿童需固定4～6周；6～10岁的儿童需固定6～12周；11岁以上青少年需固定8～16周。

2. 手术治疗　儿童小腿骨折以无移位的青枝骨折多见，一般均可以进行保守治疗。只有少部分需要手术治疗。

（1）闭合性骨折　手术治疗的适应证有：多发性骨折；年龄较大儿童的不稳定性胫腓骨骨折、粉碎性骨折或难复位的骨折；复位后固定不稳定的骨折；合并有筋膜间隔综合征的骨折；有其他合并伤或存在其他特殊情况的骨折，如血友病者切开复位和内固定是一个相对的适应证，只有使得骨折稳定才可以减少骨折部位的反复出血，有颅脑损伤或脑瘫的患者手术后有利于护理患者。

应用外固定架治疗难以复位或多发损伤的胫腓骨骨折是近年来逐渐被越来越多的医生所乐于使用的一种固定方法，其最大的优点是不干扰折断的血运，不剥离破坏骨折端骨膜的成骨机制，随着外固定架工艺的改进及设计的复位工具使用，使得闭合复位后骨折达到解剖复位并不困难。但是外固定架也像应用钢板螺钉内固定一样，是偏心固定，存在应力遮挡的问题。

弹性髓内钉（Anderson's钉）可以解决偏心固定应力遮挡的问题，但应选择合适的型号、熟练的技术，一定的设备条件如 G 型臂双向 X 线透视机。

内固定物可选择螺钉固定、钢板固定，但较少采用。

（2）开放性骨折

①Ⅰ度损伤和部分Ⅱ度损伤多采用清创、冲洗、一期闭合伤口、闭合复位、石膏固定的方法。

②Ⅱ度以上的损伤：a. 清创、冲洗和应用抗生素；b. 用牢固的外固定维持骨折的对位；c. 对于伤肢血运循环差者，术中行血管造影和筋膜间隔应力的测量，必要时行减张术；d. 术中不关闭伤口，用纱布和棉垫覆盖创面；e. 术后下肢悬吊；f. 每 24～72 小时在手术室定期地行清创术，切除坏死的组织直至生成良好的肉芽组织；g. 迟延伤口的闭合，包括取皮植皮和皮瓣术；h. 若有骨缺损，植松质骨；i. 若胫腓骨骨折未愈合，而软组织已愈合，可试用负重石膏；j. 身体其他非受力部位的骨折可继续使用外固定和植骨，直至愈合。

若皮肤剥脱伤但皮肤本身没有碾挫和失去活力，则用鼓式取皮机将其切削成中厚断层皮片，重新植回肢体的创面上，一期闭合伤口。开放骨折固定物的首选是外固定架，因其利于观察伤口和换药；其次选用钢板或跟骨骨牵引。

3. 并发症

（1）延迟愈合、不愈合、畸形愈合。

（2）感染。

（3）筋膜间隔综合征及骺早闭。

（4）骨折部位疼痛。

（5）23% 有活动能力尤其是运动能力的减退。

（6）54% 的患儿有肢体的不等长。

第八篇　骨与关节感染及结核篇

第二十章　骨与关节感染

第一节　化脓性骨髓炎

化脓性骨髓炎可发生于任何年龄，有不同的临床表现。最常见的骨髓炎包括发生于儿童的急性血源性骨髓炎及发生于成人的慢性和创伤性骨髓炎。病变可侵及骨组织各部分，但主要为骨髓腔感染。致病菌大多数是金黄色葡萄球菌，其次是乙型链球菌和白色葡萄球菌，其他如大肠埃希菌、铜绿假单胞菌、肺炎双球菌等也可引起。细菌侵入途径有三种，即血源性感染、创伤性感染、蔓延性感染。

一、急性血源性骨髓炎

【概述】

急性血源性骨髓炎是发生在儿童期最常见的一种骨感染。感染最初发生在管状骨干骺端，细菌入侵后导致干骺端炎。儿童中最常见发生急性血源性骨髓炎的骨骼是股骨，骨盆和脊柱部位少见。本病常见的致病菌是金黄色葡萄球菌，其次是乙型链球菌和白色葡萄球菌，致病菌在儿童体弱、营养不良或轻度外伤等抵抗力降低的情况下，经血行到达骨组织引起炎症。基本病理变化是骨组织急性化脓性炎症，可形成髓腔脓肿、骨膜下脓肿和化脓性关节炎，病理特点是骨质破坏、坏死、吸收和骨膜修复反应新生骨并存，早期以骨质破坏为主，晚期以修复性新生骨增生为主。

【诊断标准】

1. 临床表现　急性血源性骨髓炎有两种不同的临床表现：一种是急性发病，高热，全身系统性炎症伴骨骼局部病灶感染症状；另一种是全身无发热或低热，骨骼病灶逐步发生疼痛或触痛，影响活动或负重。

2. 诊断标准　早期诊断比较困难，两周后 X 线片变化逐渐明显，诊断多无困难。

（1）全身症状　起病急，全身中毒症状明显；前驱症状有全身倦怠，继以全身酸痛、食欲不振、畏寒，严重者可有寒战，多有弛张性高热，可达 39~40℃，烦躁不安，脉搏快弱，严重者可有谵妄、昏迷等败血症表现，亦可出现脑膜刺激症状，病史曾有感染灶。

（2）局部症状　早期有局部剧烈疼痛和跳痛，肌肉有保护性痉挛，患肢不敢活动。患部皮温高，有深压痛，早期肿胀可不明显，几天后局部皮肤红、肿、热、痛及压痛明显；干骺端持续性剧烈疼痛和深压痛。

（3）血液检查　白细胞、中性粒细胞计数增多，血沉、C 反应蛋白增高，一般有贫血；早期血培养阳性率较高，局部脓液应作细菌培养和药敏试验。

（4）局部分层穿刺检查阳性　对早期诊断具有重要意义。

（5）X 线检查　早期无明显变化，发病 2 周后可见骨质脱钙、破坏、少量骨膜增生，以及软组织肿胀阴影等。

（6）骨扫描　对早期诊断骨髓炎有重要价值，CT、MRI 和核素扫描结合能提高对早期骨髓炎的诊断。

3. 鉴别诊断　早期应与蜂窝织炎、丹毒等软组织炎症鉴别。蜂窝织炎、丹毒，全身症状稍轻，局部红肿明显，多系链球菌感染，对青霉素治疗敏感。骨扫描有助于鉴别。

【治疗原则】

关键是早期诊断，早期应用大剂量有效抗生素控制感染防止炎症扩散，同时进行适当的局部处理。一旦形成脓肿，应及时切开减压引流，防止死骨形成，使病变在早期治愈，否则易演变成慢性骨髓炎。

1. 全身支持疗法　高热时，降温，补液，注意水、电解质代谢和酸碱平衡。必要时多次少量输新鲜血，以增强患者的机体抵抗力。补充营养，给予易消化和富含维生素和蛋白质的饮食。

2. 联合应用抗菌药物　应及早采用足量而有效的抗菌药物，首选针对金黄色葡萄球菌的有效广谱抗生素，待细菌培养和药物敏感试验有结果时，再选择适宜的敏感抗生素。耐甲氧西林葡萄球菌临床治疗困难，可选择半合成青霉素如苯唑西林，也可以用头孢霉素；万古霉素和克林霉素也可选择应用。抗生素使用至少应持续至体温下降，症状消失后 2 周左右；一般需使用 4～6 周。

3. 切开减压引流　这是防止病灶扩散和死骨形成的有效措施。如联合应用大剂量抗生素治疗 2～3 天不能控制炎症，诊断性穿刺抽出脓液或炎性液体，均应做局部钻孔或开窗进行减压引流。早期骨皮质钻孔有利于控制骨髓腔内感染，及时开窗引流可防止感染扩散。

4. 局部固定　早期用适当夹板、石膏托或皮牵引限制活动，抬高患肢并保持功能位，可以防止畸形，减少疼痛和避免病理性骨折。

二、慢性骨髓炎

【概述】

慢性骨髓炎是创伤性骨折、关节置换导致的最不易治愈的感染性疾病，涉及骨或骨髓，骨皮质，骨膜和周围软组织。早期诊断慢性骨髓炎比较困难，需要与骨肿瘤或骨结核进行鉴别。由于病变局部血液供应系统破坏和局部炎症反应，抗生素很难到达炎症病变区域。细菌性生物膜的形成很大程度上减弱了抗生素的作用，使骨感染治疗困难，容易复发。

【诊断标准】

1. 临床表现

（1）有未及时治疗急性血源性骨髓炎、开放骨折或应用金属内固定物史。

（2）窦道愈合的病变静止期，可无全身和局部症状。发作时，有发热、食欲不振，如急性骨髓炎表现。

（3）急性发作时，局部已经愈合的创口，又开始疼痛、肿胀、流脓。有的在伤口瘢痕的表面形成浑浊的水疱或波动性的肿块。当水疱或肿块溃破后流出脓液，有的排出小死骨片，以后全身症状消退。长久不愈，窦道周围皮肤长期受分泌物的刺激，有色素沉着或湿疹性皮炎，少部分人并发表皮样癌。幼年发病，骨骺板破坏者，可有肢体发育障碍，肢体有短缩或内、外翻畸形。

（4）炎症标记物检查　血常规，血沉，C 反应蛋白，降钙素原可以反映炎症的不同程度。

（5）影像学检查　X 线检查：病变骨失去原有的外形，骨干增粗，骨质硬化，轮廓不规则；髓腔变窄甚至消失，有圆形或椭圆形破坏透亮区；常可见到与周围骨质脱离的死骨，致密硬化的死骨块可大可小，多与骨干平行，死骨周围有一透亮区，边缘呈锯齿状，此为慢性骨髓炎特征；CT 可以发现骨皮质破坏，骨膜增生，骨坏死，软组织肿胀，还可以定位进行骨活检；PET－CT 可以准确定位骨代谢异常增高部位。MRI 检查可以发现早期的骨异常。超声检查可以发现软组织肿胀，骨膜下脓肿；窦道造影可了解窦道的深度，分布范围，和死腔的关系，以利于手术彻底清除死腔和窦道。

（6）细菌培养可以找到骨髓炎感染的细菌，并可以进行药敏试验，指导应用敏感抗生素。

（7）骨活检病理检查和细菌培养是诊断慢性骨髓炎的金标准。

2. 鉴别诊断　根据既往急性化脓性骨髓炎的病史、体征、典型的 X 线表现，诊断多无困难，但仍需与下列病变鉴别。

（1）结核性骨髓炎　一般多侵入关节，病史较缓慢，有结核病或结核病接触史等。X 线片显示以骨质破坏为主而少有新骨形成。

（2）骨样骨瘤　常易诊断为局限性脓肿，但其特征为经常性隐痛，夜间疼痛较重，局部压痛明显，但无红肿，少有全身症状，X 线片可进一步提供鉴别依据。

（3）骨干肉瘤　局部及 X 线片表现偶可与骨髓炎混淆，但根据发病部位、年龄、临床表现及 X 线片特征可以鉴别。若病程长，窦道久治不愈，局部疼痛剧烈，有异常肉芽，脓液量多且有恶臭味，应注意有恶性变的可能。

【治疗原则】

1. 全身治疗　慢性骨髓炎是长期消耗性疾病，手术前患者体质弱，应增加营养，为手术创造条件。手术前后使用足量、敏感、有效的广谱抗生素。

2. 手术原则　尽可能彻底清除病灶，摘除死骨，切除增生的瘢痕和清除肉芽坏死组织，消灭死腔，改善局部血液循环，为愈合创造条件。根据不同的病情可选择不同手术方案，如病灶清除术、碟形手术（Orr 手术）、带蒂肌皮瓣转移术、骨移植术、氢氧化钙骨水泥（CPC）填充、闭合灌洗等。

3. 药物应用　宜根据细菌培养及药物敏感试验选择抗菌药，术前、术中、术后均应用足量有效的抗菌药物。

第二节　化脓性关节炎

【概述】

化脓性细菌引起的关节内感染，称为化脓性关节炎。本病好发于 3 岁以下儿童，男多于女。常发生于髋、膝关节，多为单发。常为败血症的并发症，也有因手术感染、关节外伤感染、火器伤所致。金黄色葡萄球菌是常见的致病菌，少数为溶血性链球菌、肺炎球菌、大肠埃希菌等。病变可分为三期，即浆液性渗出期、浆液纤维蛋白渗出期、脓性渗出期。

【诊断标准】

（1）急性期主要症状为全身中毒的表现，起病急，有寒战、高热，全身不适，食欲差，体温可达 39～40℃。关节疼痛剧烈，功能受限，有红、肿、热及压痛。关节液增加，有波动感，在浅表关节如膝关节更为明显．有浮髌征（＋）。患者常将膝关节置于半弯曲位，保护性肌肉痉挛。晚期可有关节挛缩，病理性关节脱位。

（2）白细胞及中性粒细胞计数增多，血沉增快。关节液可为浆液性、血性、浑浊和脓性，镜下可见大量白细胞，后期可见大量脓细胞和细菌。

（3）早期 X 线片显示关节周围软组织肿胀及关节囊阴影增大，关节间隙增宽。晚期关节软骨下骨质破坏，关节间隙变窄或者消失，关节纤维性或骨性强直，有时可见关节脱位。

（4）关节穿刺和关节液的检查对诊断很有价值。结合病史、症状和体征，一般都可以做出诊断。

（5）鉴别诊断　化脓性关节炎应与小儿髋关节暂时性滑膜炎鉴别。后者全身症状轻微，体温稍高，白细胞计数、血沉多在正常范围。一般经休息和理疗，局部制动等两周左右可痊愈。还应与急性化脓性骨髓炎、风湿性关节炎、结核关节炎以及类风湿关节炎相区别。

【治疗原则】

治疗原则是早期诊断，及时正确处理，保全生命，尽量保留关节功能。

（1）全身治疗与急性化脓性骨髓炎相同。

（2）早期用足量有效抗生素，早期制动于功能位。

（3）关节穿刺及引流术，可吸出关节渗出液，关节内应用抗生素，持续引流。

（4）病灶清除术与关节切开引流术：如关节内抗生素治疗不能有效地控制炎症，或位置深的髋关节化脓性关节炎，应及时切开引流。

（5）恢复期处理　急性炎症消退后，如关节没有明显的破坏，可给予理疗，经手法按摩，鼓励患者逐渐锻炼关节功能，促进关节功能的恢复。

（6）后遗症的处理　关节破坏严重，或在治疗中未注意关节保持在功能位，治愈后常遗留关节畸形，出现关节功能障碍。对这类患者，应行手术治疗，手术方式可根据畸形和功能障碍程度、部位而定，如肘关节可作关节成形术。手术时机，至少在炎症完全治愈 1 年以后施行。

第三节　软组织感染

外科感染一般是指需要手术治疗的感染性疾病和发生在创伤或手术后的感染，占所有外科疾病的 1/3～1/2。其中浅部软组织感染较为多见。浅部软组织是指皮肤、皮下组织、浅部淋巴组织等，发生感染时，局部表现主要可有发红、肿胀、发热、疼痛、局部压痛和功能障碍。全身性表现主要有发热、不适、乏力、食欲减退、头痛等。

一、疖

【概述】

疖是单个毛囊及其所属皮脂腺的急性化脓性感染，常累及皮下浅层组织。致病菌多为金黄色葡萄球菌。炎热季节较多见。多发生于项、背部，其他部位也可发生，好发于青壮年和皮脂腺代谢旺盛者。

【诊断标准】

（1）初起局部出现红肿、疼痛的小硬块，渐增大呈锥形隆起。数日后，隆起的中央变软，可有黄白色脓点，即脓头。疖多能自行破溃，其中有一脓栓。

（2）疖可引起其近侧区域的急性淋巴结炎，偶可造成全身化脓性感染。

（3）面部的疖可引起化脓性海绵状静脉窦炎，表现为眼部及其周围组织红肿、头痛、寒战高热、神志不清等，病情危重。

（4）注意与局部皮肤病相鉴别。

【治疗原则】

（1）外用治疗　碘伏理疗、金黄散、鱼石脂软膏等，促使成脓、破溃。患部制动，严禁挤压。

（2）已有脓液时，局部消毒后，用尖刀切开，并用小镊子取出其中脓栓，使脓液充分引流，换压后可痊愈。

（3）面部疖尽量不用刀切开。

（4）应用敏感抗生素。

二、痈

【概述】

痈是多个相邻的毛囊、皮脂腺或汗腺的急性化脓性感染，致病菌为多为金黄色葡萄球菌。多见于中老年人。痈常发生于颈项、背部等皮肤较厚韧的部位。

【诊断标准】

（1）早期局部呈一片暗红色的炎性浸润而隆起，质地坚韧，界限不清。继而在中央区出现多个脓点，破溃后呈蜂窝状。中央部位皮肤、皮下组织坏死后脱落，溢出脓血性分泌物，底部塌陷，呈"火山口"样。其周围呈浸润性水肿，深层的炎症范围超过外表脓灶区。

（2）除局部疼痛外，伴有寒战发热、疲惫乏力、食欲不振等全身症状。唇痈症状严重，可并发颅内感染。

（3）诊断检查中应进行相关血液检测。

【治疗原则】

1. 全身治疗　适当休息和加强营养；静脉应用敏感抗生素，防止中毒性心肌炎和败血症；糖尿病患者的感染很难痊愈，应积极治疗糖尿病。对症治疗，如高热给予降温等。

2. 局部治疗　初期治疗和疖相同。如病变范围大，坏死组织多，或全身症状严重，应及时做切开引流。健康肉芽组织生长后再植皮，因影响美容，唇痈应切开引流，不宜广泛切除。

三、急性蜂窝织炎

【概述】

急性蜂窝织炎是皮下、筋膜下、肌间隙或深部疏松结缔组织的一种急性弥漫性化脓性感染，致病菌主要是溶血性链球菌，其次是金黄色葡萄球菌，亦可为厌氧菌。患部有红、肿、热、痛及功能障碍，位置表浅且弥漫性，与周围正常组织无明显界限，位置深时，肿胀不明显，疼痛剧烈。多伴有全身症状。

【诊断标准】

（1）表浅的急性蜂窝织炎，局部红肿热常较明显。如病变组织松弛，肿胀明显，疼痛较轻；若病变组织致密，疼痛剧烈，肿胀不明显。

（2）深在的急性蜂窝织炎，常只有局部水肿和深部压痛，但有明显的全身症状，如高热、寒战、头痛、乏力等。区域淋巴结肿大，有疼痛、压痛。

（3）口底、颌下和颈部的急性蜂窝织炎可致喉头水肿和压迫气管，引起呼吸困难，甚至窒息。指头处可致指骨坏死。

【治疗原则】

1. 全身治疗　适当休息和加强营养，必要时给予止痛、退热药物。

2. 局部治疗　早期以非手术治疗为主，患部休息，局部热敷、外敷。

3. 选用相应的抗菌药物　最好根据细菌培养结果选用敏感抗生素。

四、丹毒

【概述】

丹毒是ß-溶血性链球菌从表皮或黏膜的微小伤口侵入皮内网状淋巴管所引起的急性浅表感染，很少扩散至真皮层以下，很少有组织的化脓和坏死。病变蔓延迅速，很少有组织坏死或化脓，多发生于面部和下肢。

【诊断标准】

（1）起病急，常有发热、畏寒、头痛等全身症状，局部有烧灼样疼痛。

（2）病变局部表现为片状红疹，色鲜红，中间较淡，形不规则，边界清楚，略隆起。用手指轻压皮肤红色消退，去除压力后红色很快恢复。在病变蔓延时，中央红色消退，脱屑，变为棕黄色。红肿区有时可发生水疱。区域淋巴结常肿大、疼痛。

（3）如下肢丹毒反复发作，可使淋巴管阻塞，形成象皮腿。

（4）诊断时，丹毒需与急性蜂窝织炎鉴别。

【治疗原则】

1. 全身治疗　应适当休息和加强营养，全身用大剂量青霉素或磺胺药。

2. 局部治疗　局部制动，抬高患肢。局部可用50%硫酸镁湿热敷，理疗。对下肢丹毒、如有足癣，应同时积极治疗。丹毒一般不化脓，不需要切开引流。

五、急性淋巴管炎

【概述】

急性淋巴管炎多数是由溶血性链球菌从破损的皮肤或感染病灶蔓延到邻近淋巴管所

致。病变淋巴管壁和周围组织充血、水肿、增厚，管腔内有细菌、凝固的淋巴液和脱落的细胞。

【诊断标准】

（1）多发生于四肢。可分为网状淋巴管炎和管状淋巴管炎。丹毒即为网状淋巴管炎。

（2）管状淋巴管炎可分为深和浅两种。浅层淋巴管炎，在伤口或病灶的近侧皮肤出现一条或多条"红线"，有压痛；其近端的淋巴结可肿大、疼痛、压痛。深层淋巴管炎不呈现"红线"，但患肢肿胀，并有压痛。

（3）严重的急性淋巴管炎可伴有发热、头痛、无力、食欲不振等症状。

（4）注意与急性蜂窝织炎相鉴别。

【治疗原则】

主要是积极治疗原发病灶，适当选用抗菌药物。

六、急性淋巴结炎

【概述】

急性淋巴结炎是其他感染病灶或损伤处感染的化脓菌，沿淋巴管侵入淋巴结所致。在浅部者多见于颈部、腋窝和腹股沟部。

【诊断标准】

（1）全身症状可以不明显。

（2）症状轻者仅有局部淋巴结肿大，轻度疼痛和压痛，常能自愈。炎症重者淋巴结肿大，有明显疼痛和压痛。

【治疗原则】

（1）首先应积极治疗原发病灶，如伤口感染、扁桃体炎、龋齿等。

（2）局部可热敷或外敷，同时给抗菌药物，一旦形成脓肿，应切开引流。

七、浅部脓肿

【概述】

脓肿是急性感染的病变组织坏死、液化形成的局限性脓液积聚。四周有完整的脓腔壁。位于体表软组织内的脓肿，常继发于急性蜂窝织炎、急性淋巴结炎、疖等；可发生于损伤后感染处；还有从远处感染灶经血流或淋巴转移而形成的脓肿。

【诊断标准】

（1）浅部脓肿局部可隆起，有红、肿、热、痛和波动感。

（2）可行穿刺抽脓或超声波检查进一步诊断。

（3）小的浅部脓肿多无全身反应。大或多发的浅部脓肿可有全身症状，如发热、头痛、食欲不振等，白细胞总数和中性的百分比可增多。

（4）鉴别诊断 浅部脓肿的诊断一般不难，但有时需与外伤性血肿、结核性脓肿和继发感染的动脉瘤相鉴别。

①外伤性血肿：多有明显的外伤史，穿刺抽出血性液，涂片检查无脓细胞，即可与脓肿区别。抽出的血性液不凝，可与血管瘤鉴别。

②结核性脓肿：可有结核病史，病程长，进展慢，局部不红、无痛、不热，故又称为冷脓肿。详细检查多可发现原发结核病灶。

③感染性动脉瘤：可有红、肿、热、痛等，但肿块呈膨胀性搏动，其部位有较大的血管行经；有时可听到血管收缩期杂音，如阻断动脉近端，搏动和杂音可消失。

【治疗原则】

（1）如脓肿已有波动感，穿刺抽出脓液，应施行切开引流术。

（2）伴有明显全身症状时，应用抗菌药物。

（3）脓肿切开或自行破溃后，均需使其充分引流，防止经久不愈形成窦道。

八、深部脓肿

【概述】

深部脓肿一般是从感染灶经血流或淋巴转移而形成的脓肿，如髂窝脓肿。髂窝脓肿是髂窝淋巴结和疏松结缔组织的急性化脓性感染。致病菌多为金黄色葡萄球菌，其次为链球菌、大肠埃希菌等，经淋巴引流或血液循环侵入髂窝组织。

【诊断标准】

（1）发病急，多有寒战、高热、头痛等症状。

（2）局部疼痛多不明显。

（3）行走困难，患侧伸髋时疼痛加重。加重后体温高（可达40℃），腹股沟上方有触痛，可触及长圆形肿块，而波动感不明显。髋关节呈屈曲，不能伸直，被动伸髋时疼痛加剧。

（4）根据典型的临床表现，诊断一般不难，需要时可穿刺抽脓证明。

（5）鉴别诊断

①阑尾周围脓肿：早期常有转移性右下腹痛，发热较低，右下腹肿块和压痛部位与腹股沟距离较髂窝脓肿稍高。髋关节活动受限不明显。

②急性髋关节炎：髋关节活动受限严重，保持在一定固定位置，不能伸直，也不能屈曲。叩击足跟或大转子时，髋关节疼痛剧烈，X线片可能帮助鉴别。

③嵌顿性腹股沟斜疝：无高热、寒战，可有肠梗阻表现。

④髂窝冷脓肿：无急性疼痛、发热等过程，但可有潮热、盗汗等。髋关节活动受限不明显。检查脊柱可发现结核病变。

【治疗原则】

（1）病初可用非手术疗法，如局部热敷、理疗、抗生素、中药等，脓肿形成时应切开引流。

（2）术后继续抗菌治疗。

（3）注意纠正髋关节的屈曲畸形，应早期开始活动。

九、坏死性筋膜炎

【概述】

坏死性筋膜炎是一种少见而严重的软组织感染。其病变特点为浅深筋膜、皮下组织和皮肤迅速进行性坏疽，预后凶险，病变不累及周围肌组织。感染多由需氧菌和厌氧菌协同所致，多发生于阑尾、结肠或会阴的手术后，坏死性筋膜炎可累及全身各个部位，发病以四肢多见，尤其是下肢，其次是腹壁、会阴等部位。

【诊断标准】

（1）起病急骤，全身症状严重。

（2）皮肤由红变白，发生水疱和血疱，有血性浆液渗出或脓液。

（3）皮肤等坏死脱落后，周围有皮缘下潜行。

（4）脓液有恶臭。

（5）脓液涂片革兰染色可见球菌和杆菌；可培养出需氧菌和厌氧菌。

（6）有大量厌氧菌感染时，皮下可能有气体，X线片可以证明。

（7）需与气性坏疽鉴别，后者以发生肌肉坏死为主。

【治疗原则】

早期诊断，尽早行彻底的外科清创手术，应用大剂量有效抗生素和全身支持治疗，关键是及早清除坏死的筋膜、皮下组织及皮肤。

（1）手术疗法　在患部做多条直切口，伤口充分敞开引流，用3%过氧化氢或1：5000高锰酸钾溶液冲洗，用抗生素药液的纱条湿敷，创面要勤于观察和换药。

（2）应从手术前开始，静脉滴入大剂量抗生素，直到术后炎症控制。根据细菌种类，选用有效的抗菌药物，坏死性筋膜炎是混合感染，包括各种需氧菌和厌氧菌，需要联合应用抗生素。

（3）可采用全胃肠道营养或静脉高营养支持。注意水、电解质和酸碱平衡。有糖尿病应早治疗。

（4）高压氧治疗，可以降低坏死性筋膜炎患者的死亡率。

第二十一章　骨与关节结核

第一节　概　论

【诊断标准】

1. 症状及体征

（1）好发年龄　骨关节结核在儿童与青少年发病率最高，但成人也可发生。

（2）好发部位　负重及活动多的部位常见，脊柱结核约占50%，其次为膝、髋关节。单发多见。

（3）诱发因素　机体抵抗力低下，卫生条件不良，过度劳累，外伤等。

（4）全身症状　多起病缓慢，患者可有午后低热、盗汗、乏力、消瘦、食欲不振等，但少数患者可无全身症状。

（5）局部症状体征　疼痛、肿胀、肌肉痉挛、关节活动受限、畸形、肌肉萎缩、寒性脓肿、窦道形成或神经症状等。

2. 影像学表现

（1）X线片　不能作出早期诊断。早期表现为骨萎缩，软组织肿胀。后期骨结核表现为骨骺或干骺端溶骨性破坏，伴或不伴有死骨形成，骨膜反应轻，骨质疏松及病灶周围软组织改变；关节结核表现为关节内及其周围软组织肿胀，骨萎缩明显，随着病情的发展出现不同程度的关节面破坏及关节间隙狭窄，关节畸形，严重者有关节骨性强直。

（2）骨扫描　敏感性88%~96%，但特异性不高。

（3）CT检查　可以早于X线片发现，可以清晰地显示骨破坏、硬化及病灶周围的寒性脓肿。

（4）MRI检查　可以作出早期诊断，显示炎症浸润阶段的异常信号，还可以观察脊髓有无受压及变性。

3. 实验室检查

（1）血常规检查　患者常有轻度贫血，多发病灶或合并继发感染者，贫血加重，白细胞计数增加，白细胞分类中淋巴细胞所占比例增大。

（2）血沉增快，C反应蛋白增高。

（3）结核杆菌培养，阳性率70%。伴有肺结核的患者痰培养阳性率超过50%。

4. 结核菌素实验　阴性结果表示未曾感染结核，有排除诊断意义，但假阴性率达20%~30%（免疫功能不全的患者可出现假阴性），阳性结果对3岁以下的儿童有诊断意义。

5. 结明实验　敏感性70%左右，特异性90%左右。

6. 病灶组织学检查　有诊断意义。

【治疗原则】

1. 全身支持疗法

（1）注意休息、营养，每日摄入足量的热能、蛋白质和维生素。混合感染者应给予抗生素治疗。

（2）抗结核药物治疗　是骨关节结核治疗的关键，结核病化疗用药应遵循早期、规律、全程、适量和联用的原则。常用的药物为异烟肼、利福平、吡嗪酰胺、乙胺丁醇等。推荐上述 4 种药物联用，吡嗪酰胺主张应用 3 个月，其他药物继续应用 9 个月以上，根据病情及药物副反应及时调整用药。链霉素由于听力损害，不作为首选，特别对儿童；如果应用，亦作为强化治疗，限期 3 个月。

2. 局部治疗

（1）局部制动。

（2）局部药物注射　对于早期单纯性滑膜结核可以关节腔内注射。大的寒性脓肿也可穿刺引流，并注射抗结核药物。

（3）手术治疗　清除结核病灶及寒性脓肿。晚期需纠正畸形，改善关节功能。手术方法包括脊柱结核的彻底病灶清除、内固定及植骨融合术、关节结核滑膜切除术、关节融合术、截骨术等。根据关节破坏程度，关节结核在病灶静止或愈合后还可行人工关节置换术。

第二节　关节结核

一、膝关节结核

【诊断标准】

1. 症状体征

（1）好发于儿童或青少年，常为单发。可分为单纯滑膜结核、单纯骨结核及全关节结核。

（2）全身症状　低热、盗汗、乏力、食欲不振、消瘦、贫血等。

（3）局部症状体征　疼痛、肿胀、畸形、活动受限、浮髌征阳性，儿童有夜啼，晚期可有肌萎缩、关节屈伸明显受限、僵直、窦道形成。

2. 影像学表现

（1）单纯滑膜结核　可见软组织肿胀和骨质疏松。

（2）单纯骨结核　多见于股骨下端、胫骨上端，髌骨少见。有骨质破坏。

（3）全关节结核　骨质破坏，有死骨、空洞、骨质疏松。关节间隙狭窄或消失，甚至发生脱位、强直或骨质硬化改变。

3. 关节镜检查　对早期诊断膝关节结核具有独特价值。

【治疗原则】

（1）全身抗结核治疗。

（2）卧床休息、患肢制动。

（3）局部病灶处理。

①单纯滑膜结核：一般采取非手术治疗，除全身给药外，可关节腔内抽吸关节积液，再将抗结核药物直接注入关节腔内。非手术治疗无效，可行关节镜下或开放的滑膜切除术。

②单纯骨结核：行病灶清除术。但 X 线片表现为较轻的局限性骨髓炎，或局限于髌骨的溶骨性改变并伴有片状死骨形成者，可联合药物治疗，非手术治疗无效可行病灶清除术。

③早期全关节结核：及早行病灶清除术。

④晚期全关节结核：15 岁以下的儿童或在病灶清除术后尚有部分软骨面残留的成人病例可不做融合；15 岁以上关节毁损严重并有畸形者，在病灶清除术后，同时行关节加压融合术。有严重畸形者，可根据情况手术矫正。病灶静止后行人工全膝关节置换术可挽救晚期关节功能障碍，但有结核复发风险。

二、髋关节结核

【诊断标准】

1. 症状

（1）好发于 15 岁以下的儿童。全关节结核多见。

（2）全身症状　低热、盗汗、乏力、食欲不振、消瘦及贫血等。

（3）局部症状　患髋疼痛、跛行，甚至不能行走。儿童患者常诉膝部疼痛，有夜啼。

2. 体征　髋关节压痛，活动明显受限。早期由于关节内积液和肿胀，患髋表现为屈曲、外展、外旋畸形，"4"字试验、髋关节过伸试验、托马斯征阳性；晚期因关节囊和肌肉挛缩出现屈曲、内收、内旋畸形，髋关节强直。

3. 影像学表现　X 线早期表现为局限性骨质疏松、关节囊肿胀、进行性关节间隙变窄与边缘性骨质破坏，后期出现空洞、死骨，严重者出现骨性关节炎、股骨头部几乎消失、病理性后脱位。

【治疗原则】

（1）全身抗结核治疗。

（2）卧床休息　皮牵引或髋"人"字石膏将有助于病灶静止，症状缓解。

（3）手术治疗

①单纯滑膜结核：除全身抗结核药物治疗，可关节内注射抗结核药物。非手术治疗无效，可行滑膜切除术，同时对骨性病灶作彻底刮除。

②早期全关节结核：应及早行彻底的病灶清除术以挽救关节功能。

③晚期全关节结核：可选择髋关节融合术或截骨术纠正关节畸形，稳定关节。人工关节置换术是挽救晚期关节功能障碍的有效方法，但需在病灶静止后方可进行，且有结核复发风险。

第三节　脊柱结核

【诊断标准】

1. 症状

（1）腰椎发病率最高，其次为胸椎、胸腰段、腰骶段及颈椎，常为单发，跳跃性少见。

（2）全身症状　一般起病缓慢，有低热、盗汗、乏力、食欲不振、消瘦、贫血等。

（3）局部症状　多数为轻微持续性疼痛，劳累后加重，休息后减轻。咳嗽、打喷嚏、弯腰活动或持重物时疼痛加重。儿童有夜啼。脊髓、神经根受压时，出现根性症状及脊髓损伤表现。

2. 体征

（1）颈椎结核患者常用双手撑住下颌，咽后壁脓肿形成者可有呼吸和吞咽困难；胸椎结核患者可有结核性脓胸；胸腰段、腰椎及腰骶段结核患者行走时喜欢将头和躯干尽量后仰，双手扶腰。

（2）局部压痛、叩击痛、僵硬、活动受限。

（3）严重者有局部后凸畸形，尤其胸椎结核患者。

（4）巨大脓肿形成者，可在腰三角、髂窝或腹股沟处摸到脓肿。腰大肌深层脓肿可妨碍髋关节伸直。脓肿破溃者形成窦道。

（5）腰椎结核患者拾物实验阳性。

3. 影像学表现

（1）X 线改变　椎体或附件破坏、椎间隙变窄、后凸畸形。胸椎结核可有椎旁不对称脓肿影，腰椎结核可有腰大肌脓肿，表现为腰大肌影增宽，边缘模糊。

（2）CT　可以清晰地显示骨破坏、死骨、脓肿形成及其钙化情况。

（3）MRI　可发现早期病变，清晰显示椎体炎症及椎旁软组织的轻微肿胀，脓肿的范围及椎管侵犯、脊髓神经受压情况。

（4）B 超　可显示椎旁或腰大肌脓肿的大小、位置，并判断术后有无复发，方便快捷，但对骨质病变的显示欠佳。

（5）核素扫描　敏感性较高，但特异性差，可以发现多发性脊柱或骨关节结核。

【治疗原则】

（1）全身抗结核治疗。

（2）注意休息、营养，每日摄入足量的热能、蛋白质和维生素。混合感染者应给予抗生素治疗。

（3）手术治疗

①病变以脓肿为主，椎体破坏不重、无明显死骨及脊髓神经受压者，可以 B 超引导下穿刺置管引流及抗结核药物灌注冲洗。

②有大的死骨、椎体不稳、脊柱后凸畸形大于30°、伴有脊髓神经压迫症状者，根据病灶的部位、范围，采用不同入路下彻底的病灶清除、内固定及植骨融合术。

第四节　骨盆结核

一、骶髂关节结核

【诊断标准】

1. 症状和体征

（1）多见于青壮年，单侧多见。

（2）起病缓慢，疼痛局限于臀部，晚期关节发生纤维或骨性强直时，疼痛消失。病变刺激神经根可产生沿坐骨神经放射性疼痛。

（3）臀部或髂窝有脓肿者可触及波动感，骨盆挤压和分离实验阳性。脓肿穿破可有窦道形成。

2. 影像学表现

（1）X线片　早期可见关节边缘模糊，关节间隙增宽；晚期可见关节间隙狭窄或消失，局部破坏，可有死骨形成。关节破坏严重者同侧髂骨和耻骨向上脱位。

（2）CT　对早期诊断具有重要意义，可以清晰地显示病灶的部位、范围。

3. 病灶组织学检查　经皮穿刺性活检有助于早期诊断。

【治疗原则】

（1）早期无明显死骨和脓肿者，可采取抗结核药物治疗，局部制动，疼痛明显者，可作患侧下肢皮牵引。

（2）伴有脓肿和死骨的病例，或窦道经久不愈的病例，应做病灶清除术。无混合感染者，可同时作关节融合术。

二、耻骨结核

耻骨结核可累及耻骨联合，行药物治疗和病灶刮除术通常能很快愈合。

第九篇　骨科康复篇

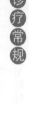

第二十二章　骨科的康复

第一节　脊髓损伤康复

脊髓损伤（SCI）是各种致病因素引起的脊髓的横贯性损害，造成损害平面以下的脊髓神经（运动、感觉、括约肌及自主神经）的功能障碍。对于脊柱脊髓损伤的患者在完成现场急救和脊柱制动后应迅速转往专科医院或综合性医院接受治疗。首诊医生要重视对脊髓损伤患者早期并发症以及合并损伤的处理，采取各种措施预防并发症；尽早恢复脊柱稳定性。同时要详细检查患者，明确神经损伤的程度和水平，尽早确定康复目标，开展早期康复训练。

一、脊髓损伤致伤原因

在脊髓损伤的病因分类中，分为外伤性和非外伤性两大类。骨科专业中脊髓损伤的病因中以创伤性为常见，主要致伤原因包括交通事故（40%）、重物砸伤（25%）和高处坠落（21%）；其次是颈椎管狭窄、后纵韧带骨化、先天性脊柱侧凸、先天性脊椎裂、脊柱感染、脊柱脊髓肿瘤等引起脊髓受压或拴系。极少数情况发生在治疗过程中出现脊髓局部血液循环受到意外的干扰。

二、脊髓损伤的神经学分类

脊髓损伤神经学分类标准（2016），最初的标准，经过近6次修订，2016年推出第七版，五项核心内容简述如下：

1. 基本概念

（1）皮区　每个节段神经根所支配的皮肤区域。

（2）肌节　每个节段神经根所支配的肌肉。

（3）四肢瘫　累及四肢、躯干及盆腔脏器的功能损害。

（4）截瘫　累及躯干、下肢和盆腔脏器，包括马尾及圆锥的损伤。

（5）感觉平面　躯体两侧都具有正常感觉功能的最低脊髓节段。

（6）运动平面　躯体两侧都具有正常运动功能的最低脊髓节段。

（7）神经平面　躯体两侧都具有正常感觉和运动功能的最低脊髓节段。

（8）不完全损伤　骶4~5感觉或运动功能保留，即肛周和肛门深部感觉保留或肛门外括约肌自主收缩存在。

（9）完全性损伤　骶4~5感觉、运动功能完全消失。

（10）部分保留带（ZPP）　指仍保留部分神经支配的皮节和肌节。

2. 感觉检查　检查身体两侧各自的28个皮节的关键点。每个关键点要检查两种感觉，即针刺觉和轻触觉，并按 3 个等级分别评定打分。0 为缺失；1 为障碍（部分障碍或感觉改变，包括感觉过敏）；2 为正常；NT 为无法检查。针刺觉检查时常用一次性安全针。轻触觉检查时用棉花。在针刺觉检查时，不能区别钝性和锐性刺激的感觉应评为 0 级。两侧感觉关键点的检查部位如下：

C_2：枕骨粗隆；

C_3：锁骨上窝；

C_4：肩锁关节的顶部；

C_5：肘前窝外侧；

C_6：拇指近节背侧皮肤；

C_7：中指近节背侧皮肤；

C_8：小指近节背侧皮肤；

T_1：肘前窝内侧；

T_2：腋窝顶部；

T_3：锁骨中线第 3 肋间；

T_4：锁骨中线第 4 肋间（乳线）；

T_5：锁骨中线第 5 肋间（在 T4 ~ T6 的中点）；

T_6：锁骨中线第 6 肋间（剑突水平）；

T_7：锁骨中线第 7 肋间；

T_8：锁骨中线第 8 肋间；

T_9：锁骨中线第 9 肋间；

T_{10}：锁骨中线第 10 肋间（平脐）；

T_{11}：锁骨中线第 11 肋间（在 T10 ~ T12 的中点）；

T_{12}：腹股沟韧带中点；

L_1：T12 与 L2 之间的 1/2 处；

L_2：大腿前中部；

L_3：股骨内髁；

L_4：内踝；

L_5：第 3 跖趾关节足背侧；

S_1：足跟外侧；

S_2：腘窝中点；

S_3：坐骨结节；

S_4、S_5：肛门周围（作为 1 个平面）。

检查时每个关键点分别评定左右两侧针刺觉和轻触觉，满分都是 112 分。除对这些两侧关键点进行检查外，还要求检查者做肛门指检测试肛门外括约肌。感觉分级为存在或缺失（即在患者的总表上记录有或无）。肛门周围存在任何感觉，都说明患者的感觉是不完全性损伤。

3. 运动检查 检查身体两侧 10 对肌节关键肌，左、右侧各选一块关键肌检查顺序为从上而下。肌力分为 0 ~ Ⅳ级，对应得分为 0 ~ 5 分。

0 分：完全瘫痪；

1 分：可触及或可见肌肉收缩；

2 分：在无重力下全关节范围的主动活动；

3 分：对抗重力下全关节范围的主动活动；

4 分：在中度阻力下进行全关节范围的主动活动；

5 分：对抗完全阻力下全关节范围的主动活动（正常肌力）；

5^+：在无抑制因素存在的情况下，对抗充分阻力下全关节范围的主动活动（正常肌力）。

应用上述肌力分级法检查的肌肉（双侧）如下：

C_5：屈肘肌（肱二头肌、肱肌）；

C_6：伸腕肌（桡侧腕长伸肌和桡侧腕短伸肌）；

C_7：伸肘肌（肱三头肌）；

C_8：中指屈肌（指深屈肌）；

T_1：小指外展肌（小指外展肌）；

L_2：屈髋肌（髂腰肌）；

L_3：伸膝肌（股四头肌）；

L_4：踝背屈肌（胫前肌）；

L_5：长伸趾肌（拇长伸肌）；

S_1：踝跖屈肌（腓肠肌和比目鱼肌）。

评分时左右侧分别评定，每侧 50 分，总分 100 分。

除对以上这些肌肉进行两侧检查外，还要检查肛门外括约肌，以肛门指检感觉括约肌收缩，评定分级为存在或缺失（即在患者总表上填有或无）。如果存在肛门括约肌自主收缩，则运动损伤为不完全性。

4. 残损分级（AIS）

A：完全性损害。骶 4~5 无感觉运动功能保留。

B：感觉不完全损害。神经平面以下包括骶段（S_4，S_5）存在感觉功能，但无运动功能。

C：运动不完全性损害。超过神经平面 3 个节段以下存在运动功能，过半数的关键肌肌力小于 3 级。

D：C 级基础上，半数及以上关键肌肌力≥3 级。

E：感觉和运动功能正常。

5. 难以神经学分类的临床综合征

（1）中央损伤综合征　国内也有称为"无骨折脱位型 SCI"。多见于颈脊髓损伤，伤前常已有颈椎病和颈椎管狭窄症以及后纵韧带骨化等，通常为过伸性。临床表现为四肢瘫，瘫痪程度上肢重过下肢，损伤初期很早即出现排便及性功能障碍。多数患者神经功能均有改善，并逐渐恢复到一个稳定的水平。

（2）脊髓半侧损伤综合征　特征为：①损伤侧受损节段以下的上运动神经元性瘫痪，同时伴有深感觉、识别觉的障碍及一过性的皮肤感觉过敏；②对侧痛温觉障碍；③损伤侧损伤部以上出现带状感觉消失区或感觉过敏区。这是由于脊神经后根受损所致。

（3）圆锥损伤综合征和马尾综合征　单纯圆锥损伤极为少见，临床表现为肛门及鞍区感觉障碍，大小便及性功能障碍，下肢及会阴部反射障碍。圆锥损伤综合征可能存在骶髓与腰段神经根同时受累。马尾综合征是 $L_2 \sim S_5$ 的神经根及终丝受累。故二者从临床表现上难于区分。

三、脊髓损伤核磁共振成像（MRI）

早期：T_1 加权像（T_1 像）见脊髓增粗，蛛网膜下隙闭塞及硬膜外间隙消失。脊髓信号不均。T_2 加权像（T_2 像）显示脊髓水肿，为沿脊髓长轴分布的条形高信号。亚急性期及慢性期：①脊髓断裂：断端在 T_1 像上萎缩呈低信号，在 T_2 像上可见硬膜囊呈两个盲端，蛛网膜下隙突然中断；②脊髓坏死：T_1 像上呈均匀一致的低信号带，T_2 像上坏死部分均匀增强；③脊髓软化、变性：在 T_1 像上损伤部位呈略低信号或局限性低信号，在 T_2 像上信号不均匀，局部呈略高或点状高信号，轴面像见脊髓断面局限性异常信号，可累及中灰质及白质的一部分；④脊髓萎缩：单纯脊髓萎缩而不伴有明显的局部脊髓变性坏死多发生于儿童，为血管损伤的后遗改变；⑤单纯脊髓压迫：仅见椎管狭窄，脊髓受压变形，T_1 与 T_2 加权像上均未见信号异常。

四、脊髓损伤神经电生理学检查

1. 皮层体感诱发电位（CSEP） 主要根据 CSEP 潜伏期、波幅的变化作出临床诊断。脊髓损伤后，CSEP 表现为波幅减小或消失。波幅大小和复原时间同伤后脊髓功能状态密切相关。

2. 运动诱发电位（MEP） 一般完全损伤患者，其运动诱发电位完全消失，而运动功能不完全损害者则会检测到低波幅，潜伏期延长，高阈值运动诱发电位。

3. 肌电图（EMG） 脊髓损伤时，常规肌电表现为静息状态下出现失神经支配的纤颤电位或正锐波，而肌肉自主收缩状态无反应，或呈单纯相。但肌电图不能直接对脊髓损伤的性质、程度作出判断，只能根据肌肉失神经支配时其特定的表现，反映出相应的脊神经根的状况。

五、脊髓损伤早期处理

1. 对损伤脊髓的处理 早期除脱水等药物治疗外，还包括：①应用大剂量甲基泼尼松龙（MP）是可选择的方法之一。建议的使用方法：损伤后 3 小时内来诊者，第一个 15 分钟内按 30 毫克/公斤剂量快速静脉滴注，间隔 45 分钟后，按 5.4 毫克/（公斤·小时）剂量连续维持 23 小时静脉滴注。而于 3~8 小时之间来诊者，亦应及早开始 MP 冲击疗法并应维持 48 小时。②神经节苷脂（GM1）的应用：神经节苷脂是位于细胞膜上含糖脂的唾液酸，在哺乳类中枢神经系统中含量较为丰富，特别是髓鞘、突触、突触间隙，能为受损脊髓（特别是轴突）提供修复的原料。此外还有：①减压疗法：包括脊髓切开、硬脊膜及软脊膜切开；②冷冻疗法：主要是术中局部降温及术后滴注降温，低温可降低损伤部位的代谢，减少耗氧，降低脊髓再损伤及清除局部毒素；③高压氧疗法：提高血氧分压，改善脊髓组织缺血。各种基因、干细胞等治疗目前仍处于基础研究阶段，缺乏足够的循证医学证据。

2. 呼吸系统的管理

（1）气管切开与气管插管：损伤急性期呼吸功能的改变使呼吸变化快。为维持动脉血氧水平，呼吸频率必然增加，呈现浅、快的呼吸使得生理无效腔明显增加，也容易引起肺不张。伤后需仔细检测呼吸功能，如果患者肺活量不断下降或小于1升，应注意同时出现的二氧化碳分压升高。由于颈脊髓损伤的患者使用呼吸机的时间可能较长，痰液多且黏稠，不易吸出，因此气管切开比气管插管更有优势。气管切开的指征：①上颈椎损伤；②出现呼吸衰竭；③呼吸道感染痰液不易咳出；④已有窒息者。但气管切开或插管最好在出现呼吸衰竭之前进行。

（2）肺部感染：是脊髓损伤患者急性期死亡的主要原因之一。脊髓损伤特别是颈脊髓损伤患者由于伤后卧床时间长，咳痰能力弱，导致痰液在气道内潴留，堵塞中小气道，是引起肺部感染的主要原因，并可进一步引起肺不张，加重呼吸衰竭。鼓励患者咳嗽、咳痰，加强呼吸肌训练；定期为患者翻身、叩背，辅助排痰；早期行气管切开，加强对气道内分泌物的吸引；对于保守治疗无效的肺不张患者可应用纤维支气管镜解除肺不张。必要时应用抗生素预防感染。

3. 合并肢体骨折处理　由于造成脊柱骨折的暴力均较大，引起脊柱骨折的同时常合并有肢体骨折。除非因患者的皮肤状况而被迫行外固定架治疗外，均建议早期行切开复位髓内钉或钛板内固定，以便使患者尽早开始康复训练，减少各种并发症的发生。

4. 泌尿系管理　目的是建立一个低压，贮尿期膀胱压力（DLPP）<40cmH$_2$O，有一定贮尿容量（低压者600ml，高压者350~400ml）的膀胱及合理的排尿方式，从而防止上尿路功能障碍。

（1）留置导尿　用于在伤后急救阶段及脊髓休克早期，脊髓休克期过后如发生泌尿系感染或合并有肾积水等上尿路改变者。

（2）间歇性导尿　每4~6小时导尿一次，要求每次导尿量不超过500ml。因此患者每日液体入量必须控制在2000ml以内。间歇导尿期间，每两周查尿常规及细菌计数，长期间歇导尿的患者，应耐心训练家属或患者自行导尿。

（3）反射性排尿　每次间歇导尿前，对骶髓以上损伤不合并逼尿肌括约肌失调（DSD）患者应配合使用辅助方法进行膀胱训练，建立反射排尿。寻找刺激排尿反射的触发点，如扣击耻骨上区，摩擦大腿内侧，牵拉阴毛，挤压阴茎头部，扩张肛门等，促使出现自发性排尿反射。残余尿量少于100ml以下时，可停止或减少间歇导尿次数。进行反射性排尿患者需定期行尿流动力学检查。

（4）药物治疗：尿流动力学显示有逼尿肌括约肌失调者应考虑同时应用抗胆碱能药物（托特罗定）。采用间歇导尿联合抗胆碱能药可有效控制膀胱内压。

（5）泌尿系感染和结石的防治：脊髓损伤患者早期应每周检查尿常规、细菌培养及计数一次，中后期应每2~4周检查尿常规、细菌培养及计数一次。如发现尿常规脓细胞计数大于10个/每高倍视野，细菌计数大于等于10^5/ml，应考虑泌尿系感染。治疗原则包括：根据细菌培养结果和药敏实验结果选择敏感抗生素；留置尿管，多饮水，每日会阴冲洗2次。泌尿系结石应请专科会诊。

六、脊髓损伤康复

1. 脊髓损伤的评估　脊髓损伤的评估宜采用神经学分类与日常生活活动（ADL）能力评定结合的方式。

（1）神经学分类 参见本节脊髓损伤神经学分类标准（2019）。

（2）ADL 能力评估 既往常用方法有 Barthel 指数和功能独立性评定（FIM），目前普遍认可的方法是脊髓损伤独立性评定（SCIM），见表 22 - 1。

表 22 - 1 脊髓损伤独立性评测表（SCIM - Ⅲ）

	项目		评分	总分
自我照顾	1. 进食		0、1、2、3	20 分
	2. 淋浴	A. 上半身	0、1、2、3	
		B. 下半身	0、1、2、3	
	3. 穿脱衣服	A. 上半身	0、1、2、3、4	
		B. 下半身	0、1、2、3、4	
	4. 修饰		0、1、2、3	
呼吸与排泄	5. 呼吸		0、2、4、6、8、10	40 分
	6. 括约肌管理 - 膀胱		0、3、6、9、11、13、15	
	7. 括约肌管理 - 肠		0、5、8、10	
	8. 使用厕所		0、1、2、4、5	
移动	9. 床上移动和预防压疮的活动		0、2、4、6	40 分
	10. 床 - 轮椅转移		0、1、2	
	11. 轮椅 - 厕所 - 浴盆转移		0、1、2	
	12. 室内移动		0、1、2、3、4、5、6、7、8	
	13. 适度距离的移动（0～100m）		0、1、2、3、4、5、6、7、8	
	14. 室外移动（100m）		0、1、2、3、4、5、6、7、8	
	15. 上下楼梯		0、1、2、3	
	16. 轮椅 - 汽车间转移		0、1、2	
	17. 地面 - 轮椅间转移		0、1	

2. 康复目标 脊髓损伤患者因损伤的平面、程度不同，康复目标也不同。确定每个脊髓损伤患者具体的康复目标要依据其脊髓损伤的分类诊断，并参考患者的年龄、体质，有无其他合并症等而定。完全损伤患者的康复目标见表 22 - 2。

表 22 - 2 完全损伤患者的康复目标

神经平面	康复目标［日常活动能力（ADL）、移动方式］
C3 ~ 4	ADL 完全介助，斜床站立，被动轮椅移动
C5	ADL 大部介助，斜床站立，桌面上动作，可利用电动轮椅、平地可用手动轮椅
C6	ADL 大部自立，斜床站立，手动轮椅
C7	ADL 自立，斜床站立，手动轮椅，专用汽车
C8 ~ T3	ADL 自立，斜床站立，手动轮椅，专用汽车
T4 ~ T12	ADL 自立，支具站立、行走，手动轮椅，专用汽车
L1 ~ L2	ADL 自立，支具拐杖半实用行走，手动轮椅，专用汽车
L3 ~ L4	ADL 自立，双拐支具实用步行，手动轮椅，专用汽车
L5 ~ S4 - 5	正常生活，支具实用步行，专用汽车

3. 康复技术

（1）物理疗法（PT）　PT是利用光、水、电、温度（温热、寒冷）等物理因素或被动/主动的躯体运动以治疗疾病的疗法。可分为一般物理治疗和运动疗法。前者是患者在治疗台上，接受治疗师的治疗，是被动的。运动疗法是利用器具、治疗师徒手手技或患者自身力量，通过主动的或被动的运动，以得到功能恢复为的治疗方法。

（2）作业疗法（OT）　是利用材料、工具及器械，进行有目的和有生产性的动作和作业。训练内容包括实用性肢体运动功能，生活动作（如衣、食、住、行的基本技巧），职业性劳动动作和工艺劳动动作（如编织等）。

（3）文体疗法　选择SCI患者力所能及的文娱体育活动项目，进行功能恢复训练，如轮椅篮球、网球、台球、乒乓球、射箭、标枪、击剑、轮椅竞速，游泳等。

（4）心理康复　脊髓损伤患者的心理反应过程，通常从受伤起经历休克期、否认期、焦虑抑郁期、承认适应期。针对心理不同阶段的改变制定出心理治疗计划，可以进行个别和集体、家庭、行为等多种方法。

（5）中医复康　传统中医学的针灸、按摩、电针、中药离子导入等手段均可以作为加强康复手段。

（6）康复工程　假肢矫形器技术人员制作支具，辅助患者训练站立和步行，另外也可配备一些助行器等特殊工具，补偿肢体功能的不足。

4. 康复实施

（1）康复启动与评价　经手术或保守治疗达生命体征平稳后仍有神经功能障碍者，在损伤或手术后生命体征平稳时即可开始早期康复训练。以小组的形式，在医生带领下，以患者为中心做康复评估。最好在患者床边进行，一般对患者在其入院一周、一个月和三个月时，分别进行初、中、末期评价。初期评价制定康复目标，然后由各康复技术科室施行康复训练，中期评价确认已达到的目标，对训练项目和时间做相应调整，末次评价总结康复效果。康复实施组织形式见图22-1。

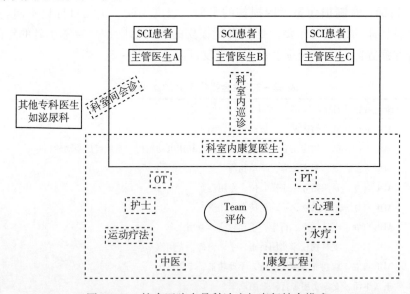

图22-1　综合医院中骨科治疗与康复结合模式

（2）主要康复内容 急性不稳定期（损伤后或脊柱脊髓术后1～4周），各类型脊髓损伤都包括如下内容：①呼吸功能训练，包括胸式呼吸和腹式呼吸训练；膀胱功能训练；全身关节训练；肌力维持训练；血液循环、自主神经功能适应性训练；心理康复；床上体位变换训练，预防深静脉血栓形成、压疮。②急性稳定期（4～12周），持续急性期训练的基础上，四肢瘫患者增加斜台站立训练、坐位平衡、垫上支撑、体位变换以及日常生活能力训练（$C_{6~7}$-进食-洗漱-穿衣，C_8以下加排便）。根据恢复情况还可以增加轮椅技巧训练和移乘（床-轮椅-平台）。截瘫患者在完成上述四肢瘫患者训练项目的基础上，增加站位平衡、步行训练、摔倒保护性动作及摔倒后起立等更多的康复训练内容。

七、脊髓损伤主要并发症

1. 压疮 局部身体特别是骨突部（股骨大转子、坐骨结节等）受到持续压迫，超过一定强度范围，即当压强超过正常毛细血管压时（静脉压力为14mmHg，动脉压力为35mmHg），就会阻止细胞代谢并导致组织坏死。皮肤压强超过60mmHg，作用时间超过1小时，就可发生组织细胞结构的改变。神经损伤不仅造成皮肤感觉丧失和肢体运动功能障碍，而且神经性血管运动功能失调，容易发生压疮。另外，易发因素还包括糖尿病、心血管疾病、体型过瘦或过胖、贫血、低蛋白血症、微量元素（锌、铁等）缺乏、感染、皮肤卫生条件差、不当按摩等。

压疮的防治：去除上述易患因素，定时翻身（每2小时一次）。轮椅对坐位患者应每半小时双手支撑抬臀部，以防坐骨结节压疮。治疗方面首先是要解除对压疮区域的压迫。对经长期保守治疗不愈，创面肉芽老化创缘瘢痕组织形成，合并有骨髓炎或关节感染，深部窦道形成者，在经过适当时间保守治疗清洁伤口准备后，应考虑手术治疗。手术治疗的原则是：彻底切除全部压疮（包括感染的骨组织），利用血运良好的皮瓣或肌皮辨覆盖创面。

2. 痉挛 痉挛是中枢神经系统损害后出现的肌肉张力异常增高的症候群，是一种由牵张反射兴奋性增高所致的、以速度依赖的紧张性牵张反射亢进为特征的运动功能障碍。痉挛的速度依赖是指伴随肌肉牵伸速度的增加，肌肉痉挛的程度也增高。常见于颈、胸髓损伤患者。

（1）评估 改良Ashworth分级法。

0级：肌张力不增加，被动活动患侧肢体在整个范围内均无阻力；

1级：肌张力稍增加，被动活动患侧肢体到终末端时有轻微的阻力；

1+级：肌张力稍增加，被动活动患侧肢体时在前1/2 ROM中有轻微的"卡住"感觉，后1/2 ROM中有轻微的阻力；

2级：肌张力轻度增加，被动活动患侧肢体在大部分ROM内均有阻力，但仍可以活动；

3级：肌张力中度增加，被动活动患侧肢体在整个ROM内均有阻力，活动比较困难；

4级：肌张力高度增加，患侧肢体僵硬，阻力很大，被动活动十分困难。

（2）治疗 去除促使痉挛恶化的因素，如发热、结石、压疮、疼痛、便秘和加重肌痉挛的药物等。采用适当的体位，避免肌紧张发生。接受关节活动范围训练、站立训练、水疗等。还可利用上肢或下肢矫形器矫正痉挛所致畸形。药物治疗以巴氯芬泵效果最好。此外还有利用苯酚或酒精的神经溶解技术和 A 型肉毒毒素（BTXA）注射。手术治疗包括选择性胫神经、闭孔神经切断术，选择性脊神经后根切断术（SPR）等。

3. 下肢深静脉血栓（DVT） DVT 是指血液非正常地在深静脉内凝结。只有 10% ~ 17% 的 DVT 患者有明显的症状，包括下肢肿胀、局部深处触痛和足背屈性疼痛、晚期浅静脉曲张。根据肢体肿胀的平面体征估计静脉血栓的上界：①小腿中部以下水肿为腘静脉；②膝以下水肿，为股浅静脉；③大腿中部以下水肿为股总静脉；④臀部以下水肿为髂总静脉；⑤双侧下肢水肿为下腔静脉。血液 D - 二聚体浓度测定：阳性意义并不大，但 D - 二聚体浓度正常时，基本可排除急性血栓形成的可能，准确率达 97% ~ 99%。血液黏稠度、血液凝固性、血液流变学和微循环检查，彩超检查都有帮助。预防方法包括抬高患肢、被动按摩和抗凝。下肢深静脉一旦血栓形成，患者应卧床休息，切忌按摩挤压肿胀的下肢。患肢抬高使之超过心脏平面，有利于血液回流。卧床时间一般在 2 周左右，2 周后，穿阶梯压差性弹力袜或用弹力绷带包扎患肢，可加快组织消肿，减轻症状。抗凝治疗能抑制血栓的蔓延，配合机体自身的纤溶系统溶解血栓，从而达到治疗的目的，同时它能有效地减少肺栓塞的发生。其他手术或非手术治疗方法一般均应同时用抗凝治疗作为辅助治疗。抗凝治疗的时间可贯穿整个病程，一般需 1 ~ 2 个月，部分患者可长达半年 ~ 1 年，有的甚至需终生抗凝。

4. 体位性低血压（OH） OH 是脊髓损伤患者从卧位到坐位或直立位发生血压明显的下降，临床表现为头晕、眼黑、视物不清，甚至一过性神志丧失。同时患者收缩压下降大于 20mmHg 和（或）舒张压下降大于 10mmHg，可确定为体位性低血压。主要发生于 T5 以上脊髓损伤的患者，在脊髓损伤早期常伴有严重的体位性低血压，它是妨碍脊髓损伤患者早期康复的重要因素之一。对策包括佩戴腹带、弹力袜和使用收缩血管药物（如管通）。

5. 自主神经异常反射（AD） AD 是指 T6 脊髓或以上平面的脊髓损伤后，损伤平面以下受到刺激所引起的以血压阵发性骤然升高为特征的一组临床综合征。其临床表现为发作性高血压、反射性心动过缓、严重的头痛，甚至休克和死亡。脊髓损伤合并四肢瘫痪的高位截瘫患者在 1 个月内，AD 的发生率高达 90%。脊髓损伤自主神经反射常见诱因有膀胱扩张、直肠扩张等。患者的平时血压较低。AD 引起的血压骤然剧升，有可能引起脑溢血、心脏衰竭，甚至死亡等严重并发症。应对措施包括：①将患者直位坐起，防止血压继续上升；②迅速发现并解除诱因，最常见的是膀胱胀满，应立即导尿或疏通、更换堵塞的导尿管，其次是粪便嵌塞，应挖出粪便；③如果患者血压在 1 分钟后仍不下降，或未能发现激发因素，则立即采取降压药物处理。

6. 低钠血症 急性脊柱脊髓损伤后发生低钠血症十分常见。经积极补钠和适当限水，患者的血钠水平多在两周内恢复并稳定在正常水平。长期低钠血症见于颈脊髓损伤患者，常为中重度低钠血症，持续时间长，24 小时尿钠明显增高，补钠效果较差；部分严重患者血钠更低，低钠血症持续可达数月，24 小时尿钠更高，可出现神经系统障碍加重。治疗措施包括：①去除病因；②纠正低钠血症；③对症处理；④治疗合并症。

7. 神经痛或幻觉痛 是脊髓损伤所致的多种慢性疼痛中的一种，指患者感到的发生于损伤平面以下已丧失皮肤痛觉区域的疼痛，又称截瘫神经痛。此种疼痛含有感情、外因、内因等因素，幸福感可减轻疼痛，有心烦事，敌对情绪、性问题等心理问题则加重疼痛，并观察到天气、疲劳、感染、痉挛、尿的膨胀感、吸烟、饮酒、压疮、便秘等均影响疼痛。治疗方法如下所述。

（1）去除诱因　如全身系统病变、麻痹区域潜在的小外伤或压疮、挛缩等。另外也要重视心理性因素对疼痛的影响。

（2）药物　①镇痛药：曲马多、右旋美沙芬、可乐定等；②抗抑郁药：阿米替林、盐酸氯丙嗪等；③抗惊厥药：卡马西平、苯妥英钠等。

（3）神经阻滞　仅对神经支配区域有明显疼痛者有效。

（4）电刺激法　末梢神经电刺激、脊髓电刺激。

（5）理疗对脊柱周围局限性疼痛有效。

（6）心理疗法、催眠法及睡眠疗法多可减轻疼痛。

（7）手术治疗需要多学科专科医师详细评估后决定是否实施。

8. 关节挛缩　所谓关节挛缩是关节周围的皮肤、肌肉、肌腱或韧带等病变所致的运动障碍，表现为关节活动范围受限。脊髓损伤后首先要经常变化体位，为保持肢体功能位要早期使用支具，进行被动的关节活动，并用伸展患肢的方法。保守治疗无效，出现明显挛缩而生活不能自理者，可采用外科治疗，如肌腱切断术、肌腱延长术、关节囊松解术等，但要注意不要使残存的肌力进一步损失。

9. 骨质疏松　脊髓损伤患者的骨质疏松系废用综合征的表现之一，但具体机制尚不完全清楚，可通过骨密度测定明确诊断。防治的方法强调早期康复训练站立或行走，如每天站立或行走达 2 小时以上，将利于防治骨质疏松，同时可进行功能性电刺激和服用二膦酸盐类药物治疗。

10. 异位骨化（HO）　HO 是脊髓损伤常见的并发症。部位以髋关节附近为最多见，膝、肩、肘关节少见。脊髓损伤 4 ~ 10 周后，患者的大关节多是髋关节周围出现肿胀及热感。肿胀消退后，髋关节前面及大腿内侧可触及硬性包块，从而影响关节活动范围，使其坐位、转乘及更衣等动作造成不便，也容易导致压疮的发生。异位骨化可分 4 期，其临床表现有所不同（见表 22 - 3）。

表 22 - 3　异位骨化分期

临床分期	局部肿胀	硬性包块	X 线检查	AKP	骨扫描
I	明显	不明显	无发现	明显升高	阳性
II	明显	可触及	云雾状影	明显升高	阳性
III	较前减轻	明显	可见骨化影	可升高	可阳性
IV	较前减轻	明显	骨结构清晰	正常	阴性

脊髓损伤患者异位骨化主要和深静脉血栓相鉴别，多普勒超声检查有帮助。

异位骨化的预防治疗：ROM 训练应轻柔。如关节活动度基本不影响 ADL 活动，异位骨化可暂不处理。为了改善 ADL 而行外科手术切除新生骨时，要通过 X 线或骨扫描证明骨化成熟和 AKP 正常后方可进行，一般约在骨化发生后 1.5 年。

八、脊髓损伤后功能重建

对完全性脊髓损伤，四肢瘫上肢功能重建手术方法包括：①伸肘功能重建：手术对象

为 C_5 和 C_6 脊髓损伤患者。②前臂旋前功能重建：手术对象为 C_5 和 C_6 脊髓损伤患者。将对肱二头肌腱的中枢端沿纵向行 1/2 分割，将中枢端已切开的肌腱从桡骨内侧反转到桡骨外侧，再与中枢端缝合。术后患者能完成前臂旋前功能，使进食、桌上动作以及美容等动作能更顺利完成。③伸腕功能重建术：适合对象为 C_5 和 C_6 脊髓损伤患者。术后通过康复训练能顺利完成起坐、移动、更衣、美容等动作。如再对指屈肌与拇指周围的肌腱加以固定，则能达到类似肌腱固定术的效果，更有利于完成抓握动作。④手指运动功能重建：对象为具有腕关节背屈功能，但不能完成捏取动作的 C_6 脊髓损伤患者，或行腕关节背屈重建术的 C_5 脊髓损伤患者。包括拇指侧捏动作重建、拇指对掌功能重建、手指握力重建等。下肢功能重建手术，常用手术方法有自体神经移植、转位恢复下肢功能。

功能性电刺激（FES）是使用电刺激的手段、用精确的刺激顺序和强度激活瘫痪或轻瘫的肌肉来帮助患者提高日常生活活动能力。提供 FES 的器具或系统也可称为神经假体。在目前中枢神经系统损伤不可逆的情况下 FES 是恢复脊髓损伤患者运动功能的重要途径之一，已有研究将 FES 应用于脊髓损伤肢体功能重建中。

有学者提出建立体神经-自主神经人工膀胱反射弧这一全新概念。完全性颈髓损伤患者可致肋间肌瘫痪，膈神经拥有自发性恢复的能力已经得到了公认。针对高位截瘫中完整的膈神经的刺激则可以诱导有效的呼吸、改进发声、促进咳嗽排痰、增加活动并且提高生活质量。长期使用呼吸机的高位颈髓损伤患者进行了第四肋间神经和膈神经（距膈肌 5cm）端端吻合术，并在吻合端远侧植入膈神经起搏器。副神经与膈神经吻合的方法等促使膈神经功能再通，尚待进一步实验研究。

第二节　脊柱术后康复

一、常见脊柱伤病与手术

脊柱伤病主要包括创伤、畸形（如脊柱侧凸）、炎症（如脊柱结核）、肿瘤及骨病（主要为退行性疾病如颈椎病、腰椎间盘突出症等）。常见手术方式包括减压、内固定（融合与非融合）、截骨矫形以及脊柱微创技术等。在脊柱手术治疗的基础上，应重视并适时开展康复治疗，以提高疗效。

二、脊柱术后康复评定

在对脊柱原发疾病诊治评估的基础上，进行脊柱术后康复评定，内容包括脊柱活动度、肌力、生理曲度、脊柱稳定性评定、脊柱相关疼痛的评定和脊髓相关神经功能评定，据此设定康复目标、制定个体化康复治疗方案。其中脊柱稳定性评估是开展脊柱术后康复治疗最重要的基础。

脊柱稳定性评定：脊柱稳定性的判断不仅是确定外科治疗方案（手术或非手术）的重要依据，也是确定康复治疗方案的重要依据。脊柱稳定性的重建（内固定或外固定）、无严重的并发症或未处理的多发伤及生命主要体征平稳是开展康复治疗的基本条件。脊柱稳定性评定主要通过临床检查特别是影像学检查结果来确定。脊柱伤病在应用手术内固定或可靠的外固定重建脊柱稳定性后应尽早开展相应的康复训练。

三、脊柱术后康复目标

利于损伤脊柱和相关组织良好愈合，促进损伤脊柱和相关组织功能恢复，全面康复功能障碍，预防局部与全身并发症，日常生活尽早自理及返回工作岗位。

四、脊柱术后康复治疗原则

1. 早期康复与中后期康复相结合，重视早期康复 脊柱伤病在明确诊断和手术适应证的基础上，进行必要的手术治疗，同时术后应注重早期康复治疗，包括围手术期康复（包括物理因子疗法及运动疗法等）。各种坚强的脊柱内固定系统的临床应用使得早期康复成为可能。早期康复的概念是在临床治疗（包括手术）的同时开展康复治疗，而不是在治疗结束后的恢复期或伤病愈合后才开始进行康复。原则上常规康复治疗应在脊柱稳定性重建后（包括可靠的内外固定术后）进行。在应用内固定术或外固定术（如颈椎损伤用围领或 Halo）重建脊柱稳定性后，早期分阶段渐进式进行康复训练，以缩短卧床时间，避免因长期卧床而引起的各种并发症，并促进躯体及各器官功能康复。

2. 主动康复训练与被动康复训练相结合，重视主动康复 康复治疗中可应用各种物理因子（热疗、电疗等）、按摩及在治疗师协助下被动运动等疗法，达到增加活动度、减轻疼痛等效果。但主动运动包括主动 ROM 训练、肌力增强训练、耐力训练、平衡板训练及徒手体操、物理康复球训练、悬吊运动训练、器械训练、有氧运动等是更重要的训练方法。训练强调分阶段渐进式进行，早期通过小负荷、低强度的训练以改善和保持中枢神经系统对躯干肌肉尤其是局部稳定肌的运动控制功能，中后期通过渐进抗阻力训练改善和保持躯干肌肉的力量、耐力等功能。制定个体化康复治疗方案前，应在康复评定的基础上进行制定并实施，并根据患者对康复治疗的反应定期调整康复方案。

3. 手术治疗、药物治疗与康复治疗相结合 根据脊柱外科的治疗原则，应确立先神经后脊柱的考虑顺序，优先关注有无脊髓和神经根受损的表现。无手术指征的轻症患者，应考虑在卧床、制动等传统治疗的基础上开展适度的康复训练。如果患者有明确的神经损伤，而 MRI 等影像学检查与临床体检结果相一致，可能需要手术治疗，术后仍应继续康复治疗。药物治疗是康复治疗的重要组成部分，合理应用药物治疗，特别是控制疼痛、缓解肌肉痉挛，有助于开展康复训练及提高康复治疗的效果。

4. 心理治疗与康复治疗相结合 脊柱伤病和手术不仅给患者身体带来困扰，影响患者的生活工作，而且也会给患者心理造成较大负担，影响术后疗效。因此，耐心细致的心理引导，可使患者积极主动地配合治疗，使疗效更加巩固和持久，是必要的措施。

五、各节段脊柱术后康复方法

康复治疗方案应依据每位患者具体病情、全身状况、手术方式及手术治疗效果进行必要调整。坚持定期评估，根据实际情况调整康复目标和康复计划。

1. 上颈椎手术后 由于术后组织愈合和植骨融合需要一定的时间，因此术后一般应用费城围领做必要的制动，以利于早期进行康复治疗。康复训练过程中，在早期应注意控制上肢带的活动，避免加重颈椎不稳定。同时注意患者临床症状和体征特别是神经功能的改变，必要时进行影像学检查并做相应处理。

2. 下颈椎手术后　颈部运动功能的明显受限影响患者头部运动，这使得位于头部的主要感官功能作用受到限制。尤其对下颈椎损伤而致四肢瘫患者，其与颈部运动相关的主要运动肌功能多保留完好，因此注意颈部运动功能的康复对提高四肢瘫患者的生活质量有重要意义。对于颈椎病患者，术后以循序渐进的颈肌主动抗阻、等长收缩训练为主要方法，开始时应以患者不出现明显疼痛或可耐受的轻度疼痛为用力标准，每日训练的频次和每次所作动作的次数渐进式增加，训练时脊柱应保持轴位，早期避免颈部旋转运动。脊髓型颈椎病患者应同时进行下肢肢体功能训练，促进神经功能恢复。

3. 胸椎手术后　胸椎保持一定的稳定性。但由于胸椎后凸的存在及人体的重心位于胸椎的前方，使得胸椎手术节段成为前屈力矩应力的集中点以致存在脊柱的慢性不稳定可能。因此在康复治疗中应注意背伸肌的训练或佩带过伸性支具。胸椎损伤手术治疗的患者可能合并肋骨骨折和血气胸等多发伤，因此手术和康复治疗计划应在多发伤得到适当处理的基础上进行。

4. 胸腰段及腰椎手术后　由于该节段活动度及负荷大，除卧位训练外，训练中应选择佩带相应的支具。一般胸腰段损伤早期需佩带胸腰骶支具，后期可改用后伸 Jewett 支具。下腰段损伤早期需佩带腰骶支具，后期可改用腰围。胸腰段及腰椎手术患者上肢功能良好，腰背肌及腹肌多保留一定的肌力，在康复过程中应强化上肢、腰背肌及腹肌功能训练。

5. 腰椎间盘突出症等手术后　早期康复治疗（轴向翻身、上下肢主动运动训练、直腿抬高训练、腰伸肌等长收缩训练等）可减轻手术局部水肿，改进肌肉功能状态和强度，增加或恢复腰椎和神经根的牵张、松弛和移动，避免局部组织在修复过程中的粘连。术后2周行腰背肌功能训练，3周行腹肌等长收缩训练，可促进腰椎生物力学平衡恢复，达到减轻和消除腰腿痛的目的。

6. 脊柱侧凸手术后　手术范围广，组织创伤大，在不影响内固定器械功效的基础上，进行术后康复治疗，通常需要佩戴支具，早期主动背肌、腹肌等长收缩训练，同时注意上下肢和呼吸功能训练。

六、康复治疗注意事项

1. 符合脊柱生物力学的基本原则　康复训练手段和支具的应用应符合脊柱生物力学的基本原则，并基于对患者机体的全面评估，避免意外事件和医源性组织损伤的发生，预防和及时处理康复训练过程中出现的各种急症问题。

2. 发挥护士在康复教育中的作用　教育是康复的关键，护士在康复教育中起重要作用。教育的对象包括患者及其与患者生活在一起的家属，让他们了解病情、手术和康复目的，学会在院期间的康复训练方法，返回家庭后进行适合自身情况的可自我主动康复训练，提倡主动参与并理解全面康复理念。

3. 手术与康复必要活动限制　对显微椎间盘切除，手术后起床时请患者尽量多地行走。对于行走的限制和类型无特殊要求，但不可弯腰或持重。2周内持重不超过一个茶杯的重量，6周内不超过10公斤。持续坐位不超过20分钟，改变姿势如起立、走动然后再坐下。不坐低位柔软的沙发（椅子）。3周不开车。可以乘车，但乘车时椎间盘压力增加，且易在高速中因突然刹车导致后背受伤。关键是要等到纤维环愈合后再增加脊柱应力。

对于脊柱融合术，应鼓励患者在术后次日晨起即离床。尽可能多走动。术后避免弯腰、持重和扭转。持重限制参考显微椎间盘切除术后。脊柱融合术后 3 个月内不要进行动作大康复活动。仅建议患者多走动。驾驶限制也参考椎间盘切除。术后 1 年咨询手术医生是否可以参加体育活动。

鼓励椎管减压患者术后立即站立行走并尽量多走。术后 6 周开始康复，主要是进行稳定性训练。术后限制类似于显微腰椎间盘切除术后。单纯椎板切除术后 4 – 6 个月，融合术后 1 年开始柔和的体育活动，不推荐接触性体育活动。

大量文献证明了术后康复的益处。康复需要以功能为基础而不是以生理为基础的训练。监督下的训练效果似乎优于家庭康复。监督训练在疼痛减轻和功能指数方面（躯干、腹部和腰部力量，腰部活动）改善最明显。

4. 慢性疼痛处理　严重的慢性颈痛和腰痛患者常考虑进行融合手术。然而，无四肢症状的慢性脊柱疼痛在行融合手术前应考虑其他方法。替代方法包括认知 – 行为方法、多学科疼痛处理或介入治疗。

5. 老年人脊柱手术与康复评估　我国目前尚无此类研究。美国运动医学学会和美国心脏协会均推荐在老年人开始较剧烈的训练计划之前进行运动能力测试（心脏、体能）。这些测试成为推荐老年人参加体育活动的前提条件，但这又可能是促进老年人体育活动和训练的主要障碍。

七、脊柱术后并发症防治和护理

科学的护理不仅能促进脊柱尽早康复，而且还能提高患者的生活质量。

1. 脊柱术后饮食护理　根据手术部位和腹胀程度决定进食时间。一般来说，神经损伤平面高或腹胀严重者可暂禁食，注意静脉营养和能量补充，好转后进流质或半流质，逐渐过渡到软食和正常饮食。考虑到骨愈合或融合的需要，可适量补充钙剂。

2. 脊柱术后压疮护理　卧气垫床，每 2～3 小时轴向翻身，按摩骨突处，以解除局部压力，改善血液循环。避免拖、拉、拽等形成摩擦力而损伤皮肤。

3. 脊柱术后肺炎预防和护理　体位变动，轴向翻身拍背，化痰药物、雾化吸入、振动排痰应用，早期可借助镇痛药物，鼓励主动咳痰，开展呼吸训练，增强肺功能。

4. 脊柱术后泌尿系感染和结石护理　保持会阴部清洁，每日会阴冲洗 2 次。尿潴留患者应妥善固定导尿管位置，早期持续引流尿液，以后每 2～4 小时开放 1 次，可预防感染和膀胱萎缩。若发生泌尿系感染，应持续引流，饮水可适量增加。对神经源性膀胱进行膀胱训练，建立反射排尿，预防尿道感染。如残余尿量多于 100ml，应采用间歇导尿。经常变换体位，以预防尿路结石形成。

第三节　周围神经损伤的康复

一、周围神经损伤的病因

造成周围神经损伤的原因很多，但开放损伤、牵拉伤及骨折脱位造成的损伤，是临床上三种最常见的神经致伤原因。其他如挤压伤、缺血性损伤、医源性损伤、产伤、化学性及物理性损伤都可以成为神经损伤的致伤原因。

二、周围神经损伤的临床表现

周围神经损伤后，临床上主要表现为不同程度的运动、感觉障碍，同时可有肢体营养障碍和自主神经系统紊乱等表现。

1. 运动障碍 弛缓性瘫痪、肌张力降低、肌肉萎缩、抽搐。日常生活、工作中某些功能性活动能力障碍，如臂丛神经损伤者，由于上肢运动障碍可不同程度地影响进食、个人卫生、家务活动以及写字等手精细动作，坐骨神经损伤者可出现异常步态或行走困难。

2. 感觉障碍 包括主观感觉障碍和客观感觉障碍。一般情况下，患者的主观感觉障碍比客观感觉障碍多而且明显，在神经恢复过程中，患者感到的灼痛、感觉过敏往往难以忍受。

（1）主观感觉障碍 是在没有任何外界刺激的情况下出现的感觉障碍，包括：①感觉异常：如局部麻木、冷热感、震动感，以麻木感多见；②自发疼痛：是周围神经损伤后最突出的症状之一，常见的有刺痛、跳痛、刀割痛、牵拉痛、灼痛、胀痛、触痛、撕裂痛、酸痛、钝痛等；③幻痛：周围神经损失伴有肢体缺损或截肢者有时出现幻肢痛。

（2）客观感觉障碍 包括：①感觉丧失，深浅感觉、复合觉、实体觉丧失；②感觉减退；③感觉过敏，即感觉阈值降低，小刺激出现强反应，以痛觉过敏最多见，其次是温度觉过敏；④感觉倒错，较少见。

3. 反射障碍 周围神经损伤后，其所支配区域的深浅反射均减弱或消失。

4. 自主神经功能障碍 有两方面的表现：①自主神经为刺激性损伤时，出现皮肤发红、皮温升高、潮湿、角化过度及脱皮等；②破坏性损伤时，则表现为皮肤发绀、冰凉、干燥无汗或少汗、菲薄，皮下组织轻度肿胀，指甲（趾甲）粗糙变脆，毛发脱落，甚至发生营养性溃疡。

三、主要的手术方法

周围神经损伤的手术方法包括三类，神经松解、神经吻合以及神经移植。神经松解针对的是缺血性以及压迫性改变，主要解除卡压因素，包括外膜松解、束膜松解。神经吻合的方法包括神经外膜缝合、束膜缝合，以及束膜及外膜联合缝合三种方法。神经移植针对神经缺损的病例，可以采取的方法有神经干移植、束间神经电缆式移植及带血管蒂的神经移植。

四、周围神经损伤的康复

（一）损伤早期的康复

损伤早期的康复主要是针对致病因素除去病因，消除炎症、水肿，减少对神经的损伤，预防挛缩畸形的发生，为神经再生准备一个好的环境。治疗时应根据不同病情进行有针对性的处理。

1. 病因治疗 尽早除去致病因素，减轻对神经的损伤，如为神经压迫（神经嵌压症），可用手术减压；营养代谢障碍所致者，应补充营养，纠正代谢障碍。

2. 运动疗法 运动疗法在周围神经损伤的康复中占有非常重要的地位，应注意在神经损伤的急性期，动作要轻柔，运动量不能过大。

（1）保持功能位 周围神经损伤后，为了预防关节挛缩，保留受累处最实用的功能，应将损伤部位及神经所支配的关节保持良好的姿位，在大多数情况下，应保持在功能位。

（2）被动运动　借助治疗师或器械的力量进行的运动为被动运动，患者用健康部位帮助患处运动为自我被动运动。被动运动的主要作用为保持和增加关节活动度，防止肌肉挛缩变形；其次能保持肌肉的生理长度和肌张力，改善局部循环。

在周围神经麻痹后即应进行被动运动。但只要患者能进行自我运动就应让患者进行自我被动运动，当肌力达到 2～3 级时，就应进行助力运动。被动运动时应注意：①只在无痛范围内进行；②在关节正常活动范围内进行，不能过度牵拉麻痹肌肉；③运动速度要慢；④周围神经和肌腱缝合术后，要在充分固定后进行。

（3）按摩　按摩的主要作用是改善血液循环、防止软组织粘连，延缓肌肉萎缩。但手法要轻柔，强力按摩对软瘫的肌肉不利，长时间按摩也有加重肌肉萎缩的危险。

（4）主动运动　如神经损伤程度较轻，肌力在 2～3 级以上，在早期也可进行主动运动。注意运动量不能过大，尤其是在神经创伤、神经和肌腱缝合术后。

3. 物理疗法

（1）温热疗法　因多数患者伴有感觉障碍，所以做红外线治疗和温水浴较合适。无感觉障碍者早期应用短波、微波透热疗法（无热或微热量），治疗部位机体内有金属固定物时，应选脉冲短波或脉冲微波治疗，可以消除炎症，促进水肿吸收，有利于神经再生。应用热敷、蜡疗、红外线照射等，可改善局部血液循环、缓解疼痛、松解粘连、促进水肿吸收。

（2）激光疗法　常用氦-氖激光或半导体激光照射损伤部位或沿神经走向选取穴位照射，每部位照射 5～10 分钟，有消炎、促进神经再生的作用。

（3）低频电疗　低频电疗属于被动运动，在恢复主动活动之前都应该做。

（4）水疗法　用温水浸浴、旋涡浴，可以缓解肌肉紧张，促进局部循环，松解粘连。在水中进行被动运动和主动运动，可防止肌肉挛缩。水的浮力有助于瘫痪肌肉的运动，水的阻力使在水中的运动速度较慢，防止运动损伤发生。

4. 矫形器　周围神经损伤特别是损伤后容易发生关节挛缩。在损伤的早期，矫形器使用目的主要是防止挛缩等畸形发生。在恢复期支具主要为矫正畸形和助动功能。常见周围神经损伤及其矫形器的应用见表 22-4。

表 22-4　常见周围神经损伤及其矫形器的应用

症状或功能障碍部位	神经损伤	矫形器
肩关节	臂丛神经	肩关节外展支具
全上肢麻痹	臂丛神经	肩外展支具、上肢组合支具
指间关节、腕关节	桡神经	上翘支具、Oppenheimer 支具
指关节伸直挛缩	正中、尺神经	正向屈指器
指关节屈曲挛缩	桡神经	反向屈指器
拇对掌受限	正中神经	对掌支具
猿手畸形	正中神经	对指支具、长拮抗支具
爪形手	尺神经	短拮抗支具、反向屈指器
下垂足、马蹄内翻足	腓总神经	足吊带、AFO、踝支具
膝关节	股神经	KAFO、KO、膝框支具
屈膝挛缩	股神经	KO、KAFO膝铰链伸直位制动
外翻足、踝背伸挛缩	胫神经	AFO、矫正鞋

*膝 knee，K；踝 ankle，A；足 foot，F；支具 orthosis，O；人名，Oppenheimer。

(二) 恢复期的康复

急性期炎症水肿消退后，即进入恢复期。此期康复的重点在于促进神经再生、保持肌肉质量、增强肌力和促进感觉功能恢复。

1. 促进神经再生 物理治疗和某些药物可以促进神经再生。

（1）物理疗法 神经纤维具有明显的负极趋向性，电场对周围神经再生有一定影响。脉冲电磁场可促进周围神经和脊髓损伤的修复，能使神经损伤患者早期得到康复。

①电流电场法：用低频脉冲电流（如 TENS、高压低频电流）或直流电。植入式电极有侵入性、增加感染机会等缺点，因此可用体表电极。一般将阴极置于神经损伤远端，阳极放在近端。电流强度要小，刺激时间要长。

②脉冲电磁场法：可选用脉冲短波、脉冲微波、脉冲磁疗。每次治疗 20 分钟，每日 1 次。

（2）药物——神经营养因子（NTFs） NTFs 是一组能对中枢和周围神经系统发挥营养作用的特殊物质。神经生长因子分为酸性（aNGF）和碱性（bNGF）两类。神经节苷酯也有促进神经再生的作用。B 族维生素（B_1、B_6、B_{12}）参与神经组织的糖和脂肪代谢，也用于周围神经损伤的辅助治疗。

2. 减慢肌肉萎缩 周围神经损伤后，当受累肌肉完全瘫痪、强度 – 时间曲线检查为完全失神经支配曲线、肌电图检查无任何动作电位或只有极少的动作电位时，应采取措施以防止、延缓、减轻失神经肌肉萎缩，保持肌肉质量，以迎接神经再支配。康复措施有神经肌肉电刺激（NES）、按摩、被动运动等。

3. 增强肌力，促进运动功能恢复 当神经再生进入肌肉内，肌电图检查出现较多的动作电位时，就应开始增强肌力的训练，以促进运动功能的恢复。

（1）运动疗法 根据损伤神经和肌肉瘫痪程度，安排训练方法，运动量由助力运动→主动运动→抗阻运动顺序渐进，动作应缓慢，范围应尽量大。运动疗法与温热疗法、水疗配合效果更佳。

①当肌力为 1~2 级时，开始进行生物反馈肌力训练及使用助力运动。方法有：治疗师帮助患者做；患者健侧肢体辅助患侧肢体运动；借助滑轮悬吊带、滑板、水的浮力（水中运动疗法）等减重运动。

②当肌力为 2~3 级时，采用范围较大的助力运动、主动运动，逐渐减少辅助力量，但应避免肌肉过度疲劳。

③当肌力增至 3~4 级时，进行抗阻运动，同时进行速度、耐力、协调性和平衡性的训练。可利用徒手、哑铃、沙袋、弹簧、橡皮条，也可用组合器械来抗阻负重。增加肌力的抗阻运动方法有：渐进抗阻运动、短暂最大负载等长收缩训练、等速训练。原则是大重量、少重复。

（2）电疗法 可选用 NES 或肌电生物反馈疗法，后者效果更好，并能帮助患者了解在神经再支配早期阶段如何使用肌肉。

（3）作业疗法 根据功能障碍的部位及程度、肌力和耐力的检测结果，进行有关的作业治疗。比如 ADL 训练、编织、打字、木工、雕刻、缝纫、刺绣、泥塑、修理仪器、文艺和娱乐活动等。治疗中不断增加训练的难度与时间，以增强肌肉的灵活性和耐力。应注意防止由于感觉障碍而引起机械摩擦性损伤。

在促进麻痹恢复的治疗过程中应注意以下几点：①在等待肌肉功能恢复期间不要使用代偿性运动训练；②恢复肌肉功能无望时再发展代偿功能，不过一定要注意不能促成肢体畸形；③伴有感觉障碍时要努力防止皮肤损害；④任何情况下都禁忌做过伸展性动作；⑤如果挛缩的肌肉和短缩的韧带有固定关节作用，则应保持原状为好；⑥作业训练应适度，不可使之过分疲劳。

（4）日常生活活动训练　比复合性基本动作稍晚些或同时开始。下肢用支具、手杖、拐杖、轮椅，上肢用支具、自助具等防止畸形，充分补偿其失去的功能。

4. 促进感觉功能的恢复　周围神经损伤后，感觉障碍主要有局部麻木、灼痛，感觉过敏，感觉缺失。不同症状采用不同的治疗方法。

（1）局部麻木感　有非手术疗法和手术治疗。前者包括药物（镇静、镇痛剂，维生素）、交感神经节封闭（上肢作星状神经节、下肢作腰交感神经节封闭）、物理疗法（TENS、干扰电疗法、超声波疗法、磁疗、激光照射、直流电药物离子导入疗法、电针灸等）。对非手术疗法无效和手术失败者，可采用脊髓电刺激疗法。

（2）感觉过敏　采用脱敏疗法。皮肤感觉过敏是神经再生的常见现象。它可能是由于不成熟的神经末梢的敏感度增加以及感觉器官容易受刺激所致。

脱敏治疗包括两方面：一是教育患者使用敏感区；二是在敏感区逐渐增加刺激。具体方法有：①旋涡浴；②按摩；③用各种不同质地、不同材料的物品刺激；④振动；⑤叩击，如用叩诊锤、铅笔橡皮头叩击敏感区以增加耐受力。

（3）感觉丧失　在促进神经再生的治疗基础上，采用感觉重建方法治疗。可将不同物体放在患者手中而不靠视力帮助，进行感觉训练。①早期训练：一旦患者对固定物体接触有感觉，应立即进行慢速适应性感觉纤维的训练，即对固定的触觉或压力的反应。②后期训练：在直视下或闭眼时触摸各种不同形状、大小的物体，使患者能区分物品的大小、形状、重量、质地等。

5. 解除心理障碍　采用医学教育、心理咨询、集体治疗、患者示范等方式来消除或减轻患者的心理障碍，使其发挥主观能动性，积极地进行康复治疗。

6. 患者的再教育　首先必须让患者认识到单靠医生和治疗师，不能使受伤的肢体完全恢复功能，患者应积极主动地参与治疗。早期就应在病情允许下，在肢体受限范围内尽早活动，以预防水肿、挛缩等并发症。

周围神经损伤患者常有感觉丧失，因此失去了对疼痛的保护机制。无感觉区容易被灼伤、外伤。一旦发生了创伤，由于伤口有营养障碍，较难愈合。必须教育患者不要用无感觉的部位去接触危险的物体，如运转中的机器、搬运重物。烧饭、煮水时易被烫伤，吸烟时烟头也会无意识地烧伤无感觉区。对有感觉丧失的手、手指，应经常保持清洁、戴手套保护。若坐骨神经或腓总神经损伤，应保护足底，特别是在穿鞋时，要防止足的磨损。

无感觉区也容易发生压迫溃疡，在支具或石膏内应注意皮肤是否发红或破损，若出现石膏、支具的松脱、碎裂，应立即去就诊。

7. 手术治疗　对保守治疗无效而又适合或需要手术治疗的周围神经损伤患者，应及时进行手术治疗。

（三）慢性期的康复

在肌力增强训练期间禁止使用代偿运动，慢性期应积极予以鼓励。下肢用支具、手杖、拐杖、轮椅，上肢用支具、自助具等防止畸形，充分补偿其失去的功能。上肢更应及早开始。表22-5为代偿运动方法。

表 22 - 5　代偿运动

	动作肌肉	运动	正确的运动	代偿肌	代偿运动
上肢	三角肌 前部纤维	肩关节前屈（前举）90°	掌心向下，上肢向前举起	肱二头肌	上肢外旋状态前屈（前举）
	三角肌 中部纤维	肩关节外展 90°	掌心朝下上肢外展	肱二头肌 肱三头肌（长头） 躯干侧曲肌	上肢外旋位外展 上肢内旋，边后边外展 躯干侧曲后外展
	肱二头肌	肘关节屈曲	前臂旋后位屈肘	肱桡肌 旋前圆肌 肱肌 屈腕肌群	前臂旋前、旋后中间位屈肘 屈肘运动中前臂旋前 前臂旋前位屈肘 腕关节强力掌屈
	肱三头肌	肘关节伸展	前臂旋后位伸肘	伸腕肌群 指伸总肌	腕关节强力背伸 伸腕代偿
手指	指浅屈肌	掌指关节屈曲	掌指关节伸直，远位指间关节由伸展位屈曲	指深屈肌 伸腕肌群	各指关节屈曲 强力背伸腕关节
	骨间背侧肌	手指外展	掌指关节伸直，各指水平面外展	指伸肌	掌指关节过伸位外展
下肢	髂腰肌	髋关节屈曲	垂直面上屈曲下肢	缝匠肌 阔筋膜张肌	大腿外旋、外展 大腿内旋，外展
	臀大肌	髋关节外展	垂直面上下肢后伸膝关节屈曲	躯干伸肌群 斜方肌 背阔肌	腰椎后伸，重心向后方移动 骨盆上抬，用屈膝关节肌群支撑下肢，会产生髋关节伸展动作
	臀中肌	髋关节外展	下肢内旋、外旋中间位冠状面外展	髋关节屈肌群 躯干侧屈肌群	下肢外旋位外展 骨盆和胸部方向上提
	腘绳肌腱	膝关节屈曲	由膝关节完全伸直位在垂直面上屈曲	腓肠肌 屈髋肌群 缝匠肌	不支持体重情况下，屈髋后可出现屈膝动作。同时髋关节外旋
	股四头肌	膝关节伸展	在垂直面上伸膝	内、外旋肌 腓肠肌 臀大肌	髋关节内旋、外旋同时伸展 站立，踝关节固定 站立，踝关节固定
	胫骨前肌	踝关节背伸内翻	伸趾放松状态下足背伸	趾长伸肌 足踇长伸肌 第三腓骨肌	足趾伸展 用力伸足踇趾，同时背伸外翻

续表

	动作肌肉	运动	正确的运动	代偿肌	代偿运动
下肢	腓肠肌 比目鱼肌	踝关节 跖屈	前足部不屈曲 直接活动跟骨	胫骨后肌 腓骨长短肌 趾长屈肌 足踇长屈肌	前足部对着后足部跖屈、跟骨 不动 用力屈曲足趾 屈曲足踇趾

（四）周围神经损伤常见并发症及康复

1. 肿胀　肿胀是由损伤后循环障碍、组织液渗出增多所致，是创伤后必然出现的组织反应。慢性水肿渗出液内富有蛋白质，在组织内沉积形成胶原，引起关节挛缩、僵硬。因此应采取措施减少水肿发生的倾向。

（1）抬高患肢　将肢体抬高至心脏水平以上，可促进静脉和水肿液体回流。

（2）向心性按摩和被动运动　可促进静脉和淋巴回流，减轻水肿。

（3）顺序充气式四肢血液循环治疗　几个气囊按顺序依次从远段向近端充气挤压肢体，促进血液回流，对肢体肿胀疗效较好。

（4）热疗　温水浴、蜡疗、电光浴等，必须注意温度不能太高，以免烫伤感觉缺失的部位。

（5）高频透热疗法　短波、超短波、微波等，能改善局部血液循环，促进水肿吸收。

（6）低中频电疗　如 TENS、干扰电疗、正弦调制中频电疗等。

（7）其他　可用弹力绷带压迫，但压力不能太高。

必须指出，以往大量应用的悬吊带并不是一个好的消肿方法。悬吊带的使用相应地减少了上肢的活动，会加重上肢的水肿和肌肉萎缩，增加患者的惰性而忽视功能训练。

2. 关节挛缩和僵硬　由于水肿、疼痛、关节制动、受累肌与其拮抗肌之间失去平衡等原因，易出现肌肉肌腱挛缩、关节内粘连，导致关节僵硬，严重影响患者的日常生活和工作。

促使致密纤维化形成的因素是制动、水肿、外伤、循环障碍。制动使疏松结缔组织发生短缩变成致密结缔组织，失去了弹性和伸缩性能。正常关节固定 4 周，运动功能就会降低或丧失，受伤的关节固定 2 周就会导致致密结缔组织纤维融合，关节运动功能丧失。一旦发生了挛缩，治疗比较困难，所花的时间很长。因此重点在于预防。挛缩发生后，可采用下述方法治疗。

（1）被动运动和牵伸手法　对增加关节活动范围（ROM）效果最好。通过治疗师的手法牵拉短缩的肌肉、肌腱、韧带、关节囊等组织，可以拉伸其长度、剥离较新的粘连，增加活动性。每次牵拉持续 15～30 秒，重复 4～6 次。

（2）器械训练和牵引　利用重锤、沙袋、弹簧、机器的力量持续地或间歇地牵拉挛缩的组织，增加其活动性。每次牵拉 20～30 分钟，甚至更长。也可选用持续被动活动（CPM）。

（3）主动运动　增加或保持关节活动性的主动运动也称 ROM 训练，是预防关节挛缩最有效的手段，对已经发生的挛缩僵硬，主动运动有一定的增加 ROM 作用。只要肌力在 3

级以上，就应鼓励患者在全范围内逐渐超过关节现有的活动度反复运动。方法为用体操棒、肋木、肩肘关节旋转器或徒手体操等。

（4）矫形器　矫正性矫形器，可以对挛缩的组织产生持续的、缓慢的、温柔的牵引，增加其活动性。

（5）关节松动术　对关节内的粘连、挛缩特别有效。

（6）物理治疗　温热疗法可以增加结缔组织的弹性。在被动运动、牵伸手法治疗前进行温热治疗，可以减轻疼痛、缓解肌紧张，增强疗效。超声波疗法、音频电疗法可以松解粘连、软化瘢痕、增加纤维组织的弹性和柔韧性。直流电碘离子、透明质酸酶导入也能软化疤痕、促进慢性炎症吸收，适用于浅组织的瘢痕或粘连。

3. 继发性外伤　周围神经损伤患者常有感觉丧失，因此失去了对疼痛的保护机制，加上运动功能障碍，无力抵抗外力，故无感觉区容易被灼伤、外伤。感觉丧失的骨突部位，如腕部、腓骨小头、外踝、足跟部位等，更易与矫形器、鞋子发生慢性磨损。一旦发生了创伤，由于伤口有营养障碍，较难愈合。继发性外伤的治疗包括对创面的局部处理和对患者的全身情况综合治疗。

五、四肢主要的周围神经损伤的康复

1. 臂丛神经损伤的康复

（1）可采用脉冲高频透热（短波、微波）、红外线、激光照射、低中频电疗、磁疗等物理治疗；神经营养因子（NGF、bFGF、神经节苷酯）、维生素、改善微循环药物等治疗。

（2）感觉重建　对感觉丧失尤其是手的感觉丧失，需进行感觉重建训练，如有感觉过敏，则应进行脱敏治疗。二者方法相似，可采用不同形状、不同材料的各种物体让患者触摸，体会不同的感觉，逐渐恢复分辨能力。

（3）增强肌力　肌力在3级以下时，可用神经肌肉电刺激治疗瘫痪的肌肉，被动活动、主动助力运动减慢肌肉萎缩，增加肌力。肌力达3级以上时，应进行抗阻训练。如患肢功能不能恢复，应训练健肢代偿，或在行肌腱移位术、肌腱重建术后用功能性电刺激治疗。

（4）防治软组织挛缩和关节僵硬　按摩患肢各肌群，被动活动各关节；对上臂丛损伤，采用外展支架保护患肢，对下臂丛损伤，用腕手支具使腕关节保持在功能位。如已经发生了挛缩，应进行关节松动术、被动牵拉、理疗等治疗。

（5）消除肿胀　采用肩吊带、三角巾悬吊患肢，主动、被动活动，按摩，顺序充气循环治疗，每天应多次取下悬吊带进行运动。

（6）心理康复　患者的日常生活自理十分困难，病程长，患者是极其痛苦的。应该同情患者的处境，鼓励患者战胜疾病，树立信心。

（7）日常生活活动训练　进行日常生活活动能力的独立性训练和麻痹肢体的护理。全臂丛神经损伤患者，优势利手时应进行利手转换训练。在进行肌力训练的同时应进行日常生活活动训练，如洗脸、梳头、穿衣、吃饭、剪指甲等。

2. 腋神经损伤的康复　综合运用运动疗法（被动运动、肩关节主动外展活动、抗阻外展运动等）、物理治疗（神经肌肉电刺激、短波或微波透热、激光照射、磁疗等）、药物等促进神经再生，增强肌力，促进肩部感觉恢复。

3. 肌皮神经损伤的康复 肱二头肌瘫痪，对日常生活和工作的影响较大。早期肌力在 3 级以下时，可利用滑板或在平滑的桌面上进行减重屈肘训练。肌力达 3 级以上时，进行抗阻训练，哑铃、沙袋、弹簧拉力器甚至家庭日用品如水桶均可利用。要注意防止肘关节伸展挛缩，可应用屈肘吊带。酌情应用物理治疗。如果肱二头肌恢复差、恢复慢，可以训练桡神经支配的肱桡肌，代偿屈肘功能。

4. 桡神经损伤的康复 康复的重点是恢复运动功能。佩戴腕关节支具使腕背伸 30°、掌指关节伸直、拇指外展，以防止伸肌腱过度牵拉；被动活动，避免关节强直和肌腱挛缩；通过 ADL 活动，对肌肉再训练，如抓握及松弛动作；治疗性作业活动：制作陶器，用刨子打磨刨光木板、打字、桌上足球或篮球游戏等。

5. 正中神经损伤的康复 神经修复术后，腕关节屈曲位固定 3 周，随后逐渐伸展腕关节至正常位；感觉减退患者进行感觉重建；治疗性作业活动，如精细抓握训练、粗大功能训练等；日常生活辅助具使用，如佩戴对指支具，预防拇指指蹼挛缩，并提供对指抓握功能。

6. 尺神经损伤的康复 佩戴掌指关节阻挡支具，使掌指关节屈曲到 45°，防止环指、小指关节过伸，形成爪形手畸形；训练手指分开、并拢和伸展运动；作业治疗，训练手部精细动作，包括圆柱状抓握、拇指侧捏和对掌、指间关节伸展、手指内收和外展等动作；进行感觉重建或感觉过敏的脱敏治疗。

7. 坐骨神经损伤的康复 应用踝足矫形器、膝踝足矫形器或矫形鞋，以防止膝、踝关节挛缩和足内、外翻畸形；脉冲高频电疗、低频脉冲电流、激光照射和神经营养因子，促进神经再生；足踝部主被动肌力训练；神经肌肉电刺激治疗小腿和大腿后部肌肉；对下肢肿胀可采用抬高患肢休息、顺序充气循环治疗、干扰电治疗、高压低频脉冲电疗法等。

8. 胫神经损伤的康复 重点是应用小腿矫形器或矫形鞋预防足畸形；感觉功能重建；控制灼性疼痛症状：可采用 TENS、中频电疗、超声波治疗、封闭治疗。同时积极预防足底皮肤溃疡形成：使用软底鞋，避免足底长时间负荷，避免足底损伤，足底清洁，发现足底皮肤异常积极对症治疗。

9. 腓总神经损伤的康复 可用足托或穿矫形鞋使踝保持在 90°位；物理治疗促进神经再生；运动疗法、神经肌肉电刺激增强足和足趾背伸肌力；功能性电刺激促进肌力恢复。

第四节　髋关节术后康复

无论是髋部疾病还是骨折，手术治疗后的损害包括周围肌力下降、活动范围减少、本体感觉和平衡能力减弱、疼痛增加、活动耐力下降。体现在肢体功能上就是步态、移乘、攀登、驾驶等能力受限，结果导致患者生活自理、社会活动、体育运动及工作障碍。康复治疗的目的首先是对患者及家属进行教育，让其了解疾病、手术治疗及恢复过程，主动配合和参与功能重建的整个过程；其次就是通过减轻疼痛、强化肌肉力量和柔韧性、增加关节活动范围等，恢复关节原有的负重和行走功能。

一、人工髋关节置换（THA）术后康复

THA 术后康复一般分为四个阶段。

1. 第一阶段　主要是指术后第 1 周，也称为急性期。这一时期的主要问题是疼痛，尤其是术后 72 小时内。在通过冷敷、口服非甾体类镇痛剂、镇痛泵等减轻疼痛的基础上，鼓励患者坐起、等长或等张收缩下肢肌肉；同时通过充气式压力泵，减轻下肢肿胀，防止深静脉血栓发生。骨水泥假体可当天下地全负重站立；生物型假体，三天后可开始下地患肢部分负重站立。由于这一阶段髋部疼痛最重、患者前期体能消耗也较大，且有的老年患者还会出现精神症状，康复团队密切的指导、鼓励、呵护是实现早期康复极为重要的因素。对于双动头半髋，在患者能耐受的情况下，可在床上屈髋 90°坐立。急性期康复原则见表 22 - 6。

表 22 - 6　THA 术后第一周康复原则

目标	• 独立安全地移乘，包括上下床、坐椅子和坐便 • 凭借手杖或腋拐平地行走或迈过台阶 • 独立执行室内简单的运动康复项目 • 学会并遵守注意事项 • 达到基本生活自理
注意事项	• 避免屈曲 >90°、内收超过中线、内旋超过中立位 • 避免患侧侧卧 • 避免置枕头于膝下，防止髋屈曲挛缩 • 仰卧时维持患肢于外展中立位 • 若术中截骨，患肢负重应 <体重的 20% ~30%
具体方法	• 指导肌力强化训练：股四头肌、臀肌等长收缩，踝关节主动伸屈，仰卧时屈髋至 45°，屈髋 <90°坐位伸膝，站立时髋后伸外展同时训练屈膝 • 辅助具支持下渐进性强化行走能力，强调双下肢对称性负重的交互步态 • 非交互步态的跨台阶训练 • 冷敷 • 指导力所能及的日常生活自理 • 复习、强化注意事项
晋级标准	• 助行器下能对称性负重并以非痛性步态迈步时，改用手或腋杖

2. 第二阶段　指术后 2 ~8 周，术者评估手术前后的负重运动情况，取消第一阶段的注意事项是第二阶段结束的标志。此时，由于活动量的增加，肢体肿胀常常加重，要注意伤口周围和肢体远端的浮肿状况。白天活动时穿戴弹力袜有助于静脉回流，减轻肢体水肿，预防深静脉血栓。康复训练应尽可能在无痛范围内进行，运功康复的量和强度也要根据患者次日是否出现明显不良反应来调整。

这一时期的另一个重要临床表现是多数患者会感觉肢体不等长，并会持续到三个月左右。术前肌肉挛缩、关节匹配关系的改变，以及术后的水肿反应都是导致该现象的原因。

一般 8 周之后才允许从事农活等体力劳动，第二阶段康复原则见表 22 - 7。

表 22 - 7　THA 术后第二阶段康复原则

目标	<ul><li>减少疼痛</li><li>无辅助下正常步态</li><li>髋后伸 0°～15°</li><li>控制肢体肿胀</li><li>生活自理</li></ul>
注意事项	<ul><li>避免屈曲 >90°、内收超过中线、内旋超过中立位</li><li>避免热敷</li><li>避免久坐（>1 小时）</li><li>避免运动疗法和自主活动引起的疼痛</li><li>渐进性台阶训练完成之前避免用正常的交互步态登楼梯</li></ul>
具体方法	<ul><li>继续并加强自宅运动疗法</li><li>冷敷</li><li>俯卧训练</li><li>踏车训练（脚踏曲柄长度 <90mm）</li><li>步态训练（包括逆行步行器）</li><li>髋部肌肉渐进性力量强化</li><li>闭链训练：增加各关节的受力</li><li>渐进性上台阶（5、10、20cm）</li><li>本体感觉及平衡训练（双侧动态和单侧静态）</li><li>日常生活能力训练</li><li>水疗</li><li>测量伸手取物距离、起立行走时间、单腿站立时间 *</li></ul>
晋级标准	<ul><li>术后 6～8 周随访医生明确取消注意事项</li><li>肿胀和疼痛得到控制</li><li>髋能后伸 0°～15°</li><li>无需辅助具的正常步态</li><li>能上 5cm 台阶</li><li>完全生活自理</li></ul>

* 具体方法中的最后一项的数据对于预测老年人跌倒的风险很有意义。

3. 第三阶段　为术后 8～14 周。这一阶段运动疗法的目的就是快速恢复髋关节的肌肉力量和活动范围，闭链运动可屈髋到 90°左右，并逐渐过渡到能完成下蹲。当控制患肢的能力充分恢复、步态正常时，可以开始用手提物。12～14 周时，仍有患者可测到肢体不等长。若长度差 >10mm，应选用增高鞋，以恢复髋关节正常的对线，预防脊柱及其他关节受到异常的生物力学应力。第三阶段康复原则见表 22 - 8。

表 22 – 8　THA 术后第三阶段康复原则

目标	• 能用正常的交互步态上下台阶 • 能独立完成穿、脱鞋袜 • 伸手取物距离、站起行走和单腿站立时间恢复到相应年龄的正常值 • 能开始从事患者喜爱的体育活动
注意事项	• 避免引起疼痛的日常和运动疗法动作 • 适当控制活动量
具体方法	• 蹬功率自行车 • 跑步机训练 • 下肢牵伸 • 闭链运动疗法 • 渐进性登台阶训练（5、10、20cm） • 开始渐进性下台阶训练 • 下肢渐进性抗阻肌力强化（特别是髋关节屈伸、内收外展力量） • 对侧髋关节训练 • 本体感觉和平衡功能的进一步强化 • 水疗 • 反复评价并强化伸手取物距离、站起行走和单腿站立时间 • 针对喜爱的运动项目作特定训练
晋级标准	• 可正常交互步态上台阶 • 完全独立穿、脱鞋袜 • 恢复正常的伸手取物距离、站起行走和单腿站立时间 • 重返运动或要求较高的功能活动

4. 第四阶段　为 12～18 周之后，此时患者完全恢复正常的生活、工作和运动状态。但仍应该定期门诊随访，并注意以下事项。

（1）切忌过度运动，比如急速以患肢为轴进行旋转等，防止假体周围骨折的发生。

（2）老年患者要增强防跌倒能力训练和看护，防止假体周围骨折的发生。

（3）控制体重，减轻患髋负荷。

二、股骨近端骨折术后康复

股骨近端骨折主要包括股骨颈和粗隆部骨折，患者多为老年人，致残和致死率高。近年来，随着股骨近端骨折内固定材料和技术的飞速发展，尽快让骨折获得恰当的内或外固定、早期、系统的康复介入，减少因长期卧床引起的骨折病的治疗策略，已成为共识。这一治疗策略明显降低了股骨近端骨折的致残和死亡率。牢固的骨折固定是早期、系统康复治疗的前提条件。尽管由于骨折类型、固定技术和材料、患者自身特点等的不同，股骨近端骨折的康复治疗方案会有所不同，但创伤均位于股骨近端使康复方案有很大的共同性。以下主要介绍股骨近端骨折术后康复的参考方案（表 22 – 9）。总的来讲，粗隆部骨折较股骨颈骨折开始负重的时间要早。由于老年特别是高龄老年股骨颈骨折愈合困难，所以目前多选用半或全髋置换治疗。

表 22 – 9　股骨近端骨折术后康复参考方案

时间	目的	具体方法
1～3 天	• 减轻伤口水肿和疼痛 • 防止肌肉进一步萎缩 • 防止坠积性肺炎 • 防止压疮 • 预防深静脉血栓	• 髋周冷敷、口服非甾体抗炎药、镇痛泵 • 鼓励患者深呼吸和咳嗽排痰 • 腱肢、肩背部三点负重训练，减轻臀部压力 • 股四头肌、腘绳肌、臀大肌等长收缩（10～20 次/组，6～10 组/天） • 踝关节主动背伸、跖屈（10 次/组，6～10 组/天） • 气压式血液循环驱动器（45 分钟/次，2 次/日，到三周）
3～7 天	• 逐渐改善关节活动度 • 防止组织挛缩和肌肉萎缩	• 疼痛耐受下 CPM 机被动活动髋、膝、踝（30° 开始，每日增 5°～10°，30～60 分/次，每日 2 次） • 髋内收、外展肌等长收缩 • 坐立训练（靠床、上肢支撑、床旁坐立） • 辅助具/搀扶下床旁患肢免负重站立（能耐受的患者）
2～4 周	• 渐进性增强肌力，改善关节功能 • 基本恢复正常活动范围（屈髋<90°） • 辅助具下部分或免负重站立、行走	• 主动坐立、翻身 • 主动髋、膝 ROM 训练 • 移乘训练 • 辅助具下患肢免负重站立 • 髋周肌肉等长收缩训练
2～3 个月	• 增强肌力及 ROM • 步态训练 • 完成必要的生活自理	• 渐进性髋周肌力抗阻运动 • 强化髋、膝主动 ROM • 辅助具下患肢免负重/部分负重行走
3 个月以后	• 增强肌力及 ROM • 双下肢对称均匀负重 • 获得正常的交互行走步态和上下台阶能力 • 生活自理	• 患肢完全负重站立、行走训练 • 渐进性下蹲训练 • 医生同意后开始力所能及的运动项目

第五节　膝关节术后康复

一、人工膝关节术后康复

人工膝关节术（TKA）的目的是重建膝关节的软组织平衡、恢复正常的生物力学、缓解疼痛，最终获得良好的关节功能。TKA 术后康复是达成上述目标的关键之一。让患者了解术后康复的重要性及整个计划，从而积极主动地参与到整个术后康复过程中来，对于康复治疗的成功极为重要。TKA 术后康复分为四个阶段。

术后第 1 周为第一阶段，也称为急性期康复。此期的主要目标是在控制疼痛的前提下，减轻水肿、恢复伸屈活动范围、取得基本生活自理。需要强调的是屈伸康复中，往往会忽视最大程度地恢复伸膝功能。很多患者将膝关节放置于轻度屈曲位会感觉疼痛减轻（膝下置软枕），长时间保持这种体位会造成膝后侧软组织挛缩，影响膝关节终末伸直，即扣锁机制的发挥。在第一阶段，影响膝关节关节活动范围（ROM）的因素主要包括：疼痛、术前关节挛缩、水肿、保护性肌张力增加。采用股神经鞘置管阻滞，联合口服非甾体类镇痛剂、冷敷对控制疼痛、减轻水肿有良好效果。主被动的肌肉泵作用，对于减少上述因素对康复的影响，也有不可忽视的作用。该阶段的康复原则见表 22 – 10。

表 22 – 10　TKA 术后第一阶段的康复原则

目标	<ul><li>独立移乘</li><li>适当的辅助具下能平地行走和上台阶</li><li>能独立完成自宅运动康复项目</li><li>坐位主动屈曲＞80°，仰卧位主动伸直迟滞≤10°</li></ul>
注意事项	<ul><li>避免长时间坐、站和行走</li><li>避免因行走和 ROM 训练引起难以耐受的疼痛</li></ul>
具体方法	<ul><li>CPM：从屈曲 60° 开始，根据患者的耐受程度酌情增加</li><li>移乘训练</li><li>辅助具下适度的负重</li><li>ADL 训练</li><li>冷敷</li><li>患肢抬高减轻水肿</li><li>自宅运动疗法组套：通过直腿抬高、主动伸膝、坐位屈髋强化股四头肌、臀肌和腘绳肌肌力，通过坐位腱肢辅助下主动伸屈、踝后方置软枕被动伸直、试着踏上台阶训练膝关节 ROM</li></ul>
晋级标准	<ul><li>达到此阶段目标后患者出院</li><li>步态均匀且负重对称后，改步行器为手杖</li><li>如果主动屈膝连续 2 天 ＞90°，停止 CPM</li></ul>

第二阶段为术后 2 ~ 8 周，水肿、软组织粘连、疼痛以及肌力下降仍然是关节活动受限的主要原因，获得最大的 ROM 是防止关节内纤维化发生的关键。应该开始髌股关节手法松动术，恢复髌骨的活动范围，这也是恢复膝关节正常伸屈活动的重要保证。随着水肿的减轻，加大膝关节主动、辅助主动和被动 ROM 训练。但切忌暴力性大强度被动训练，否则反而会加重软组织水肿，延迟康复计划。腓肠肌牵伸康复有利于获得良好的膝关节伸直。第二阶段的康复原则见表 22 – 11。

表 22 – 11　TKA 术后第二阶段的康复原则

目标	<ul><li>主动辅助屈曲≥105°，主动辅助伸直 = 0°</li><li>减轻术后水肿</li><li>能登上 5cm 台阶</li><li>独立完成自宅运动疗法项目</li><li>获得独立或辅助具下正常步态</li><li>生活自理</li></ul>
注意事项	<ul><li>步态恢复正常之前继续使用辅助具行走</li><li>避免长时间坐或站立</li><li>避免因行走和 ROM 训练引起难以耐受的疼痛</li><li>避免交互步态上台阶，直到能很好地控制患膝</li></ul>

具体方法	• 被动伸直：毛巾牵拉、俯卧踝部悬吊重物 • 主动屈伸膝关节 • 辅助下主动屈膝：手法、挡板 • 短柄功率自行车（90mm），ROM > 90° • 长柄功率自行车（170mm），ROM > 110° • 冷敷、患肢抬高、气压泵等减轻水肿 • 髌骨手法松动术 • 电刺激或生物反馈再训练股四头肌 • 各方向的直腿抬高 • 患肢闭链训练 • 渐进性上台阶（5～10cm） • 大腿近端抗阻训练（髋部多向训练器） • 闭链膝关节终末伸直训练 • 平衡、本体感觉训练：单侧静态、双侧动态 • 测量伸手取物距离、起立行走时间、单腿站立时间的基线值 • 辅助具下步态训练：强调膝关节主动屈伸、足跟站立、交互步态、对称负重 • 日常生活能力：洗浴、上下车
晋级标准	• 屈曲 > 105° • 不存在伸直迟滞 • 平地行走步态正常（有或无辅助具） • 能登上 10cm 台阶

术后 9～16 周是第三阶段，这一阶段的主要目的是患者回归日常活动。一般来说，完成正常行走、上下楼梯、坐立、系鞋带、下蹲拿起物体需要的膝关节屈曲范围分别是 67°、83°、93°、106°、117°。对于居住在普通社区的老年人来讲，伸手取物距离≥25cm、起立行走时间≤15 秒是判断平衡能力、防止跌倒的重要指标。对于这一阶段结束后仍达不到上述目标的患者，可继续延长康复治疗时间。第三阶段的康复原则见表 22 - 12。

表 22 - 12　TKA 术后第三阶段的康复原则

目标	• ROM：主动辅助屈曲 > 115° • 坐位起立：双下肢动作和负重对称 • 生活自理：包括穿袜和系鞋带 • 交互步态上下楼梯：能上 10～20cm、下 10～15cm 台阶 • 股四头肌、腘绳肌肌力达到最大，并获得足够的灵活性和控制能力以满足高水平的日常活动 • 功能测试：伸手取物距离≥25cm、起立行走时间≤15 秒
注意事项	• 若存在疼痛和不对称步态，避免交互步态上、下台阶 • 主治医生允许之前，避免跑、跳和其他剧烈运动
具体方法	• 髌骨手法松动 • 功率自行车（曲柄 > 170mm） • 股四头肌、腘绳肌牵伸 • 向心、离心收缩训练 • 渐进性上台阶（15～20cm）和下台阶（10～15cm）

	• 背靠墙或橡皮球下蹲
	• 台面倾斜的逆行步行器
	• 单侧或双侧动态平衡、本体感觉训练
晋级标准	• 达到所有目标及功能
	• 功能测试在同年龄正常范围内
	• 上 15~20cm、下 10~15cm 台阶

第四阶段指术后 12~16 周之后。鼓励达到第三阶段康复目标的患者继续强化上述康复治疗，使残留的功能障碍最大限度康复。残留功能障碍常包括：终末伸、屈 ROM 下降，股四头肌肌力下降和平衡能力下降。患者可以根据情况安排跳舞、游泳、高尔夫球、没有距离限制的步行和剧烈程度低的网球运动。要达到膝关节没有异样感，往往需要 9~12 个月，甚至更长的适应时间。定期门诊随诊，与主治医生交流并获得相应的指导非常重要。需要强调的是，对于部分膝关节畸形时间长，髋、踝甚至骨盆、脊柱都由于长期的膝关节畸形、步态异常而发生了相应的代偿性改变的患者，双膝 TKA 手术畸形矫正后，运动链上的髋、踝、骨盆、脊柱等都需要一个重新调整、适应的过程。而这个调整、重新适应的过程会很长，导致患者不适感持续更长时间，是远期康复需要关注的问题。

二、膝关节周围骨折的术后康复

股骨髁、胫骨髁（胫骨平台）、髌骨骨折均属于膝关节周围骨折，并常累及膝关节软骨面。关节周围骨折治疗的最终目的是恢复正常的关节功能。20 年来，由于 AO 内固定材料和技术的日臻完善，大部分膝关节周围骨折能获得切开解剖复位、牢固内固定，从而也使真正的早期康复，即术后 24 小时内就开始关节的被动活动成为可能。以下介绍膝关节周围骨折手术治疗后的康复原则（表 22 – 13）。

表 22 – 13 膝关节周围骨折术后康复原则

时间	目的	具体方法
第 1 周	• 减轻伤口水肿和疼痛 • 防止肌肉进一步萎缩 • 预防深静脉血栓	• 膝关节冷敷、口服 NSAIDs、镇痛泵 • 股四头肌、腘绳肌、臀大肌等长收缩（10~20 次/组，6~10 组/天） • 踝关节主动背伸、跖屈（10 次/组，6~10 组/天） • 气压式血液循环驱动器（45 分钟/次，2 次/日，到 3 周） • 术后 24 小时内开始膝关节 CPM 被动活动（从 30°开始）
第 2~4 周	• 逐渐改善关节活动度 • 防止肌肉萎缩 • 防止关节内粘连 • 防止伸膝装置挛缩	• 疼痛耐受下 CPM 被动活动增加到 90°（每日增 10°，30~60 分/次，每日 2 次） • 床旁坐立被动或腱肢辅助下部分主动伸屈训练 • 辅助具/搀扶下床旁患肢免负重站立 • 髌骨手法松动术（对于手术切口累及扩张部者尤为重要）

时间	目的	具体方法
第 2 ~ 3 月	• 渐进性增强肌力，改善关节功能 • 基本恢复正常活动范围 • 辅助具下免负重站立、行走 • 获得满意的髌骨被动活动范围 • 基本生活自理	• 主动非抗阻膝 ROM 训练（4 ~ 8 周） • 渐进抗阻膝 ROM 训练（8 ~ 12 周） • 辅助具下患肢免负重站立、行走（大部分髌骨骨折 6 ~ 8 周时可部分负重站立、行走） • 髋、踝关节肌力强化训练 • 加大髌骨手法松动的强度
3 个月以后	• 获得正常的交互行走步态和上下台阶能力 • 生活完全自理	• 大强度膝关节伸屈抗阻训练 • 患肢完全负重站立、行走训练（对于关节面下植骨者可继续强调部分负重，防止塌陷） • 渐进性下蹲训练 • 医生同意后开始力所能及的运动项目

第六节 CPM 机的应用

持续被动运动（CPM）机是持续被动活动的康复设备，由机械或电子装置带动或维持部分肢体的运动，发挥部分替代作用，完成激发患者的自然复原力进行恢复关节功能的康复训练。一般用于肢体或关节的手术（如关节镜手术、人工关节置换术等）后，用来解决手术创伤后引起的关节粘连、肿胀、疼痛、屈伸受限等症状，恢复关节、肌肉和肌腱的正常活动范围。CPM 的治疗作用表现在以下几方面：①对软骨组织：促进营养供给和代谢水平，加速关节组织的愈合，重建软骨面；②对肌腱：重建肌腱表面，增强肌腱力量，滑液的扩散增强康复，阻止粘连的产生；③对韧带：维持胶原蛋白组织，提高胶原蛋白排列整齐，维持和增强强度。

一、常用设备

CPM 装置可以分为各部位，如肩、手腕、肘、髋、膝以及踝等的 CPM 机。

二、使用范围及禁忌证

（1）使用范围 下肢骨折经切开复位内固定术后；关节松解术后；类风湿关节炎滑膜切除术后；关节置换术后；各种原因引起的关节周围肌力减退。

（2）禁忌证 不牢固的骨折；肢体感染患者；严重骨质疏松患者。

三、使用方法（以下肢 CPM 为例）

1. 使用前的准备

（1）根据患者患肢大腿及小腿的长度，调节好 CPM 机杆的长度，拧紧旋钮。

（2）将患者患肢放于 CPM 机支架上，患肢的脚和脚套要套实，与机器夹角要处于同一水平线，并将患者的大腿和小腿缚于 CPM 机上。

2. 一般使用方法

（1）训练角度　从小角度（0°～30°）开始，逐步增加活动度（每日增加10°），直至患者最大的耐受程度。

（2）使用时间　在术后24小时后开始使用，每日2～4次，每次30～60分钟，一般使用2～3周。

（3）运行的速度　由慢到快，循环周期调节在0.75～8分钟。膝关节速度可调0°～4°/秒。

3. 改进使用方法

（1）对膝关节伸直障碍的患者，延长CPM机活动杆使实际起始角度小于0°，再按一般使用方法使用。

（2）对膝关节伸直障碍（或屈曲障碍）的患者来说，当CPM机运行到患者能耐受伸直（或屈曲）的最小（或最大）角度时暂停2～5分钟后再继续运行。

四、CPM 的注意事项

（1）应向患者讲解功能训练的作用、治疗过程中可能出现的情况和注意事项。

（2）注意防范伤口感染并发症的风险。应用CPM机过程中关闭负压吸氧管，防止负压作用使吸引管内的液体回流而造成感染发生。

（3）术后早期使用过程密切观察伤口渗血、疼痛等不良反应，如有活动出血，及时报告医生进行处理。如有疼痛加重必要时暂停使用。

（4）调解好杆件的长度，拧紧旋钮，按要求摆放、固定肢体，避免其离开机器支架。应用CPM机过程中，增加角度要循序渐进，速度由慢到快，以患者能够接受为宜。

（5）训练时间　30～60分钟/次，2次/日，强调主动功能训练的重要性，被动活动与主动训练相结合才能达到预期效果。

第十篇　手外科篇

第二十三章　肌腱损伤

第一节　指屈肌腱损伤

指屈肌腱损伤是手外科常见疾患，肌腱损伤的诊断及处理关系到术后功能的恢复，因此掌握肌腱损伤后的处理原则十分必要。

一、指屈肌腱的解剖分区

指屈肌腱的解剖分区见表 23 - 1。

表 23 - 1　指屈肌腱的解剖分区

	手指	拇指
I	从指深屈肌腱止点到中节指骨中部	从拇长屈肌腱止点到近节指骨中部
II	从中节指骨中部到远侧掌横纹（指纤维鞘管起始部）	从近节指骨中部到掌指关节近侧部
III	从远侧掌横纹到腕横韧带远侧缘	从掌指关节近侧部到腕横横韧带远侧缘
IV	指屈肌腱在腕管内的部分	拇长屈肌腱在腕管内的部分
V	从腕横韧带近侧缘到前臂腱腹交界部	从腕横韧带近侧缘到前臂腱腹交界部

二、指（拇）屈肌腱损伤的处理原则

1. 手术修复时机

（1）开放性损伤在伤情、时间及技术条件允许的情况下均应一期肌腱修复。

（2）如果伤后条件不允许一期修复，应争取一个月内行延迟一期肌腱修复。

（3）如果时间较长，肌腱缺损或局部条件较差时，可行二期肌腱修复。

2. 肌腱缝合方法的选择　肌腱缝合应在缝合方法和缝合材料方面有所选择，力求缝合方法简单可靠。有一定的抗张能力，并能减少缝合处肌腱血管绞窄；缝合部位光滑，减少对肌腱滑动的影响；缝合材料抗拉伸强度高。

目前主要常用的肌腱缝合方法有：①8 字缝合法；②改良 Kessler 缝合法；③Kleinert 缝合法；④津下套圈缝合法；⑤肌腱编织缝合法（适用于肌腱移植）。

3. 鞘管的处理

（1）屈肌腱损伤，应尽可能保留鞘管的完整性。

（2）鞘管损伤较重，要尽可能保留 A2 和 A4 滑车。

（3）鞘管缺损严重，应考虑重建 A2 和 A4 滑车。

4. 局部条件的处理　肌腱修复必须有良好的局部条件，如骨关节活动，皮肤覆盖以

及软组织基床，如果不具备良好的局部条件，必须先行改善骨关节活动及皮肤覆盖条件。

5. 术后早期功能训练 在条件允许的情况下尽可能采用肌腱修复后早期功能训练，条件不允许时可采用石膏托制动 3～4 周，再行功能训练。

（1）常用早期训练方法 肌腱修复后 24～48 小时开始训练，主要方法有：①控制性被动活动法；②Kleinert 法（主动伸指与被动屈指法）；③控制性被动活动法与 Kleinert 法同时运用。

（2）早期活动训练方法的局限性和并发症

①操作时应在有经验的医生指导下完成，应用时要谨慎。

②目前早期训练法不能充分活动远侧指间关节。

③早期训练过程中易造成伤口感染、肌腱断裂，以及指间关节挛缩。

三、新鲜指（拇）屈肌腱损伤

【诊断标准】

指（拇）屈肌腱断裂的诊断并不困难，根据受伤部位、深度以及指（拇）屈肌腱解剖走行进行判断（表 23－2）。

表 23－2 屈肌腱断裂的诊断

	近侧指间关节	远侧指间关节
指深屈肌腱断裂	能主动屈曲（指浅屈肌腱存在）	不能主动屈曲
指浅屈肌腱断裂	不能主动屈曲（检查时应将其他手指控制在伸直位）	能主动屈曲（指深屈肌腱存在）
指深、浅屈肌腱同时断裂	不能屈曲	不能屈曲

【治疗原则】

新鲜指（拇）屈肌腱损伤均需采用手术修复。指（拇）屈肌腱损伤各区治疗原则见表 23－3。

表 23－3 屈肌腱损伤的治疗原则

Ⅰ区	指深屈肌腱断裂（拇长屈肌腱断裂）	断裂点距止点 1cm 以内或完全从止点撕脱	肌腱前移或止点重建法
		断裂点距止点 1cm 以上	直接缝合肌腱
Ⅱ区	拇长屈肌腱损伤 单纯指深肌腱损伤 指深、浅屈肌腱同时损伤	肌腱无缺损	止点重建或肌腱延长 一期直接缝合 修复指深屈肌腱；切除指浅屈肌腱；保留 A2，A4 滑车
		肌腱缺损局部条件差	二期肌腱移植
Ⅲ区	指深、浅肌腱损伤	一期同时修复深、浅肌腱	
Ⅳ区	指深、浅屈肌腱或拇长屈肌断裂	修复指深屈肌腱或拇长屈肌腱	
Ⅴ区	指（拇）肌腱断裂或腕屈肌腱断裂	受损肌腱均应一期修复	

四、陈旧性指（拇）屈肌腱损伤

（一）指（拇）屈肌腱二期修复的适应证

（1）肌腱缺损无法一期愈合。

（2）局部条件差，无法一期愈合。

①骨关节畸形愈合；

②关节被动活动障碍；

③皮肤瘢痕，周围血循环障碍。

（3）一期修复失败，术后感染和早期功能训练造成肌腱断裂。

（二）陈旧性指（拇）屈肌腱损伤的二期处理原则

1. Ⅰ区指深屈肌腱损伤

（1）肌腱直接缝合或腱前移止点重建术。

（2）远侧指间关节融合术　适用于肌腱短缩过多，指浅肌腱功能良好，远侧指间关节活动不良，年龄偏大或体力劳动者。

（3）远端腱固定术　适用于远断端肌腱较长而又不能缝合。

（4）肌腱移植术。

2. Ⅱ区指屈肌腱损伤

（1）单纯指深屈肌断裂（肌腱无法直接缝合）　游离肌腱移植或远侧指间关节融合术。

（2）指深、浅屈肌腱同时损伤　游离肌腱移植。

（3）手术要点

①游离肌腱动力的选择：选择肌力好，滑动范围大的肌腱作为动力腱；协同肌。

②肌腱缝合部位的选择：避开鞘管区和腕管区。

③止点重建方法：钢丝法或骨锚钉法。

④滑车保留：注意保留 A2、A4 滑车。

⑤移植肌腱张力的调整。

⑥蚓状肌张力的影响。

3. Ⅲ区指屈肌腱损伤

（1）单纯指浅屈肌断裂　可以不予修复。

（2）深、浅屈肌腱同时断裂　肌腱移植术。

（3）拇长屈肌腱损伤　腱延长或移植术。

4. Ⅳ区指屈肌腱损伤

（1）指浅、深肌腱损伤合并拇长屈肌腱伤　移植修复指深屈肌腱和拇长屈肌腱。

（2）手术要点　注意肌腱吻合点不要位于腕管内，注意肌腱与正中神经区别。

5. Ⅴ区指屈肌腱损伤

（1）断裂水平不一致时可做之深、浅屈肌腱同时缝合。

（2）断裂水平一致时可以只修复指深屈肌腱，深、浅屈肌腱交叉缝合。

（3）缺损过多时可做肌腱移植术或肌腱移位术。

五、儿童屈肌腱损伤

【诊断标准】

（1）诊断难度大，患儿不易配合。

（2）临床医生应仔细检查伤口，确定伤口位置、深度。

（3）根据静态手姿式及无意识手指活动情况进一步确诊。

（4）辨别真假屈指动作。

【治疗原则】

（1）患者肌腱纤细，缝合难度大，应特别注意。

（2）患者肌腱损伤后要尽可能一期修复，如各方面条件不允许一期肌腱修复，可二期肌腱移植。

（3）患儿术后不配合，避免早期练习，采用石膏托制动。

（4）小儿肌腱手术效果差，粘连重，并有骨关节发育异常，肌腱松解手术最好选择在6岁以后实施。

第二节　指伸肌腱损伤

指伸肌腱结构复杂，目前解剖结构的研究尚不完全明确。临床指伸肌腱损伤较为常见，修复疗效差，因此处理伸指肌腱损伤应注意根据损伤的不同部位，采用正确的处理方法，以期达到良好的目的。

一、指伸肌腱解剖分区

指伸肌腱的分区方法分成8区法和5区法两种，现介绍与临床关系紧密的5区法。

（1）Ⅰ区　从伸指肌腱止点到中节指骨中远1/3处（终末腱）。

（2）Ⅱ区　从中节指骨中远1/3处到近节指骨近端（此区包括中央束和两侧侧腱束）。

（3）Ⅲ区　从近节指骨近端到腕背支持带远侧缘（此区包括掌指关节伸肌腱腱帽结构）。

（4）Ⅳ区　指伸肌腱在腕背支持带鞘管内的部分（伸肌腱分别走行于6个骨纤维鞘内）。

（5）Ⅴ区　从腕背支持带远侧缘到指伸肌腱腱腹交界处。

二、新鲜指（拇）伸肌腱损伤

（一）Ⅰ区指伸肌腱损伤

【诊断标准】

1. 临床表现　远侧指间关节呈半屈曲位，形成"锤状指"。

2. 检查方法

（1）远侧指间关节不能主动伸直。

（2）注意有无末节指骨底撕脱骨折。

【治疗原则】

1. 非手术治疗

（1）适应证　闭合性损伤；合并骨折，移位不明显者。

（2）治疗方法　石膏托制动6周。制动体位：近侧指间关节屈曲，远侧指间关节过伸。

（3）治疗要点　①早期制动效果好（伤后48小时内处理疗效良好）；②制动期间要保证石膏托不松动；③制动时间要满足6周以上。

2. 手术治疗

（1）适应证　开放性损伤；合并骨折，移位较明显；非手术治疗失败者。

（2）治疗方法　近侧指间关节屈曲，远侧指间关节过伸位，缝合断裂肌腱，并在此位置石膏托制动6周。

（3）治疗要点　①此区肌腱结构薄弱，处理时要精细避免损伤背侧关节囊；②石膏制动时间6～8周，过早去除石膏托易造成肌腱断裂（必要时可用克氏针固定远侧指间关节于伸直位）；③修复后往往造成末节指间关节屈曲受限，应在去除石膏后功能训练。

（二）Ⅱ区指伸肌腱损伤

【诊断标准】

（1）当中央腱束和两侧腱束同时损伤时，近节指间关节不能主动伸直。

（2）当单纯中央腱损伤或合并一侧侧腱束损伤，而正常侧腱束尚未滑脱时，诊断较为困难，应特别注意。

【治疗原则】

（1）断裂肌腱均应一期缝合。

（2）术后伸腕伸指位制动。

（3）制动4周后再进行功能训练。

（三）Ⅲ区指伸肌腱损伤

【诊断标准】

掌指关节不能主动伸直或伸直受限或伸直力弱。

【治疗原则】

（1）一期修复断裂的肌腱，必要时同时修复伸肌腱帽结构。

（2）术后伸腕伸指位制动。

（3）制动4周后功能训练。

（四）Ⅳ区指伸肌腱损伤

【诊断标准】

指关节不能主动伸直或伸直受限或伸直力弱。

【治疗原则】

一期修复断裂的肌腱，同时部分切除缝合点处的骨纤维鞘管，避免影响肌腱滑动。

（五）Ⅴ区指伸肌腱损伤

一期修复断裂的肌腱。

三、陈旧性指（拇）伸肌腱损伤

（一）Ⅰ区指伸肌腱损伤

【诊断标准】

远侧指间关节呈半屈曲位，形成"锤状指"。远侧指间关节不能主动伸直。

【治疗原则】

（1）远侧指间关节无损伤，无创伤性关节炎，关节被动活动好——指伸肌腱修复。

（2）指伸肌腱缺损合并关节囊挛缩或关节破坏——关节融合术。

（二）Ⅱ区指伸（拇）肌腱损伤

【诊断标准】

（1）纽孔畸形　中央腱束损伤，导致两侧侧腱束滑脱至近节指间关节轴掌侧而形成的近侧指间关节屈曲，远侧指间关节过伸畸形。

（2）继发近侧指间关节掌侧关节囊（屈曲）挛缩　远侧是关节背侧关节囊（过伸）挛缩。

【治疗原则】

尽量在关节囊形成固定畸形之前修复指伸肌腱（包括中央束和侧腱束）。

（1）中央腱束修复术　适用于损伤时间较短，单纯中央腱束损伤而无关节囊损伤，侧腱束在伸指时可自行复位者。重叠缝合瘢痕连续的中央束，同时适当修复腱帽结构。

（2）侧腱束交叉缝合法　适用于两侧腱束轻度短缩，关节活动正常者。

（3）Matev 修复法　适用于侧腱束滑脱并短缩，限制远、近侧指间关节活动者。

（4）Litter－Eaton 修复法　适用于伸腱平衡结构失调，需要重建者。

（5）游离肌腱移植法　适用于滑脱之侧腱束挛缩较重且结构不完整者。

（6）伸指肌腱止点切断法　适用于两侧侧腱束结构完整，但关节挛缩较重者。

（三）Ⅲ区指伸肌腱损伤

【诊断标准】

掌指关节不能主动伸直或伸直受限。

【治疗原则】

（1）游离肌腱移植术。

（2）示指和小指固有伸指肌腱移位修复术。

（四）Ⅳ区指伸肌腱损伤

【诊断标准】

掌指关节不能主动伸直或伸直受限。

【治疗原则】

（1）肌腱移植术或移位术。

（2）注意避免吻合口位于腕背纤维鞘管内，必要时切除部分纤维鞘管。

（五）Ⅴ区指伸肌腱损伤

【诊断标准】

掌指关节不能主动伸直或伸直受限。

【治疗原则】

（1）肌腱移植术。

（2）肌腱移位术　尺侧屈腕肌腱移位重建伸指功能。

（3）掌长肌腱移位重建伸拇功能。

第三节　肌腱粘连

肌腱在愈合修复过程中，会产生肌腱与周围组织的粘连。肌腱粘连在手外科临床病例中十分常见，处理肌腱粘连较为复杂。肌腱松解是处理肌腱粘连，改善肌腱滑动功能的有效手段。

【诊断标准】

（1）手指指间关节及腕关节主、被动活动不一致；被动活动度大于主动活动度。

（2）可以触及肌腱张力。

【治疗原则】

1. 一般治疗　适用于粘连程度较轻的肌腱粘连（如Ⅲ区和Ⅴ区的肌腱粘连）。治疗方法包括理疗、体疗等功能训练。

2. 手术治疗　肌腱粘连松解术。

3. 适应证

（1）肌腱粘连持续 5 个月以上者。

（2）关节被动活动正常。

（3）皮肤条件较好，局部血循环良好者。

（4）肌腱动力较好者。

4. 治疗要点

（1）术前　选择手术适应证。

（2）术中　①手术切口的选择：避免造成进一步粘连，便于术后功能练习；②彻底松解肌腱：术中采用被动牵拉肌腱方法检查松解效果；③保留重要的滑车结构；④锐性分离，无创操作，注意止血，避免进一步损伤肌腱及周围结构。

（3）术后　①术后 24～48 小时开始功能训练；②术后 3 天内每天 2～4 次，注意每次练习必须充分；③3 天后每天 5～6 次，配合理疗功能练习。

5. 影响肌腱松解效果的因素

（1）局部血循环营养不良。

（2）肌腱质量不好，纤维变性。

（3）肌腱松解同时重建滑车结构。

（4）适应证选择不当，手术操作不规范。

6. 预防措施

（1）肌腱手术切口的设计：避免手术切口与肌腱纵轴平行。

（2）肌腱吻合或移植组织置于良好的软组织基床上。

（3）肌腱吻合要光滑，无创操作。

（4）肌腱吻合或移植附近的纤维鞘管应部分切除。

（5）避免术后出血、感染。

（6）修复肌腱后早期功能练习。

第四节 与肌腱有关的疾病

一、自发性肌腱断裂

（一）指屈肌腱自发性肌腱断裂

【诊断标准】

（1）突发性屈拇、屈指动作障碍。

（2）病因以类风湿关节炎、滑膜炎、腱鞘结核等多见。

（3）好发于环、小指指屈肌腱和拇长屈肌腱。

【治疗原则】

（1）解除病因，清除病灶，切除骨突。

（2）手术治疗 修复肌腱或肌腱止点重建。

（二）拇长伸肌腱自发性肌腱断裂

【诊断标准】

（1）拇指指间关节突发性主动伸直障碍。

（2）检查时无法触及拇长伸肌腱张力。

（3）好发于桡骨 Lister 结节处。

【治疗原则】

（1）拇长屈肌腱缺损不多时可直接行肌腱缝合或肌腱延长术。

（2）拇长屈肌腱缺损过多时可行肌腱移植或示指固有伸肌腱移位，重建伸拇功能术。

（三）指伸肌腱自发性肌腱断裂

【诊断标准】

（1）突发性无痛性远侧指间关节不能主动伸直。或渐进性伸指无力，最终导致伸指不能。

（2）病因以类风湿关节炎、滑膜炎、骨性关节炎多见。

（3）好发于末节指间关节处，易形成"锤状指"。

【治疗原则】

远侧指间关节融合术。

二、肌腱滑脱

（一）尺侧腕屈肌腱滑脱

【诊断标准】

（1）检查时前臂旋前，尺侧腕屈肌腱从尺骨小头处向尺侧滑脱。

（2）常见于下尺桡关节脱位、桡骨远端骨折短缩畸形、尺侧腕屈肌腱鞘损伤等。

【治疗原则】

（1）临床上无特殊功能障碍时，无需特殊治疗。

（2）临床上功能障碍明显时，可行手术治疗（滑脱肌腱矫正术）。

（二）指伸肌腱腱帽滑脱

【诊断标准】

（1）掌关节屈曲时，中环小指指伸肌腱向尺侧滑脱。

（2）早期指伸肌腱腱帽滑脱，手指伸直时指伸肌腱可以自行复位；晚期则影响掌指关节屈伸活动。

（3）伴有局部红肿、压痛。

【治疗原则】

（1）一般治疗　早期滑脱可自行复位者可采用保守治疗，伸指位石膏托制动 3 周。

（2）手术治疗适应证　反复滑脱；滑脱后无法自行复位；合并屈伸指动作不协调；开放性腱帽损伤。

（3）手术治疗方法　腱帽短缩修复法；联合腱修复法；指伸肌腱修复法。

三、腱鞘炎

（一）桡骨茎突狭窄性腱鞘炎

【诊断标准】

1. 临床表现

（1）多发于中年人，女性多见。

（2）起病缓慢。

（3）疼痛部位位于桡骨茎突部，腕关节和拇指屈伸时症状加重。

2. 临床检查

（1）桡骨茎突处疼痛，腕尺偏或伸拇时疼痛加重。

（2）桡骨茎突处可触及结节，压痛点。

（3）Finkelstein 试验（＋）　拇指屈曲握于手掌内，腕尺偏时桡骨茎疼痛加剧。

【治疗原则】

1. 一般治疗　早期症状较轻者可采用制动、热敷治疗，也可采用封闭治疗（慎用，注意并发症）。

2. 手术治疗　适用于症状较重、病程长、反复发作者，非手术治疗无效或复发者。

3. 手术方法　腱鞘切开减压术。

4. 手术要点

（1）注意切口的选择　桡骨茎突纵切口（跨越桡骨茎突处可沿皮纹做横切口）。

（2）注意桡神经皮支。

（3）充分松解纤维鞘管。

（4）注意切除迷走肌腱。

（二）拇长（指）屈肌腱狭窄性腱鞘炎——板机拇（指）

【诊断标准】

（1）起因于肌腱在纤维鞘管内反复滑动摩擦。女性多于男性，老年人常见。儿童多见于先天性疾患。

（2）拇指（手指）屈伸时弹响。拇指（手指）掌指关节掌侧可触及结节，局部压疼明显。

（3）严重时拇指（手指）屈伸活动受限。

【治疗原则】

1. 一般治疗　早期症状轻者可采用非手术治疗方法，如热敷、理疗、封闭治疗（慎用）。

2. 手术治疗　适用于反复发作、症状严重、关节活动受限，以及非手术治疗无效者。

3. 手术方法　腱鞘切开减压，肌腱松解。

4. 手术要点

（1）尽可能采用局部麻醉（便于术中拇指或手指屈伸活动）。

（2）切口采用掌指关节掌侧横切口。

（3）保护两侧指神经血管束。

（4）充分切开鞘管（切除部分腱鞘），松解肌腱。

（5）术后24小时开始屈伸练习，坚持术后屈伸功能练习。

第二十四章 上肢周围神经损伤

第一节 周围神经损伤的诊断

1. 损伤原因

（1）切割伤 多见于各种开放损伤，致神经完全或不全断裂。常伴血管、肌腱、肌肉损伤。

（2）牵拉伤 损伤程度从轴索断裂到神经干断裂，损伤平面常不一致。

（3）压迫伤 如止血带麻痹、各种神经卡压综合征等。

（4）缺血致伤 如缺血性肌肉挛缩，瘢痕组织压迫神经和神经组织本身缺血性改变同时存在。

（5）放射伤 大剂量放射线治疗造成的神经损伤，如乳腺癌术后。病变发展缓慢，神经内及神经周围组织瘢痕广泛形成。

（6）电灼伤 神经组织损伤广泛，难以在较早期确定损伤范围。

（7）火器伤 损伤情况与（6）相似，治疗比较复杂，一般行二期手术。

2. 病理改变

（1）神经传导功能障碍 神经结构完整但功能暂时性丧失。

（2）神经轴索断裂 神经轴索断裂，鞘膜完整，神经功能多可自行恢复。

（3）神经断裂 神经干完全或部分断裂。

3. 临床表现

（1）感觉功能障碍 周围神经损伤导致其感觉纤维分布的皮肤区域感觉减退或消失。有时，神经单一分布区域有感觉过敏现象，常发生在神经不完全损伤或神经修复后的再生过程。

（2）主动运动功能障碍 周围神经损伤后其支配的肌肉瘫痪，肌张力及反射消失。可出现各种固定畸形及关节活动障碍。

（3）自主神经功能障碍 即神经支配区域血管舒缩、汗腺分泌功能障碍。神经营养不良的表现有皮肤菲薄、发亮、干燥，以及指甲变形等。

4. 周围神经损伤常用的几种检查方法

（1）叩击试验 – Tinel 征 叩击或按压神经干受损部位，会产生疼痛感、过电感并向神经支配区域放射；同时，局部也产生针刺样疼痛，称这种现象为 Tinel 征。

此征阳性的意义：判断周围神经损伤部位，或检查神经损伤修复后再生神经纤维的生长情况。

（2）两点辨别试验 可选用专用两点试验测定仪、圆规或回形针来进行检查。针尖不宜太尖，以免影响准确性。该试验是周围神经损伤后神经感觉功能情况或神经修复后感觉功能恢复的一种定量检查。如两点试验大于1cm，则表明神经功能恢复不良或此时的神经功能较差。

（3）出汗检查　可以用手触摸或用肉眼直接观察。检查者将自己的手擦干后，用指腹触摸患手，有汗者为黏潮感，无汗者为光滑感。或将患手放在光线充足的地方，在手指掌侧皮纹内如见到小亮点则表明有汗。该检查是判断神经损伤或再生的一种方法。

（4）痛觉检查　用锐利针轻刺指腹皮肤，检查其对疼痛的反应。注意不能用过尖或过钝的针，以免影响感觉障碍范围的测定。

（5）触觉检查　用棉毛或软毛刷轻触、轻刷指腹，主要用来检查浅感觉，正常时有感觉并可准确定位。

（6）神经电生理检查　由专业技术人员进行，适用于以下情况：①正常肌肉检查；②鉴别周围神经受损与其他疾患；③判断周围神经受损的程度及部位；④了解神经再生及恢复情况；⑤体感诱发电位。

（7）放射学检查

①一般放射学检查：根据X线片，显示骨折或脱位部位，帮助判断和证实神经损伤的位置；同时为神经修复术后的康复治疗提供相应依据。

②血管造影术：帮助判断损伤部位，了解损伤的全部情况，为制定完整详细的手术方案提供参考。

③脊髓造影术：对判断周围神经根性撕脱伤有一定价值。

④磁共振检查：判断神经根有无撕脱伤，对诊断神经卡压综合征如胸腔出口综合征、腕管综合征，了解神经卡压情况等有一定帮助，特别是对有无肿物压迫更为有效。

第二节　周围神经损伤的修复方法

1. 神经松解术　神经损伤修复后恢复不完全，肢体缺血性挛缩引起神经损伤，神经缝合或移植后瘢痕压迫，各种周围神经嵌压综合征及药物注射性神经损伤，多需要神经松解术。

2. 神经缝合术

（1）神经外膜缝合　整齐无缺损的神经损伤，神经干损伤靠近心端，神经干内感觉与运动混合束等均可选用神经外膜缝合术。

（2）神经束膜缝合　神经干内运动束与感觉束分开时可应用神经束膜缝合术。

（3）神经束组缝合　将功能相同的神经束形成的神经束组缝合。

3. 神经移植术　当神经缺损较大时，直接缝合将导致张力过大，神经再生受到严重妨碍，此时应选用神经移植术。

（1）电缆式神经移植术　将作为移植材料用的皮神经分成数股，像电缆一样组合在一起，移植于神经缺损处，即电缆式神经移植。

（2）神经束间移植　适用于神经干自然分束明确，神经束功能基本分开的部位，需要应用显微外科技术。

（3）有血液供应的神经移植　包括带蒂神经移植和吻合血管的神经移植术。

（4）神经代用品移植　用骨骼肌、动脉、静脉、硅胶管、肌腱及其他人工合成材料制成的微孔管道桥接周围神经缺损。目前，上述方法多处于动物实验阶段。

4. 神经植入术　适用于神经肌支在肌肉处撕脱，游离肌肉移植术后神经功能无恢复者，但临床应用较少。

5. 周围神经修复术后处理 周围神经修复术后可应用相关的神经营养药物，以促进神经纤维再生；良好的康复治疗及感觉运动功能再训练对神经功能的最终恢复有着手术治疗所不能替代的作用。

第三节　常见的上肢周围神经损伤

一、臂丛神经损伤

【诊断标准】

1. 臂丛神经解剖 臂丛神经由颈5-胸1神经组成。颈5与颈6在前斜角肌外缘处组成上干，颈7单独形成中干，颈8、胸1组成下干，位于第一肋表面。神经干在锁骨中1/3附近分成前后股，上干与中干前股合成外侧束，所有后股组成后束，下干前股单独成为内侧束。臂丛神经根的分支：肩胛背神经（颈5），膈神经（颈3-5），胸长神经（颈5-7）。干的分支：肩胛上神经（上干），锁骨下神经（上干前股）。束的分支：胸前内侧神经（颈7、8及胸1），胸前外侧神经（颈5-7），胸背神经（颈5-7）。臂丛神经终末分支：肌皮神经（外侧束-颈5、6），腋神经（后束-颈5、6），桡神经（后束-颈5-8），正中神经（内、外侧束-颈8、胸1及颈5-7），尺神经（内侧束-颈8、胸1）。

2. 损伤分类

（1）颈5、6根性损伤　肩胛背神经、肩胛上神经、肌皮神经、腋神经，以及部分桡神经麻痹。麻痹的肌肉包括：大、小菱形肌，提肩胛肌，冈上、下肌，肱二头肌，喙肱肌，肱肌，三角肌，肱桡肌，旋后肌，部分肱三头肌。

（2）颈5、6、7根性损伤　损伤神经有胸前外侧神经加颈5、6。麻痹肌肉包括桡侧腕伸长、短肌、胸大肌及颈5、6肌肉。

（3）颈8、胸1根性损伤　正中神经内侧头、尺神经部分桡神经及前臂内侧皮神经麻痹。麻痹肌肉包括：尺侧腕屈肌、环小指深屈肌、尺神经支配的手内在肌及掌长肌、桡侧腕屈肌、指浅屈肌、示指和中指深屈肌、拇长屈肌、旋前方肌及部分伸肌。Horner征（+）表明交感神经损伤，损伤水平在近椎间孔处。

（4）颈7、8、胸1根性损伤　正中神经、尺神经、部分桡神经麻痹。麻痹肌肉包括：正中及尺神经支配的所有肌肉，指伸总肌、拇伸长肌、部分伸肘肌。

（5）上干损伤　麻痹神经与不含肩胛背神经及胸长神经的颈5、6损伤相同。除前锯肌和大、小菱形肌外与颈5、6根性损伤肌肉麻痹相同。

（6）下干损伤　麻痹神经与颈8、胸1根性损伤相同。与颈8、胸1损伤的肌肉麻痹相同，但Horner征（-）。

（7）外侧束损伤　肌皮神经及正中神经外侧头麻痹。肱二头肌、肱肌、喙肱肌及旋前圆肌、桡侧腕屈肌麻痹。

（8）内侧束损伤　尺神经及正中神经内侧头麻痹。尺神经支配所有肌肉及除旋前圆肌、桡侧腕屈肌外正中神经支配的所有肌肉麻痹。

（9）后束损伤　腋神经、桡神经、胸背神经、肩胛下神经麻痹。麻痹肌肉包括：三角肌、小圆肌、伸肘、伸腕、伸指肌、背阔肌、大圆肌、肩胛下肌。

（10）除神经运动功能障碍外，感觉功能也有相应改变。不同水平的臂丛神经损伤，将产生相应的固定畸形，如"方肩"畸形等。肌电图检查可明确诊断及损伤水平。近年，磁共振、脊髓造影等手段逐渐被应用于臂丛神经损伤的诊断。

【治疗原则】

臂丛神经损伤治疗比较复杂，需根据损伤程度、损伤平面、损伤时间、恢复情况，甚至伤者的要求和经济状况来决定治疗方案。

（1）开放性臂丛神经损伤，如刺伤、切割伤等应行一期神经缝合或神经移植术。

（2）晚期臂丛神经损伤多行神经探查术，根据术中探查情况并结合术前、术中神经电生理检查情况决定进一步治疗方案，如臂丛神经松解、神经游离移植或神经移位术。常见的神经移位术有健侧或同侧颈 7 神经根移位、肋间神经移位、副神经移位、膈神经移位、颈丛神经移位、神经束支移位等。

（3）晚期功能重建的方法有　斜方肌、背阔肌移位重建肩外展功能，背阔肌、胸大肌、尺侧腕屈肌、指浅屈肌、胸锁乳突肌移位重建屈肘功能，以及游离肌肉移植，如股薄肌游离移植等。

（4）对于晚期臂丛神经损伤，特别是全臂丛神经撕脱伤，应根据损伤情况，进行积极准确的术前甚至术中判断，然后制定系统、连续的治疗方案，方可获得有效的治疗结果。

二、肌皮神经损伤

【诊断标准】

多为直接损伤，如刀刺伤，也有撞击引起者，少数为肱骨干上、中段骨折或肩关节周围骨折脱位并发肌皮神经损伤。喙肱肌、肱肌位置较深，临床上较难查出，肱二头肌容易检查，它的存在与否成为肌皮神经是否麻痹的标志。

【治疗原则】

开放损伤应及时探查，并给予相应修复。闭合性损伤一般不用早期探查，可观察一段时间，期间可服用神经营养药物，根据恢复情况再决定进一步治疗。陈旧不可恢复的损伤，可行正中神经或尺神经束支移位，或肌肉移位术重建屈肘功能，常选择的肌肉移位术有背括肌移位、胸大肌移位、屈肌起点前移、尺侧腕屈肌移位、指浅屈肌移位、肱三头肌移位等。

三、腋神经损伤

【诊断标准】

肩关节脱位牵拉腋神经，可引起三角肌麻痹，其他如锐器刺伤等也可引起腋神经损伤，导致三角肌麻痹。

【治疗原则】

肩关节脱位等牵拉伤引起的腋神经麻痹多不需手术治疗，往往可自行恢复。锐器直接损伤需及时探查手术，修复损伤的腋神经。陈旧性腋神经损伤，可行斜方肌或背阔肌移位术，以恢复部分肩外展功能及肩关节稳定性。

四、正中神经损伤

【诊断标准】

（1）解剖 肘以上正中神经无分支，肘以下支配的肌肉依次为：旋前圆肌，桡侧腕屈肌，掌长肌，指浅屈肌，指深屈肌（示指、中指），拇长屈肌，旋前方肌，拇外展短肌，拇短屈肌浅头，拇对掌肌，第一、二蚓状肌。感觉支至拇指、示指、中指及环指桡侧皮肤。

（2）痛因及部位 损伤可发生在前臂或腕部，腕部锐器切割伤是正中神经损伤的常见原因，前臂或腕部骨折脱位也可造成正中神经损伤，前臂骨筋膜室综合征由于挤压及缺血造成正中神经损伤。

（3）临床表现 由于损伤水平及损伤程度的不同，可表现出不同的肌肉麻痹及相应的感觉功能障碍。腕部损伤时，手桡侧三个半手指感觉功能障碍或消失，拇指不能完成外展对掌功能，大鱼际肌萎缩，如损伤平面位于肘部或以上，则还可出现指浅屈肌，拇长屈肌，示指，中指指深屈肌麻痹，导致拇指、示指主动屈曲功能障碍，其他相关肌肉也会出现麻痹或力量减弱等。

【治疗原则】

（1）急性期开放性损伤应行神经缝合术，腕部切割伤时常合并肌腱损伤，修复时应注意正确辨认神经及肌腱组织，以免造成错接。

（2）局部瘢痕压迫或绞窄引起的损伤，可行神经松解术。

（3）晚期损伤如缺损太大，可以行神经游离移植术，对于不宜行神经修复或修复后功能无恢复者，可以行功能重建。

（4）常见的功能重建方法有 拇外展功能重建（掌长肌腱移位、环指指浅屈肌腱移位、小指外展肌移位、尺侧腕屈、伸肌腱移位、拇短屈肌移位、示指固有伸肌腱移位，第一、二掌骨间植骨等），前臂旋前功能重建（尺侧腕屈肌腱移位），拇指、示指、中指屈指功能重建（拇指指间关节融合及示指、中指指深屈肌腱与环指、小指指深屈肌腱编织缝合）。

五、尺神经损伤

【诊断标准】

（1）解剖 尺神经在前臂支配肌肉依次为：尺侧腕屈肌，指深屈肌（环指、小指），掌短肌，小指外展肌，小指短屈肌，小指对掌肌，骨间肌及第三、四蚓状肌，拇收肌，拇短屈肌深头。尺神经感觉支支配环指尺侧、小指皮肤。在前臂中下 1/3 交界处，尺神经发出腕背支，分布到手尺背侧及小指近节背侧皮肤。

（2）病因 尺神经的损伤原因与正中神经相似。

（3）临床表现 尺神经损伤常出现爪形手畸形，但高位损伤该畸形并不明显。掌短肌反射消失，Froment 征（＋），Warterng 征（＋）。同时，尺神经支配区域感觉功能障碍，主要为尺侧一个半手指感觉减退或消失。高位尺神经损伤手背尺侧感觉也可减退，环指、小指屈指功能障碍。单纯尺神经运动支损伤并不多见，常出现内在肌麻痹，感觉功能正常。

【治疗原则】

（1）急性期应行神经缝合术，肘关节附近的损伤，可将尺神经从尺神经沟内游离移位到肘关节前方，然后实施神经缝合术。

（2）神经修复后效果不满意或神经缺损者，分别可行神经松解术或神经游离移植术。

（3）晚期残留功能障碍或畸形者，可行功能重建及畸形矫正。常用的爪形手畸形矫正方法有：Bunnell 内在肌重建术、Brand 内在肌重建术、掌指关节囊掌板紧缩成形术等。

六、桡神经损伤

【诊断标准】

（1）解剖　桡神经肘关节以上支配的肌肉有肱三头肌，肘后肌，肱桡肌，桡侧腕伸长、短肌，肘关节以下支配肌肉有旋后肌、指伸总肌、小指固有伸肌、尺侧腕伸肌、拇外展长肌、拇伸短肌、拇伸长肌、示指固有伸肌。桡神经浅支除支配桡侧腕短伸肌外，主要是感觉纤维，分布于腕及手的桡侧背部及桡侧一个半或两个半手指背侧手指。

（2）病因　上臂骨折或肘关节骨折、脱位常引起桡神经损伤，其他损伤原因有局部压迫、内固定物取出时损伤等。

（3）临床表现　桡神经损伤常出现垂腕、垂指、垂拇畸形，但肘以下损伤不表现垂腕。相应感觉功能减退或消失，主要表现为拇指璞背侧感觉障碍。腋部损伤或肱骨上 1/3 骨折损伤时，肱三头肌可出现麻痹。

【治疗原则】

（1）上臂中下部桡神经损伤多因肱骨干骨折引起，如骨折时的牵拉、骨折端的直接刺伤或嵌压、骨痂绞窄等。神经连续性多存在，可行神经松解，或先观察一段时间，根据神经恢复情况决定是否需手术治疗。

（2）少数神经已断裂、损伤部位严重瘢痕化者，需行神经修复，缺损较多者可行神经游离移植。前臂桡神经损伤多为锐性离断伤，或各种原因引起的神经卡压综合征，前者需行神经缝合修复，后者应手术解除卡压原因。

（3）对于失去神经修复时机、神经修复后恢复不满意者，可行肌腱移位术，重建伸拇、伸指、伸腕功能，常选用尺侧腕伸肌重建伸指、旋前圆肌重建伸腕、掌长肌重建伸拇功能。

第四节　上肢周围神经卡压综合征

一、胸腔出口综合征

在胸锁乳突肌深面，两侧为前、中斜角肌，底边为第一肋骨，形成颈三角间隙，臂丛神经及锁骨下动脉从该间隙穿过，任何可引起该三角间隙变小的异常或斜角肌本身病变，可产生神经、血管压迫症状。

【诊断标准】

（1）病因　常见的病因有颈肋、颈椎椎体横突肥大，前斜角肌肥大或纤维化，异常血管变异压迫，锁骨骨折骨痂形成或畸形愈合，肿物（如纤维瘤、血管瘤）压迫等。

（2）临床表现　上肢麻木、乏力、酸痛，或血管受压症状，呈持续性或间歇性加重，部分患者高举患肢可缓解症状。严重者可出现上肢肌肉麻痹，以尺神经支配的肌肉麻痹为主。

（3）特殊检查　有前斜角肌挤压试验（Adson 试验）、挺胸试验、上肢外展、旋后试验等，上述试验阳性可帮助明确诊断。

肌电图及磁共振帮助诊断及鉴别诊断。

【治疗原则】

手术治疗为主要手段。诊断明确时，可及时手术治疗。手术主要解除压迫神经、血管的因素，如果需要可同时行神经松解。

二、肘尺管综合征

肱骨内上髁与尺骨鹰嘴之间形成一弧形且深的骨沟，深筋膜覆盖其上方，形成一骨性纤维鞘管，称之为尺神经沟或肘尺管。尺神经及其伴行的动、静脉走行在其中。

【诊断标准】

（1）病因　主要病因有肘关节骨折畸形愈合（如严重肘外翻）或骨折复位不良、严重退行性肘关节炎引起肘管内骨质不平滑、肘管内肿物或肿瘤（如血管瘤、腱鞘囊肿、脂肪瘤等）、类风湿关节炎、全身性疾病（如糖尿病、痛风、麻风等）、不良肘关节使用习惯等。

（2）临床表现　早期尺神经支配手指麻木、不适，手指精细动作不灵活（如写字、用筷子、系钮扣等）。严重时尺侧腕屈肌及环指、小指屈肌肌力减弱，手内在肌萎缩，还可出现轻度爪形手畸形。Froment 征阳性，尺神经支配的尺侧一个半手指感觉障碍。

【治疗原则】

早期手术治疗效果较好。将尺神经从尺神经沟解脱前移至皮下，可同时行神经外膜松解，在屈肌起点处掀起深筋膜瓣，控制尺神经在肘前部，防止尺神经滑脱回原位。术后屈肘位固定 3 周。

如果发现肿物或痛风石等，应同时予以切除或清扫。

三、前臂骨间背侧神经卡压综合征

桡神经在肘关节附近分为深、浅两支，深支即骨间背侧神经，骨间背侧神经穿过旋后肌腱弓（Frohse 腱弓）下方，有可能产生卡压综合征，或称旋后肌综合征。

【诊断标准】

（1）病因　桡神经深支在旋后肌处受 Frohse 腱弓压迫，或局部有脂肪瘤、血管瘤、囊肿，手法按摩治疗、长时间前臂旋转有关的重复使用、前臂创伤、类风湿滑膜炎等均可引起骨间背侧神经卡压症状。

（2）临床表现　发病较缓慢，多为不完全性的麻痹，无感觉障碍。神经支配的肌肉旋后肌、指总伸肌、小指固有伸肌、尺侧腕伸肌、拇展长肌、拇伸短肌、拇伸长肌及示指固有伸肌等肌力减弱或完全麻痹。

【治疗标准】

一旦诊断明确，应早期手术治疗。手术解除卡压原因后，可同时行神经外膜松解术。

一般预后较好。

四、骨间掌侧神经卡压综合征

在肘部及前臂近端，正中神经的最大分支骨间背侧神经从旋前圆肌肱骨头及尺骨头之间，指浅屈肌内侧头及外侧头之间穿过，如肌肉起点之间有异常纤维带或肌腱弓，可引起该神经卡压。

【诊断标准】

（1）病因　前臂肌肉起点之间异常的纤维带或肌腱弓为引起神经卡压的主要原因。

（2）临床表现　前臂近端酸痛为常见主诉，有时与外伤有关，症状在前臂旋转活动时加重。前臂近端 Tinel 征（＋），抗阻力旋前时症状加重，拇指、示指远指间关节主动屈曲活动障碍。皮肤感觉功能无障碍。

【治疗原则】

切除引起卡压的异常纤维带及肌腱弓，以解除掌侧骨间神经压迫，术后效果较满意。

五、腕管综合征

腕管为腕掌侧一骨纤维管道，桡侧为舟骨、大多角骨，尺侧为豌豆骨、钩骨，背侧为月骨、头状骨、小多角骨及腕骨间韧带，掌侧为腕横韧带。正中神经，指浅、深屈肌腱，拇长屈肌腱通过腕管。任何可能引起腕管容积变小或内容物增多的因素均可引起腕管内压力增加，导致正中神经受压迫。

【诊断标准】

（1）病因　主要病因有滑膜增厚或水肿、腕管内腱鞘囊肿、脂肪瘤、血管瘤、腕部骨折脱位、肌肉先天变异或异常肥大等。过去认为，该综合征与内分泌失调有关；近来，越来越多的迹象显示，某些长期重复性使用腕关节者发病率有增高趋势，如使用电脑或游戏机过度。

（2）临床表现　女性多于男性，正中神经支配手指（拇指至中指及环指桡侧半）麻木、刺痛，可向近端放射，夜间或清晨明显，甩手、按摩等可缓解症状。内在肌受累时，可引起拇指外展力弱、精细动作不灵活，甚至大鱼际肌萎缩。正中神经支配区域皮肤感觉迟钝。

特殊检查包括屈腕试验（Phalen 征）、叩击试验（Tinel 征）均可呈阳性，肌电图检查可帮助明确诊断。

【治疗原则】

非手术治疗有腕管内含普鲁卡因的类固醇制剂注射，或佩戴腕关节支具，可减轻腕管内组织水肿，缓解症状。

病情严重者可行手术治疗，术中可切除腕横韧带，并行正中神经外膜松解，或束间松解。对于腕管内滑膜肥厚者，可酌情予以清扫。异常肌肉进入腕管内时，也需进行切除。手术中应常规探查腕骨有无肿物、骨性突起，并进行相应手术治疗。

六、腕尺管综合征

腕尺管起于豌豆骨近端，止于钩骨钩的远端。豌豆骨与沟骨之间底部为豆沟韧带，顶部为小鱼际肌起始部、腕掌侧横韧带、尺侧腕屈肌扩张部覆盖，它们与豌豆骨、钩骨共同组成一个骨性纤维鞘管，称为腕尺管。尺神经及尺动脉及其伴行静脉通过此管，如尺神经在此处受压，称其为腕尺管综合征。

【诊断标准】

（1）病因　骨折、肌肉变异、腱鞘囊肿、血管瘤等均可在腕尺管处压迫尺神经产生症状。

（2）临床表现　早期以环指和小指末节皮肤感觉障碍、内在肌肌无力为主，晚期可出现内在肌肌萎缩。仔细体格检查或肌电图检查可帮助鉴别腕尺管综合征和胸腔出口综合征。

【治疗原则】

早期可行腕尺管内含普鲁卡因的类固醇药物封闭。症状明显者应行手术治疗。

第二十五章　手部骨关节损伤

手部骨关节损伤临床常见，治疗原则与人体其他部位相同，即复位、有效固定与合理的功能锻炼。但损伤类型繁杂多变，治疗应依伤而定，不可盲目求同。

第一节　腕舟骨骨折

一、急性腕舟骨骨折

【概述】

这是腕部最常见的骨折，不愈合或畸形愈合率较高。它可以分为以下几类。

（1）根据受伤时间不同，可分为：①新鲜骨折：损伤时间不足4周；②陈旧骨折：超过4周，短于6个月。

（2）根据骨折稳定与否，可分为：①稳定骨折：无移位或侧方移位小于1mm的骨折；②不稳定骨折：成角移位或侧方移位超过1mm的骨折，舟骨近极骨折，伴发腕关节不稳定或腕骨脱位的骨折。

（3）根据损伤部位不同，可分为：①舟骨结节骨折；②舟骨远1/3骨折；③腰部骨折；④近侧1/3骨折。

【诊断标准】

患者多为青壮年男性，多有关节背伸受伤史。伤后可有腕桡侧肿痛，解剖鼻咽窝处压痛等情况。怀疑舟骨骨折者，应拍摄舟骨位、侧位、旋前/旋后45°位X线片。据此，多数骨折可及时诊断。对于临床高度怀疑而平片检查无明显异常者，可行CT、MRI等检查或先行石膏托固定，2~4周再复查平片。

【治疗原则】

强调早期发现，早期治疗。新鲜稳定骨折，选择石膏固定。但对于希望尽早恢复工作和业余爱好的年轻人，或不能忍受长期石膏制动者，可行经皮空心加压螺钉固定。腰部及以远骨折，宜选择掌侧入路。近极骨折，建议选择背侧入路。

新鲜不稳定骨折，根据情况可以选择闭合复位经皮空心加压螺钉内固定或切开复位内固定。

二、腕舟骨骨折不愈合

【概述】

舟骨骨折因特殊的血供模式及不易及时诊断、没有妥善治疗等因素，可能会造成不愈合。舟骨骨折不愈合如果不予处理，将会出现逐渐加重的关节炎，称为舟骨骨折不愈合进展塌陷型骨性关节炎（SNAC）。因此，应及时诊断，并恰当治疗。

【诊断标准】

（1）外伤史。

（2）解剖鼻咽窝处有压痛，腕关节活动受限，握力下降等。

（3）X线检查可显示不愈合处，骨缘硬化、囊性变等情况，可显示是否有局限性或广泛性关节炎；CT检查可发现驼背畸形，可计算舟骨内角及腕高比。MR检查评估近极血运情况。

（4）从影像学怀疑骨折不愈合开始，在以后3个月的随访中，没有向骨折愈合方面进展的迹象，方可诊断。

【治疗原则】

（1）腰部骨折不愈合，没有驼背畸形，可根据骨缺损情况，选择不植骨经皮螺钉固定、松质骨填塞、Matti－Russe植骨，或1.2伸肌鞘管间支持带浅层动脉为蒂的桡骨远端岛状骨瓣加固定等方法。

（2）腰部骨折不愈合，伴驼背畸形，可选择掌侧入路，取髂骨块移植加内固定。

（3）近极骨折不愈合，建议选择1.2伸肌鞘管间支持带浅层动脉为蒂的桡骨远端岛状骨瓣加内固定等方法。

（4）对骨折端牢固的固定较选择何种植骨更为重要。

（5）出现骨性关节炎者，根据严重情况，选择桡骨茎突切除、近排腕骨切除、舟骨切除四角融合等方法。

第二节　月骨周围脱位和月骨脱位

在外力作用下，所有腕骨都有脱位的可能。但最常见的是月骨周围脱位和月骨脱位。

一、月骨周围脱位

【概述】

月骨周围脱位指的是月骨与桡骨远端解剖关系正常，而其余腕骨向月骨背侧或掌侧脱位，尤以向背侧脱位常见，可合并有舟骨、头状骨、三角骨、桡骨茎突及尺骨茎突骨折。

【诊断标准】

常有明显的腕背伸外伤史，有广泛的关节疼痛、肿胀及压痛。正位X线片显示腕骨弧线（Gilula弧线）中断，可并发桡骨茎突、舟骨、三角骨骨折。侧位片显示：月骨轴线与桡骨轴线接近重叠，但头状骨和其他腕骨移位至月骨背侧。

【治疗原则】

（1）新鲜脱位可尝试手法整复，达到解剖复位后，将腕关节固定于屈曲位4－6周。如合并骨折，需要更长时间的固定。

（2）由于月骨周围脱位后多有广泛的韧带损伤，所以推荐手术治疗，修复韧带。合并舟骨骨折者，如果采用保守治疗方法，舟骨不愈合率较高，因此，也推荐切开修复、固定的方法。

（3）陈旧性骨折脱位，在3周以上者多需行手术复位，对于病情严重者，亦可采用近排腕骨切除术或腕关节融合术。

二、月骨脱位

【概述】

月骨掌侧宽大，背侧窄小，当腕关节强力背伸时，头骨与桡骨相挤而使月骨向掌侧脱位。

【诊断标准】

多有腕背伸外伤史，关节疼痛、肿胀。手指可呈屈曲状，被动伸直或主动屈曲时可使疼痛加剧。确诊需要 X 线平片。正位片可见月骨轮廓由梯形变成三角形，侧位片可见月骨向掌侧脱位。

【治疗原则】

新鲜脱位，可尝试手法整复。达到解剖复位后，可采用石膏外固定或经皮穿针外固定。如闭合复位失败，需切开复位，缝合锚修复韧带，克氏针固定。

对于陈旧脱位，需行切开复位，克氏针内固定或月骨切除术。如关节面损坏严重，需行近排腕骨切除或腕关节融合术。

第三节 月骨缺血性坏死

【概述】

月骨缺血性坏死是一种以月骨碎裂、进行性塌陷为主要表现的腕关节疾患。

【诊断标准】

可有或没有明确的外伤史，最常见的临床症状是腕关节背侧疼痛，其次是关节运动幅度减少，僵直和乏力。确诊需要放射学检查，包括 X 线、CT 及 MRI 等。其中，X 线检查最常用。MRI 主要用于早期诊断。根据不同的影像学表现，可将该病分为以下四期。

1. Ⅰ期坏死 X 线显示月骨形态完整，MR 显示缺血表现。

2. Ⅱ期坏死 X 线显示骨裂纹。

3. Ⅲ期坏死

（1）ⅢA 月骨塌陷。

（2）ⅢB 月骨塌陷 + 舟月分离。

4. Ⅳ期坏死 月骨碎裂，广泛关节炎表现。

【治疗原则】

病期不同，治疗方法也有所不同。

1. Ⅰ期坏死 制动，密切随诊。

2. Ⅱ期坏死 可采用的方法有：制动、腕关节平衡术、血管植入术、带血管蒂骨瓣植入术、桡骨短缩或尺骨延长术、局限性腕关节融合术等。

3. Ⅲ期坏死 可采用的方法有：腕关节平衡术、带血管蒂骨瓣植入术、桡骨短缩或尺骨延长术、局限性腕关节融合术、月骨切除术等。

4. Ⅳ期坏死 可采用的方法有：近排腕骨切除术、腕关节融合术等。

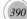

第四节　舟月分离

【概述】

舟月分离又称腕舟骨旋转半脱位，是一种最常见的腕关节不稳定形式。

【诊断标准】

（1）常有腕关节背伸和尺偏外伤史；最常见的症状是腕关节桡侧疼痛和力弱，其次是痛性弹响和运动受限。另外，还有一些应力试验可帮助诊断，如舟骨移动试验等。

（2）由于本病症状和体征缺少特异性，确诊需要 X 线检查。常见的表现有：①舟月骨间间隙增宽，大于 2mm 可疑；大于 4mm（Terry – Tomas 征）肯定诊断；②后前正位平片可看到皮质环征；③侧位平片上，舟月角和头月角增大。上述 X 线检查，最好是双侧同时进行，而且采取固定的体位。

（3）另外，近年来开始逐渐应用的腕关节镜检查，不仅可以明确诊断，还为了解韧带损伤的范围，有利于制定正确的治疗方案。

【治疗原则】

（1）对于急性分离，力争用手法恢复正常解剖关系，然后用石膏管型固定或经皮穿针固定。如果不能满意复位，需要切开复位，同时修复韧带。

（2）对于慢性分离，可选择韧带重建。如果出现骨性关节炎，根据严重程度，选择不同的手术方式。

第五节　掌骨骨折

【概述】

临床常见。根据部位可分掌骨头骨折、掌骨颈骨折、掌骨干骨折和基底骨折。其中掌骨颈、掌骨干骨折最多见。

【诊断标准】

多有明确的外伤史，局部肿胀，压痛。确诊需要 X 线检查。对于一些隐匿性骨折，还需行体层摄影或 CT 检查。

【治疗原则】

无移位骨折或虽有移位，但复位后稳定的骨折可用石膏托固定，必要的话，还可采用经皮穿针固定技术。有移位的闭合掌骨骨折，如果不能复位，或复位后使用石膏或经皮克氏针固定均不能使其维持在一个稳定的位置者，需行切开复位和内固定手术。多发掌骨骨折，移位或不稳定的粉碎掌骨骨折、开放骨折都是内固定的适应证。

第六节　远节指骨骨折

根据部位不同分为甲粗隆骨折、骨干骨折和基底骨折。

（1）甲粗隆骨折多由直接外力造成，多为粉碎性骨折，一般不需要特殊处理。如果发生不愈合，一般对于指功能无影响，不必处理。

（2）骨干骨折也多由压砸和挤压造成，由于缺少肌腱附着，又有甲板支托，一般无明显移位，闭合骨折用指托制动6~8周即可。如骨折不稳定，可行切开复位内固定术。开放性骨折，可行内固定治疗。

（3）基底骨折有关节外和关节内之分。对于关节外骨折来讲，多数情况下，复位后外固定即可。而对于关节内骨折来讲，因为有屈伸肌腱止点附着，多数情况下，闭合复位均不能令人满意，有时还需手术治疗。

第七节　中节指骨骨折

大致可分为指骨头、指骨干和指骨基底骨折。

1. 指骨头骨折　涉及关节面，多数为不稳定骨折，治疗首先考虑切开复位内固定。但无论手术与否，术后关节僵硬、疼痛等情况并不少见。

2. 指骨干骨折　多由直接外力造成，若在指浅屈肌止点近侧折断，骨折向背侧成角；若在止点远侧折断，向掌侧成角。向背侧成角时，复位后应将伤指固定在伸直位。向掌侧成角时，复位后取屈曲位固定。对于不稳定骨折，可采用经皮克氏针固定或切开复位内固定。对于开放骨折，首选手术治疗。

3. 指骨基底骨折　临床少见。多为关节内骨折，目前治疗方法有多种，但效果远不能让人满意。

第八节　近节指骨骨折

近节指骨的四周均有肌腱存在，骨折后更易出现肌腱粘连和运动障碍，所以较之掌骨骨折与中远节指骨骨折来讲，愈后最差。

1. 指骨头骨折　为关节内骨折，首先考虑手术治疗。但有部分患者会出现不同程度的功能障碍。

2. 指骨干骨折　如果是横形或短斜形骨折，多向掌侧成角。对于闭合骨折，如果复位后稳定，将其固定在屈曲位即可。如果复位后不稳定，可做经皮穿针固定或切开复位内固定。

如果是长斜形和螺旋形骨折，多需闭合复位经皮穿针固定，或切开复位克氏针或螺丝钉内固定。

3. 指骨基底骨折　有关节内和关节外之分，根据情况不同可选择不同的治疗方法。

第九节　拇指掌指关节损伤

多为运动损伤，可分为尺侧侧副韧带损伤、桡侧侧副韧带损伤和关节脱位三种类型。

一、尺侧侧副韧带损伤

【概述】

断裂多发生于指骨基底附着部，有时可并发基底撕脱骨折。急性者称为滑雪者拇指，慢性者称为狩猎者拇指。

【诊断标准】

关节尺侧肿胀、疼痛及压痛。将掌指关节屈曲20°～30°，放松掌板，然后向桡侧扳掌指关节，可见桡偏活动加大。大于健侧10°以上，提示尺侧副韧带部分断裂；超过30°，诊断韧带完全断裂。应力试验最好在麻醉下进行，以减少因疼痛、肌肉痉挛限制关节桡偏而出现的假阴性结果。伤后X线片可能会发现指骨基底撕脱骨折。

【治疗原则】

急性不全损伤，不用手术治疗。塑形支具或短臂拇人字管形石膏将掌指关节固定在稍屈曲位即可。固定时间4～6周。急性完全损伤，指背腱膜尺侧扩展部可能会嵌入回缩的韧带断端和其止点之间，称为Stener病变，保守治疗无法愈合，因此要进行手术修复。术后以短臂拇人字石膏固定5～6周。陈旧性损伤的治疗原则尚未统一，推荐方法是各种韧带重建。

二、桡侧侧副韧带损伤

较尺侧损伤少见，也可伴发基底骨折。治疗原则与尺侧副韧带损伤相同。

三、掌指关节脱位

【概述】

外力使关节极度背伸时发生，掌板多从膜部撕裂，并随指骨一起向掌骨头背侧移位。

【诊断标准】

典型病史，体检掌指关节呈过伸畸形，既不能主动屈曲，也不能被动屈曲。X线侧位平片可见近节指骨基底位于掌骨头背侧。

【治疗原则】

对于半脱位病例，闭合复位多可获得成功。复位后用石膏托将掌指关节固定于屈曲位3周。如果是完全脱位，闭合整复很难成功，多数需要手术治疗。

第十节　手指掌指关节脱位

【概述】

多发生于示指，多由过伸暴力所致。可分简单、复杂两种情况。

【诊断标准】

简单型又称半脱位，复杂型又称全脱位。检查时可见关节过伸畸形，X线片显示近节指骨基底位于掌骨头背侧。

【治疗原则】

简单型脱位，闭合整复多可成功。复位后用背侧石膏托将掌指关节固定于屈曲位。复杂型脱位，闭合复位很难成功。多数需要切开复位。术后用背侧石膏托或支具控制掌指关节屈曲位，防止过伸即可。

第十一节　近侧指间关节脱位及韧带损伤

常见的类型有侧副韧带损伤，脱位及骨折－脱位等。

一、侧副韧带损伤

【诊断标准】

扭伤病史，检查时关节侧方疼痛，压痛，被动桡偏或尺偏时加剧。但临床上，对侧副韧带不全性断裂与完全性断裂的鉴别十分困难。

【治疗原则】

不全性断裂，可予以非手术治疗，用指托固定，也可将患指与邻指固定在一起。完全性断裂，要手术修复断裂的韧带，术后用指托固定。

二、脱位

【诊断标准】

手指畸形明显，结合 X 线片可明确诊断。但就诊时有部分患者已将手指复位，只有依靠病史进行诊断。

【治疗原则】

首先尝试闭合复位，然后用指托将近指间关节固定于 15°－20°屈曲位。如果脱位合并骨折，多需手术治疗。

三、骨折－脱位

【诊断标准】

多由挤压或纵向撞击所致。关节畸形，明显肿痛，活动受限。背侧脱位者，X 线片可见中节指骨基底掌侧骨折，中节指骨向背侧脱位。掌侧脱位者，多合并中央腱束止点损伤，或撕脱骨折，侧位 X 线片可明确诊断。

【治疗原则】

背侧脱位者，采用闭合复位、使用背侧阻挡支具，将指间关节固定于屈曲 60°，嘱患者可屈曲练习。如骨折块超过关节面 1/3，可考虑手术治疗。掌侧脱位者，建议手术治疗。如果是晚期病例，治疗起来有一定的困难。手术方法包括掌板成形术等。

第二十六章　先天性手指畸形

第一节　概　述

先天性畸形是指在出生时或出生前存在有肢体发育异常或潜在异常因素。人类在解剖结构上可以有一定的差异，但一般不应造成不良影响。若这种异常对形态和功能产生一定的影响，应属于先天性畸形。

先天性畸形的病因有的已有所了解，有的尚未了解。具体可概括为两种：一种为内因，即遗传因素；另一种为外因，即胚胎时期受外界因素影响而发生的畸形。

1. 遗传因素　通过细胞染色体中的遗传因子，将畸形遗传给下一代，是先天性畸形发病的主要原因。遗传在先天性畸形中起着重要的作用，大约5%的手部畸形由遗传造成。由于血统关系，在有畸形家族史的家庭成员中，其畸形发生率是正常人群的25倍。肢体畸形也可发生在已知的染色体畸形的疾病中。手部畸形的发生，常见于染色体显性遗传。

2. 外界因素　即在胚胎时期受外界因素影响而发生的畸形。有些畸形，在其以后的几代中均不再出现，这种情况被理解为，畸形的发生是在胚胎时期受外界某些因素的影响所致，这种影响并不涉及染色体中的遗传因子，所以不发生遗传现象。影响胚胎发生畸形的关键时期是妊娠前三个月，实践证明与下列因素有关：①营养因素；②药物因素；③放射因素；④内分泌因素；⑤疾病因素；⑥创伤因素；⑦环境化学因素。

第二节　桡侧纵列缺如

【概述】

桡侧纵列缺如属于纵向发育不良的一种，俗称桡侧拐棒手，也有学者称之为桡侧轴旁半肢、桡侧半肢发育不良和桡骨发育不良。桡侧发育不良是上肢最常见的纵向发育不良，不仅限于桡骨异常，而且可能累及所有的轴前结构，包括肌肉（腱）、血管、神经、皮肤等组织，都有不同程度的缺如和发育不良。

目前最常用的分型是根据桡骨在影像学上发育不良的程度将其分为以下四型。

（1）Ⅰ型　桡骨轻度短缩，桡骨远端骨骺存在，可能有畸形。桡骨长度较尺骨稍短，解剖形状尚正常。

（2）Ⅱ型　桡骨发育短、小，桡骨远端骨骺存在但有明显发育不良，尺骨短粗弯曲。

（3）Ⅲ型　桡骨明显短缩，长度不及尺骨的一半，尺骨进一步变粗、变短，弯曲更为明显，多数情况下伴有桡侧腕骨和拇指发育不良。

（4）Ⅳ型　桡骨完全缺如：最为严重和常见的类型。此时，前臂软组织严重畸形和挛缩，拇指和桡侧腕骨发育不良也更加严重，手完全失去桡侧的支持，并向桡侧严重弯曲。

【治疗原则】

1. 保守治疗　主要指对软组织的牵拉治疗，包括手法按摩和静力、动力支具的运用。

对于轻度桡侧列发育不良的患儿，可能只需要手法按摩及佩戴支具治疗，白天使用动力支具牵引，夜间使用静力支具。持续牵引治疗可以明显改善指间关节僵硬。

2. 手术治疗　如果出现相当程度的桡偏，则有进行肌腱移位术和软组织松解术的指征。在 1 岁前将腕桡侧异常伸肌腱进行移位以保持正常的腕关节位置，并进行中央化手术，可获得最好的疗效。早期外部牵引对年龄稍大的未经治疗的Ⅲ型或Ⅳ型桡侧列发育不良的患儿最有帮助。对于单侧Ⅲ型或Ⅳ型畸形，受累侧前臂长度通常只有健侧的一半。此时可通过牵引成骨作用将尺骨进行手术延长。

中央化手术的禁忌证包括：主要器官的缺陷，可能导致严重麻醉风险；肘关节屈曲受限，如果进行中央化手术会影响手触及嘴的动作；成年患者已经形成固定的功能代偿模式。

第三节　尺侧纵列缺如

【概述】

尺侧纵列缺如，又称尺侧球棍手畸形。Goller（1683）首先描述，是一种主要影响上肢尺侧部分的抑制性畸形。

【诊断标准】

尺骨发育不良、尺骨部分缺如或尺骨全部缺如。有时可合并肱骨及桡骨骨性联合。常有尺侧列腕骨发育不全或缺如，以及环指、小指的缺如，但单独以第五掌骨和小指缺如的很少见。典型的表现为前臂短缩，常常向桡背侧弓形弯曲，手向尺侧偏移。

【治疗原则】

可通过尺骨延长、桡骨楔形截骨术来矫正腕关节的尺偏畸型。如果肘关节发育不良，处在伸直位、过伸位或极度屈曲位，可通过截骨矫正使肘关节获得合适位置。桡骨头脱位如严重影响功能，可行桡骨头切除术。

第四节　中央纵列缺如（分裂手）

【概述】

在肢体形成障碍中属中央纵列缺如。中央的骨质或相关的软组织成分或两者均受到抑制和发育的改变。

【诊断标准】

本病表现从不合并手指缺如的单纯软组织分裂到手的所有骨质成分发育的抑制。一般为中间三个手指缺如，有时包括部分腕骨。大部分裂手中常合并其他畸形，常有部分或完全并指，也有近侧指间关节屈曲挛缩或偏斜，以及指骨和掌骨的融合，两个掌骨共有一个手指及掌指关节。分裂手畸形中常见有一横行骨，是相当典型而不是特有的。

Manske（1995）根据拇指蹼的连续性缩窄和中央缺损的严重程度，将分裂手畸形分为 5 型。即正常型指蹼（Ⅰ型）、狭窄型指蹼（Ⅱ型）、并指型指蹼（Ⅲ型）、融合型指蹼（Ⅳ型）、缺如型指蹼（Ⅴ型）。

【治疗原则】

治疗主要对分裂间隙的合并，包括皮肤软组织的重新分配，多余骨性成分的切除，掌骨的截骨及移位，以及并指的分指，指蹼的重建等。

第五节　先天性多发关节挛缩症

【概述】

先天性多发关节挛缩症是指许多关节僵硬于不同位置的一种畸形。又称先天性多发关节强直，或先天性肌发育不全。

【诊断标准】

关节似纤维强直，屈侧皮肤短缩，正常的皮肤纹消失，肌肉发育不良等。挛缩涉及的关节，轻的可为一两个手指，重者可涉及腕、肘、肩和整个下肢关节。

【治疗原则】

（1）早期可用弹性支具及石膏矫正。

（2）晚期可根据具体畸形对症治疗，如皮肤软组织、关节囊松解植皮，肌腱延长及移位，骨关节截骨矫正等手术。

第六节　并　　指

【概述】

并指是最常见的先天性手畸形之一，男性比女性高 3 倍。并指畸形多种多样，从形态和手术角度，可将其分为两大类，即软组织并指和骨性并指。并指合并其他畸形，如尖头并指、短指并指、裂手并指和多指并指以及环形沟并指等称之为复合性并指。

【诊断标准】

1. 皮肤并指　两指或多个手指间有皮肤和软组织相连，相连的皮肤或长或短向远端指间间隙延伸，指间隙皮肤宽窄不一。

2. 骨性并指　两个或多个手指间除有皮肤软组织相连外，还有指骨间的相连。

【治疗原则】

（1）用三角形皮瓣或矩形皮瓣法，重建指蹼，然后"Z"形分离手指。

（2）分离后创面不要强行在张力下闭合切口，需取皮植皮。

（3）多个手指并连有时需要分次手术矫正，以免造成中间手指缺血坏死。

第七节　多指畸形

多指畸形是先天性畸形中最常见的，可以与并指同时存在，有遗传因素。可以是单个手指多指，也可以是多个手指多指，很多病例为双侧多指。

一、桡侧多指

根据拇指成分的分裂和重复发生的解剖部位及治疗上简单与复杂程度，将桡侧多指分为 5 型：①远节指骨型；②近节指骨型；③掌骨型；④三节指骨型；⑤漂浮拇指型。

1. 远节指骨型多指 又可分为拇指远节指骨不完全分裂和完全分裂两种类型。

【治疗原则】

拇指末节一侧明显发育不良时，则可将其简单切除，如两指发育均等时，可切除外侧的多指，必要时修补关节囊。如拇指有偏斜时，可在近节指骨远端做楔形截骨矫正，重建一个外形接近正常的拇指。

2. 近节指骨型多指 主要分为拇指近节指骨不完全分裂及完全分裂。

【治疗原则】

切除外侧赘生指外，还需修补掌指关节外侧关节囊，重建拇短展肌的止点。主干拇指如偏斜则行截骨矫正。

3. 掌骨型拇指多指 常见为第一掌骨不完全分裂及完全分裂两种。

【治疗原则】

切除赘生指，截骨矫正掌骨偏斜，重建大鱼际肌止点。有些病例如合并虎口狭窄，掌骨发育不全及屈伸肌腱发育不良时需做综合组织移位，以改善重建拇指的外观及功能。

4. 三节指骨型拇指多指 拇指为三节指骨，整个拇指列在外形上显得细长。常伴有大鱼际肌发育不良，拇指远端向尺侧偏斜。

【治疗原则】

切除赘生指，截骨短缩矫正偏斜及其长度。

5. 漂浮拇指型 在主干拇指桡侧的任何高度均可发生，可以是一个球状的小肉赘，仅由一线样的皮蒂与拇指相连。

【治疗原则】

截除漂浮指。

二、尺侧多指

尺侧多指少见，多为软组织小赘生指，有些多指，有骨、关节、肌腱等结构。

【治疗原则】

赘生指截除，关节囊修补，截骨矫正，小鱼际肌止点重建。

三、中央多指

Stelling 和 Turek 将中央型多指畸形分为三型。Ⅰ型是只有一块多余的软组织，其中没有骨骼、关节软骨和肌腱。Ⅱ型为手指的重迭或部分重迭有正常的手指结构，包括分叉出来的掌骨或指骨，以关节相连。常是一个完整的多余指包括正常手指的所有结构。Ⅲ型：很少见，由一个有掌骨和各种软组织组成的手指。

【治疗原则】

（1）Ⅰ型 单纯做切除即可。

（2）Ⅱ型 切除多生指后，行分指植皮术。

（3）Ⅲ型 需做指列切除。

四、镜影手

极少见的先天性多指畸形，没有尺桡侧之分，前臂无桡骨，而只有两个尺骨。手指数目不等，无拇指。

【治疗原则】

（1）手指总数不少，可将最外侧的第一指做旋转截骨再造一个新拇指。

（2）多余的手指切除，包括皮肤成型，截骨矫正，小肌肉重新调整、肌腱移位等方法重建拇指。

第八节 巨指症

【诊断标准】

巨指（趾）是生长过度最常见的一种先天畸形，可表现为整个肢体或某一部分指（趾）生长过度。巨指（趾）是描述性诊断，指出生时或出生后前几年出现的手指（足趾）不成比例地增大畸形，软组织和骨骼都可弥漫性增大。从临床角度，先天性巨指（趾）可分为真性巨指（趾）和继发性巨指（趾）。前者根据巨指（趾）生长速度的不同可分为稳定型和进展型。稳定型于出生时或出生后不久出现，其生长速度和身体其他部分成比例；进展型，生长速度与正常部分不成比例，此型于出生时不一定发生，一般于2岁左右肢体增大速度明显加快。Kelikian于1974年依据巨指畸形的病理基础将其进行分型，而后Flatt将其改良补充，将巨指分为以下四型，沿用至今。

（1）Ⅰ型：脂肪纤维瘤病性巨指，增大手指内可见脂肪浸润的粗大神经，并经腕管向近端延伸，此型最为常见，多累及单侧，男女比例约3∶2，可和其他手部畸形一并出现。术中可见皮下脂肪增多，正中神经及其分支被脂肪浸润，增粗迂曲，骨骼在各方向过度生长。

（2）Ⅱ型：神经纤维瘤病性巨指，此型巨指常与神经纤维病伴发，此型是为常染色体显性遗传，发生率为1/（2500～3300），通常双侧受累，可伴骨骼肥大。

（3）Ⅲ型：骨肥大性巨指，婴儿期发生关节周围骨软骨增生，手指可见结节状肥大，僵硬，也可伴其他骨骼异常，此型少见。

（4）Ⅳ型：偏身肥大性巨指，巨指是偏身肥大症状之一，所有手指均受累，但较Ⅰ型和Ⅱ型巨指畸形程度轻，多表现为手内在肌肥大或内在肌解剖异常。

【治疗原则】

1. 手术时机 对此类疾病的治疗，目前而言，手术治疗是唯一的有效方法。虽然一些学者对其他的治疗方式正在进行探索，例如局部放疗、基因治疗或药物治疗等，这些方法的疗效并没有得到临床验证。对巨指（趾）的手术应尽早进行。当患指（趾）过度生长明显超过正常成年人手指或足趾预期大小时，再进行缩容手术实际上是非常困难的，效果多数不佳。无论进行何种手术方式，最重要的就是要在手术前和患者进行充分的沟通。如果患者是儿童，需要术前仔细地向其父母进行解释，使他们建立对手术合理的期望值。

2. 手术方式

（1）足底趾总/趾底固有神经游离深置移位术；

（2）手掌指总/固有神经游离深置移位术；

（3）胫/足底内侧/外侧神经切断缝合术；

（4）正中/尺神经切断缝合术；

（5）鱼际肌支游离移位术；

（6）腓深/浅神经切断切除术；

（7）腓肠肌/腓肠肌内侧头/腓肠肌外侧头肌支切断、切除术；

（8）闭孔神经/闭孔神经前支/闭孔神经后支切断切除术；

（9）骨间后/前神经切断切除术；

（10）增生脂肪切除术/增生皮下组织修薄术；

（11）肥大肌肉切除术；

（12）皮肤切除、断层皮回植术；

（13）趾/跖/指/掌骨侧方骨质切除术；

（14）趾/跖/指/掌骨骺板切除、骨骺融合术；

（15）趾间/跖趾/指间/掌指关节侧副韧带游离重建术；

（16）截指/截趾/截肢术。

3. 手术方式的选择 现有的手术方法可分为三类，包括减缓巨指（趾）生长，手指或足趾减容术以及其他纠正畸形或改善症状的手术。这些手术方法可合并进行或分期进行。限制手指生长的方法包括切断神经重新吻合，或切除神经过多的分支，包括肌支、皮肤分支、关节支或软组织分支。骺阻滞术不能减缓软组织的生长，也不能减缓骨骼的横向生长。减容手术包括软组织减容手术及骨减容手术。对软组织进行减容可减小粗大手指的体积，主要是要切除冗余的脂肪及皮肤，还可以将增厚的皮肤切下，修薄后回植。剥离时必须注意保护皮瓣的血运。软组织减容手术还包括切除部分增大、增宽的指（趾）甲，减小指（趾）甲大小。骨性减容手术，即通过缩窄或缩短指骨的方法减小骨骼体积。可采用截骨矫形的方法对偏斜的指骨进行短缩和力线纠正，以增加短缩的程度。也有将中节指骨进行切除的报道，或进行远侧指间关节融合以短缩手指，术后可在近节和远节指骨间形成稳定的关节。骨骼的切除量会受到软组织的限制，切除骨骼过多，会导致软组织冗余堆积。

第九节　长指（趾）畸形

由于单纯骨骼生长过度所致，有些为多指（趾）节骨畸形所造成的。

【治疗原则】

（1）单纯的指骨或掌骨过长，行截骨短缩。

（2）三节拇指长指畸形，可通过第一列指的短缩截骨矫正畸形。

第十节　短指畸形

先天性短指是指掌骨和指骨短小。可以单发或多发的纵列或横排列的指骨及掌骨短小。

【治疗原则】

多数短指畸形无需治疗，短指畸形伴有侧方偏斜可做截骨矫正。

第十一节　先天性拇指发育不全

拇指在胚胎发育过程中，受到不同程度的影响，就会产生畸形。畸形可累及皮肤、肌肉、肌腱、骨关节、血管、神经等组织结构。

Blauth（1967）将其分成五度。

（1）Ⅰ度　拇指列细长，合并拇展短肌及拇指对掌肌发育不良。

（2）Ⅱ度　大鱼际肌萎缩，拇指内收，虎口挛缩，常有第一掌指关节过度松弛。

（3）Ⅲ度　部分掌骨发育不全，拇指列明显细小而不稳定，大鱼际肌缺如。

（4）Ⅳ度　掌骨完全缺如，短小的拇指仅靠带有血管神经的软组织与手掌相连（呈漂浮拇），或从示指近节的桡侧长出。

（5）Ⅴ度　拇指完全缺如，手部肌肉、肌腱异常改变，神经血管束失去正常的解剖结构。

【治疗原则】

（1）Ⅰ度　因功能影响不大，可不作处理。如果拇指外展不充分，可行拇外展功能重建术。

（2）Ⅱ度　需行虎口松解，关节囊紧缩缝合或韧带重建及拇外展功能重建术。

（3）Ⅲ度　取髂骨植骨。

（4）Ⅳ度　切除漂浮拇指，用示指拇化术或游离足趾移植重建拇指。

（5）Ⅴ度　拇指完全缺如，用示指拇化术或游离足趾移植重建拇指。

第十二节　先天性束带综合征

先天性束带综合征又称绞扼轮综合征、先天性环状沟等。

【治疗原则】

多采用"Z"字成形术。

第十三节　马德隆畸形

马德隆畸形是一种先天性远端桡尺关节半脱位畸形。

【诊断标准】

桡骨远端向掌侧和尺侧偏斜，尺骨远端常向桡背侧及远端突出，在腕尺背侧有明显的骨隆起。腕关节活动受限、畸形严重时，腕部出现疼痛、无力及腕关节不稳定。

【治疗原则】

桡骨远端楔形截骨术。

第二十七章 拇指缺损的功能重建

【概述】

拇指功能占全手功能的40%，是与手指相捏和握物所必不可少的。即使部分缺损，也会给工作和生活带来一定的困难。拇指缺损造成的功能障碍到一定程度时，需行拇指功能重建。

1. 拇指缺损的分类 拇指缺损分以下六度。

（1）Ⅰ度 末节中部平面以远的缺损。丧失拇指功能的20%～30%，丢失手功能的8%～12%。

（2）Ⅱ度 拇指指间关节平面的缺损。丧失拇指功能的50%，丢失手功能的20%。

（3）Ⅲ度 拇指近节指骨中部平面的缺损，丧失拇指功能的60%～90%，丢失手功能的24%～36%。

（4）Ⅳ度 拇指掌指关节平面的缺损，丧失拇指功能近100%，丢失手功能的40%。

（5）Ⅴ度 第一掌骨中部平面的缺损，丧失拇指全部功能，丢失手功能的40%。

（6）Ⅵ度 腕掌关节平面的缺损，丧失拇指全部功能，丢失手功能的40%。

2. 拇指缺损功能重建手术适应证的选择 拇指缺损功能重建的方法有多种，各种方法均有一定的优缺点。因此，手术适应证的选择十分重要。一般可根据以下几点。

（1）拇指缺损的程度。

（2）拇指缺损的局部及周围组织的条件。

（3）患者年龄及职业上的要求。

（4）术者的技术水平。

（5）患者的愿望及经济能力。

（6）患者的心理承受状况。

一、拇指Ⅰ度、Ⅱ度缺损

【诊断标准】

Ⅰ度，末节中部平面以远的缺损；Ⅱ度，拇指指间关节平面的缺损。

【治疗原则】

（1）急诊时尽量保留伤指的长度，可采用皮瓣修复。

（2）如拇指套状撕脱伤，可考虑用皮管移植、甲皮瓣移植的方法修复。

（3）晚期病例，功能长度尚可，一般不需要重建手术。如果患者有特殊要求，可考虑行甲皮瓣移植或指远节移植重建。

二、拇指Ⅲ度缺损

【诊断标准】

拇指近节指骨中部平面的缺损。

【治疗原则】

（1）指背舌状皮瓣翻转加植骨延长拇指。

（2）拇指残端提升加植骨术、残端帽状提升加植骨植皮术。

（3）第二足趾移植。

（4）游离甲瓣移植。

（5）皮管加植骨法。

（6）虎口加深术。

三、拇指Ⅳ度缺损

【诊断标准】

拇指掌指关节平面的缺损。

【治疗原则】

（1）示指或残指移位拇化术。

（2）带血管神经蒂皮瓣移位加植骨术。

（3）第二足趾游离移植。

（4）游离甲瓣移植。

四、拇指Ⅴ度缺损

【诊断标准】

第一掌骨中部平面的缺损。

【治疗原则】

（1）示指或残指移位拇化术。

（2）第二足趾游离移植。

（3）游离甲瓣移植。

五、拇指Ⅵ度缺损

【诊断标准】

腕掌关节平面的缺损。

【治疗原则】

（1）第二掌骨基底旋转截骨将示指拇化。

（2）带足背皮瓣及跖指关节的第二足趾移植。

第二十八章　手指缺损的功能重建

【概述】

手指不同程度的缺损将不同程度地影响手的功能，会给工作和生活带来一定程度的困难。从理论上讲，任何手指的缺损都有重建的必要，但人的代偿和适应能力很强，故并非所有手指缺损均需功能重建。

一、手指缺损的分类

手指缺损分以下六度。

（1）Ⅰ度　手指末节中部平面以远的缺损。单纯示指、中指Ⅰ度缺损将丧失每指功能的20%～40%，丢失手功能的4%～9%；单纯环指、小指Ⅰ度缺损将丧失每指功能的20%～40%，丢失手功能的2%～4%。

（2）Ⅱ度　手指远侧指间关节平面的缺损。单纯示指、中指Ⅱ度缺损将丧失每指功能的45%，丢失手功能的9%；单纯环指、小指Ⅰ度缺损将丧失每指功能的45%，丢失手功能的4.5%。

（3）Ⅲ度　手指中节指骨部的缺损。单纯示指、中指Ⅲ度缺损将丧失每指功能的50%～70%，丢失手功能的10%～14%；单纯环指、小指Ⅲ度缺损将丧失每指功能的50%～70%，丢失手功能的5%～7%。

（4）Ⅳ度　手指近侧指间关节平面的缺损。单纯示指、中指Ⅳ度缺损将丧失每指功能的80%，丢失手功能的16%；单纯环指、小指Ⅳ度缺损将丧失每指功能的80%，丢失手功能的8%。

（5）Ⅴ度　手指近节指骨部的缺损。单纯示指、中指Ⅴ度缺损将丧失每指功能的85%～95%，丢失手功能的17%～19%；单纯环指、小指Ⅴ度缺损将丧失每指功能的85%～95%，丢失手功能的8%～9%。

（6）Ⅵ度　手指掌指关节平面的缺损。单纯示指、中指Ⅵ度缺损将丧失每指功能的100%，丢失手功能的20%；单纯环指、小指Ⅵ度缺损将丧失每指功能的100%，丢失手功能的10%。

二、手指功能重建的要求

手指功能重建的目的是为了恢复手的功能，改善手的外形。具体要求有如下几点。

（1）要有足够的长度　重建手指一般应略短于正常手指长度。对于全手指缺损，再造长度应视供趾长度而定，以满足手的对捏功能即可。

（2）要有良好的血供　应用吻合血管的足趾移植再造手指，其血供最为满意。用局部转移或带血管蒂皮瓣再造手指，其血供尚属良好。用皮管植骨再造手指血供较差，在寒冷地区不宜选用。

（3）要有良好的感觉　手指的感觉是人类的第二双眼睛，说明手指的感觉具有重要意义。所以重建的手指要有良好的感觉，以发挥手应有的功能。目前各种手指重建的方法中，感觉的恢复以手指或残指移位最理想，足趾组织移植也较理想，最差的是皮管移植。

（4）要有有力的伸、屈功能　有力的伸、屈是手指运动功能的重要表现。如果重建的手指没有有力的伸、屈功能，则无法发挥捏握功能，反而成为累赘。

三、手指缺损功能重建的适应证

手指功能重建首先要考虑的是恢复手的捏、握、夹持功能，其次才考虑外形。因手指缺损程度不一，在生活及工作中要求也不相同，所以要根据患者手指缺损程度、年龄、职业和实际工作需要，以选择相应的再造方法。

（1）单一手指或单一手指的部分缺损　由于其他手指健全，一般功能障碍不大，只有从美观及特殊工作要求考虑，才有重建的需要。

（2）多个手指的Ⅳ度以下的缺损　手的功能虽有明显影响，但基本还能完成捏握功能，是否重建需要从功能及美观角度上考虑。

（3）2～5指Ⅴ度以上缺损　有再造手指的必要。

（4）拇指和手指全缺损　是手再造的强烈适应证。

四、手指功能重建的方法

（1）舌状皮瓣延长术　适用于单一手指的部分缺损，残端皮肤松软，质地良好的晚期病例。

（2）帽状皮瓣延长术　主要适应于2～5指缺损，残留手指长度难与拇指对指，残端皮肤松弛，质地良好的病例。

（3）骨牵引延长术　适用于单个或多个手指部分缺损，残留有近节指骨，先天性手指短小畸形的病例。

（4）皮管移植术　适用于急诊多个手指的套脱伤，选择个别手指行皮管移植以保留伤指的长度的病例。

（5）足趾移植术　适用于单个手指部分缺损或多个手指及全手缺损的病例。

第二十九章　肢体离断的治疗

一、断肢再植

【诊断标准】

1. 离断肢体的性质和分类

（1）根据肢体创伤性质　分为整齐离断和不整齐离断。

①整齐离断：多为锐器伤造成，创缘比较整齐，无辗挫及组织缺损。

②不整齐离断：钝器挤压或高速转动机器缠绕造成，组织损伤广泛，断面参差不齐。

（2）根据肢体离断的程度　分为完全性离断和不完全离断。

①完全性离断：离断肢体的远端和近端完全分离，无任何组织相连，或离断肢体只有极少量的组织相连，在做清创手术时，必须将这部分组织切除或切断。

②不完全离断：肢体骨折或脱位，伴2/3以上软组织离断。主要的血管断裂或栓塞，肢体远端无血液循环或严重缺血，不修复血管，远端肢体将发生坏死。

【治疗原则】

1. 适应证　断肢再植的目的不仅是再植肢体成活，更重要的是恢复其有用的功能。

（1）全身情况良好　这是断肢再植的必要条件，若有重要器官损伤者应先抢救，可将断肢置于4℃冰箱内，待全身情况稳定后再植。

（2）离断肢体须有一定的完整性　清创后，肢体远端相对完整，有可供修复的血管、神经、肌肉或肌腱，预计再植成功后有一定功能。

（3）再植时限　再植时限原则上越早越好，应争分夺秒。一般以6~8小时为限，如伤后早期开始冷藏保存，可适当延长。上臂和大腿离断，时限宜严格控制，断指再植可延长至伤后12~24小时。

（4）以下情况不宜再植　①患全身慢性疾病，不允许长时间手术，或有出血倾向者；②断肢（指）多发骨折及严重软组织挫伤，血管床严重破坏，血管、神经、肌腱高位撕脱者；③断肢经刺激性液体及其他消毒液长时间浸泡者；④在高温季节，离断时间过长，断肢未经冷藏保存者；⑤患者精神不正常，本人无再植要求且不能合作者。

2. 急救处理

（1）迅速抢救休克或其他危及生命的创伤。

（2）近侧断端创面有效止血。

（3）正确低温保存离断肢体。

（4）迅速转送到有条件再植的医院。

3. 术前准备

（1）迅速进行全身和局部检查，准确评估伤情。

（2）抢救休克，处理合并伤。

（3）准备足量同型血。

（4）相关科室及器材的准备。

4. 手术步骤

（1）彻底清创。

（2）重建骨的连续性，恢复其支架作用。

（3）修复肌肉和肌腱。

（4）重建血循环。

（5）缝合神经。

（6）闭合创面。

（7）包扎固定。

5. 术后处理

（1）一般护理　病房安静、舒适，室温保持在 20～25℃，局部用一落地灯照射，以利于观察血循环并可局部加温，一般是 60W 侧照灯，照射距离 30～40cm，抬高患肢，使之处于心脏水平面，卧床 10～14 天。严禁吸烟及他人在室内吸烟，防止血管发生痉挛。

（2）密切观察全身反应　一般低位断肢和断指再植术后全身反应较轻。高位断指再植，特别是缺血时间较长的高位断指再植，要注意防治肾功能衰竭。

（3）防止血管痉挛，预防血栓形成　保留持续臂丛或硬膜外管，定期注入麻醉药品，既可止痛，亦可保持血管扩张，防止血管痉挛；并适当应用抗凝解痉药物，如低分子右旋糖酐、罂粟碱、山莨菪碱、复方丹参注射液等。一般不用肝素。

（4）定期观察再植肢体血循环，及时发现和处理血管危象　再植肢体血循环观察的指标有：皮肤颜色、皮温、毛细血管回流试验、指（趾）腹张力及指（趾）端侧方切开出血等，以上指标应综合分析并进行正确判断。血管危象由血管痉挛或栓塞所致，一旦发现应解开辅料，解除压迫因素，应用解痉药物，有条件者，可行高压氧治疗。经短时间观察仍未见好转者，多为血管栓塞，应立即行手术探查。

（5）应用适当抗生素预防感染。

（6）肢体成活，骨折愈合后拆除外固定后，应积极进行主动和被动功能锻炼，并辅以康复治疗，促进功能恢复。

（7）术后功能重建　根据患者具体情况和肢体可供修复的条件，进行肌腱松解，神经、肌腱游离移位，肌腱移位，肌腱固定等手术，进一步改善肢体功能。

二、断掌、断指再植

【诊断标准】

1. 断掌分型　断掌是指从腕掌关节到掌指关节处的离断。

（1）按掌部离断的形态分型

①横型断掌：掌部水平面离断；

②斜型断掌：掌部不同方位斜向离断。常涉及两型以上部位；

③纵型断掌：掌部呈矢状方向离断，多为电锯伤所致；

④圈型断掌：掌部中央呈圆圈状离断，周围组织可环状相连，但远端手指无血运。多为冲床冲压所致；

⑤毁损性断掌：掌部组织呈挫灭性断裂，多无原位再植条件。多为沉重的钝物压轧或挤压伤所致。

（2）按掌部动脉解剖平面分型

①掌弓主干型（Ⅰ型）：掌近区即掌深弓以近离断，相当于掌骨底到桡腕关节平面。此型为尺动脉浅弓动脉干损伤；

②掌弓动脉型（Ⅱ型）：掌中区即掌深弓与掌浅弓之间离断，相当于掌骨中段至掌骨底部。此型为掌浅弓动脉损伤；

③掌指动脉型（Ⅲ型）：掌远区即掌浅弓以远离断，相当于掌骨中段至掌指关节平面。此型为指掌侧总动脉损伤；

④掌部动脉混合型（Ⅳ型）：为不规则损伤，动脉损伤涉及两型以上的动脉部位。

（3）按掌部离断平面分型

①掌远区离断：远侧掌横纹，即掌骨头平面以远的断掌（经掌骨头及掌指关节）；

②掌中区离断：相当于掌骨段（经掌骨底及掌骨干）离断；

③掌近区离断：相当于腕骨段（经腕骨、腕掌关节）离断；

④掌骨多平面离断：掌骨呈两个以上平面的多段离断或掌心呈圆形离断；

⑤掌部混合平面离断：离断形状不规则或斜形离断，创伤不局限在单一区域内。

2. 断掌分类

（1）完全性断掌　其定义同完全性断肢。

（2）不完全性断掌　有少许皮肤相连或有少许指蹼与健指相连，但远端无血运或指体严重缺血，不吻合血管远断端难以成活。

另外，掌指部平面离断又可依据包含手指多少分为：①全手掌离断，包含全部手指或除拇指外其他指的手掌离断；②部分手掌离断，仅有部分手指的手掌斜形、纵型或不规则型离断。

3. 断指的分类　断指是指掌指关节至指端不同平面的手指离断伤，包括近节、中节、末节离断。根据离断程度，可分为完全性离断和不完全性离断两类。

【治疗原则】

1. 适应证

（1）断掌再植术

①离断手掌与指体组织结构完整，无明显挫伤或神经、血管撕拉伤；

②离断手掌虽有一定的挫伤，但经清创后断端相对完整，有可修复的神经、血管和肌腱，预计再植成活后能恢复一定的功能；

③伤者全身情况尚好。

（2）断指再植术

①指体基本完整的各种类型的拇指离断；

②指体完整的多指离断；

③远节指底以近的切割性断指；

④拇指、示指、中指的远节断指；

⑤指体完整的小儿断指；

⑥清创后指体缩短不超过2cm的压榨性断指，且伤后时间短，常温下未超过8小时；

⑦热缺血时间不超过12小时的上述各类断指。

相对适应证：①手指旋转撕脱性离断；②环指、小指的远节断指；③指体有轻度挫伤的各种致伤断指；④60～65岁以上老年人断指；⑤经各种刺激性液体短时浸泡的断指；⑥热缺血时间超过12小时以上，保存欠妥的断指；⑦估计再植成活率低，术后外形功能不佳，但患者强烈要求再植的断指。

2. 再植的顺序

（1）顺行法　断指清创→骨关节固定→伸、屈肌腱缝合→指背静脉吻合→指背皮肤缝合→指神经缝合→指固有动脉缝合→掌侧皮肤缝合。

（2）逆行法　断指清创→掌侧皮肤缝合→掌侧静脉吻合→屈指肌腱缝合→指神经缝合→指固有动脉吻合→骨关节内固定→伸指肌腱缝合→指背静脉吻合→指背皮肤缝合。

3. 术后处理、康复、功能重建　基本与断肢再植相同。

第三十章　手部开放性损伤

在开放性损伤中手部开放性损伤最为常见。较常见的损伤类型有：切削伤、撕脱伤、压砸伤、绞轧伤、爆炸伤、烧伤、咬伤、高速贯通伤等。

第一节　开放性损伤的治疗原则

开放性损伤的治疗目的，是将一个污染的开放性伤口，经过外科处理，变为清洁的闭合伤口，使其达到一期愈合，防治感染，缩短疗程，最大限度地保存和恢复手部功能。

1. 早期彻底清创　清创的目的是清除异物，彻底切除被污染和遭严重破坏失去活力的组织，使污染创口变成清洁创口，避免感染，达到一期愈合。

2. 正确处理深部组织损伤　尽可能地修复深部组织，恢复重要组织如肌腱、神经、骨关节的连续性，以便尽早恢复功能。骨折和脱位须立即复位固定，为软组织修复和功能恢复创造有利条件，影响手部血循环的血管损伤亦应立即修复。

3. 正确闭合创口　创口整齐、无明显皮肤缺损者采用直接缝合；张力过大或有皮肤缺损者，采用植皮或皮瓣修复；少数污染严重、受伤时间长、感染可能性大的创口，可在清除异物和明显坏死组织后用生理盐水纱布湿敷，观察 3~5 天，行再次清创延期缝合或植皮。

4. 正确的术后处理　包扎伤口时用柔软敷料垫于指蹼间，以免汗液浸泡皮肤而发生糜烂，游离植皮处适当加压。用石膏托将患肢固定，以利于组织的愈合。一般应于腕关节功能位、掌指关节屈曲位、指间关节微屈位固定。如关节已破坏，日后难以恢复活动功能者，手部各关节应固定于功能位。神经、肌腱和血管修复后固定的位置应以修复的组织无张力为原则。外固定时间依修复组织的性质而定，如血管吻合后固定 2 周，肌腱缝合后固定 3~4 周，神经修复后根据有无张力固定 4~6 周，关节脱位为 3 周，骨折 4~6 周。抬高患肢，防止肿胀。

术后 10~14 天拆线，组织愈合后尽早拆除外固定，开始主动与被动功能锻炼，并辅以物理治疗，促进功能早日恢复。

需二期修复的深部组织，根据创口愈合和局部情况，在 1~3 个月内进行修复。

第二节　清创术

一、清创术的含义

清创术是对一个开放损伤受污染的新鲜伤口，经过外科手术处理，切除受污染的组织，去除伤口内的异物，清除失去生活能力的组织，使其成为一个清洁的新鲜伤口，以期达到伤口一期愈合。

二、清创术的步骤

1. 洗刷　通过清洗，清除创面及伤肢皮肤上的污染异物及部分细菌。从伤口周围开始，一直洗刷到肘关节以上，一般刷洗三遍。

2. 清创　清除受污染及失去活力的组织，去除伤口内异物。清创时应按方向、层次、组织顺序有步骤地进行。

3. 冲洗　先用无菌生理盐水冲洗创面，然后用新洁尔灭溶液或洗必泰、碘伏等浸泡创面。为减少厌氧菌感染，可再用过氧化氢溶液浸泡，最后用无菌生理盐水冲洗。

三、闭合伤口

简单伤口可以直接缝合，但复杂伤口闭合要注意下列问题。

1. 张力过大的伤口　勉强缝合会造成皮缘坏死，伤口裂开，甚至整个手术失败。因此，应采用减张缝合，游离植皮，皮瓣移植及缩短骨长度等方法闭合创面。

2. 创口纵行越过关节、与指蹼边缘平行或与皮纹垂直者　如血循环良好，可采用 Z 字成形术原则，改变原创口边缘的方向，避免日后瘢痕挛缩，影响手部功能。

3. 皮肤血循环的判断　可综合考虑撕脱皮瓣的长宽比例、方向、皮瓣的毛细血管反应，以及皮瓣边缘是否有点状新鲜出血，决定撕脱皮瓣是否可以保留，若无法保留则行皮肤（皮瓣）移植。

第三节　常见的损伤

一、指端缺损

（一）指甲部损伤

1. 甲下血肿

【诊断标准】

外伤史，甲下呈黑紫色，甲后皱襞部位可触及波动感，常合并末节指骨骨折。

【治疗原则】

（1）血肿张力不大时，可行冷敷，2～3 天后改热敷。

（2）血肿张力大时，可行血肿引流。

（3）如果血肿已继发感染，应行拔甲术。

2. 指甲剥离与甲床损伤

【治疗原则】

（1）指甲部分剥离　清洗消毒，加压包扎。

（2）指甲完全剥离但甲床无损伤　清洗消毒，油纱覆盖包扎。

（3）甲床裂伤　用细缝线修复缝合，油纱覆盖包扎。

（4）甲床缺损

①缺损直径不超过 0.5cm 者，局部清洁消毒后包扎换药，待肉芽生长，瘢痕愈合。

②缺损较多时，可考虑行甲床移植术。甲床缺损严重，指腹皮肤完整，无指骨骨折

者，为保留手指长度，可用皮瓣修复创面。如甲床缺损在指甲远端，可适当缩短指骨，将掌侧皮肤翻向背侧直接缝合伤口。甲床在中间部缺损，合并有指骨骨折，其远端仍保留有部分完整的甲床，可将骨折两断端作部分切除，使缺损的甲床边缘相互靠拢直接缝合，用克氏针固定指骨。

3. 甲根翘起

【治疗原则】

常合并末节指骨骨折，甲床裂伤。行拔甲，甲床修补，骨折复位。

（二）指端缺损

【治疗原则】

（1）单纯皮肤缺损　创面基底仍保留有血循环的软组织，可行皮片移植闭合伤口。

（2）缺损区有小面积无血循环组织外露　可游离创面局部带有血循环的软组织，或行组织瓣移植，将深层缺血组织覆盖，然后再行游离植皮闭合伤口。

（3）缺损区有较大面积无血循环组织外露而无法用局部带有血循环的软组织覆盖，选择治疗方法可参考以下几种因素综合考虑。

①指甲长度：指端软组织缺损，若残存指甲在 1/4 以上，宜行皮瓣移植以保留手指长度。

②远侧指间关节的去留：指端缺损若尚保留末节指骨基底，远侧指间关节结构尚完整，宜保留此关节，可考虑用皮瓣修复。

③不同手指：功能重要的手指，采用皮瓣修复的适应证强于相对次要的手指。

④年龄：年龄过大，皮瓣移植后的肢体制动易造成关节僵直；年龄过小则因不配合，易将移植的皮瓣撕脱，故宜多考虑缩短残端直接缝合。

⑤工作性质：皮瓣移植后，位于指端的皮瓣往往不耐磨，不耐寒，感觉差，对于在一些条件下工作如寒冷等及一些职业如农业劳动的患者应慎重考虑。

二、皮肤撕脱伤

【治疗原则】

早期处理中所遇到的问题，主要是伤口闭合的问题。伤口闭合的方法有以下几种。

1. 直接缝合　撕脱的皮肤由远向近撕开，掀起的皮瓣蒂部较宽并有良好的血循环，无明显的捻挫，清创后可直接缝合。

2. 撕脱皮肤经处理后缝合原处　撕脱的皮瓣血循环不好，但无明显捻挫，创面基底条件尚好，可将撕脱的皮瓣去除皮下组织制成皮片植于原处。

3. 皮片移植　撕脱的皮瓣血循环不好，而且有明显捻挫，但创面基底条件尚好，可行游离皮片移植。

4. 皮瓣移植　撕脱的皮瓣已无存活能力，且创面基底有肌腱或骨等外露，宜考虑行局部或游离皮瓣等修复创面。

三、手部皮肤套状撕脱伤

（一）全手套状撕脱伤

手的深部组织如骨骼、肌腱、关节等一般都捻挫不严重，但皮肤可以是完全性撕脱，从腕部开始撕脱到手指部。皮肤撕脱的层次，在前臂、腕部和手背多在深筋膜浅层，手掌部多从掌腱膜的浅层，而手指部则在指屈肌腱鞘和指伸肌腱的浅层。

【治疗原则】

清创后，保留 2～5 指一节半长度，在腹部做袋状皮瓣，将皮肤撕脱的手指埋于皮瓣下。6 周左右取出，游离植皮。拇指单独修复。

（二）拇指套状撕脱伤

拇指的全部皮肤、指神经、血管束，有时连同末节指骨自指间关节处撕脱。拇长屈肌腱和拇长伸肌腱从前臂肌肉肌腱连接处被拉断并抽出。这种损伤特点决定了裸露的拇指不能行游离植皮，也不宜行吻合血管的方法将撕脱的皮肤套再移植回原处。

【治疗原则】

可采用对侧上臂、胸前或腹部皮管或游离甲皮瓣移植修复。

（三）手指套状撕脱伤

【治疗原则】

1. 单个甚或二个、三个手指的皮肤套状撕脱伤，从功能方面考虑，以截除伤指为宜。因为无论是采取袋状皮瓣，还是用管状皮瓣修复脱套伤指的方法来保存伤指，不但代价较大，功能不好，而且常影响健存手指的功能。

2. 如果第 2～5 指全部皮肤呈套状撕脱伤，将伤指近侧一节半或两节置于腹部袋状皮瓣内保存伤指，二期再行游离植皮或皮瓣修复，保存一个或数个伤指，以利拇指对掌功能的发挥。

3. 若拇指和全部手指均为套状撕脱伤，可保留拇指，截除 1～3 个其他伤指，再用袋状或管状皮瓣闭合创面。这样可以简化治疗，减少患者的痛苦，并保留一定功能。

四、热压伤

由热灼和机械压力所造成的复合伤，以热灼伤为主。

【治疗原则】

治疗以烧伤为主，根据烧伤深度的不同而采取相应的措施。皮肤缺损以皮瓣覆盖。

五、手掌压砸伤

压砸暴力造成多发掌骨骨折，大量软组织严重捻挫。神经、肌腱、血管连续性虽然存在，但受到捻挫。

【治疗原则】

清创时，将捻挫严重、失活的组织彻底清除，术后积极进行理疗和功能锻炼。